W0297294

Thieme

… und noch mehr Tipps für die Prüfungsvorbereitung

Das Repetitorium MEDI-LEARN hat fast alle seit 1981 gestellten Prüfungsfragen analysiert. Im 1. Staatsexamen sind das mehr als 10.000 Fragen.
Dabei wurde festgestellt, dass sich im Fach Klinische Chemie 77,4% aller bisher gestellten Fragen durch wenige Themen abdecken lassen.
Die „Top-Themen" enthalten diejenigen Stichworte, die in diesem Zeitraum mit mindestens 10 Fragen vertreten waren.

Die Top-Themen der Prüfung

Thema	Anteil
Prinzipien von Trenn- und Analysenverfahren	7,5%
Säure-Basen-Haushalt	7,5%
Erythrozyten	7,1%
Plasmatische Gerinnung und Fibrinolyse	4,3%
Leberenzyme	3,5%
Störfaktoren bei der Messung klinisch-chemischer Messgrößen	3,3%
Serum- und Urinelektrophorese	3,1%
Tumormarker	3,1%
Kalzium, Phosphat und Phosphatasen	2,9%
Gallenfarbstoffe und Gallensäuren	2,6%
Leukozyten	2,4%
Hämostase und Fribrinolyse	2,4%
Glucose	2,2%
Lipoproteine	2,2%
Kreatinin	2,2%
Gesamtprotein und Albumin	2,0%
Natrium, Chlorid und Osmolalität	2,0%
Pankreas und Pankreasfunktion	2,0%
Schilddrüsenhormone	1,8%
Urinstatus	1,8%
Qualitätssicherung	1,6%
Hämoglobinsynthese	1,6%
Cholesterin	1,4%
Laboruntersuchungen des Blutes und der blutbildenden Organe	1,4%
Laboruntersuchung des Herzens	1,4%
Proteine in Serum und Urin	1,4%
Klinische Chemie	1,2%
Glucose im Urin	1,0%
Summe	**77,4%**

Fragenanteil pro Kapitel Klinische Chemie

Die Darstellung des prozentualen Fragenanteils pro Kapitel empfehlen wir als Grundlage Ihrer Lernplanung.

	Kapitel	Anteil
1	Allgemeine Pathobiochemie und Pathophysiologie	0,0%
2	Allgemeine Klinische Chemie	15,4%
3	Nukleinsäuren, Nukleotide und Metabolite	1,4%
4	Aminosäuren, Proteine und Enzyme	10,4%
5	Kohlenhydrate	4,2%
6	Lipide und Lipoproteine	3,2%
7	Salz-, Wasser- und Säure-Basen-Haushalt	13,9%
8	Innere Sekretion	8,6%
9	Blut und blutbildende Organe	22,4%
10	Hämostase	2,0%
11	Entzündung	1,1%
12	Malignes Wachstum	1,3%
13	Gastrointestinaltrakt	2,3%
14	Leber	3,9%
15	Herz	1,3%
16	Kreislauf	0,0%
17	Niere	4,6%
18	Atmung	0,0%
19	Binde- und Stützgewebe	1,9%
20	Skelettmuskel	1,2%
21	Nervensystem und Sinnesorgane	0,9%
22	Bestimmung von Pharmakakonzentrationen im Plasma (Drug monitoring) und klinisch-toxikologische Analytik	0,0%

Für die Hinweise danken wir: MEDI-LEARN

Bahnhofstr. 26b, 35037 Marburg Tel. 06421/681668
Fax 06421/961910 http://www.medi-learn.de

Vorwort

Die ständige Zunahme an medizinischem Wissen, die stets auch gesteigerte Anforderungen an das Prüfungswissen der Studenten mit sich bringt, verlangt heute mehr denn je nach Mitteln und Wegen, die eine zeitsparende und effiziente Prüfungsvorbereitung ermöglichen.

Der vorliegende Band wurde dementsprechend in erster Linie für Studenten als „Lernbuch" im Fach Klinische Chemie gestaltet.

Es enthält das neu bearbeitete, gestraffte Kurzlehrbuch, das insbesondere die zunehmend von klinischen Aspekten geprägten Fragestellungen aufgreift, sowie die wichtigsten ab Frühjahr 1988 im 1. Abschnitt der ärztlichen Prüfung gestellten Originalfragen mit ausführlichen Kommentaren. Auch wenn im Kurzlehrbuch jeder Punkt des Gegenstandskatalogs abgehandelt ist, so kann – vor allem angesichts der Zunahme schwieriger Detailfragen – auf ein ergänzendes Studium umfangreicherer Lehrbücher sicherlich nicht gänzlich verzichtet werden.

Ebenso wie in den vorausgegangenen Auflagen wurden Anregungen und kritische Hinweise von Studenten und Dozenten aufgegriffen und berücksichtigt. Wir möchten auch weiterhin zu kritischen Stellungnahmen ermutigen, da sie sich bei der Fortentwicklung des Buches immer als hilfreich erwiesen haben.

Wir hoffen, mit diesem Buch dazu beizutragen, die Prüfungsvorbereitung im Fach Klinische Chemie auf das Wesentliche zu beschränken und dadurch Zeit und Nerven zu sparen.

In diesem Sinne wünschen wir viel Erfolg!

Bammental, im Januar 2001

Katharina Müller
Sönke Müller

Inhalt

Die *kursiv* gedruckten Seitenzahlen verweisen auf das Kurzlehrbuch, die **halbfett** gedruckten Seitenzahlen auf den Kommentarteil.

Die *kursiv* gedruckten Seitenzahlen verweisen auf das Kurzlehrbuch, die **halbfett** gedruckten Seitenzahlen auf den Kommentarteil.

Bearbeitungshinweise

In den Original-Aufgabenheften, die die Grundlage der Prüfung bilden, sind die Fragen nicht nach Fächern, sondern nach Aufgaben-Typen geordnet.

Zur Prüfungsvorbereitung erscheint eine fachbezogene Fragenordnung, wie sie in diesem Band praktiziert wird, geeigneter. Im Examen Frühjahr 2000 wurden die Fragen vom IMPP erstmals nach inhaltlichen Gesichtspunkten sortiert.

Die Lösung zu jeder Frage ist am Unterrand derselben Seite vermerkt.

Es ist zweckmäßig, beim ersten Durchgang die falsch beantworteten Fragen zu markieren, um sie kurz vor dem Prüfungstermin zu wiederholen.

Aber Vorsicht! Manche Fragen werden im Examen wortgetreu wiederholt, doch kann die Reihenfolge der möglichen Antworten geändert sein.

Aufgabentypen:

Aufgabentyp A: Einfachauswahl

Erläuterung: Bei diesem Aufgabentyp ist von den fünf mit (A) bis (E) gekennzeichneten Antwortmöglichkeiten eine einzige auszuwählen, und zwar entweder die allein bzw. am ehesten zutreffende Aussage oder die einzig falsche bzw. am wenigsten zutreffende Aussage.
Wenn die Falschaussage zu markieren ist, enthält der Vorsatz ein fettes (im Originalheft noch unterstrichenes) **nicht** oder einen ähnlichen deutlichen Hinweis.

Lesen Sie immer alle Antwortmöglichkeiten durch, bevor Sie sich für eine Lösung entscheiden!

Aufgabentyp B: Aufgabengruppe mit gemeinsamem Antwortangebot – Zuordnungsaufgaben

Erläuterung: Jede dieser Aufgabengruppen besteht aus:

a) einer Liste mit nummerierten Begriffen, Fragen oder Aussagen (Liste 1 = Aufgabengruppe)
b) einer Liste von 5 durch die Buchstaben (A)–(E) gekennzeichneten Antwortmöglichkeiten (Liste 2)

Sie sollen zu jeder nummerierten Aufgabe der Liste 1 aus der Liste 2 *eine* Antwort (A) bis (E) auswählen, die Sie für zutreffend halten oder von der Sie meinen, dass sie im engsten Zusammenhang mit dieser Aufgabe steht. Bitte beachten Sie, dass jede Antwortmöglichkeit (A) bis (E) für mehrere Aufgaben der Liste 1 die Lösung darstellen kann.

Aufgabentyp C: Kausale Verknüpfung

Erläuterung: Bei diesem Typ besteht die Aufgabe aus zwei Aussagen, die mit „weil" verknüpft sind. Jede der beiden Aussagen kann unabhängig von der anderen richtig oder falsch sein. Wenn beide Aussagen richtig sind, so kann die Verknüpfung durch „weil" richtig oder falsch sein. Dabei muss Aussage 2 nicht die alleinige Begründung von Aussage 1 sein! Ein gegebenenfalls vorangestellter Sachverhalt ist bei der Beurteilung zu berücksichtigen. Nach Prüfung entnehmen Sie den richtigen Lösungsbuchstaben dem Lösungsschema:

Antwort	Aussage 1	Aussage 2	Verknüpfung
A	richtig	richtig	richtig
B	richtig	richtig	falsch
C	richtig	falsch	–
D	falsch	richtig	–
E	falsch	falsch	–

Aufgabentyp D: Aussagenkombination

Erläuterung: Bei diesem Aufgabentyp ist die Richtigkeit mehrerer nummerierter Aussagen zu beurteilen. Es können je nach den vorgegebenen Aussagenkombinationen A bis E eine einzige, mehrere, alle oder keine der Aussagen richtig sein. Eine Aufgabe wird als **richtig gelöst** gewertet, wenn der Lösungsbuchstabe markiert wurde, der für die **zutreffende Beurteilung aller Aussagen** als richtig oder falsch steht.

Allen Aufgabentypen gemeinsam ist, dass am Ende eine und nur eine der fünf möglichen Lösungen (A) bis (E) zu markieren ist. Die beste Antwort ist diejenige, die im Vergleich der fünf Antwortmöglichkeiten die Aufgabe **am umfassendsten beantwortet**. Eine Mehrfachmarkierung wird als falsch gewertet. Das Fehlen einer Markierung wird in gleicher Weise falsch gewertet wie eine Markierung an falscher Stelle. Man sollte also, auch wenn man eine Aufgabe nicht lösen kann, in jedem Falle eine Lösung raten, weil man so eine 20%-Chance hat, die richtige Lösung zu treffen.

Kurzlehrbuch

Allgemeine Klinische Chemie (GK Kap. 2)

Der klinisch-chemische Befund (GK Kap. 2.1)

Allgemeines (GK Kap. 2.1.1)

Die Klinische Chemie beinhaltet nach internationaler Definition die *Erforschung chemischer Aspekte des menschlichen Lebens in Gesundheit und Krankheit sowie die Anwendung chemisch-analytischer Methoden zur Diagnose, Therapiekontrolle und Verhinderung von Krankheit.*

Klinisch-chemische Untersuchungen sind für das ärztliche Handeln unverzichtbar – die Untersuchungsergebnisse dienen als qualitative und quantitative Merkmale für den jeweiligen Zustand des gesunden oder kranken Organismus. Zu diesem Zweck müssen die reinen Analysenwerte jeweils zu einem Bezugsintervall ins Verhältnis gesetzt werden, damit eine vergleichende Aussage über den normalen oder veränderten Gehalt eines Bestandteils in einer Körperflüssigkeit oder in einem Gewebe möglich ist, d.h. das abstrakte Resultat einer Laboratoriumsuntersuchung wird in eine **klinisch-chemische Kenngröße** überführt. Diese wird schließlich einer abwägenden wissenschaftlichen Wertung unterzogen, woraus sich ein **klinisch-chemischer Befund** ableitet.

Analytisches Resultat (aus einer qualitativen oder quantitativen Analyse)

↓ Zuordnung zu einem Bezugsintervall

Klinisch-chemische Kenngröße

↓ Abwägende wissenschaftliche Wertung

Klinisch-chemischer Befund

Bei den **klinisch-chemischen Meßgrößen** (Kenngrößen, Parametern) handelt es sich also um exakt bestimmte biologische Parameter zur Beschreibung des Gesundheitszustands eines Organs, Organsystems oder aber des gesamten Organismus. Sie lassen sich durch folgende Angaben charakterisieren:

- **Quantitatives Merkmal**
  Angabe des Resultats in Zahlenform: Bestimmung der Zahl an Molekülen, Ionen, Atomen, Partikeln oder Ereignissen (bei einer qualitativen Analyse dagegen Aussage: nachweisbar/nicht nachweisbar bzw. positiv/negativ)
- **Analyt**
  (System-)Komponente (z.B. chemisches Element, Substanz oder funktionelle Gruppe einer Substanz), die identifiziert oder bestimmt werden soll
- **Untersuchungsmaterial**
  Art des Materials, aus dem die Probe durchgeführt wird, z.B. Blut, Plasma, Serum, Urin etc.
- **Meßgrößeneinheit**
  Einheit, in der das Resultat ausgedrückt wird, z.B. Stoffmengenkonzentration (mmol/l), Stoffmassenkonzentration (mg/l)

Darüber hinaus sollten die Bestimmungsmethoden exakt definiert und die Beurteilungskriterien möglichst genau festgelegt werden.

Um einen hilfreichen klinisch-chemischen Befund zu erhalten, bedarf es folgender Teilschritte:

1. *Problemorientierte Auswahl der klinisch-chemischen Meßgröße (Indikation)* (s. unten)
2. *Vorbereitung der Analyse (präanalytischer Teilschritt)*
   - Vorbereitung des Patienten zur Probennahme (s.S. 4)
   - Gewinnung des Untersuchungsmaterials (Spezimen) (s.S. 4)
   - Transport und Verwahrung des Untersuchungsmaterials oder der Probe (s.S. 5)
   - Aufbereitung des Untersuchungsmaterials zur Analytik (s.S. 15)
   - Berücksichtigung von möglichen Einflußgrößen (s. Kap. 2.1.2) und Störfaktoren (s. Kap. 2.1.3)
3. *Durchführung der Analyse (analytischer Teilschritt)*
   - Auswahl der Analysenmethode (Wahl des Untersuchungsverfahrens: qualitativer Nachweis, quantitative Bestimmung, Funktionstest) (s.S. 5)
4. *Analytische Beurteilung*
   - Überprüfung der Zuverlässigkeit der Analysenergebnisse anhand der für die einzelnen Methoden gültigen Zuverlässigkeitskriterien wie Präzision, Richtigkeit, Spezifität und Empfindlichkeit (Nachweisgrenze) (s.S. 13)
   - Überprüfung der Analysenergebnisse auf Plausibilität (s.S. 14)
5. *Medizinische Bewertung*
   - Interpretation der Analysenergebnisse durch den behandelnden Arzt, insbesondere Transversal- oder Longitudinalbeurteilung (s.S. 13)

Problemorientierte Auswahl der klinisch-chemischen Meßgröße (Indikation)

Es werden aufgrund der bisherigen pathobiochemischen und klinischen Erkenntnisse und Erfahrungen die Meßgrößen ausgewählt, mit deren Hilfe am ehesten eine Verdachtsdiagnose bestätigt bzw. ein Krankheitsverlauf beurteilt werden kann. Bei dem weiten und immer größer werdenden Spektrum an möglichen Laboruntersuchungen spielt die sorgfältige und gezielte Auswahl der gewünschten Parameter, also die **Indikationsstellung,** auch aus wirtschaftlichen Gründen eine wichtige Rolle, z. B.:

Verdachtsdiagnose	Meßgröße (Laborparameter)
Herzinfarkt	Kreatinkinase (CK) GOT, LDH, GPT
Pankreatitis	Amylase, Lipase
Harnwegsinfekt	Urinkultur Zellausscheidung im Urin

Klinisch-chemische Meßgrößen nehmen selbstverständlich nicht nur in der **Diagnostik,** sondern auch in der **Therapiekontrolle** (z. B. Messung von Blutspiegeln der eingesetzten Medikamente) und in der **Vorsorgemedizin** eine bedeutende Funktion ein.
Das chemische **Sreening** erlaubt es, Krankheiten im latenten oder frühen Stadium zu erfassen (z. B. Phenylketonurie-Guthrie-Test beim Neugeborenen) und Risikofaktoren frühzeitig zu erkennen (z. B. erhöhte Glukose-, Cholesterin-, Triglyzeridspiegel).
Entsprechend der gewünschten Untersuchungsmethode wird die Art des Untersuchungsmaterials (z. B. Blut, Urin, Stuhl, Speichel, Magensaft, Sputum, Liquor etc.) gewählt.
Wie wichtig die korrekte Auswahl des Untersuchungsmaterials ist, soll anhand des Materials „Blut“ gezeigt werden.

Plasma (= Blut ohne korpuskuläre Bestandteile) gewinnt man, indem man Nativblut mit einem Antikoagulans versetzt und dann nach 10minütigem Stehlenlassen 5 – 10 min bei 3000 U/min zentrifugiert. Der Überstand (= Plasma) wird dekantiert.

Serum (= Plasma ohne Fibrinogen) gewinnt man, indem man Nativblut bis zum Ablauf der Spontangerinnung (etwa 30 min) stehen läßt. Dann löst man den Blutkuchen mit einem Plastikspatel von der Glaswand und zentrifugiert 5 min bei 3000 U/min. Das so gewonnene Serum wird dekantiert und nochmals zentrifugiert (zur Entfernung möglichst aller Erythrozyten).
Bei der *Auswahl des geeigneten Untersuchungsmaterials* unter bestimmten klinischen Fragestellungen muß zudem berücksichtigt werden:
Konzentrationsunterschiede zwischen arteriellem Blut, Kapillarblut, venösem Blut, Plasma und Serum.
Zwischen *arteriellem Blut* (entspricht nahezu arterialisiertem Kapillarblut) und *venösem Blut* erhält man für folgende Meßgrößen unterschiedliche Werte:

Laborparameter	Bemerkung
pO_2	im arteriellen Blut größer
pCO_2	im venösen Blut größer
pH-Wert	art.: 7,36 – 7,44 venös: 7,32 – 7,42
Glukose	im venösen Blut um ca. 10 – 20 mg/100 ml niedriger
Hämoglobin	im arteriellen Blut um ca. 0,6 g/dl größer
Thrombozyten	arterielles Blut > venöses Blut > Kapillarblut
Ammoniak	im arteriellen Blut größer

Zwischen *Plasma* und *Serum* erhält man für folgende Meßgrößen unterschiedliche Werte:

Laborparameter	Bemerkung
Kalium, LDH, Saure Phosphatase, Hämoglobin	Die Konzentration dieser Stoffe ist im Serum höher als im Plasma (werden durch den Gerinnungsvorgang aus den Erythrozyten/Thrombozyten freigesetzt)
Gesamteiweiß	Im Plasma höher als im Serum

Untersuchungsmaterial „Harn“ s. S. 4.

Blut	„Verwendungszweck“
Arterielles Blut	Lungenfunktionsprüfungen, Blutgasanalysen
Kapillarblut	Blutungszeit, Blutzucker
Arterialisiertes Kapillarblut	Untersuchungen zum Säure-Basen-Haushalt
Venenblut	Routinemäßig bei allen übrigen Analysen (besonders bei der Thrombozytenzählung)
Plasma	Bestimmung der Plasma-Rekalzifizierungszeit, der partiellen Thromboplastinzeit, der Thrombinzeit und des Quick-Tests (also für alle Gerinnungsfaktoren)
Serum	Routinemäßig bei den meisten klinisch-chemischen Untersuchungen

Vorbereitung des Patienten

S. auch Kap. 2.1.2 + Kap. 2.1.3

Die Vorbereitung des Patienten ist abhängig von der Art des zu gewinnenden Untersuchungsmaterials und vom Analyten (Komponente, die identifiziert oder bestimmt werden soll).

Für die einzelnen Laborparameter müssen deshalb die möglichen Einflußgrößen und Störfaktoren berücksichtigt und bereits vor der Gewinnung des Untersuchungsmaterials ausgeschaltet werden. Als Beispiele hierfür seien genannt:

- *Diätvorschriften:*
  Die Ergebnisse einiger klinisch-chemischer Untersuchungen hängen nicht nur von der Art der Nahrungszufuhr am Untersuchungstag, sondern auch von der Diät während eines längeren Zeitraums vor der Untersuchung ab.
  So muß etwa vor der Durchführung eines **Glukosebelastungstests** bereits 3 Tage vor der Untersuchung eine Diät eingehalten werden, die mindestens 250 g Kohlenhydrate pro Tag enthält.
  Vor der Bestimmung der **Harnsäurekonzentration** im Serum muß bereits 3 Tage vorher mit einer purinarmen Kost begonnen werden, Alkohol und Fastenkuren sind untersagt, da sie ebenfalls das Ergebnis verändern.
  Vor der Untersuchung auf **okkultes Blut im Stuhl** dürfen für 3 Tage kein Fleisch, kein Fisch, Meerrettich, Rettich oder Sellerie gegessen werden.
  Für mehrere Blutparameter, wie z.B. **Glukose, Cholesterin, Triglyzeride, Eisen** und **Phosphat,** ist eine 12stündige Nahrungskarenz vor der Probennahme einzuhalten.
- *Körperlage:*
  Da die Körperlage des Patienten bei der Probennahme eine wichtige Einflußgröße (s. S. 8) darstellt, sollte der Patient, z.B. vor der Untersuchung von korpuskulären Blutbestandteilen (Erythrozyten, Leukozyten, Thrombozyten) oder von Proteinen (Enzyme, Lipoproteine u.a.), mindestens 30 min in Ruhelage verbringen.

Gewinnung des Untersuchungsmaterials (Spezimen)

Als häufigste Arten der Probennahme sind die Entnahme von venösem Blut bzw. von arterialisiertem Kapillarblut sowie die Gewinnung von Urin (Spontan-, Sammel-, Katheterurin) zu nennen.

Blutentnahme

Die Blutentnahme sollte – insbesondere bei Verlaufsuntersuchungen – immer zur gleichen Tageszeit, idealerweise zwischen 7.00 und 8.00 Uhr morgens nach ca. 12stündiger Nahrungskarenz erfolgen. Medikamente, die der Patient normalerweise morgens einnimmt, sollten vor der Untersuchung nicht eingenommen werden. Der Patient soll zur Blutentnahme liegen.

Technik der Entnahme von Venenblut

- Geeignete Vene durch Stauung oberhalb der Ellenbeuge suchen.
- Entstauen, Desinfektion der Haut mit 70–80%igem Ethanol oder 70%igem Isopropanol.
- Stauen (möglichst nicht länger als 30 s).
- Punktion der Vene.
- Das Blut sollte frei, d.h. ohne Anwendung eines großen Unterdrucks, laufen.
- Entstauen.
- Entfernen der Nadel, Blutfluß durch Druck auf die Punktionsstelle stoppen.

Technik der Entnahme von Kapillarblut

Die Entnahme erfolgt am Unterrand des Ohrläppchens, an der Fingerbeere des linken Ringfingers oder an der medialen Fersenkante (beim Kleinkind). Nachdem die betreffende Stelle gut mit Ethanol gereinigt wurde, wird mit einer sterilen Einmallanzette 2–3 mm tief eingestochen. Die ersten Blutstropfen werden mit einem Mulltupfer (trocken!) abgewischt. Die folgenden, von selbst austretenden Blutstropfen sollen nun mit einer Kapillarpipette aufgezogen werden.

Es darf nicht gedrückt oder gepreßt werden, da sonst die Gefahr der Hämolyse oder Vermischung des Blutes mit austretender Gewebeflüssigkeit besteht.

Ist der Patient anämisch oder die Hauttemperatur sehr niedrig, so ist die Entnahmestelle vorher durch Reiben oder heißes Wasser zu hyperämisieren.

Kapillarblut wird z.B. zur Bestimmung der *Blutungszeit* und des *Blutzuckers* eingesetzt.

Harngewinnung und Harnsammlung

Gewinnung von Urin

Um qualitative Untersuchungen des Urins vornehmen zu können, ist in aller Regel eine *Spontanurin*probe,

für quantitative Untersuchungen eine *Sammelurin*probe erforderlich.

Die Gewinnung von *Katheterurin* ist nur bei speziellen Fragestellungen angezeigt.

Spontanurin

Um *qualitative Untersuchungen* vornehmen zu können, ist der *Morgenurin* besonders geeignet, da er folgende Bedingungen, die für eine zuverlässige Beurteilung der Urinbestandteile wesentlich sind, erfüllt:

1. Frisch (nicht älter als 2 h)
2. Konzentriert (spez. Gewicht > 1010; der Nachturin ist meist konzentrierter als der Tagesharn)
3. Sauer (pH < 6,0)

Insbesondere zur Durchführung bakteriologischer Untersuchungen wird *Mittelstrahlurin* verwendet. Es handelt sich hierbei um die möglichst steril gewonnene mittlere Portion (erste und letzte Portion werden verworfen) beim spontanen Entleeren der Blase.
Zur Gewinnung von Mittelstrahlurin sind spezielle Sets erhältlich, die genaue Anweisungen für den Patienten sowie ein steriles Auffanggefäß enthalten.

Sammelurin

Um *quantitative Analysen* durchführen zu können, wird der Harn während eines bestimmten Zeitraumes vollständig gesammelt.
Die Harnsammelperiode beginnt morgens um 8 Uhr. Der zu diesem Zeitpunkt entleerte Harn wird verworfen. Anschließend wird der Harn bis 8 Uhr am Morgen des nächsten Tages *vollständig* in einem absolut sauberen 2000-ml-Gefäß gesammelt. Am Ende der Sammelperiode wird die Blase nochmals entleert und diese Portion dem bisher gesammelten Harn hinzugefügt.

Katheterurin

Der Urin wird mittels Katheter entnommen. Diese Art der Uringewinnung sollte wegen der *Gefahr der Keimverschleppung* in die ableitenden Harnwege nur in begrenztem Umfang eingesetzt werden:

- bei Frauen, da durch vaginale und rektale Flora der Spontanharn oft bakteriell durchsetzt ist;
- bei Männern für bakteriologische Untersuchungen.

Frisch gewonnener Harn kann folgende *Farbveränderungen* aufweisen:

Farbton	Ursache
Milchig trüb	Leukozyturie, Phosphaturie, Eiter
Braunrot trüb	Hämoglobin, Myoglobin, Porphyrine
Grünlich	Biliverdin, Pseudomonasinfektion
Nahezu farblos	Polyurie, Nephrose

Auch durch die Einnahme von Medikamenten kann es zu Urinverfärbungen kommen (z. B. Doxycyclin: Rotfärbung; Triamteren: Blaugrünfärbung u. a.).

Urin für Clearanceuntersuchungen

Für Clearanceuntersuchungen ist es von enormer Wichtigkeit, daß die *Harnsammelzeit minutiös festgelegt und der Harn vollständig gesammelt* wird, da sonst keine verwertbaren und vergleichbaren Ergebnisse zu erzielen sind.
Vor der Durchführung von Clearanceuntersuchungen müssen alle die Nierenfunktion beeinträchtigenden Medikamente abgesetzt werden.

Die Harnsammlung erfolgt durch spontane Blasenentleerung oder mittels Dauerkatheter. Bei der Ermittlung der Kreatininclearance beträgt die übliche Sammelperiode beispielsweise 24 h oder zweimal 2 h.

Transport und Verwahrung des Untersuchungsmaterials oder der Probe

Der Probentransport und die Verwahrung des Untersuchungsmaterials haben möglichst so zu erfolgen, daß die Analysenergebnisse nach dem Transport die gleichen sind wie unmittelbar nach der Probengewinnung.
Optimal ist es, wenn die Proben sofort nach der Gewinnung ins Laboratorium gebracht und dort umgehend analysiert werden. Bei bestimmten Untersuchungen, wie z. B. bei der Untersuchung von Liquor oder der Untersuchung von Vollblut auf Parameter des Säure-Basen-Haushalts, muß diese Voraussetzung erfüllt sein, bei zahlreichen anderen Untersuchungen, wie z. B. der Bestimmung der meisten Enzyme, ist bei entsprechender Aufbewahrung (Kühlung, Einfrieren) eine korrekte Bestimmung noch nach Tagen oder sogar Monaten möglich.
Einige wichtige Grundsätze zum Transport und zur Verwahrung von Probenmaterial sind in Tabelle 1 aufgeführt.
In Tabelle 2 finden sich Anhaltspunkte, wie lange Proben aufbewahrt werden können, ohne daß es zu gravierenden Veränderungen in der Analytik kommt.
Eine **Langzeitaufbewahrung** von Proben sollte grundsätzlich nur bei Temperaturen unter −20 °C erfolgen. Dazu wird eine Schockgefrierung (z. B. durch flüssigen Stickstoff oder durch Einsatz eines Kälteblocks) durchgeführt.
Das Auftauen einer Probe muß langsam erfolgen (z. B. über Nacht bei Kühlschranktemperatur), vor der Analyse muß die Probe noch einmal gut durchgemischt werden.

Wahl des Untersuchungsverfahrens

Auf der Grundlage von Anamnese und klinischem Befund gelangen unterschiedliche Untersuchungsverfahren zur Anwendung:

Qualitative Nachweise,
semiquantitative Nachweise,
quantitative Bestimmungen,
Funktionstests.

Neben der klinischen Fragestellung spielen bei der Auswahl des Untersuchungsverfahrens Wirtschaftlichkeit und Zeitfaktor eine wesentliche Rolle.
Qualitative und semiquantitative Nachweise benötigen erheblich weniger Zeit als quantitative Bestimmungen.

Tab. 1 Erforderliche Maßnahmen beim Transport und der Verwahrung von Probenmaterial

Erforderliche Maßnahmen	Auswirkungen bei Nichtbeachtung
Liquoruntersuchung innerhalb 1 h nach Punktion durchführen	Wird Liquor zu lange aufbewahrt, so kommt es infolge der niedrigen Proteinkonzentration sehr rasch zum Zerfall der Leukozyten. Ebenso erfolgt, insbesondere bei hoher Zell- und Keimzahl, ein schneller Abbau der Glukose.
Vollblut für Untersuchungen zum Säure-Basen-Haushalt innerhalb von 2 h verarbeiten (maximal 2 h anaerob in Eiswasser lagerbar!)	Der pH-Wert des Plasmas nimmt durch Diffusionsvorgänge zwischen Blut und Luft bei längerem Stehen zu. Die Blutprobe muß deshalb unter Luftabschluß aufbewahrt werden. Die Kühlung soll die Glykolyse durch die Erythrozyten – und somit einen pH-Abfall infolge der Laktatbildung – weitgehend hemmen.
Differentialblutbild innerhalb von 3 h nach Blutgewinnung anfertigen	Eine längere Lagerung der Proben führt zu morphologischen Veränderungen (z. B. der Monozyten und der Granulozyten).
Harnsediment innerhalb weniger Stunden beurteilen	Durch eine längere Aufbewahrung von Harn kommt es zu einer Lyse der Erythrozyten und Leukozyten, zur Ausfällung von Salzen und zu einer starken Vermehrung von Bakterien. Urinsedimentuntersuchungen sollten möglichst bald nach der Entnahme durchgeführt werden, da es sonst zur Zerstörung diagnostisch wichtiger Zellen (Erythrozyten, Leukozyten, Zylinder) kommen kann.
Vollblut für klinisch-chemische Untersuchungen nicht längere Zeit unzentrifugiert stehenlassen	Werden Vollblutproben über mehrere Stunden bei Zimmer- oder Kühlschranktemperatur aufbewahrt, so diffundieren einige Stoffe aus den Erythrozyten ins Serum (z. B. Kalium, LDH, saure Phosphatase), andere aus dem Serum in die Erythrozyten (z. B. Chlorid).
Zur Gewinnung von Serum Probe ca. 30 min bei Zimmertemperatur stehenlassen. Möglichst Probenröhrchen mit Gerinnungs- und Zentrifugierhilfen (z. B. Kunststoffgranulate) verwenden	Der Ablauf der Spontangerinnung (Koagulations- und Retraktionszeit) muß abgewartet werden. Die Gerinnung verläuft ohne entsprechende Hilfen oft verzögert.
Zentrifugierte Blutproben ohne Trenngel nicht über längere Zeit aufbewahren	Die o. g. Diffusionsvorgänge finden in geringerem Ausmaß auch an der Grenzfläche zwischen Erythrozyten und Überstand statt.
Glukosebestimmung aus Venenblut nur durchführen, wenn die Probe mit einem Antikoagulans und zusätzlich mit einem Glykolysehemmer versetzt wurde	Das Weiterlaufen der Glykolyse in den Erythrozyten führt zu einem ständigen Abfall der Glukosekonzentration.
Proben vor Licht schützen	Bilirubin wird unter Einwirkung von (Sonnen-)Licht oxidiert.
Proben nur in verschlossenem Gefäß aufbewahren	Die Verdunstung von Wasser ruft Konzentrationsänderungen in der Probe hervor.

Tab. 2 Mögliche Aufbewahrungsdauer verschiedener Proben unter bestimmten Voraussetzungen

Art des Untersuchungsmaterials	Mögliche Aufbewahrungsdauer	Voraussetzung
Serumproben für die klinisch-chemische Analytik	1 Woche 6 h	Kühlschranktemp. Raumtemperatur
Zitratplasma für Globaltests der Gerinnungsdiagnostik	8 h	Raumtemperatur
EDTA-Vollblut zur Bestimmung des kleinen Blutbilds und der Thrombozyten	24 h	Raumtemperatur
Serum für Enyzmdiagnostik	Bis zu 5 Tagen	Kühlschranktemp.
Serum für Substratdiagnostik	Bis zu 6 Tagen	Kühlschranktemp.
Serum für Bestimmung von Plasmaproteinen, Immunglobulinen, spezifischen Antikörpern	Bis zu 1 Woche	Kühlschranktemp.
Serum zur Bestimmung von Hormonen und Tumormarkern (Peptidhormone sollten sofort tiefgefroren werden)	Bis zu 3 Tagen	Raumtemperatur

- *Qualitative Verfahren*

Qualitative Verfahren ermöglichen die Feststellung, ob eine bestimmte Substanz im Untersuchungsmaterial vorliegt oder nicht, d.h., es wird die Art der Bestandteile, nicht aber deren Menge ermittelt.

- *Quantitative Verfahren*

Quantitative Verfahren geben die Menge, die Konzentration oder die Aktivität der gesuchten Substanz als relativen oder absoluten Zahlenwert an (z.B. photometrische Messung).

- *Semiquantitative Verfahren*

Sie können die Konzentration der gesuchten Substanz nur in einem gewissen – ungenauen – Näherungsbereich angeben (z.B. Glukoseteststreifen für kapilläres Blut). Sie reichen in ihrer Genauigkeit jedoch in der Regel aus, um aus den gewonnenen Werten therapeutische Konsequenzen zu ziehen.

- *Funktionstests*

Mit Funktionstests überprüft man gezielt die Funktion und die Leistungsfähigkeit bestimmter Organe (z.B. Leberfunktion: Bromthaleintest; Pankreasfunktion: Glukosetoleranztest).
Die **Indikationen** für die jeweilig anzuwendenden Untersuchungsverfahren ergeben sich wiederum primär aus dem Krankheitsbild und der daraus gestellten Verdachtsdiagnose.
Sie sind für die jeweiligen Untersuchungsverfahren in den entsprechenden Kapiteln aufgeführt.

Allgemeine Grundsätze der Analytik

Die Ergebnisse von Analysenverfahren sind von verschiedenen Faktoren abhängig. Die wichtigsten Kriterien sind:

- *Analytische Sensitivität (Empfindlichkeit) der angewandten Methode:*
  Je geringer die Konzentration eines Stoffes ist, die noch vom Leerwert unterschieden werden kann, desto empfindlicher ist eine Methode.
- *Analytische Spezifität (Selektivität) der angewandten Methode:*
  Eine Methode ist spezifisch, wenn nur **ein** Stoff in der Nachweis- oder Meßreaktion erfaßt wird.
- *Reproduzierbarkeit der technischen Ausführung:*
  Ergebnisse von Mehrfachanalysen aus derselben Probe sollten möglichst wenig vom Mittelwert abweichen (hohe Präzision).
- *Reinheit der verwendeten Chemikalien:*
  Es sind Chemikalien zu verwenden, bei denen die Konzentrationen der Verunreinigungen definierte, sehr niedrige Grenzen nicht überschreiten.
- *Sorgfalt der technischen Durchführung der Analyse:*
  Präzises Arbeiten des Laboratoriumspersonals, Wartung und Kalibrierung der Geräte.

Im Anschluß an die Analyse ist zu beachten:

- *Sorgfalt der Datenübermittlung:*
  Ergebnisse sind grundsätzlich schriftlich zu übermitteln. Bei telefonischer Durchsage muß derjenige, der die Ergebnisse entgegennimmt, zur Vermeidung von Übermittlungsfehlern die Daten stets wiederholen.

Allgemeine Methodenkriterien

Die wichtigsten Kriterien für die Zuverlässigkeit von Analysenmethoden sind:

Präzision,
Richtigkeit,
Spezifität,
Nachweisgrenze.

Präzision

Die Präzision beschreibt die Übereinstimmung von Resultaten wiederholter Messungen aus der gleichen Probe. Sie erfaßt zufällige Fehler und ist ein Maß für die Streuung der gewonnenen Meßwerte um den Mittelwert.

Richtigkeit

Die Überwachung der Richtigkeit klinisch-chemischer Analysen bezweckt die Erfassung systematischer Fehler. Die Größe für die Richtigkeit ist die Differenz zwischen *Sollwert* und *Istwert*, sie ist demnach ein Ausdruck für die Übereinstimmung zwischen wahrem Wert und Meßwert.

Spezifität

Qualitative oder quantitative Erfassung einer einzigen Substanz unter Ausschluß anderer Komponenten.

Nachweisgrenze

Die Empfindlichkeit (Sensitivität) einer Methode wird durch die Nachweisgrenze bestimmt. Diese gibt die kleinste noch nachweisbare Konzentration des zu bestimmenden Analyten an, die sich signifikant vom Analysenleerwert unterscheiden läßt.

Einflußgrößen mit Auswirkungen auf die In-vivo-Konzentrationen klinisch-chemischer Meßgrößen (GK Kap. 2.1.2)

Eine wesentliche Voraussetzung für die Erstellung zuverlässiger Analysenergebnisse und klinisch-chemischer Befunde ist die Kenntnis der Einflußgrößen, die zu In-vivo-Veränderungen klinisch-chemischer Parameter beitragen können. Die wichtigsten Einflußgrößen werden nachstehend kurz charakterisiert.
Die **Individualfaktoren** lassen sich in endogene (unbeeinflußbare), exogene (beeinflußbare) sowie physiologische Faktoren unterteilen.
An **endogen-individuellen Faktoren** sind hier zu nennen:

- *Altersabhängigkeit*

Die Ursachen für unterschiedliche Normalwerte im frühkindlichen, Erwachsenen- und hohen Alter sind noch teilweise ungeklärt.
Bei verschiedenen Altersgruppen unterschiedliche Normalwerte findet man z.B. für alkalische Phosphate im Serum, Gesamtcholesterin.

- *Geschlechtsunterschiede*

Neben hormonellen Werten (Östrogene, Testosteron) bestehen auch Unterschiede bezüglich der Erythrozytenzahl, des Hämoglobin- und des Eisenspiegels, GOT, GPT, γ-GT, Kreatinin, Harnsäure usw.

An **exogen-individuellen Faktoren** sind zu nennen:

- *Ernährung*

Nach Nahrungszufuhr steigen die Werte für Glukose, Cholesterin, Triglyzeride, Harnstoff und Harnsäure im Serum an. Anorganisches Phosphat fällt leicht ab.
Nach besonders fettreichen Mahlzeiten kommt es zur Lipämie – das Serum wird trübe. Diese Trübung führt zu Störungen bei photometrischen Messungen.
Nach Alkoholgenuß sind die Transaminasen im Serum erhöht.

- *Körperlage*

Die Verminderung des intravasalen Blutvolumens bei der Änderung der Körperlage vom Liegen zum Stehen bewirkt eine Konzentrationserhöhung (bis zu 10%) aller **korpuskulären** (Erythrozyten mit Hb, Leukozyten, Thrombozyten), **hochmolekularen** (Proteine, Enzyme, Lipide) und **proteingebundenen** (Hormone, Kalzium, Eisen, Triglyzeride, Cholesterin, Fettsäuren) **Bestandteile.**
Die Elektrolyte (Natrium, Kalium), Harnstoff, Laktat u.a. bleiben im wesentlichen unbeeinflußt.
Die durch den Übergang vom Liegen zum Stehen bedingte Änderung der Kreislaufsituation (Orthostase) führt auch zu einer Stimulation der Ausschüttung von Noradrenalin, Aldosteron und Renin mit zum Teil erheblich erhöhten Blutwerten. Die Blutabnahme zur Reninbestimmung darf deshalb erst nach mindestens 2stündiger Bettruhe erfolgen!

- *Körperliche Aktivität*

Schwere körperliche Belastungen führen zu einem Anstieg der aus der Muskulatur stammenden Serumenzyme (CPK, Aldolase, Transaminasen, LDH, HBDH) und zu einem Abfall des Blutglukosespiegels. Außerdem findet man nach schwerer Muskelarbeit die vermehrt anfallenden Stoffwechselprodukte der anaeroben Glykolyse (Laktat, Pyruvat) im Blut sowie eine Proteinurie.
Zu den **physiologisch-individuellen Faktoren** gehören:

- *Biorhythmen*

Ausgeprägte Tagesrhythmusschwankungen zeigen folgende Parameter:

Steroidhormone:	17-Hydroxykortikosteroide (Kortisol)
Proteohormone:	ACTH, Wachstumshormon, Insulin, Glukagon
Enzyme:	AP, GOT
Kohlenhydrate:	Glukose
Fettstoffwechsel:	Triglyzeride
Proteinmetabolismus:	Harnstoff
Spurenelemente:	Eisen

Alle diese Kenngrößen folgen einem phasen- und frequenzsynchronisierten zirkadianen (circa diem = etwa 1 Tag) Rhythmus mit einer Periodenlänge zwischen 20 und 28 h.
Analoge Periodizitäten wurden auch für Hormone, Hormonmetabolite, Elektrolyte und metabolische Endprodukte im Harn gefunden:

Katecholamine:	Adrenalin, Noradrenalin, 4-Hydroxy-3-methoxymandelsäure
Steroide:	Tetrahydrokortisol, Aldosteron, Androsteron, Dehydroepiandrosteron, Ätiocholanolon
Proteinmetabolismus:	Harnstoff
Elektrolyte:	Na^+, K^+, Mg^{2+}, Cl^-, anorg. Phosphat

- *Schwangerschaft*

In der Schwangerschaft kommt es bei einer Reihe von Verbindungen zu Veränderungen der Serum-

konzentrationen und der Urinausscheidung. Einige dieser Veränderungen lassen sich auf den Anstieg des Plasmavolumens zurückführen, so z.B. der Abfall der Hämoglobinkonzentration, des Hämatokrits und der Erythrozytenzahl.
Die folgende Tabelle gibt eine Übersicht über die Beeinflussung von Laborparametern durch eine Schwangerschaft.

Tab. 3 Einfluß von Schwangerschaft auf Laborparameter

Erhöhte Laborwerte	AP, Cholesterin, Triglyzeride, Kupfer, Coeruloplasmin, Transferrin, Leukozyten, Gesamt-T_4, TBG (thyroxinbindendes Globulin), Progesteron, Östradiol, Prolaktin
Neu zu findende Laborparameter	hCG, α_1-Fetoprotein
Erniedrigte Laborwerte	Eisen, Magnesium, Kalzium, Gesamteiweiß, Albumin, Cholinesterase, Hämoglobin, Hämatokrit, Erythrozytenzahl

Art, Zeitpunkt und Verfahren der Entnahme des Untersuchungsmaterials

- *Arterielles Blut*

Die Entnahme von arteriellem Blut (für Lungenfunktionsprüfungen, Blutgasanalysen) erfolgt durch Punktion der A. brachialis, A. femoralis oder A. radialis.
Man verwendet heparinbeschichtete Kunststoffspritzen, die luftblasenfrei und vollständig aufgezogen werden sollen, so daß kein Gasaustausch stattfindet.

- *Kapillarblut*

Entnahmetechnik s.S. 4

- *Venenblut*

Entnahmetechnik s.S. 4

- *Entnahmezeitpunkt*

Eine Reihe von wichtigen klinisch-chemischen Parametern unterliegt sogenannten Tagesrhythmusschwankungen, so Plasmakortisol, Eisen, Renin, Aldosteron, Adrenalin, Wachstums- und Parathormon, anorganisches Phosphat, Gesamteiweiß, Glukose, Triglyzeride, Harnstoff (s. auch Biorhythmen, S. 8).
Um einerseits zuverlässige, andererseits mit ermittelten Normalwerten vergleichbare Ergebnisse zu erhalten, sollte die Probennahme zu einem festgesetzten Zeitpunkt (meist 8 Uhr morgens) erfolgen.

- *Stauzeit*

Eine Stauzeit (z.B. der Kubitalvene) von maximal 1 min bis zum Einstechen der Kanüle wird empfohlen. Danach sollte die Stauung gelockert und Blut aspiriert werden.
Nach 6 min Stauung kommt es z.B. zu Aktivitätserhöhungen von ALAT (GPT), CK, LDH, γ-GT und AP und zu Konzentrationserhöhungen von Gesamtprotein, Albumin, Immunglobulinen, Fruktosamin und Bilirubin.

Auswirkungen diagnostischer und therapeutischer Maßnahmen

Bei der Bestimmung klinisch-chemischer Kenngrößen treten durch diagnostische Maßnahmen vielfältige Störungen auf.
Wichtige Beispiele zeigt Tabelle 4.

Tab. 4 In-vivo-Effekte diagnostischer Maßnahmen

Diagnostische Maßnahmen	Gestörter Parameter bzw. Auswirkung
Mammapalpation	Prolaktin ↑
Prostatapalpation	SP ↑, Prostataphosphatase ↑, PSA
Allergietests	Eosinophile ↑
Punktion Injektion Biopsie Laparoskopie Endoskopie	Akute-Phase-Proteine ↑ CK ↑, GOT ↑, LDH ↑ Blut im Stuhl Pathologische Harnparameter

Eine vollständige Auflistung aller durch **Pharmaka** hervorgerufenen Einflüsse bzw. Störeffekte ist in diesem Rahmen nicht möglich und ist ggf. in den Beipackzetteln der jeweiligen Medikamente nachzulesen.

Störfaktoren auf die In-vitro-Konzentrationen klinisch-chemischer Meßgrößen (GK Kap. 2.1.3)

Als **Störfaktoren** bezeichnet man alle Faktoren, die nach der Entnahme des Untersuchungsguts die In-vitro-Konzentration zur Bestimmung eines Analyten vermeidbar beeinflussen.

Dazu gehören:

- *Patientenbedingte Störfaktoren*

Beeinflussung von bestimmten Kenngrößen durch diagnostische und therapeutische Maßnahmen bzw. Arzneimittel und durch die Ernährung s. 2.1.2.

• *Auswirkungen der Entnahmetechnik*

Durch einen längeren Venenstau (s. auch S. 9) vor der Blutentnahme kommt es zur Hämolyse und zu einem Anstieg von Gesamteiweiß, Eisen, Cholesterin, Lipiden, GOT, Bilirubin, Kalium, LDH, SP, GPT und Kreatinin.
Bei der Abnahme von Kapillarblut besteht durch Drücken und Pressen der Einstichstelle die Gefahr der Hämolyse sowie des Einströmens von Flüssigkeit aus dem interstitiellen in den intravasalen Raum (Volumenfehler bis zu 15%).
Auch ein zu starkes Aspirieren oder zu starkes Entleeren der Spritze kann eine Hämolyse hervorrufen.

• *Hämolyse*

Zusammenfassend kann man folgende Ursachen für eine Hämolyse der Blutprobe aufzählen:

- zu lange Venenstauung,
- zu starkes Aspirieren mit der Spritze,
- zu starkes Entleeren der Spritze,
- feuchtes Probenröhrchen,
- ungenügendes Rotieren der mit Antikoagulanzien beschichteten Röhrchen,
- Stoßen oder Schütteln des Röhrchens,
- Kälteeinwirkung,
- zu langes Stehen der Probe.

• *Transport und Verwahrung* (s. S. 5)

• *Temperatur* (s. auch Tabellen 1 und 2)

Die Temperatur, bei der Proben transportiert und aufbewahrt werden, ist von praktischer Bedeutung, weil verschiedene klinisch-chemische Kenngrößen temperaturabhängig reagieren.
Bei Raumtemperatur treten intraerythrozytäre Substanzen aus, und es kommt zum Sauerstoffverlust (daher Lagerung bei +4 °C).
Bei Kühllagerung diffundiert Kalium aus den Zellen heraus, und der Kaliumwert im Serum oder Plasma steigt an.
Enzymreaktionen sind äußerst temperaturempfindlich; bei einer Temperaturzunahme von 1 °C mißt man bereits eine um 10% höhere Enzymaktivität.
Auch Bestimmungen der Parameter des Säure-Basen-Haushaltes sind temperaturabhängig. Wenn nicht bei 37 °C zentrifugiert wird, verschiebt sich der pH-Wert in den alkalischen Bereich.
Bei gerinnungsphysiologischen Untersuchungen führt die Nichteinhaltung der vorgeschriebenen Temperatur ebenfalls zu Störungen.

• *Verdunstung*

Läßt man Proben bei Raumtemperatur oder bei Kühltemperatur unverschlossen längere Zeit stehen, so erhöht sich die Konzentration aller klinisch-chemischen Kenngrößen durch Verdunstung.

• *Licht- und Mikroorganismen*

Bilirubin wird durch Licht zu Biliverdin oxidiert. Dadurch werden für Bilirubin zu niedrige Werte gefunden (daher Aufbewahrung im Dunkeln!).
Licht stört ferner bei der Porphyrinbestimmung, beim Urobilinogennachweis, beim Hämagglutinationstest für HCG und bei der coulometrischen Chloridbestimmung.
Mikroorganismen verbrauchen durch ihren Stoffwechsel insbesondere Glukose in Blut- und Harnproben und führen so zu falsch-niedrigen Werten.
Im abgestandenen Urin wird auch der Nachweis von Nitrit und Phenylpyruvat durch bakterielle Zersetzung gestört.

• *Trübung*

Photometrische Reaktionsansätze werden z. B. durch starke Vermehrung der Immunglobuline IgM (z. B. bei chronisch-aggressiver Hepatitis) oder durch Hypertriglyzeridämie getrübt und somit verfälscht.

• *Kontamination*

Es findet sich häufig eine Kontamination des Untersuchungsmaterials durch Infusionslösungen, die Proteine, Glukose (Dextrine) und Elektrolyte enthalten.
Eine exogene Einschleusung von Kalium und Natrium (aus EDTA) oder NH_4^+ (aus Heparin) ist ebenfalls möglich.

• *Weiterlaufende Stoffwechselprozesse im Vollblut*

pH-Wert

Da an der Grenzfläche der Blutprobe zur Raumluft bei längerem Stehen Kohlendioxid unter Verbrauch von Wasserstoffionen aus dem Blut hinausdiffundiert, nimmt der pH-Wert zu. Diese Reaktion erfolgt nach der Gleichung:

$$H^+ + HCO_3^- \rightleftharpoons H_2CO_3 \rightleftharpoons CO_2 \uparrow + H_2O$$

Weitere Diffusionsvorgänge

Kalium, LDH und saure Phosphate diffundieren aus den Erythrozyten in das Serum; Chlorid diffundiert in umgekehrter Richtung.

Glukose und Laktat

Die Glykolyse der Erythrozyten läuft in vitro weiter, so daß dann die Glukosekonzentration der Probe zu niedrig, die Laktatkonzentration hingegen zu hoch bestimmt wird.
Aufgrund der Diffusionsvorgänge und der weiterlaufenden Stoffwechselvorgänge ist es angebracht, die Proben sofort nach der Gewinnung zur Analyse ins Labor zu schicken.
Falls dies nicht möglich ist, werden üblicherweise 3 Methoden angewandt, um den glykolytischen

Abbau der Glukose im Vollblut durch Erythrozyten und Leukozyten zu verhindern:

1. Entnahme des Kapillarblutes direkt in eine Enteiweißungslösung, die Glukosekonzentration bleibt so mehrere Tage auch bei Zimmertemperatur stabil.
2. Abtrennung des Plasmas oder Serums durch Zentrifugation innerhalb von 30 min nach der Blutentnahme und sterile Aufbewahrung bei 4 °C im Kühlschrank. Die Glukosekonzentration bleibt auf diese Weise mindestens 24 h stabil.
3. Zusatz von Antikoagulans und Glykolysehemmer. Dabei soll zur Glykolysehemmung heute nur noch Natriumfluorid verwendet werden, von Oxalat wird abgeraten.

Auswirkungen von Enyzm- und Elektrolytgehalt von Blutzellen auf Plasma

Zwischen den Blutzellen und dem Plasma (bzw. Serum) besteht für einige Enzyme und Elektrolyte eine verschieden große Konzentrationsdifferenz, die bei einer **Hämolyse** die betreffenden Werte entsprechend verändert.

Standardisierung der Blutentnahme

Die häufigsten Probenentnahmefehler, die bei klinisch-chemischen Untersuchungen begangen werden können, lassen sich nur durch eine Probengewinnung unter gewissen Standardbedingungen vermeiden. Diese sind in Tabelle 5 aufgelistet.

Quotient $\frac{\text{Konz. in den Erys}}{\text{Konz. im Plasma}}$

LDH	160	Die Konzentration dieser Stoffe ist in den Erys höher als im Plasma. Bei Hämolyse und Übertreten ins Plasma findet man hier entsprechend falsch-hohe Werte!
Saure Phosphatase	67	
GOT	40	
K^+	22,7	
GPT	6,7	
Kreatinin	1,6	
Glukose	0,82	Die Konzentration dieser Stoffe ist im Plasma höher als in den Erys. Hier liegt die Fehlerquelle für falsch-niedrige Werte in Bestimmungen, wo anstelle von Plasma (Serum) Vollblut verwendet wird!
Anorganischer Phosphor	0,78	
Bikarbonat	0,73	
Cholesterin	0,72	
Harnsäure	0,55	
Chlorid	0,50	
Natrium	0,11	
Kalzium	0,10	

Tab. 5 Basisprogramm für eine Standardisierung der Blutentnahme

Standardbedingungen	Ausschaltung von
1. Absetzen von Medikamenten und Diagnostika vor der Entnahme (wenn realisierbar)	Fehlern durch diagnostische und therapeutische Maßnahmen (in vivo, in vitro)
2. Abnahme am liegenden und 10 – 15 min ruhenden Patienten	Fehlern durch Körperlage und körperliche Aktivität
3. Abnahme am nüchternen Patienten	Fehlern durch falsche Ernährungslage (in vivo, in vitro)
4. Abnahme aus kurz (maximal 1 min) gestauter Vene	Fehlern durch zu langen Venenstau
5. Abnahme zwischen 8.00 und 9.00 Uhr morgens	Fehlern infolge Tagesrhythmik
6. Abnahme mit Einwegmaterial aus Kunststoff (Monovetten)	Fehlern bei der Probenentnahme – Hämolyse – Verunreinigung von Proben – Benutzung schlecht gereinigter Abnahme- oder Transportgefäße – Falsches Abnahmegefäß – Verwechslungsgefahr

Referenzintervalle (GK Kap. 2.1.4)

Der auch heute noch oft gebrauchte Begriff Normalwert sollte zur Ausschaltung von Zweideutigkeiten und Mißverständnissen aus dem ärztlichen Sprachgebrauch eliminiert und besser durch Referenzwert bzw. Referenzintervall ersetzt werden.

Referenzwerte werden von einem Kollektiv gewonnen, das eindeutig definiert und möglichst homogen ist.

Normalerweise besteht das Kollektiv aus gesunden oder zumindest aus nichtkranken Probanden, was bei der Transversalbeurteilung (Vergleich eines bei einem Patienten gewonnenen Meßwertes mit einem geeigneten Referenzintervall, s. S. 14) berücksichtigt werden sollte.

Gesunde Probanden gewinnt man, indem man eine ausgewählte Population, z. B. Blutspender, Krankenhauspersonal, Rekruten, hinsichtlich zusätzlicher Kriterien, welche den Gesundheitszustand definieren (z. B. Blutzuckerwerte, Harnsäurespiegel), untersucht und „Kranke" von der Referenzwertermittlung ausschließt (induktive Methode).

Nichtkranke Probanden gewinnt man, indem man aus einem zunächst unselektierten Kollektiv diejenigen Personen aussondert, auf die bestimmte Diagnosen zutreffen bzw. die bestimmte Medikamente einnehmen, die den Referenzwert beeinflussen (deduktive Methode).

Bei der Verwendung von Referenzwerten sind neben dem Gesundheitszustand auch die Alters- und Geschlechtszusammensetzung, die spezifische rassische Zusammensetzung und die sozioökonomische Umgebung der Referenzindividuen zu berücksichtigen. Weiterhin müssen die Untersuchungstechniken, die eingesetzten klinisch-chemischen Methoden und die Art der statistischen Verarbeitung der Resultate exakt beschrieben werden.

Ein **Referenzintervall** ist das Intervall zwischen 2 Referenzgrenzen und schließt diese Grenzen mit ein.

Die **Referenzgrenzen** werden aus der Referenzwertverteilung gewonnen und i. allg. so gewählt, daß ein festgelegter Bruchteil der Referenzwerte unterhalb, eine zweite Fraktion oberhalb und alle übrigen Werte innerhalb dieser Grenzen liegen.

Bei der Normalverteilung entspricht dies dem $\bar{x} \pm 2s$-Bereich (genauer 95,5%) der Gauß-Kurve (Abb. 1).

Bei komplexer Verteilung gibt man den Bereich von der 2,5. bis zur 97,5. Perzentile an und anstelle des Mittelwertes die 50. Perzentile.

Resultate, die innerhalb der ± 2s- und ± 3s-Grenzen liegen (statistisch: 4,4% aller Fälle), gehören zum Grenzbereich, Resultate außerhalb der ± 3s-Grenzen betrachtet man als pathologisch.

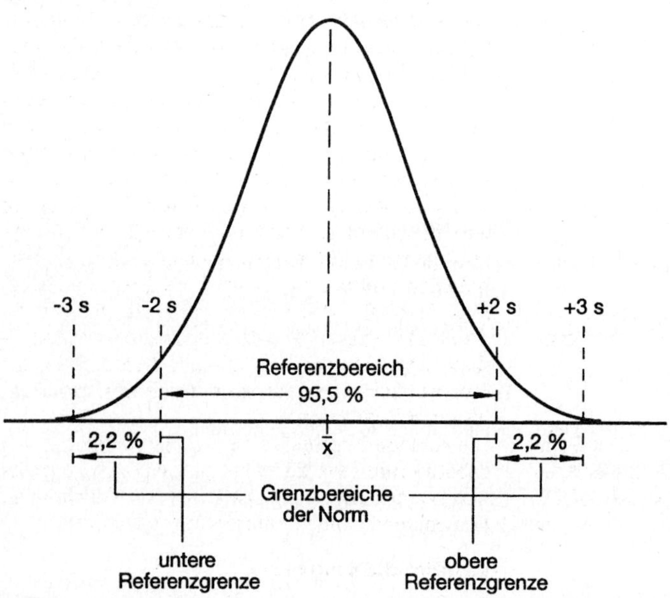

Abb. 1

Beurteilung der gewonnenen Untersuchungsergebnisse und Interpretation der Befunde (GK Kap. 2.1.5)

Die **analytische Beurteilung** dient der Überprüfung der Analysenergebnisse auf ihre analytische Zuverlässigkeit (aufgrund der Zuverlässigkeitskriterien, s. auch S. 7) und deren kontinuierlicher Kontrolle sowie auf Störfaktoren, die die Ergebnisse in falscher Weise erhöhen oder erniedrigen können.
Aber auch die unter analytischen Gesichtspunkten als zuverlässig erachteten Analysenergebnisse stellen noch keine ausreichende Grundlage für ärztliches Handeln dar. Es muß unter Hinzuziehung biologischer Daten des Patienten im Hinblick auf die ärztliche Fragestellung eine **medizinische Beurteilung** erfolgen. Man erhält auf diese Weise einen **klinisch-chemischen Befund,** der dann vom behandelnden Arzt aufgrund seiner Erfahrung, seiner Kenntnis des Kranken und im Zusammenhang mit den anderen Befunden gewichtet und als Entscheidungsgrundlage im Hinblick auf Diagnose, Therapie oder Prognose verwertet wird. Diese subjektive Gewichtung der Befunde bezeichnet man als **Interpretation.**
Für die Beurteilung eines Analysenergebnisses sind bei den einzelnen Schritten für den Arzt folgende Informationen erforderlich:

1. Analysenvorbereitung (präanalytischer Schritt)
   - Einflußgrößen (s. Kap. 2.1.2)
   - Störfaktoren (s. Kap. 2.1.3)
   - Probenverwahrung (s. Kap. 2.1.1)
2. Analytische Beurteilung
   - Präzision von Tag zu Tag
   - Richtigkeit, maximal zulässige Abweichung
3. Medizinische Beurteilung
   - Plausibilitätskontrolle
   - Longitudinale Beurteilung
   - Transversale Beurteilung

Analytische Beurteilung

Durch die analytische Beurteilung wird die Zuverlässigkeit der Analysenergebnisse überprüft, und zwar mit Hilfe von Präzision und Richtigkeit, den beiden Kenngrößen der laborinternen Qualitätskontrolle.

Präzision

Die Präzision (Definition s. S. 7) ist das wichtigste Kriterium für die Zuverlässigkeit quantitativer Analysen, durch ihre Überwachung werden die zufälligen Fehler erfaßt.

Präzision von Tag zu Tag

Man kann eine Probe mehrfach an verschiedenen Tagen (Streuung von Tag zu Tag) oder mehrfach am gleichen Tag (Streuung in der Serie) analysieren und die ermittelten Werte vergleichen. Dabei kann man feststellen, daß die Streuung von Tag zu Tag wesentlich höher ist als die Streuung in Serie.

Ursachen für die *Streuung von Tag zu Tag:*
- Verschiedene äußere Bedingungen
- Verschiedene Untersucher
- Zufällige Fehler

Ursachen für die *Streuung in der Serie:*
- Zufällige Fehler
- Tageszeitliche Schwankungen
- Varianz der klinisch-chemischen Kenngröße

Die Anforderungen an die Präzision der Analysenergebnisse sind für die einzelnen Meßgrößen verschieden und in den Richtlinien der Bundesärztekammer festgelegt.
Als grobe Faustregel gilt, daß klinisch-chemische Laborwerte eine erlaubte Schwankungsbreite von Tag zu Tag von ± 10% haben dürfen, ausgehend von einer Präzision von Tag zu Tag von 3,3% und einem erlaubten Streubereich von ± 3 s.

Richtigkeit

Die zweite Kenngröße im Rahmen der internen Qualitätskontrolle ist die Richtigkeit, die die Übereinstimmung der Meßwerte mit dem wahren Wert (Sollwert) angibt. Sie dient zur Erfassung systematischer Fehler.
Zur Ermittlung der Richtigkeit einer Methode wird von Referenzlaboratorien analysiertes Richtigkeitskontrollserum in die klinischen Analysenreihen integriert. Die Richtigkeit gilt dann als zufriedenstellend, wenn der für eine bestimmte Methode gefundene Wert aus dem Richtigkeitskontrollserum sich innerhalb bestimmter prozentualer Abweichungen vom Sollwert des Referenzlabors befindet.
Die Anforderungen an die Richtigkeit sind ebenso wie die Anforderungen an die Präzision der Analysenergebnisse für die einzelnen Meßgrößen verschieden und von der Bundesärztekammer festgelegt. Als grobe Orientierung gilt, daß eine ausreichende Richtigkeit dann vorliegt, wenn die prozentuale Abweichung vom Sollwert nicht größer als 10% ist (bei einigen Bestimmungen darf sie sogar bis zu 20% betragen).
Die Analysenergebnisse eines klinisch-chemischen Laboratoriums werden dann als zuverlässig angesehen, wenn sowohl Präzision als auch Richtigkeit den entsprechenden Anforderungen genügen.

Medizinische Beurteilung

Das Prinzip der medizinischen Beurteilung besteht darin, Analysenergebnisse unter Einbeziehung biologischer Daten zu bewerten. Dazu dienen v. a. die

Plausibilitätsprüfung, die Longitudinal- und die Transversalbeurteilung.

Plausibilitätsprüfung

Bei der Plausibilitätsprüfung werden Ergebnisse untereinander und mit vorausgegangenen Untersuchungen sowie mit den klinischen Symptomen und der Verdachtsdiagnose verglichen.
Grobe Fehler, wie sie durch Probenverwechslung, instrumentell-analytisch bedingte Ausreißer und Schreib- und Übertragungsfehler vorkommen, sollen dadurch sichtbar werden.
Bei der *Extremwertkontrolle* erfolgt die Prüfung, ob die gewonnenen Werte überhaupt mit dem Leben, Alter, Geschlecht und Untersuchungsmaterial zu vereinbaren sind. Dieses dient zur Eliminierung grober Fehler.
Bei der *Konstellationskontrolle* erfolgt die Prüfung der aktuellen Konstellation zweier oder mehrerer Werte zueinander (Befundmuster).
Liegen nicht plausible Analysenergebnisse vor, so muß nach Überprüfung auf Probenverwechslung eine Kontrolle durch erneute Messung erfolgen.
Eine *Longitudinalbeurteilung* ist der Vergleich eines oder mehrerer Analysenergebnisse einer Probe mit früher gewonnenen Daten von demselben Individuum.
Sie kommt beispielsweise bei der Beurteilung des Krankheitsverlaufs und zur Therapiekontrolle zur Anwendung.

Transversalbeurteilung

Eine Transversalbeurteilung ist der Vergleich eines Analysenergebnisses einer Probe mit geeigneten Referenzwerten bzw. Referenzintervallen (früher als Normalwerte bezeichnet, vgl. auch Kap. 2.1.4), die aus Meßwerten einer gesunden Referenzpopulation ermittelt werden.
Die Transversalbeurteilung ist das, was man täglich im klinischen Alltag macht; man beurteilt Laborwerte als normal, unbestimmt oder pathologisch, indem man sie mit den Referenzwerten (Normalwerten) vergleicht.

Allgemeine Grundlagen der Interpretation von klinisch-chemischen Befunden

Zur Klärung diagnostischer Fragen werden in der Regel neben der Anamnese und der unmittelbaren ärztlichen Untersuchung bildgebende Verfahren (z.B. Röntgenaufnahmen), signalgebende Verfahren (z.B. EKG) sowie eine Reihe von hämatologischen und klinisch-chemischen Untersuchungen eingesetzt. Diese Komplexität des diagnostischen Prozesses führt dazu, daß am Ende ein äußerst facettenreiches Befundmuster resultiert. Für die Interpretation dieser Muster wird kaum je ein mathematisches Modell so effizient sein wie der gut ausgebildete Arzt.
Im einzelnen wird er zur Beurteilung und Interpretation im engeren Sinn folgende Maßnahmen durchführen:

- Zuordnung zur klinischen Fragestellung
- Longitudinalbeurteilung (s.o.)
- Transversalbeurteilung (s.o.)
- Beurteilung der verschiedenen Parameter als Befundmuster, die bestimmten Krankheitszuständen zugeordnet werden können
- Auswertung aller Laborergebnisse für einen Patienten (unter Berücksichtigung von Einflüssen durch Begleiterkrankungen)
- Prüfung der für die diagnostische Zuverlässigkeit (Brauchbarkeit einer Laboruntersuchung zur Diagnosefindung) ausschlaggebenden Kriterien:
  - Prävalenz
  - Empfindlichkeit (Sensitivität)
  - Spezifität (sowohl in bezug auf die Analysenmethode als auch auf die Krankheit oder das zu untersuchende Organ/-system)
  - Prädiktive Werte

Biologische Halbwertszeit

Die Kenntnis der biologischen Halbwertszeiten (s. auch Tab. 16, S. 43) ist v.a. für die Interpretation enzymdiagnostischer Befunde von Bedeutung. Sie erlaubt z.B. die Unterscheidung zwischen akuten Funktions- oder Syntheseausfällen und chronischen Erkrankungen.

Klinisch-chemische Analytik (GK Kap. 2.2)

Gewinnung der Probe aus dem Spezimen (GK Kap. 2.2.1)

Nachstehend seien zunächst die grundlegenden Begriffe erläutert.

Spezimen (Untersuchungsmaterial):
flüssiges, festes oder gasförmiges Material, das zur näheren Charakterisierung oder Untersuchung ins Labor geschickt wird. In der Klinischen Chemie handelt es sich dabei ausschließlich um natives, d.h. biologisches Material (z.B. Blut, Urin, Liquor), das direkt vom Patienten stammt.
Ist das Spezimen repräsentativ, so gelten die damit gewonnenen Resultate auch für den Patienten.

Probe (sample):
der Teil des Spezimens, der für die Charakterisierung oder Untersuchung verwendet wird. Die Probe ist für das Spezimen – und somit für den Patienten – repräsentativ.

Analyt (s. auch S. 2):
die in der Probe zu bestimmende Substanz, funktionelle Gruppe einer Substanz oder das zu bestimmende chemische Element.
Klinisch-chemische Analysen bestehen aus mehreren Schritten, die sich wiederum aus verschiedenen Einzelschritten zusammensetzen können (s. Tabelle 6).

Tab. 6 Schrittfolge bei klinisch-chemischen Analysen

1. Schritt	**2. Schritt**	**3. Schritt**
Vorbereitung des Untersuchungsmaterials	**Aufbereitung der Probe**	**Meßvorgang**
– Zentrifugation	– Dosieren der Probe	– Photometrie
– Enteiweißung	– Reagenzienzugabe	– Potentiometrie
– Extraktion	– Mischen	– Bindungsmethoden
– Chromatographie	– Inkubation	– Zellzählung

Zentrifugation:
Abtrennung des zellulären Materials von der zu untersuchenden Flüssigkeit aufgrund der unterschiedlichen Teilchendichte.
Dieses Verfahren wird z.B. bei der Abtrennung der Erythrozyten vom Plasma bzw. Serum und bei der Gewinnung von Harnsediment angewendet.

Enteiweißung:
Zur Durchführung bestimmter klinisch-chemischer Analysen muß das Plasma oder Serum (bzw. der Urin) zunächst enteiweißt werden, wodurch Makromoleküle entfernt und eiweißgebundene Substanzen freigesetzt werden.

Das Ausfällen der Eiweiße (Proteine) kann mit bestimmten Säuren (z.B. Trichloressigsäure), mit Schwermetallen (z.B. Zinksulfat) oder durch Ultrafiltration erfolgen.
Die Konzentration der verbleibenden gelösten Substanzen ist nach Enteiweißung 5–6% höher, da das entfernte Eiweiß zuvor in Lösung ein gewisses Volumen einnahm. Man bezeichnet dies als *Volumenverdrängungseffekt* des Eiweiß.

Extraktion:
Anreicherung gesuchter Verbindungen oder Entfernung störender Substanzen durch Trennung aufgrund verschiedener Löslichkeiten. Extraktionsverfahren werden z.B. angewendet, um aus dem Urin bestimmte Stoffgruppen wie Steroidhormone oder Arzneimittel usw. abzutrennen.

Chromatographie:
Trennung von Stoffgemischen aufgrund von unterschiedlichen Moleküleigenschaften wie elektrische Ladung, Löslichkeit, Affinität, Adsorbierbarkeit. Bevorzugt kommen heute in der Klinischen Chemie die Dünnschicht-, die Säulen- und die Ionenaustauschchromatographie zur Anwendung.
Dünnschichtchromatographische Verfahren werden besonders häufig zur Identifizierung von Giften oder zur Erkennung von abnormen Konzentrationen von natürlichen Bestandteilen (z.B. Aminosäuren, Kohlenhydraten) eingesetzt.
Dem 1. Schritt der klinisch-chemischen Analyse, der Gewinnung der Probe aus dem Spezimen bzw. der Vorbereitung der Probe, folgt als 2. Schritt die *Aufbereitung der Probe.* Diese erfolgt, indem eine festgelegte Probenmenge mit einer oder mehreren Reagenslösungen zusammengebracht wird. Es entsteht ein Reaktionsgemisch (Reaktionsansatz), in dem i. allg. eine Reaktion stattfindet, die zu einem Produkt führt, das dann mit Hilfe verschiedener Verfahren im nächsten Schritt gemessen wird (s. Tabelle 6).
Die wichtigsten Verfahren sind im folgenden dargestellt, ebenso die Elektrophorese, die bei den Trennverfahren im Zusammenhang mit der Probenvorbereitung noch nicht abgehandelt wurde.

Prinzipien von Trenn- und Analysenverfahren (GK Kap. 2.2.2)

Proteinelektrophorese

Als Elektrophorese wird die Wanderung geladener Teilchen im elektrischen Feld bezeichnet. Sie ermöglicht eine Auftrennung von einzelnen Stoffen aufgrund ihrer unterschiedlichen Wanderungsgeschwindigkeiten, die wiederum von Ladung, Größe und Form der Moleküle sowie den Versuchsbedingungen – pH-Wert und Ionenstärke des Puffers, Feldstärke, Temperatur, Art des Trägermaterials u.a. – abhängig sind.

Die Wanderungsgeschwindigkeit ist direkt proportional der angelegten Spannung und der Ladung und umgekehrt proportional dem Radius der Teilchen.
In der Klinischen Chemie wird die Elektrophorese vor allem zur Auftrennung der Serumproteine in ihre einzelnen Fraktionen verwendet.
Als Trägermaterial werden Zelluloseazetatstreifen verwendet, der pH-Wert der Lösung beträgt 8,6. Bei einer Spannung von 210–250 V wandern die

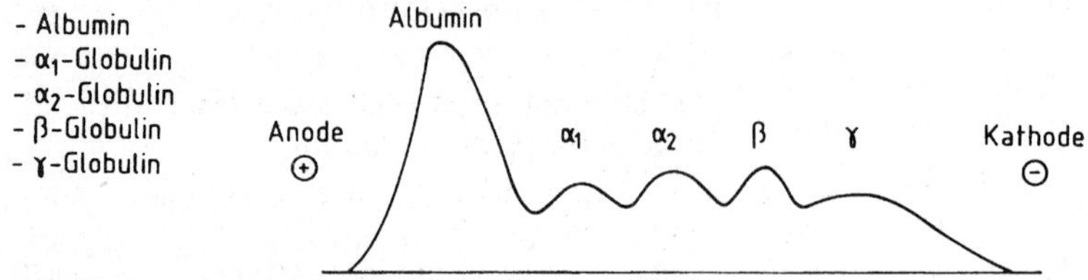

Abb. 2

Proteine zur Anode und werden nach 20 min Laufzeit fixiert und gefärbt.
Die Auswertung erfolgt photodensiometrisch, d. h., eine Photozelle mißt die Extinktion der verschiedenen Fraktionen.
Dabei können, wie in Abb. 2 dargestellt, fünf verschiedene Fraktionen unterschieden werden.

Absorptionsphotometrie

S. GK Biochemie

Atomabsorptionsphotometrie

S. GK Biochemie

Reflexionsphotometrie (Reflektometrie)

Eine entscheidende Verbesserung der Teststreifendiagnostik („Trockenchemie") konnte durch die Entwicklung von Reflektometern erzielt werden. Mit Hilfe dieser Geräte kann die Farbintensität der Reaktionsfelder objektiv (d. h. unabhängig vom Farbempfinden des Untersuchers und der Lichtqualität) gemessen werden. Das physikalische Prinzip ist die Reflexionsphotometrie.

Prinzip

Trifft ein Strahlenbündel auf ein Objekt, wird ein bestimmter Anteil stets reflektiert, der für eine Konzentrationsbestimmung – ähnlich wie der absorbierte Anteil – gemessen werden kann. Liegt die Probe beispielsweise als Farbfleck auf einer Dünnschichtplatte vor, wird Licht auf die Oberfläche der Schicht gestrahlt und die Differenz zwischen dem diffus reflektierten Licht an einer unbelegten und an einer mit Substanz belegten Stelle gemessen.
Der Anwendungsbereich der Reflexionsphotometrie hat sich unterdessen in der quantitativen Bestimmung von Parametern der Klinischen Chemie aus Blut, Plasma und Serum stark erweitert. So gibt es derzeit Reagensträger zur Bestimmung von Kreatinin, GPT, GOT, CK, Harnsäure, Harnstoff, Glukose, γ-GT, Cholesterol, Hämoglobin, Triglyzeriden, Bilirubin, Amylase und Pankreasamylase.

Emissionsphotometrie (Flammenphotometrie)

S. GK Biochemie

Art der Messungen

Endpunktmessung

Bei der Endpunktmessung erfolgt die Ablesung des Resultats zu dem Zeitpunkt, wenn die eingesetzte chemische Nachweisreaktion vollständig abgelaufen ist und der gemessene Wert sich nicht mehr verändert.

Anwendung: Substratbestimmungen, insbesondere wenn sie ohne Analysenautomaten durchgeführt werden.

Kinetische Messung

Bei der kinetischen Messung wird der Reaktionsablauf fortlaufend (z. B. in Minutenabständen) registriert. Die Änderung der Extinktion läßt sich somit unmittelbar verfolgen.
Aus der Extinktionsänderung wiederum lassen sich Aussagen über die Menge des gesuchten Substrats gewinnen.
Die kinetischen Tests kommen vor allem bei NAD^+- bzw. NADPH-abhängigen Reaktionen zur Anwendung.

Typisches Anwendungsbeispiel: Enzymbestimmungen, wo der Substratumsatz idealerweise linear mit der Zeit und unabhängig von der Substratkonzentration erfolgt. Es können aber auch Substrate mit Hilfe von Analysenautomaten kinetisch bestimmt werden.

Potentiometrie

Unter Potentiometrie versteht man die elektrochemische Messung von Potentialdifferenzen, die sich an der Grenzfläche zwischen Elektrode und Elektrolytlösung ausbilden.
Potentiometrische Elektrodensysteme bestehen deshalb jeweils aus einer **Meßelektrode,** auf welche die charakteristische Ionenaktivität anspricht, und einer **Referenz- oder Bezugselektrode.**
Meßelektrode und Referenzelektrode bilden zusammen die sog. **Meßkette,** die z. B. speziell bei der pH-Messung zu einer konstruktiven Einheit zusammengebaut sind (Einstabelektrode).
Der Meßvorgang besteht darin, daß sich beim Eintauchen einer solchen Meßkette in eine ionenhaltige Lösung an der Meßelektrode ein Potential ausbildet, welches über deren innere Ableitung und

über die Bezugselektrode abgeführt und damit meßbar wird.
Das Prinzip der Potentiometrie wird auf S. 58 (Prinzip der Blut-pH-Messung) noch einmal dargestellt.

Potentiometrie mit ionensensitiven Elektroden

Bei der Potentiometrie mit ionensensitiven Elektroden werden spezielle Meßelektroden verwendet, die für bestimmte Ionen eine vielfach höhere Empfindlichkeit haben als für gleichzeitig vorhandene Elektrolyte.

Als Meßelektroden kommen dabei

- Glaselektroden,
- Festkörperelektroden und
- Ionenaustauschelektroden

zur Anwendung.

Anwendung der Potentiometrie mit ionensensitiven Elektroden (Glaselektroden) z.B. bei der **Na^+- und K^+-Aktivitätsmessung.**
Da die Elektroden an ihrer Membranoberfläche nur mit den freien Ionen im Plasmawasser reagieren, ist es mit ihnen erstmals auch möglich, direkt im Vollblut zu messen, da Erythrozyten und andere Bestandteile hier nicht stören. Dies bringt eine ganz erhebliche Zeit- und Arbeitsersparnis (s. Tabelle 7) mit sich. Dadurch eignet sich dieses Verfahren, die sogenannte **direkte Potentiometrie** mit ionensensitiven Elektroden, außer für das Routine- auch ganz besonders für das Notfallabor.

Tab. 7 Vorteile der Verfahren mit ionensensitiven Elektroden gegenüber photometrischen Bestimmungsverfahren

Direkte Messung im Probenmaterial (Vollblut, Plasma, Serum, Liquor etc.)
Keine Probenaufarbeitung
Messung der biochemisch relevanten Ionenaktivität im Plasmawasser
Zeit- und Arbeitsersparnis (kein Zeitverlust für Gerinnung, Zentrifugation etc.)
Universeller Einsatz
Sicherheit (z.B. kein Arbeiten mit explosiven Gasen)

Während bei der direkten Potentiometrie also ohne jegliche Probenverdünnung direkt in der Probe gemessen wird, wird die Probe bei der sogenannten **indirekten Potentiometrie** vor der Messung mit speziellen Lösungen verdünnt. Es ergeben sich Werte, die denen von photometrischen Bestimmungsmethoden entsprechen. Die Vorteile der modernen direkten Potentiometrie (besonders die klinisch relevantere Aussage der Meßergebnisse und die rationellere Arbeitsweise) entfallen hier wiederum.

Methoden mit trägergebundenen Reagenzien („trockenchemische Methoden")

Teststreifen werden seit vielen Jahren für qualitative und semiquantitative Harnuntersuchungen eingesetzt. Die einzelnen Teststreifenfelder enthalten alle für eine bestimmte Reaktion notwendigen Reagenzien (Puffer, Substrate, Kosubstrate und ggf. Enzyme als Hilfsreagenzien) in trockener, stabilisierter Form. Sie haben sich in der Vorfelddiagnostik bestens bewährt.
Die Teststreifenmethodik konnte inzwischen durch die Entwicklung von Reflektometern (und speziellen Teststreifen) weiterentwickelt und entscheidend verbessert werden.
Mit Hilfe der Reflektometer (s. auch S. 16) kann die Farbintensität der Reaktionsfelder objektiv, d.h. unabhängig vom Farbempfinden des Untersuchers und der jeweiligen Lichtqualität, gemessen werden.
Diese Weiterentwicklung erlaubt die Untersuchung von Serum und auch von Vollblut. Die dazu entwickelten Reagenzträger haben einen mehrschichtigen Aufbau, so daß die einzelnen Reagenzien stabiler sind und aufeinanderfolgende Reaktionsschritte durch die Diffusion der Probe und der Reaktionsprodukte beim Weg in die tieferen Schichten getrennt stattfinden können.
Bei einem Teststreifen, der mit Vollblut funktionsfähig ist, werden die Erythrozyten z.B. durch eine Glasfasermatrix zurückgehalten, so daß nur das Plasma die Reaktionszone erreicht (s. Abb. 3). Die Farbbildung wird nach einer festgelegten Zeit mit einem speziell konstruierten Reflektometer abgelesen.

Proteinbindungsradioassay (kompetitiver Bindungsradioassay)

Unter Proteinbindungsradioassay versteht man die Konkurrenz radioaktiv markierter und inaktiver Liganden um eine begrenzte Anzahl von Bindungsstellen am Reagenz- oder Trägerprotein.
Das allgemeine Reaktionsprinzip kann wie folgt dargestellt werden:

$$\underset{F}{\text{*Ligand}} + \text{Reagenzprotein} \rightleftharpoons \underset{B}{\text{*Ligand Reagenzprotein}}$$

$$+$$

$$\text{Ligand (Patientenprobe)}$$

$$\Updownarrow$$

$$\text{Ligand Reagenzprotein}$$

*Ligand = radioaktiv markierter Ligand
F = freier Ligand
B = gebundener Ligand

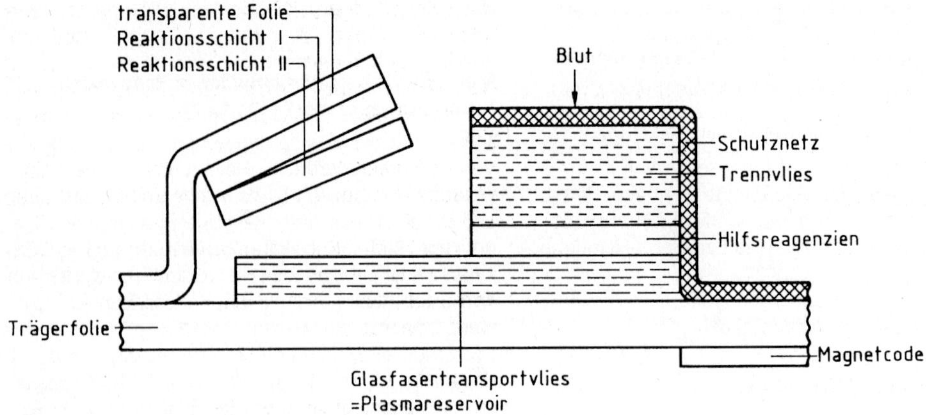

Abb. 3 Teststreifen für Glukosebestimmung aus Vollblut. (Reflotron Boehringer, W.)

Als Liganden werden niedermolekulare Substanzen wie z.B. Kortisol, Thyroxin, Testosteron, Östradiol verwendet. Reagenzproteine sind natürliche Plasmaproteine wie z.B. Transkortin, thyroxinbindendes Globulin, sexualhormonbindendes Globulin.
In der Praxis hält man die Konzentration für Reagenzprotein und radioaktiv markierte Liganden konstant, der inaktive Ligand (= zu bestimmende Größe) fungiert als Variable.

Testprinzip

Zu der Reagenzlösung, die den radioaktiv markierten Liganden und das Reagenzprotein enthält, wird die zu bestimmende Probe, die die entsprechende Substanz als inaktiven Liganden enthält, hinzugegeben.
Der markierte und der inaktive Ligand konkurrieren um die Bindung am Reagenzprotein, der aktive Ligand wird in zunehmendem Maße aus seiner Bindung verdrängt. Die Menge des freigesetzten radioaktiv markierten Liganden ist deshalb der jeweils in der Probelösung vorhandenen inaktiven Ligandenkonzentration proportional.

Spezifität

Proteinbindungsradioassays weisen unterschiedliche Spezifitäten auf.
Die Spezifität der Methode ist prinzipiell abhängig von

- der Spezifität des Bindungsproteins,
- Extraktions- und Reinigungsverfahren,
- der Trennmethode.

Empfindlichkeit

Die Empfindlichkeit, definiert als Nachweisgrenze bei einem Vertrauensbereich von 95%, liegt zwischen 0,5 und 0,05 ng/Probe.

Anwendungsbereiche

Proteinbindungsradioassays sind beschränkt auf die Messung von Hormonen und Verbindungen mit natürlichen Bindungs- oder Trägerproteinen im Körper.

Radioimmunoassay (RIA)

Beim Radioimmunoassay handelt es sich um eine spezielle Form des Proteinbindungsassays. An Stelle des spezifischen Plasmabindungsproteins wird hier jedoch ein spezifischer Antikörper verwendet; d.h., man läßt ein Antigen mit einem spezifischen Antikörper zu einem Antigen-Antikörper-Komplex reagieren:

$$Ag + Ak \rightleftharpoons Ag \times Ak \text{ (Antigen-Antikörper-Komplex)}$$

Gibt man nun eine bekannte Menge an radioaktiv markiertem Antigen Ag* hinzu, dann konkurrieren markiertes und unmarkiertes Antigen konzentrationsabhängig um die Bindungsplätze am Antikörper:

$$\begin{array}{l} Ag + Ak \rightleftharpoons Ag\text{–}Ak \\ \quad\quad\;\; + \\ \quad\quad\; Ag^* \\ \quad\quad\;\; \updownarrow \\ \quad\quad\; Ag\text{–}Ak^* \end{array}$$

Antikörpergebundenes Ag* und freies Ag* können getrennt und ihre Menge bestimmt werden, daraus ist die Menge des unmarkierten Ag berechenbar.

Spezifität

Die Spezifität beim RIA ist abhängig von
- der Qualität des Ak,
- der Markierung des Ag (evtl. veränderte immunologische Eigenschaften oder Strukturveränderungen durch Einbau von Isotopen in den Molekülverband),
- dem Trennungsschritt.

Empfindlichkeit

Sie liegt zwischen 0,1 ng und 0,5 pg.

Anwendungsbereiche

- Peptidhormone (FSH, LH, ACTH, STH, Gastrin, Sekretin, Renin, Prolaktin, Kalzitonin, Angiotensin u. a.)
- Steroidhormone (Kortisol, Testosteron, Östradiol, Östriol, Progesteron, Aldosteron u. a.)
- Schilddrüsenhormone
- Australia-Antigen
- Pharmakaspiegel (z. B. Digitalis)
- Tumormarker (z. B. CEA, CA 19-9) u. a.

Enzymimmunoassay (EIA)

Der EIA beruht auf demselben Prinzip wie der RIA, nur ist statt der radioaktiven Substanz ein Enzym an das Antigen gekoppelt.
Der EIA verbindet damit die Spezifität der Antigen-Antikörper-Reaktion mit der Spezifität und den Meßprinzipien der Enzymaktivitätsbestimmung.
Die enzymatische Aktivität des Konjugats wird durch die Antigen-Antikörper-Reaktion nicht beeinflußt.
Als **Markerenzyme** werden hauptsächlich die Peroxidase, die alkalische Phosphatase und die Galaktosidase eingesetzt.
Hinsichtlich der Verfahrenstechniken unterscheidet man zwischen dem

- heterologen **ELISA-Verfahren** (enzyme-linked-immunosorbent-assay)

und dem
- homogenen **EMIT-Verfahren** (enzyme-multiplied-immunotechnique).

ELISA

Der ELISA entspricht im analytischen Ablauf dem kompetitiven RIA.
Das zu bestimmende Antigen wird mit einer definierten Menge des enzymkonjugierten Antigens in ein mit einem spezifischen Antikörper beschichteten Reaktionsröhrchen gegeben.
Beide konkurrieren nun um die begrenzte Menge der Bindungsstellen des unlöslichen Antikörpers:

$$\begin{array}{lcl} \text{Ag-Enz} & & \text{AK}-\text{Ag-Enz} \\ & + \text{Ak} \rightleftharpoons & \\ \text{Ag} & & \text{Ak}-\text{Ag} \end{array}$$

Nach Erreichen des Reaktionsgleichgewichtes werden die in der Lösung verbleibenden Antigene durch Waschen entfernt.
Nach Zusatz von Substrat wird die Aktivität des wandgebundenen Enzyms photometrisch gemessen.
Die Enzymaktivität der festen Phase ist der Antigenkonzentration in der Analysenprobe umgekehrt proportional.
Auf den EMIT soll im Rahmen dieses Kurzlehrbuchs ebenso wie auf die zahlreichen anderen speziellen Immunoassays (z. B. ARIS, EMIA, Sandwich EIA u. a.) nicht eingegangen werden.

Spezifität

Sie ist von der Qualität der Reagenzien und der Antikörperspezifität abhängig.
Wenn die erforderlichen Kriterien erfüllt sind, ist der EIA mit anderen Immunoassays (RIA, Immunfluoreszenztechnik) vergleichbar.

Empfindlichkeit

Der EIA erreicht nicht immer die Empfindlichkeit des RIA. Die Nachweisgrenze ist von der Qualität der Reagenzien und den Analysenbedingungen abhängig.

Präzision

Entspricht in etwa der Präzision von Radioimmunoassays.

Praktikabilität

Der EIA zeigt eine gute Praktikabilität:
- Lange Haltbarkeit des Markierungsmittels,
- Kostendämpfung (Photometer),
- schnelle Messung,
- Automatisierung möglich,
- keine Umweltbelastung und keine gesetzlichen Vorschriften (z. B. Umgangsgenehmigung, Personalunterweisung, spezielle Laborräume).

Anwendungsbereiche

Bestimmungen von Plasmaproteinen, Hormonen, Drogen u. a.

Nephelometrie und Turbidimetrie

Beide Meßverfahren dienen zur Erfassung des Trübungsgrades von Lösungen. Trübe Lösungen können in der Klinischen Chemie z. B. durch Emulsionen (Aktivitätsbestimmung der Serumlipase – Trübungsabnahme) oder Präzipitationsreaktionen (Bildung von Immunpräzipitat – Trübungszunahme) entstehen.

Anwendungsbereiche

- Medikamentenspiegel (z. B. Theophyllin),
- Spurenproteinbestimmung (Immunglobuline, Tumormarker, auch Proteinurie-Diagnostik),
- Hormone (HCG, Östrogene, Kortisol),
- Keimzahlbestimmung.

Nephelometrie

Die Nephelometrie ist ein analytisches Verfahren, bei dem die Teilchenkonzentration einer Flüssigkeit oder eines Gases über die Veränderung eines Licht- oder Laserstrahls aus der Intensität des entstehenden Streulichtes quantifiziert wird.

Prinzip

Ein Lichtstrahl wird durch die zu untersuchende Flüssigkeit gesendet. Aufgrund des **Tyndalleffekts** (s. u.) entsteht ein Streulicht, welches mit Hilfe eines Photodetektors analysiert und gemessen wird.
In neuerer Zeit kommen vorwiegend **Lasernephelometer** zur Anwendung. Sie bieten die Vorteile eines kohärenten und monochromatischen Lichtes. Lasernephelometer werden in der klinischen Medizin zur Bestimmung von Immunglobulinen und anderen Proteinen in Serum und Liquor eingesetzt.

Tyndalleffekt

Das Tyndallphänomen tritt bei Teilchen auf, die kleiner als die Wellenlänge des einfallenden Lichts sind.
Läßt man einen Lichtstrahl durch eine kolloidale Lösung hindurchgehen, so kann man den Weg der Strahlung durch die Lösung verfolgen.
Der Effekt beruht auf dem Brechungsunterschied zwischen den beiden Phasen sowie auf Beugung und Streuung des Lichts.

Turbidimetrie

Auch bei der Turbidimetrie wird die Trübungsänderung in einer Flüssigkeit mittels eines Photometers gemessen.
Im Gegensatz zur Nephelometrie wird hierbei jedoch das Streulicht nicht direkt gemessen, sondern seine Intensität indirekt aus der Schwächung des durchtretenden Lichtstrahls (Absorptionsspektrometrie) ermittelt.

Blotting-Verfahren (s. S. 28)

Zellzählung

Zur Bestimmung der Zellzahlen im Blut diente früher ausschließlich diese mikroskopische Zählung mit verschiedenen Zählkammern (z. B. nach Neubauer, Thoma, Bürger oder Schilling).
Als Beispiel für das o. g. Meßprinzip ist im folgenden die **Leukozytenzählung mittels Neubauer-Kammer** (s. Abb. 4 u. 5) dargestellt.
Vollblut wird mit 3%iger Essigsäure verdünnt, wodurch die Erythrozyten hämolysiert werden. Dazu verwendet man spezielle Mischpipetten, worin Blut bis zur Marke 0,5 aufgezogen und Verdünnungslösung bis zur Marke 11 nachgezogen wird (= Verdünnung 1 : 20). Der Inhalt der Pipette wird etwa 2 min lang gemischt und ein Tropfen auf das Zählfeld der Zählkammer gegeben, die mit einem Deckglas abgedeckt wird und mit 80facher Vergrößerung unter dem Mikroskop ausgezählt wird.
Gezählt werden alle Leukozyten, die sich in den 4 großen Quadraten des Zählfeldes befinden (ausgenommen diejenigen, die auf dem linken oder unteren Randstrich liegen).

☒ = auszuzählende Quadrate bei der Erythrozytenzählung bzw. bei der Thrombozytenzählung

Mit den Eckquadraten hat man 0,4 µl der Gesamtprobe ausgezählt. Die Berechnung der Leukozytenzahl erfolgt dann nach der Formel:

$$\text{Leukozyten}/\mu\text{l Blut} = \frac{L \cdot \text{Verdünnung}}{V} = \frac{L \cdot 20}{0{,}4} = L \cdot 50$$

L = Anzahl der ausgezählten Leukozyten

Das Meßprinzip läßt sich auch auf die Zählung von Erythrozyten und Thrombozyten übertragen, wobei die jeweiligen Reagenzien und Auszählungsquadrate verschieden sind:

Zellzählung von	Reagenz	Auszählung von
Erythrozyten	Hayem-Lösung	5 kleinen Quadraten
Leukozyten	Essigsäure oder Türk-Lösung	4 großen Quadraten
Thrombozyten	Procainlösung	5 kleinen Quadraten

Niedrige Zellzahlen, wie sie sich in *Urin* und *Liquor* finden, bestimmt man mit der **Fuchs-Rosenthal-**

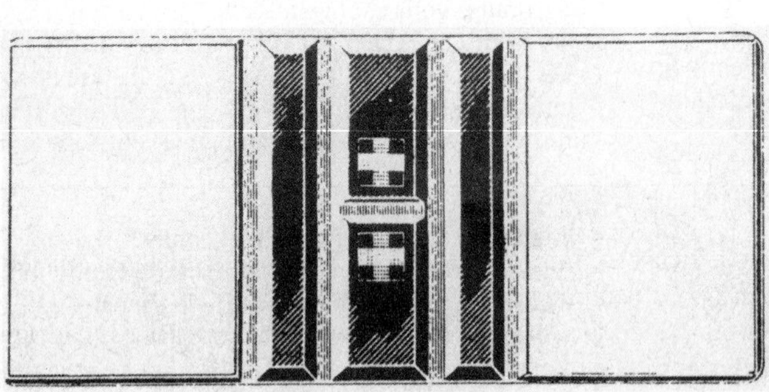

Abb. 4 Gesamtaufsicht einer Zählkammer

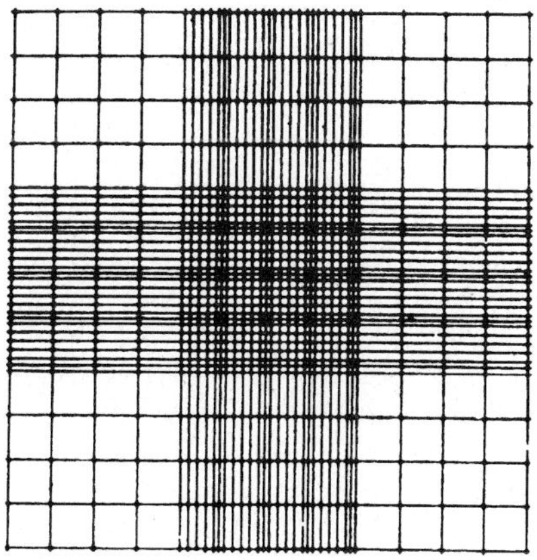

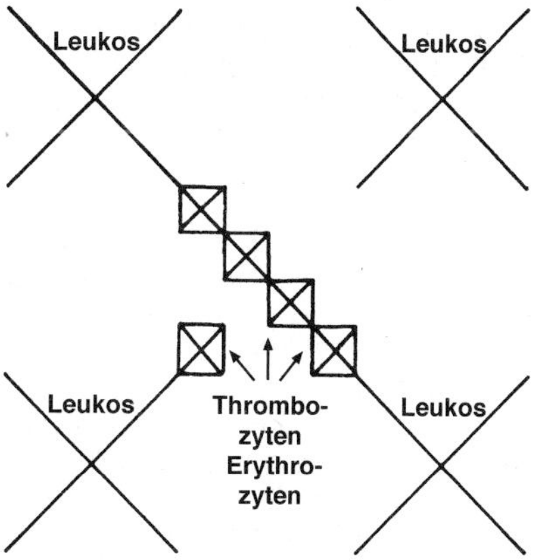

Abb. 5 Neubauer (Original)

Kammer. Diese Kammer besitzt ein Volumen von 3,2 µl, eine Tiefe von 0,2 mm und ein Zählnetz aus 16 Quadraten, die ihrerseits in 16 weitere Quadrate unterteilt sind. Um die Zellzahl pro µl zu ermitteln, zählt man entweder nur 5 große Quadrate aus, oder man zählt den gesamten Kammerinhalt und teilt die Zellzahl durch 3 – es handelt sich nicht um sog. „Drittelzellen", sondern um die Zellzahl in etwa (die 3 ist gerundet!) 3 µl unverdünntem Urin oder Liquor.
Die Zählkammern werden auch heute noch verwendet, z. B. zur Blutzellzählung, wenn die Zellzahl (z. B. durch Zytostatikatherapie) sehr niedrig ist und daher von den Zählautomaten nur unzuverlässig erfaßt wird.
Insgesamt ist die Zählkammermethode aber eine unpräzise Methode (Variationskoeffizient > 10%).
In der Routine wird daher heute fast ausschließlich die **elektronische Zellzählung** in automatisch arbeitenden Geräten durchgeführt, die überwiegend mit der Messung von elektrischen Widerstandsänderungen arbeiten (Impedanzmessung, Coulter-Counter).
Zur Zellzählung in einem elektronischen Zählgerät werden 40 µl Blut in einem Becherglas mit Verdünnungslösung vermischt (Verdünnung 1 : 50 000 für Erythrozytenzählung, 1 : 500 für Leukozytenzählung).
Ein Kapillarrohr mit der elektrischen Meßeinrichtung wird hineingetaucht; die durch die Kapillaren mittels Vakuum angesaugten Leukozyten (Erythrozyten) verursachen an den Elektroden Widerstandsänderungen, diese werden elektronisch gezählt.
Die Leitfähigkeitsänderung ist abhängig von der Zellgröße, so daß bei entsprechender zelltypischer Zuordnung der Impulshöhe sowohl Leukozyten als auch Erythrozyten und Thrombozyten aufgrund ihrer unterschiedlichen Größe in einem Arbeitsgang gezählt werden.
Die Vollautomaten nehmen sogar die Verdünnungsschritte (mit isotoner Kochsalzlösung) selbsttätig vor.

Hämatoserologische Bestimmungsmethoden

S. auch S. 103

Blutungszeit

Die Blutungszeit entspricht der Zeitspanne zwischen dem Setzen einer kleinen Stichwunde bis zum Eintritt der Gerinnung.

Indikationen

Grobe Beurteilung der Thrombozytenfunktion, insbesondere bei (grenzwertigen) Thrombozytopenien;
Suchtest bei Verdacht auf hämorrhagische Diathese, insbesondere Thrombopathie und Willebrand-Syndrom

Die Blutungszeit ist verlängert bei

- Thrombozytopenien (mit Thrombozytenzahlen unter 100 000/mm^3),
- Thrombozytopathien,
- Einnahme von Thrombozytenaggregationshemmern (z. B. Salizylate),
- Dys- und Paraproteinämien sowie Afibrinogenämie.

Störmöglichkeiten/Fehlerquellen

Sie beruhen auf verschiedener Einstichtiefe, unterschiedlich durchbluteter Haut (Temperatur, Schockzustand), unterschiedlicher Hautdicke, Abflußstörungen (Ohrclips, Blutdruckmanschetten- oder Ärmelstau).

Blutungszeit nach Duke:

Das aus einer Ritzwunde austretende Kapillarblut wird so lange mit Filterpapier abgesaugt, bis die Blutung steht.

Referenzbereich

2–3 min

Subaquale Blutungszeit nach Marx:

Der Finger mit dem aus einer Ritzwunde austretenden Kapillarblut wird in ein mit Wasser gefülltes Glas gehalten, die Zeit gemessen, bis die Blutung steht.

Referenzbereich

bis 5 min

Rekalzifizierungszeit

Durch den Zusatz von Kalziumchlorid zu Zitratplasma wird die Gerinnung ausgelöst.

Referenzbereich

1,5–2 min
(2–4 min mit Heparinzusatz)

Es werden alle Phasen des Gerinnungsablaufs (mit Ausnahme der Faktor-XIII-Phase) erfaßt.
Die klinische Relevanz ist heute gering, da die Schwankungsbreite sehr groß ist und die Phasentests eine genauere Diagnostik ermöglichen.

Thrombelastographie

Das Thrombelastogramm (TEG) gibt als Globaltest einen Überblick über die Thrombozytenzahl und -funktion, die endogene Gerinnung und die Fibrinolyse, indem ein spezielles Gerät die Fibrinbildung im Blut oder Plasma photokymographisch verfolgt und aufzeichnet.
Darstellung einiger Thrombelastogramme s. Abb. 6 a–g.

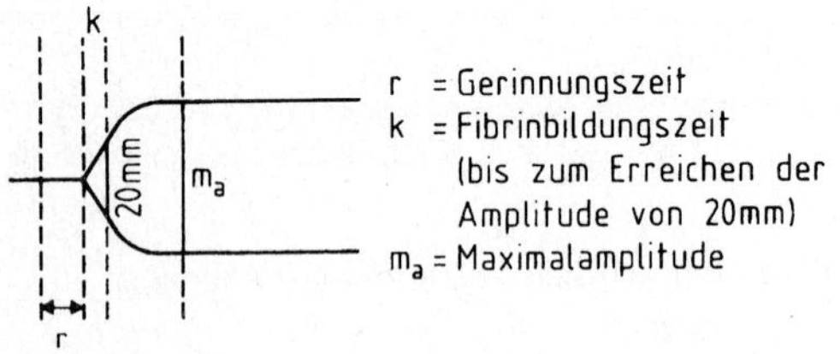

Abb. 6 a Normales Thrombelastogramm

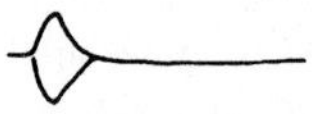

Abb. 6 b Schwere Hyperfibrinolyse

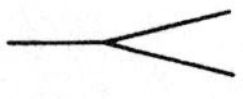

Abb. 6 c Schwere Hämophilie A

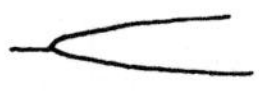

Abb. 6 d Leichte Hämophilie A

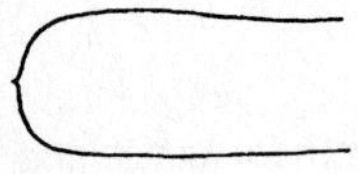

Abb. 6 e Thrombozythämie

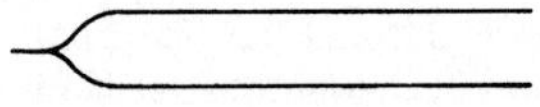

Abb. 6 f Thrombozytopenie, -pathie

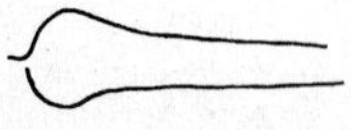

Abb. 6 g Leichte Hyperfibrinolyse

Allgemeines zur hämostaseologischen Meßmethodik

Gewinnung, Verwahrung und Verarbeitung von Untersuchungsmaterial für gerinnungsphysiologische Untersuchungen

Für eine exakte Gerinnungsanalyse ist eine einwandfreie Blutentnahme mit Einmalspritzen, in die zuvor das Antikoagulans (am besten geeignet ist *Natriumzitratlösung*, aber auch Na-Oxalat und EDTA sind möglich) aufgezogen worden ist, nötig. Der Patient muß nüchtern sein, das Zitratplasma sollte innerhalb von 2 h nach der Blutentnahme untersucht werden, da die Faktoren VII, VIII und V nach 2 h einen deutlichen Aktivitätsverlust erleiden.

Die Probenentnahme sollte am liegenden, ruhenden Patienten erfolgen. Zu lange Stauung führt zum Anstieg des Hämatokritwerts und zur Zunahme der fibrinolytischen Aktivität.

Bei den meisten der gebräuchlichen Untersuchungsmethoden handelt es sich um sog. Fibrinbildungstests, bei denen die Zeit vom Reaktionsbeginn (Reagenzienzusatz) bis zur Ausbildung eines Fibringerinnsels gemessen wird. Der Eintritt der Gerinnselbildung läßt sich mit Hilfe verschiedener Techniken messen:

- Manuell (Häkelmethode)
- Apparativ (Koagulometer)
- Physikalisch (Platinelektroden, Magnetkugeln)
- Photometrisch
  - Messung der Trübung des Reaktionsgemisches beim Auftreten von Fibrin (Turbidimetrie) oder
  - Messung der Farbstoffentwicklung bei Reaktion eines enzymatisch aktiven Gerinnungsfaktors, z. B. von Thrombin mit einem chromogenen Substrat

Phasentests

Der Gerinnungsablauf läßt sich in 3 Phasen einteilen, die Phasentests ermöglichen eine Zuordnung einer Störung zu einer dieser Phasen (s. Abb. 7).
Es handelt sich dabei um
den Quick-Test (s. S. 106),
die Thrombinzeit (s. S. 107) und die
partielle Thromboplastinzeit (s. S. 106).

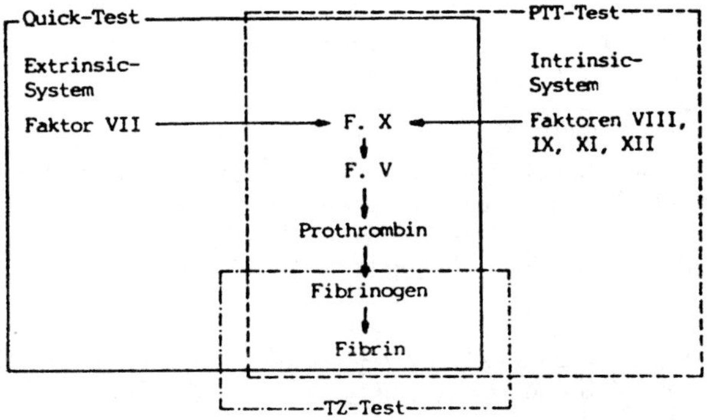

Abb. 7 Phasentests: Erfassungsbereiche

Standards und Kontrollproben (GK Kap. 2.2.3)

Prinzipiell unterscheidet man zwischen Standards, d. h. Materialien, die zur Kalibrierung (Eichung) eines Analysenverfahrens dienen, und Kontrollproben, d. h. Materialien, die zur Kontrolle einer Methode (Präzisions-, Richtigkeitskontrolle oder als biologisches Referenzmaterial) verwendet werden.

Standardlösungen

Die Konzentrationsbestimmung der zu untersuchenden Probe erfolgt gewöhnlich als Relativmessung, d. h. dem Vergleich ihres Meßsignals mit dem Meßsignal und der bekannten Konzentration einer Standard- bzw. Referenzlösung.

Zur Herstellung dieser Standardlösungen verwendet man Standardmaterialien, die ausschließlich die Substanz enthalten, die mit dem jeweiligen Analysenverfahren bestimmt werden soll. Die Standardmaterialien werden nach ihrem Reinheitsgrad unterteilt in

- *primäre Standards:*
  Material, dessen Masse durch Wägung der reinen Substanz exakt bestimmbar ist (Synonym: Urtitersubstanz),
- *sekundäre Standards:*
  Material, dessen Masse nur durch chemische Analyse ermittelt werden kann.

Zur Herstellung der Standardlösungen werden Standardmaterialien unter größtmöglicher Sorgfalt in geeigneten Lösungsmitteln aufgelöst.

Kontrollproben

Die Kontrollproben sollen den Patientenproben weitestgehend ähnlich sein in der Zusammensetzung und der Konzentration der Analyten und auch sonst alle Bestandteile haben, die in den Patientenproben vorkommen. Eine ausreichende Stabilität muß gewährleistet sein. Die Kontrollproben sollen wie die Patientenproben den ganzen Analysengang durchlaufen. Sie dienen der laborinternen Qualitätskontrolle (Beurteilung von Präzision und Richtigkeit einer Analysenmethode).

Matrixeinflüsse

Als **Matrix** bezeichnet man die Summe der Haupt- und Nebenbestandteile und die Strukturen, in die der zu bestimmende Bestandteil der Analyse eingebettet ist.
Die Matrix kann das Analysenverfahren auf unterschiedlichste Weise beeinflussen.
Bei biologischen Proben hat jede Teilmenge im Vergleich zur anderen u. U. andere physikalische und chemische Eigenschaften. Dies gilt insbesondere im Hinblick auf die Oberflächenspannungen, die Viskositäten, die Inhomogenitäten und die Kolloidstabilitäten der makromolekularen Bestandteile. Aber auch Trübungen und Verfärbungen stellen (v. a. bei photometrischen Verfahren) wichtige Störkomponenten dar. Natives und denaturiertes Protein kann an und mit Oberflächen reagieren und z. B. an Elektroden Störeinflüsse ausüben.
Niederschläge aus der Matrix können z. B. bei einem Dosierer zu falschen Volumina führen oder an ionenselektiven Elektroden zu Veränderungen des Membranpotentials oder aber in Küvetten zur Veränderung der optischen Eigenschaften.
Da die Matrix neben der gesuchten Komponente noch andere Inhaltsstoffe enthält, müssen auch diese als Störfaktoren in Betracht gezogen werden, wenn sie z. B. mit dem Ablauf des Prozesses interferieren oder wenn das gewählte Verfahren nicht zwischen der gesuchten Substanz und einer ähnlichen Komponente unterscheiden kann (mangelhafte Selektivität). Das führt dann zu falsch-hohen Werten.

Maßeinheiten (GK Kap. 2.2.4)

Stoffmenge (Substanzmenge)

Mit der Einheit **Mol** wird die Stoffmenge definiert, die so viele Einheiten enthält wie Kohlenstoffatome in 0,012 kg des reinen Kohlenstoffnuklids ^{12}C vorhanden sind. Es handelt sich also um eine relative Massenangabe, ein Verhältnis.
Ein Mol kann – je nach Bedarf – bedeuten: N Moleküle, N Ionen, N Atome, N Elektronen, N Nukleonen oder auch N Formeleinheiten. Es verkörpert in jedem Fall ein Paket von stets derselben Anzahl unter sich identischer Materieeinheiten.
Das Mol oder Bruchteile des Mols sollten die Masseneinheiten wie g, mg etc. soweit wie möglich ersetzen.

Stoffmengenkonzentration (Teilchenzahl pro Bezugsvolumen)

Die Ausgangseinheit ist das **mol/l** und beziffert die Substanzmenge, die in einem Liter des Systems gelöst ist.
Abgeleitete Größen sind mmol/l, µmol/l usw. (die SI-Einheit lautet eigentlich mol/m^3, diese ist jedoch nicht gebräuchlich).
Grundsätzlich sollte, sofern die relative Molekülmasse bekannt ist, die Substanzkonzentration als Stoffmengenkonzentration angegeben werden.
Die frühere Bezeichnung Molarität sollte nicht mehr benutzt werden!

Molalität

Die Molalität einer gelösten Substanz ist definiert als der Quotient aus der Stoffmenge dieser Substanz und der Masse des Lösungsmittels.
SI-Einheit: **mol/kg**, mmol/kg, µmol/kg

Partialdruck

Der Partialdruck ist definiert als Produkt aus dem Stoffmengenverhältnis einer gasförmigen Komponente mit dem Druck des gasförmigen Systems.
Der Partialdruck eines Gases in einem Gasgemisch beträgt so viel Prozent vom Gesamtgasdruck, wie es Volumenprozent von der Gesamtgasmenge besitzt.
So beträgt z. B. der Partialdruck des Sauerstoffs in der Luft (= 1/5 der Luft) auch etwa 150–160 mmHg = 20–21,3 kPa, was 1/5 vom Gesamtluftdruck von 760 mmHg entspricht.
Die Einheit ist **Pascal (Pa)** und wird in **Newton pro Quadratmeter (N/m^2)** angegeben.

Enzymeinheit U

Die internationale Enzymeinheit I. E. oder U ist definiert als die Menge an Enzym, die den Umsatz von einem Mikromol Substrat pro Minute unter Standardbedingungen (meist bei 25 °C) katalysiert.
Sie ist demnach ein Maß für die jeweilige **Enzymaktivität.**

Die Enzymeinheit U ist eine willkürlich festgesetzte Meßgröße. Nach neueren Empfehlungen soll sie durch die Einheit **Katal** ersetzt werden.
Ein Katal soll dabei die katalytische Aktivität eines Enzyms bei 30 °C (d. h. Umwandlung von einem Mol Substrat pro s) darstellen. Katal = kat – mol/s

In der Praxis wird mit **Nanokatal (10^{-9} kat)** gearbeitet:
1 kat = 60 × 10^6 U **1 U = 16,67 nkat**

Fehlerarten und Qualitätssicherung, Beurteilung der Analytik (GK Kap. 2.2.5)

Eine ganze Reihe von Ursachen kann zu fehlerhaften Analysenergebnissen führen, die eigentlichen Analysenfehler entstehen jedoch bei Durchführung der klinisch-chemischen Analytik. Nach Gauß unterscheidet man 3 Fehlerarten:

- zufällige Fehler,
- systematische Fehler,
- grobe Fehler.

Zufällige Fehler

Ursachen

Personenbedingt:	z. B. Pipettierfehler, Ablesefehler, Fehler beim Interpolieren von Meßwerten.
Sachbedingt:	z. B. Ungenauigkeit von Volumenmeßgeräten (Pipetten, Meßkolben, Dispenser, Dilutor), Photometerfehler (Unruhe des elektrischen Nullpunkts).
Probenbedingt:	Inhomogenität verdünnter Vollblutproben (wirkt sich z. B. bei Erythrozyten- und Leukozytenzählung aus), Verteilungsfehler (Inhomogenität des Analysenmaterials).

Eigenschaften: Zufällige Fehler stellen die zufallsbedingten Variationen von Meßergebnissen um den wahrscheinlichen Wert dar, d. h., bei wiederholt durchgeführten Analysen von aliquoten Teilen der gleichen Probe streuen die Einzelresultate mehr oder weniger um einen Mittelwert.
Kenngröße für den zufälligen Fehler ist die Präzision.

Systematische Fehler

Ursachen

Personenbedingt:	schlechte Pipettiergewohnheiten (Ausblasen von Pipetten bei Ablaufpipetten).
Meßabhängig:	Abmessung aller Proben mit derselben ungenauen oder falschen Pipette oder falsch kalibriertem Dosiergerät, Messung mit nichtplanparallelen, verschmutzten oder zerkratzten Küvetten oder solchen mit falscher Schichtdicke.
Konzentrationsabhängig:	unrichtige oder unbrauchbar gewordene Standardlösungen, beschränkt haltbare Reagenzienlösungen, Auswertung über gekrümmte Bezugskurven, Benutzung von Photometerskalen (Spezialskalen), wobei die Versuchsbedingungen im Labor des Herstellers und des Benutzers nicht identisch sind, mangelhafte Monochromasie des Meßlichts.
Methodenabhängig:	Unspezifität von Analysenverfahren.
Reihungsbedingt:	Verschleppungsfehler (z. B. bei Analysenautomaten).

Eigenschaften: Systematische Fehler bewirken, daß Analysenresultate vom Sollwert oder wahren Wert (μ) einseitig nach oben oder nach unten abweichen.
Systematische Fehler sind z. T. vermeidbar. Eine rechnerische Korrektur ist nur dann möglich, wenn Ursache, Ausmaß und Analysenfunktion bekannt sind.
Das Maß für die Größe des systematischen Fehlers ergibt sich aus der Differenz d zwischen wahrem und gefundenem Wert ($x - \mu$). Je näher x beim Sollwert liegt, um so richtiger ist die Messung; andererseits ist die Richtigkeit einer Messung schlecht, wenn der Meßwert einen großen Abstand zum Sollwert aufweist.
Kenngröße für den systematischen Fehler ist die Richtigkeit.
Man erkennt diesen Fehlertyp an einer Parallelverschiebung der Kalibriergeraden (Eichgeraden).
Der Mittelwert ändert sein Niveau in der Standardkontrollkarte sprunghaft.
Variable Fehler: Als Ursachen kommen differierende Störsubstanzkonzentrationen in den Proben sowie Drift- und Verschleppungseffekte in Betracht.

Grobe Fehler

Ursachen

Probeentnahmefehler:	falsches Gefäß verwendet (z. B. K-EDTA-Röhrchen für Kaliumbestimmung).

Zuordnungs-fehler:	falsche Zuordnung von Probe zu Patient oder von Ergebnis zu Patient.
Nichtbeachtung von Methoden-vorschriften:	Verwechslung von Pipetten, Reagenzien, Photometerfiltern, Rechen- und Übermittlungsfehler.

Eigenschaften: Grobe Fehler sind durch Optimierung des Betriebsablaufs vermeidbar, aber praktisch nicht auszuschließen.
Besonders Probenverwechslungsfehler bei der Entnahme sind irreversibel und nicht mehr korrigierbar.
Grobe Fehler erkennt man am besten durch den Vergleich von Daten (von Tag zu Tag) mit dem Mittelwert.
Liegt der Wert außerhalb der 2 Standardabweichungen vom Mittelwert: $\bar{x} \pm 2\, s_T$ (= Vertrauensbereich), ist die **Warngrenze** erreicht, außerhalb von 3 Standardabweichungen $\bar{x} \pm 3\, s_T$ die **Kontrollgrenze**.

Beurteilung von Analysenmethoden

Die wichtigsten Kriterien für die Zuverlässigkeit von Analysenmethoden sind:

- Präzision (vgl. S. 7),
- Richtigkeit (vgl. S. 7),
- Spezifität (vgl. S. 7),
- Empfindlichkeit (vgl. S. 7).

Kontrolle von Analysenergebnissen

Prinzip der statistischen Qualitätskontrolle

Die statistische Qualitätskontrolle – ein in der Industrie entwickeltes Konzept – wird mit Hilfe künstlicher Kontrollproben durchgeführt, die man in die Analysenserie einfügt und unter den gleichen Bedingungen wie Patientenproben analysiert.
Die nach Analyse von Kontrollproben erhaltenen Meßwerte werden einem statistischen Test unterworfen und gemäß den für die Durchführung der statistischen Qualitätskontrolle aufgestellten Richtlinien beurteilt. Wenn die Ergebnisse akzeptabel sind, kann angenommen werden, daß die Methode wahrscheinlich unter Kontrolle ist. Das Prinzip der statistischen Qualitätskontrolle besteht also darin, daß man vom Analysenergebnis der Kontrollproben (Stichprobenkontrolle) auf die Zuverlässigkeit der Patientenwerte schließt.

Kriterien für Kontrollproben

Die Kontrollproben müssen 2 wesentliche Grundbedingungen erfüllen:

- die Zusammensetzung und Beschaffenheit sollte derjenigen des Untersuchungsmaterials weitgehend ähneln,
- sie müssen über einen längeren Zeitraum konstant bleiben.

Kontrollproben müssen dem zu untersuchenden biologischen Material angepaßt werden, d. h., für die Kontrolle von Serumanalysen benutzt man Kontrollserum, für die Kontrolle von Harnanalysen einen Kontrollurin.
Kontrollseren für die Präzision sind in jeder Serie mitzuführen, selbst wenn diese nur aus einer Patientenprobe besteht.

Ziel der statistischen Qualitätskontrolle

Die statistische Qualitätskontrolle stellt bei quantitativen Bestimmungen ein Verfahren dar, mit dessen Hilfe

- Präzision (Erfassung zufälliger Fehler) und
- Richtigkeit (Erfassung systematischer Fehler)

systematisch kontrolliert und überwacht werden.
Auf diese Weise ist es möglich, falsche und irreführende Analysenresultate frühzeitig zu erkennen.
Außer diesen Maßnahmen, die Gegenstand der internen Qualitätskontrolle sind, werden noch Ringversuche durchgeführt. Ringversuche sind Maßnahmen der externen Qualitätskontrolle.

Präzisionskontrolle

Die Präzision (vgl. auch S. 7) ist ein wichtiges Kriterium für die Zuverlässigkeit quantitativer Analysen, ein Maß für zufällige Fehler. Sie charakterisiert die Eigenschaft einer Meßmethode hinsichtlich der Größe der Streuung bei mehreren Messungen an verschiedenen Tagen an der gleichen Probe und ist somit Ausdruck der Streuung bei Wiederholungsanalysen.
Zur Durchführung einer Präzisionskontrolle werden dieselben Proben in der gleichen Weise an mindestens 20 Tagen analysiert und der Mittelwert $\bar{x}$, die Warngrenze ($\bar{x} \pm 2\,s$) und die Kontrollgrenze ($\bar{x} \pm 3\,s$) bestimmt. Diese Daten werden in eine *Kontrollkarte* eingetragen. In jeder Analysenserie muß dann eine solche Präzisionskontrollprobe mitgeführt werden, deren Werte die Kontrollgrenzen nicht überschreiten dürfen.
Minimalanforderungen an die Präzision der Analysenergebnisse: Die Präzision von Tag zu Tag eines Analysenverfahrens ist dann ausreichend, wenn der Variationskoeffizient 5% nicht überschreitet.
Eine relative Standardabweichung bis zu 10% ist erlaubt bei:

- Enzymaktivitätsbestimmungen,
- Zellzählungen mittels Zählkammer,
- Leukozyten und Thrombozyten in elektronischen Zählgeräten,
- Lipiden (Cholesterin, Triglyzeride, Gesamtlipide, Phospholipide),
- Eisen, Kupfer, Magnesium, anorg. Phosphat,
- Bilirubin, Harnstoff, Kreatin, Kreatinin,
- Gerinnungsfaktoren (außer Kalzium),
- Hormonen (und deren Metaboliten),
- Vitaminen,

- Aminosäuren, Albumin, γ-Globulinen, Immunoglobulinen (IgA, IgG, IgM).

Richtigkeitskontrolle

Die Richtigkeit (vgl. auch S. 7) ist ein Maß für systematische Fehler, Ausdruck der Übereinstimmung zwischen dem „wahren" Wert und dem Meßwert. Die Richtigkeit quantitativer Bestimmungen wird laborintern mittels Richtigkeitskontrollproben geprüft.
Die Konzentration der Bestandteile in einer Richtigkeitskontrollprobe, die sog. Lageparameter, werden durch Referenzlaboratorien erfaßt. Es handelt sich entweder um (methodenabhängige) Sollwerte oder um Referenzmethodenwerte (vgl. auch Kap. 2.1.4), die wegen ihrer Vorteile (keine unspezifischen Komponenten, Verläßlichkeit) allmählich die Sollwerte ablösen sollen.
Auf der Packungsbeilage (der Richtigkeitskontrollproben) findet man also Angaben über die Soll- oder Referenzmethodenwerte, den Vetrauensbereich und den erlaubten Bereich für die verschiedenen Substanzen und die unterschiedlichen Bestimmungsmethoden, die man mit den entsprechenden Analysenergebnissen vergleicht.
Es sollten mindestens mit jeder 4. Serie bzw. an jedem 4. Tag Richtigkeitskontrollproben mitanalysiert werden.
Minimalanforderungen an die Richtigkeit der Analysenergebnisse:
Eine ausreichende Richtigkeit liegt vor, wenn die prozentuale Abweichung vom Sollwert nicht größer als 10% ist.
Die Abweichung darf bis zu 20% betragen bei den bereits unter „Präzisionskontrolle" (s. o.) aufgeführten Bestimmungen.

Ringversuche

Verschiedene Laboratorien erhalten von zentralen Referenzlaboratorien dieselben Seren zur Analyse. Die Meßergebnisse müssen den Referenzlaboratorien mitgeteilt werden, die Werte werden dort mit den wahren Werten verglichen.
Die Teilnahme an Ringversuchen ist gesetzlich vorgeschrieben.
Eine klinisch-chemische Methode ist **„unter Kontrolle"**, wenn die ermittelten Werte innerhalb von 2–3 Standardabweichungen vom Mittelwert liegen, wenn also kein systematischer Fehler vorliegt und die zufälligen Fehler sich in erlaubten Grenzen halten.

Die Methode ist **„außer Kontrolle"**, wenn
7 aufeinanderfolgende Werte eine ansteigende Tendenz zeigen,
7 aufeinanderfolgende Werte auf einer Seite des Mittelwertes liegen,
ein Wert außerhalb des Kontrollbereichs liegt,
7 aufeinanderfolgende Werte eine abfallende Tendenz zeigen.
Ist eine Methode außer Kontrolle, so müssen systematische Fehler gesucht und beseitigt werden!

Nukleinsäuren, Nukleotide und Metabolite (GK Kap. 3)

Laboratoriumsuntersuchungen (GK Kap. 3.2)

Nukleinsäuren (GK Kap. 3.2.1)

Nukleinsäuren sind Makromoleküle, die durch eine netzartige Verknüpfung einzelner Mononukleotide (Nukleosid: Base-Pentose, Nukleotid: Base-Pentose-Phosphat) entstehen. Nach ihrem Zuckeranteil unterscheidet man zwischen **Ribonukleinsäuren (RNS)** und **Desoxyribonukleinsäuren (DNS).**
Die Entdeckung der DNS als Träger der Erbinformation und die Aufklärung ihrer Doppehelixstruktur bilden die Grundlagen der modernen Genetik.
Durch Weiterentwicklungen gelingt es zunehmend, sowohl Strukturen und Organisationen von bestimmten Genen zu entschlüsseln als auch einzelne Gensegmente in vitro neu zusammenzusetzen („Rekombinieren") bzw. zu synthetisieren.
Für die klinische Diagnostik gewinnt die **DNS-Sequenzanalyse,** d. h. die Aufklärung der Struktur eines einzelnen Gens, an Bedeutung, sie ermöglicht die Aufklärung genetischer Defekte bei Erbkrankheiten sowie bei bestimmten malignen Tumoren.

Prinzip der Hybridisierung

Die *In-vitro-DNS-Hybridisierung* ist ein Verfahren, dem die Tatsache zugrunde liegt, daß sich komplementäre DNS-Einzelstränge spezifisch zu Basenpaaren zusammenlagern (im Inneren der aus 2 Strängen bestehenden helixartigen DNS-Ketten gehen jeweils 2 Basen eine Paarung ein, wobei nur die Paa-

rung zwischen Adenin und Thymin sowie Guanin und Cytosin möglich ist).
Zum Nachweis bestimmter Sequenzen einer unbekannten Proben-DNS werden deshalb bekannte, mit einer Markierung versehene DNS-Einzelbruchstükke (Sonden) hinzugegeben, deren komplementäre Sequenzen sich an Teilstücke der Proben-DNS anlagern.

Blotting Techniken

Blotting = Transfer elektrophoretisch getrennter Substanzen auf eine feste Matrix (z.B. Zelluloseacetatfolie).

Vorteile der Blotting-Technologie sind, daß
- eine identische Kopie des Musters der elektrophoretisch getrennten Substanz auf einer festen Matrix und somit in immobilisierter Form reproduziert wird,
- nach dem Transfer der Substanzen auf die feste Matrix vielfältige Nachweisreaktionen zur Identifizierung der Substanzen durchgeführt werden können, die im Trenngel nur schwer oder gar nicht möglich sind.

Es werden drei Blotting-Verfahren unterschieden:
- Western Blotting
- Southern Blotting
- Northern Blotting

Western-Blotting

(Syn.: Immunoblot, Protein-Blotting)
Beim Western-Blotting, das z.B. in der HIV-Diagnostik von großer Bedeutung ist, wird wie folgt vorgegangen:

- Das zu untersuchende Proteingemisch wird mittels Elektrophorese in Einzelproteinfraktionen aufgetrennt.
- Die aufgetrennten Proteine werden mittels der Blotting-Apparatur (durch einfache oder unterstützte Diffusion, Kapillardruck oder Elektrophorese [= Elektroblotting]) auf den sekundären Träger übertragen und dort immobilisiert.
- Die einzelnen Proteinfraktionen werden auf dem Träger durch eine Immunreaktion unter Verwendung spezifischer Antikörper sichtbar gemacht (ggfs. wird noch eine Farbreaktion mit Hilfe weiterer Zweitantikörper ausgelöst).

Southern- und Northern-Blotting

Um die Struktur eines Gens zu untersuchen, benutzt man eine Methode, die nach ihrem Erstbeschreiber E. M. Southern als **Southern-blot-Verfahren** (s. Abb. 8) benannt wird.
Dazu isoliert man die zelluläre DNS aus dem Gewebe, spaltet sie mit einem geeigneten Restriktionsenzym (das sind Enzyme, die ganz bestimmte DNS-Sequenzen erkennen und spalten können) in kleinere Fragmente, trennt diese elektrophoretisch der Größe nach auf und transferiert anschließend die aufgetrennten Fragmente auf Nitrozellulose- oder Nylonmembranen. Bei letzterem Schritt werden die DNS-Moleküle durch hydrostatischen Druck (durch Kapillarkräfte) aus dem Elektrophoresegel auf die Membran überführt, ein Verfahren, das als **„Blotten"** bezeichnet wird (s.o.).
Die Membran wird jetzt mit einer radioaktiv markierten Sonde (Sonde ist ebenfalls ein Begriff aus der Gentechnik und bedeutet ein bestimmtes mit

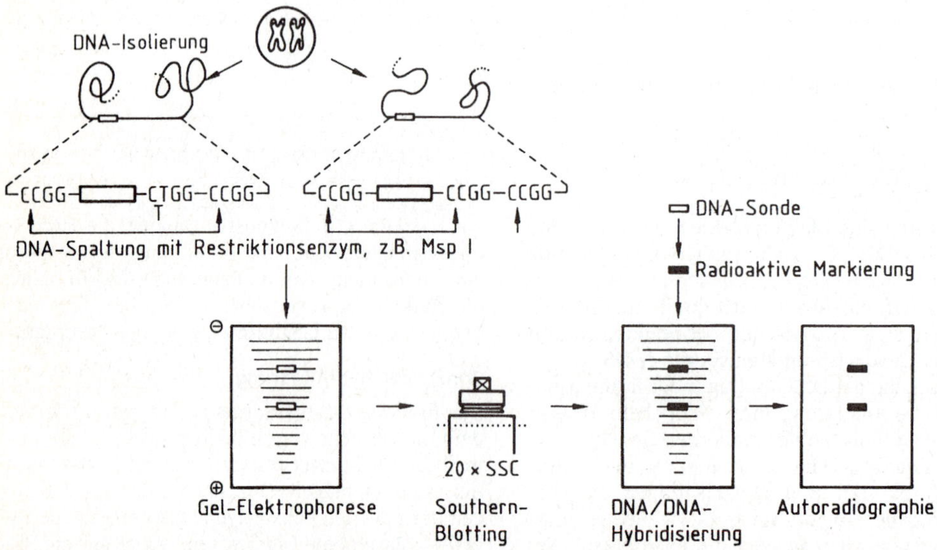

Abb. 8 DNA-Hybridisierung im Southern-Blotting

einer Markierung versehenes DNS-Einzelstrang-Bruchstück), die spezifisch für das gesuchte Gen ist, inkubiert, wobei die Sonde an das homologe Genfragment auf der Membran bindet oder **„hybridisiert"**.
Somit kann das gesuchte Gen mittels der radioaktiven Reaktion durch Autoradiographie sichtbar gemacht werden.
Wird anstelle der DNS die zelluläre RNS aufgetrennt und mit der Gensonde hybridisiert, so wird das Verfahren (im Gegensatz zu Southern) **„Northern-Blotting"** genannt.
Mit den o.g. hochspezifischen Methoden lassen sich in Genen, deren normaler Aufbau bekannt ist, Veränderungen wie Deletionen, Translokationen oder **Amplifikationen** (d.h. das Vorhandensein mehrerer Kopien eines Gens) erkennen.
Bedeutung hat die Southern-blot-Methode in der Onkologie gefunden, da die genannten Veränderungen bestimmter Gene häufig in Tumorzellen vorkommen.
Als **Onkogene** werden Gene bezeichnet, die dazu in der Lage sind, maligne Zellveränderungen zu induzieren. Sie lassen sich in einer Reihe von RNS- oder DNS-Tumorviren nachweisen und scheinen an zentralen Punkten der Regulation von Wachstum und/oder Differenzierung zu wirken.
Als Beispiel für ein *RNS-haltiges Tumorvirus* ist das „HTL (human T-cell leukemia)-Virus" zu nennen, welches beim Menschen mit der T-Zell-Leukämie assoziiert ist.
Als Beispiel für ein *DNS-Tumorvirus* kann das Epstein-Barr-Virus (EBV) dienen, welches mit dem in Afrika endemisch vorkommenden Burkitt-Lymphom assoziiert ist (wobei eine direkte kausale Beziehung noch nicht bewiesen werden konnte).
Als Beispiel für die *Krankheitsentstehung durch die Translokation von zwei Onkogenen* soll die chronisch-myeloische Leukämie genannt werden, bei der es durch die Translokation eines Stücks von Chromosom 22 auf das Chromosom 9 zur Verknüpfung zweier zellulärer Onkogene c-abl und bcr kommt, was vermutlich zur Entstehung des Krankheitsbilds der chronisch-myeloischen Leukämie führt.

Polymerase-Kettenreaktion

Zur In-vitro-Untersuchung einer bekannten DNS-Sequenz, z.B. eines nachzuweisenden Mikroorganismus, ist die vorhandene Menge an DNS-Molekülen oftmals in der Probe zu gering (z.B. Frühstadium einer Infektion mit HIV), um mit der normalen In-vitro-Hybridisierung nachgewiesen zu werden.
Man wendet deshalb ein Verfahren an, mit dem man in vitro jede bekannte Nukleinsäure vervielfältigen und um das 10^6– 10^9fache vermehren kann.

Prinzip der Polymerase-Kettenreaktion

1. Die Ziel-DNS (d.h. die nachzuweisende doppelsträngige, native DNS, gewonnen aus Gewebe oder peripherem Blut) der Probe wird durch Hitzedenaturierung bei 94 °C in ihre 2 komplementären Einzelstränge gespalten.
2. Die DNS-Einzelstränge werden mit 2 ihnen jeweils komplementären Oligonukleotiden („Primer") hybridisiert. Dies geschieht bei einer Temperatur von 37 – 65 °C.
3. Die gebildeten Hybride dienen als Synthesestart für ein DNS-bildendes Enzym, der Taq-Polymerase. Bei ihrem Temperaturoptimum von 72 °C verlängert sie in Anwesenheit von überschüssigen Desoxyribonukleosid-Triphosphaten die angelagerten „Primer".

Jeder angelagerte „Primer" stellt wieder einen neuen DNS-Einzelstrang dar, die dann wiederum dazu gebildeten komplementären Einzelstränge entsprechen der Ziel-DNS. Indem man den beschriebenen Zyklus mehrmals (30 – 35mal) durchlaufen läßt, kann man eine ausreichende Menge der nachzuweisenden DNS produzieren und anschließend mittels der Hybridisierungstechniken nachweisen.
Die Polymerase-Kettenreaktion hat eine besonders hohe Sensitivität zum Nachweis von Infektionen mit bekannten oder vermuteten Erregern.

Harnsäure (GK Kap. 3.2.2)

Die Harnsäure ist das Endprodukt des menschlichen Purinstoffwechsels. Sie wird glomerulär filtriert und zu 90% von den Nierentubuli rückresorbiert.

Vorbereitung des Patienten zur Untersuchung

Zur Vermeidung fälschlich erhöhter Harnsäurespiegel muß sich der Patient vor der Untersuchung drei Tage lang purinarm ernähren, weiterhin sollte er in dieser Zeit keine schwere körperliche Arbeit verrichten.

Als *Probenmaterial* wird im allgemeinen Sammelurin, der alkalisiert werden muß, oder Serum verwendet.
Die Harnsäurebestimmung erfolgt enzymatisch.

Prinzip

Urikasemethode

$$\text{Harnsäure} + 2\,H_2O + O_2 \xrightarrow{\text{Urikase}} \text{Allantoin} + CO_2 + H_2O_2$$

Harnsäure besitzt bei 293 nm ein charakteristisches Absorptionsmaximum, während Allantoin bei dieser Wellenlänge keine Absorption zeigt. Die Extinktionsabnahme ΔE ist daher der Harnsäurekonzentration proportional und kann zur Berechnung derselben herangezogen werden.
Statt der Messung der Extinktionsveränderung bei 293 nm kann auch die oben beschriebene Reaktion mittels Katalase fortgeführt werden, wobei das entstandene H_2O_2 Methanol zu Formaldehyd oxidiert.

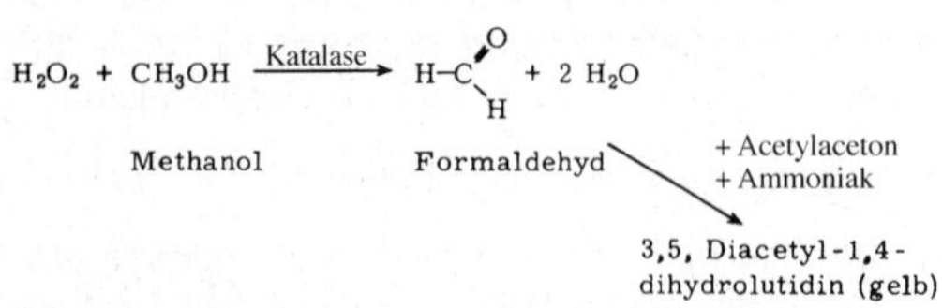

Formaldehyd reagiert in einem weiteren Schritt zu einem gelben Produkt, dessen Farbintensität photometrisch gemessen werden kann und der Harnsäurekonzentration proportional ist.

Referenzbereiche

Harn:
Die Harnsäureausscheidung ist von der Kost abhängig!
Männer: 330 – 800 mg/24 h (1,96 – 4,76 mmol/24 h)
Frauen: bis 750 mg/24 h (bis 4,46 mmol/24 h)

Serum:
Männer: 3,0 – 7,0 mg/dl (180 – 420 mmol/l)
Frauen: 2,0 – 6,1 mg/dl (119 – 363 mmol/l)

Der Harnsäurespiegel ist stark von Alter und Geschlecht, Nahrungsgewohnheiten und Nierenfunktion abhängig.
Eine Hyperurikämie kann über einen langen Zeitraum asymptomatisch verlaufen, sich frühzeitig als akuter Gichtanfall oder nach längerem Verlauf als chronische Gicht bemerkbar machen, oder erst durch weitere Schäden wie Nephrolithiasis oder Uratnephropathie evident werden.
Außerdem treten Hyperurikämie und Gicht gehäuft zusammen mit Bluthochdruck und Arteriosklerose auf.

Tab. 8 Erkrankungen, die mit einer Hyperurikämie einhergehen können

Erkrankung	**Merkmale**
Primäre Hyperurikämie	95 – 98 % der primären Hyperurikämien haben ihre Ursache in einer renalen Ausscheidungsstörung für Harnsäure, bei 1 – 2 % liegt eine vermehrte endogene Harnsäurebildung (s. u. z. B. beim Lesch-Nyhan-Syndrom) vor. Ab einer Harnsäurekonzentration von 9 mg/dl liegt die Wahrscheinlichkeit, an einer manifesten Gicht zu erkranken, bei nahezu 100 %.
Lesch-Nyhan-Syndrom	X-chromosomal rezessiv vererbte Stoffwechselstörung (kompletter Mangel an HPRTase (Hypoxanthin-Guanin-Phosphoribosyl-Transferase), dadurch endogene Mehrproduktion von Harnsäure und ausgeprägte Hyperurikämie), die im Kindesalter zu Gicht führt.
Sekundäre Hyperurikämie	
Niereninsuffizienz	Ursache ist eine primäre Ausscheidungsstörung der Harnsäure durch eine Verminderung des Glomerulumfiltrats.
Maligne Tumoren, Leukosen, Polycythaemia vera	Ursache ist ein gesteigerter Zellabbau; bei der akuten myeloischen und akuten lymphatischen Leukämie können Werte um 20 mg/dl und höher auftreten.
Chemo- und Strahlentherapie maligner Tumoren	Ursache ist der massive Zellzerfall.
Hungerzustände	Ursache ist der vermehrte Abbau von körpereigenem Gewebe, unter einer Nulldiät kommt es innerhalb einer Woche zum Anstieg auf Werte um 10 mg/dl.
Medikamente	Thiazide, Tuberkulostatika, Cyclosporin, Furosemid, Propanolol, Levodopa u. a.
Infusionstherapie	Die Zuckeraustauschstoffe (Fruktose, Sorbit, Xylit) bei einer parenteralen Ernährung führen zu einem deutlichen Anstieg.
Vergiftungen	Substanzen, die eine primäre Schädigung der Nierentubuli verursachen (Cadmium, Blei, Beryllium).
Alkohol	Alkohol führt nicht nur über den hohen Puringehalt von alkoholhaltigen Getränken (vor allem Bier!) zu einer Hyperurikämie, sondern hemmt zusätzlich auch durch einen erhöhten Anfall von Laktat die Harnsäureausscheidung.
Schwangerschaftsgestose	

Aminosäuren, Proteine und Enzyme (GK Kap. 4)

Laboratoriumsuntersuchungen (GK Kap. 4.2)

Aminosäuren (GK Kap. 4.2.1)

Aminosäuren sind in freier oder gebundener Form Bestandteil aller Organismen. Im Zytosol jeder Zelle befindet sich ein zellspezifischer Aminosäure-Pool, freie Aminosäuren sind in wechselnder Konzentration auch in Blut, Lymphe und Liquor vorhanden. Eine Ausscheidung über den Harn ist bei Gesunden sehr gering, da die Niere über effiziente Rückresorptionsmechanismen verfügt. Bei einigen Erkrankungen sind die Spiegel einzelner Aminosäuren im Blut signifikant verändert.

Der Aminosäure-Pool der Zellen dient als Bausteinreservoir für die Peptid- und Proteinsynthese sowie die Synthese verschiedener niedermolekularer Verbindungen wie Glukose, Nukleobasen, Porphyrine und einiger Hormone.

Mehr als 90% der Aminosäuren sind in Proteine eingebaut und werden erst nach hydrolytischer Spaltung, z.B. im Verdauungstrakt oder intrazellulär, durch Proteasen oder Peptidasen freigesetzt. Unter den im Pool vorhandenen Aminosäuren werden einige offenbar nicht in Proteine eingebaut („nichtproteinogene Aminosäuren“), sondern haben ihre Bedeutung in ihrer Beteiligung an Stoffwechselvorgängen. Proteinogene Aminosäuren können vom menschlichen Körper nicht synthetisiert werden, sie müssen deshalb regelmäßig und in ausreichender Menge mit der Nahrung zugeführt werden. Diese **„essentiellen Aminosäuren“** sind: Valin, Leucin, Isoleucin, Methionin, Threonin, Lysin, Phenylalanin, Tryptophan.

Eine Reihe von Störungen im Aminosäurestoffwechsel (Phenylketonurie, Alkaptonurie, Ahornsirupkrankheit) wird durch genetisch bedingte Enzymdefekte hervorgerufen, von besonderer Bedeutung ist das Screening auf Phenylketonurie, das bei jedem Neugeborenen am 5. Lebenstag durchgeführt wird.

Phenylketonurie

Die Phenylketonurie stellt eine autosomal-rezessiv vererbte Störung des Phenylalaninstoffwechsels dar (Inzidenz 1:6000 bis 1:10000), wobei der zugrundeliegende Enzymdefekt die *Phenylalaninhydroxylase* (s. auch Kap. 4.1.1, Bd. Pathophysiologie) betrifft, die bei den Erkrankten völlig fehlt und somit die Umwandlung des Phenylalanins in Tyrosin im Intermediärstoffwechsel unmöglich macht.

Als Folge akkumuliert das Phenylalanin im Blutplasma, beträchtliche Mengen des Phenylalanins und seiner Stoffwechselprodukte (s. Tabelle 9) werden im Urin ausgeschieden. Die Phenylketonurie führt zu verzögerter geistiger Entwicklung und zum Schwachsinn.

Tab. 9 Ausscheidung von Phenylalanin und seiner Stoffwechselprodukte bei Phenylketonurie

Stoffwechsel-produkt	Ausscheidung im Urin (g/24h) normal	Phenylketonurie
Phenylalanin	0,03	0,3–1,0
Phenylbrenz-traubensäure	–	0,3–2,0
Phenylmilchsäure	–	0,3–0,5
Phenylessigsäure	–	vermehrt
Phenylazetyl-glutamin	0,2–0,3	2,0–2,5

Phenylalanin-Screening

Indikationen

Früherkennung permanenter Phenylalaninstoffwechselstörungen, routinemäßige Durchführung bei allen Neugeborenen am 5. Lebenstag

Bestimmungsmethoden

Mikrobiologischer Hemmtest nach Guthrie und Susi

Prinzip

Der Guthrie-Test dient zur quantitativen Bestimmung von Phenylalanin im Blut. Er beruht darauf, daß das Wachstum von Bacillus subtilis in einem modifizierten Nährmedium durch β-Alanin, einen Phenylalaninantagonisten, gehemmt wird. Phenylalanin hebt diese Wirkung auf.

Ein blutgetränktes Filterpapierblättchen wird auf die Oberfläche des Testmediums gebracht, bei erhöhter Phenylalaninkonzentration erscheinen nach Inkubation bei 37°C Wachstumshöfe um die Testplättchen, wobei der Durchmesser der Wachstumshöfe ein Maß für die Phenylalaninkonzentration des Blutes ist. Anhand einer Standardkurve kann der Phenylalaningehalt unbekannter Proben ermittelt werden.

Spezimengewinnung

Vollblut, meist kapillär aus der Ferse entnommen

Referenzbereich

< 2 mg/dl

Erhöhte Werte möglich bei
- Phenylketonurie,
- benigner persistierender Hyperphenylalaninämie,
- transitorischer Hyperphenylalaninämie,
- Störung im Stoffwechsel des Kofaktors der Phenylalaninhydroxylase,
- Thyrosinämie,
- Hyperphenylalaninämie der Mutter,
- hoher Eiweißzufuhr, Aminosäure-Infusion,
- Frühgeburt, Leberstörung,
- Niereninsuffizienz

Falsch-negative Werte möglich bei
- Abnahme des Screening-Tests wesentlich früher als am 5. Lebenstag (dadurch nur geringe Phenylalaninzufuhr bis zum Test),
- Bluttransfusion in den vorausgegangenen 4 Tagen,
- unzureichender Tränkung der Filterpapierkarte mit Blut,
- Erbrechen in den ersten Lebenstagen (mangelnde Phenylalaninaufnahme),
- Ernährung mit reiner Glukose-Elektrolyt-Lösung

Falsch-positive Werte möglich bei
- mehreren Blutstropfen auf einer Stelle der Filterkarte

Alkaptonurie

Ist der Abbau von Tyrosin wegen Fehlens der Homogentisinsäureoxydase auf der Stufe der Homogentisinsäure blockiert, so kann diese nicht weiter zu Maleylacetoacetat abgebaut werden und wird im Urin ausgeschieden.
An der Luft wandelt sie sich spontan in ein dunkelgefärbtes Oxidationsprodukt (Alkapton) um. Auch im Körper kommt es mit der Zeit zur Ablagerung dunkler Pigmente, bevorzugt im Bindegewebe und Knorpel („Ochronose").

Bestimmungsmethoden

Das Vorhandensein der Homogentisinsäure kann meist schon beim Durchführen der einfachen Harnuntersuchungen erkannt werden: beim Stehenlassen von alkalischem Urin kommt es allmählich zu einer Blau-, Braun- bis Schwarzfärbung.
Da die Homogentisinsäure eine reduzierende Substanz ist, kann sie mit Kupfer- oder Silbersalzlösungen nachgewiesen werden.

Ahornsirupkrankheit (Ketoazidurie)

Die Ahornsirupkrankheit ist eine vererbbare Stoffwechselstörung der verzweigtkettigen Aminosäuren Leucin, Isoleucin und Valin, wobei deren Abbau auf der Stufe der α-Ketosäure stehenbleibt. Durch den Abbaublock kommt es zu einem 10fach höheren Plasmaspiegel von Leucin, Isoleucin und Valin, die dann über den Urin ausgeschieden werden und deren Zersetzungsprodukte dem Harn einen eigentümlichen Geruch nach Malz (Ahornsirup) verleihen. Die Krankheit ist von schweren Entwicklungsstörungen des ZNS begleitet und kann im Kindesalter zum Tode führen.

Bestimmungsmethoden

Analog dem Guthrie-Test bei der Phenylketonurie existiert ein spezifischer bakteriologischer Hemmtest.

Proteine (GK Kap. 4.2.2)

Gesamtprotein und Albumin in Plasma/Serum und anderen Körperflüssigkeiten

Das Blutplasma (*Plasma* = Blut ohne korpuskuläre Bestandteile) bzw. das Serum (Serum = Plasma ohne Fibrinogen) enthält eine Vielzahl verschiedener Proteine, von denen etwa 100 biochemisch charakterisiert und etwa 50 in ihrer biologischen Funktion bekannt sind. Die Unterschiede in der Konzentration sind sehr groß und reichen von dem mengenmäßig am meisten vorkommenden Albumin mit 40 g/l bis zum IgE, das in einer Konzentration von ca. 50 µg/l zu finden ist.
Das **Serumalbumin** dient zur Aufrechterhaltung des kolloidosmotischen Drucks, zum Transport freier Fettsäuren, schwer wasserlöslicher Verbindungen (z. B. Bilirubin, Hormone) sowie einiger hydrophiler Substanzen (z. B. Kalzium, Harnsäure). **Lipoproteine** sind für den Transport von Triglyzeriden und Cholesterin erforderlich.
Spezielle **Transportproteine** finden sich für Eisen (Transferrin), Kupfer (Coeruloplasmin), Hämoglobin (Haptoglobin) und eine Reihe anderer Stoffe.
Die **Komponenten des Komplementsystems** gehören ebenso zu den Proteinen wie **die meisten an der Blutgerinnung und Fibrinolyse beteiligten Faktoren.**
Die **Immunglobuline,** die **Serumenzyme,** die **Enzyminhibitoren** und die **Proteohormone** (Insulin, ACTH u. a.) stellen weitere Gruppen von Proteinen dar.
Die Summe aller Proteine, deren Hauptanteile die Albumine und die Globuline ausmachen, wird als **Gesamtproteine** bezeichnet.

Bestimmungsmethoden

Biuretmethode

Diese Methode ist am weitesten verbreitet und beruht auf folgendem Prinzip:
Die im Biuretreagenz (Biuret, K-Na-Tartrat, $CuSO_4$ und NaOH) enthaltenen Kupferionen lagern sich im alkalischen pH-Bereich an die Dipeptidbindungen der Proteine, wodurch ein rotvioletter Farbkomplex entsteht.
Die Intensität der entstehenden rotvioletten Verfärbung ist der Zahl der Peptidbindungen und damit der Proteinkonzentration proportional und wird photometrisch bei 545 nm gemessen. Andere stickstoffhaltige Verbindungen des Serums (freie Aminosäuren, Harnstoff, Harnsäure u.a.) geben mit Kupferionen keine Farbe, die Biuretreaktion ist deshalb spezifisch für Proteine.

Coomiasemethode

Der Textilfarbstoff Coomiase reagiert mit Proteinen unter Ausbildung eines Protein-Farbstoff-Komplexes, wobei sich das Absorptionsmaximum des Farbstoffs von 465 nm auf 595 nm des Komplexes verschiebt, und zwar annähernd linear zur Proteinkonzentration. Die Methode kommt zur Anwendung bei der Gesamteiweißbestimmung in Flüssigkeiten mit niedriger Proteinkonzentration, wie z.B. im Harn und im Liquor.

Streulichtverfahren

Durch die Zugabe von Trichloressigsäure werden die Proteine eiweißarmer Lösungen (Harn, Liquor) denaturiert. Diese denaturierten Proteine streuen das Licht niedriger Wellenlänge, wobei das meßbare Streulicht der Gesamteiweißkonzentration in einem gewissen Konzentrationsbereich proportional ist.
Weitere Verfahren zur Bestimmung des Gesamteiweißes im Urin sind auf S. 35 dargestellt.

Einflußgrößen und Störfaktoren

Die wichtigste Einflußgröße auf die Bestimmung der Gesamtproteinkonzentration ist die Körperhaltung, da allein durch die Änderung der Körperlage vom Liegen zum Stehen Konzentrationsunterschiede von bis zu 10% auftreten können.
Weiterhin kann das Ergebnis durch ikterische, hämolytische und lipämische Seren verfälscht werden. In Seren mit hohem Lipidgehalt müssen deshalb die Proteine zunächst ausgefällt werden. Das zur Leberfunktionsprüfung eingesetzte Bromthalein führt durch seine Eigenfärbung ebenfalls zu einem zu hohen Gesamtproteingehalt.

Untersuchungsmaterial

Serum, Plasma (Heparin), Harn, Liquor, Punktionsflüssigkeiten

Referenzbereiche Gesamtprotein

Serum/ Plasma	Erwachsene	6,60–8,70 g/dl
	Kinder 1–16 J.	6,00–8,00 g/dl
	Säuglinge 2.–12. Monat	4,80–7,60 g/dl
	Säuglinge unter 1 Monat	4,60–6,80 g/dl
(Im Plasma werden – je nach Fibrinogenkonzentration – etwas höhere Werte gefunden.)		
Urin	(24-h-Sammelurin)	bis 0,15 g/die
Liquor		15,0–45,0 mg/dl

Tab. 10 Erkrankungen, die eine Hyperproteinämie verursachen können

Erkrankung	Merkmale
Plasmozytom	Produktion von monoklonalem IgG oder IgA
Makroglobulinämie Waldenström	Produktion von monoklonalem IgM
Die Eiweißerhöhung ist bei diesen Erkrankungen ein relativ spät bzw. nicht immer nachweisbares Symptom, ebenso sind ausgeprägte Hypoproteinämien möglich.	
Chron. entzündl. Erkrankungen, z.B. chron. aktive Hepatitis, Morbus Boeck, Lues, Lepra, Sepsis lenta	Vermehrung der γ-Globuline, die Eiweißspiegel liegen selten über 90 g/l
Leberzirrhose	Im kompensierten Stadium Erhöhung (die γ-Globulin-Vermehrung wird nicht durch einen entsprechenden Albuminverlust ausgeglichen) Im dekompensierten Stadium Übergang in eine Hypoproteinämie
Pseudohyperproteinämie durch Dehydratation	Das Plasmavolumen ist bei gleicher Proteinmenge durch Wasserverlust vermindert, z.B. bei Diuretikatherapie, Durchfällen, Erbrechen, polyurischer Phase des akuten Nierenversagens, Dursten, Diabetes insipidus

Tab. 11 Erkrankungen, die mit einer Hypoproteinämie einhergehen können

Erkrankung	Merkmale
Eiweißsynthesestörungen	
Antikörpermangelsyndrom	Krankheitsbild, bei dem die Eigensynthese der Antikörper ausbleibt
Schwere Leberschädigung	Schwund des Leberparenchyms, z. B. bei foudroyant verlaufender Virushepatitis oder toxischer Leberschädigung
Eiweißmangelernährung	
Hungerzustände, Anorexie, gastrointestinale Tumoren, Mangeldystrophie bei Kindern	Der Gesamteiweißwert fällt bei diesen Erkrankungen erst über einen längeren Zeitraum ab.
Malabsorptionssyndrom	
Sprue, Zöliakie, Nahrungsmittelallergie, Mukoviszidose, Pankreasinsuffizienz	Aufgrund von chron. Durchfällen kommt es zu Eiweißresorptionsstörungen und Proteinverlusten.
Proteinverlustsyndrom	
Glomerulonephritis, nephrotisches Syndrom	Hier resultiert die Hypoproteinämie aus der Albuminurie.
Exsudative Enteropathie	
Colitis ulcerosa, M. Crohn, Polyposis und Diverticulosis des Kolons	Es liegt hier eine Proteinsekretion in den Darm vor.
Hauterkrankungen	
Verbrennungen, nässende Ekzeme, bullöse Dermatosen, Aszitesbildung, Pleuraexsudation	Besonders bei mehrfachen Punktionen
Pseudohypoproteinämie	Bei Blutverlust, Infusionstherapie, Schwangerschaft, Polydipsie

Serumelektrophorese

Mit Hilfe der Proteinelektrophorese (Prinzip s. S. 15) können die Proteine des Serums in 5 verschiedene Fraktionen unterteilt werden (s. Abb. 9).
Die Bestandteile der einzelnen Eiweißfraktionen sind in Tabelle 12 aufgeführt.
Mit Hilfe der Serumelektrophorese der Proteine läßt sich eine Reihe von Krankheiten diagnostizieren (vgl. Abb. 10 a–f), z. B. Dysproteinämien.

α-Typ: z. B. bei akuten entzündlichen Erkrankungen; *Kennzeichen:* Hypalbuminämie, Erhöhung der α_1- und α_2-Globuline; die γ-Globuline können dabei erhöht oder normal sein

$\alpha_2\beta$-Typ: z. B. beim nephrotischen Syndrom; *Kennzeichen*: Hypalbuminämie, α_2- und β-Globuline erhöht, oft Hypoproteinämie, weil die großen Proteine ausgeschieden, die kleinen aber nicht rückresorbiert werden

γ-Typ: z. B. bei Leberzirrhose, Hepatitiden, chronischen Entzündungen; *Kennzeichen:* Albumine vermindert, γ-Globuline erhöht

Bei einem **Antikörpermangelsyndrom** sind die γ-Globuline stark vermindert. Bei einer **Paraproteinämie,** z. B. infolge eines Plasmazytoms, treten schmalbasige Erhöhungen im γ-Globulin- oder β-Globulin-Bereich auf. Diese sind die Folge einer exzessiven Bildung von monoklonalen Immunglobuli-

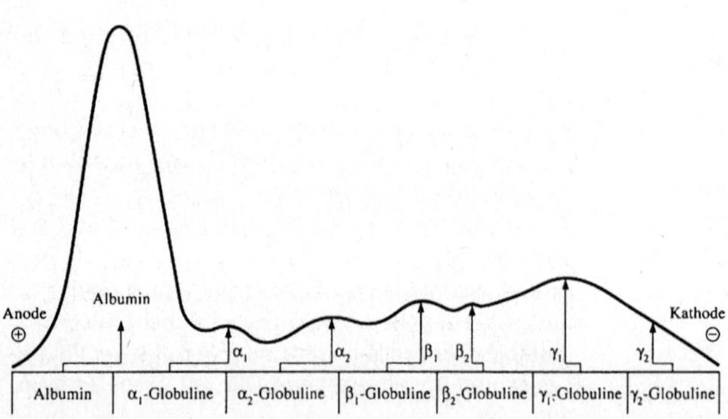

Abb. 9 (Aus: von Planta, M.: Memorix Innere Medizin, Chapman & Hall, 1996)

Tab. 12 Bestandteile der einzelnen Eiweißfraktionen

Gesamtprotein 60–84 g/l	Albumin	Globulin					
		α_1	α_2	β_1	β_2	γ_1	γ_2
Konzentration (g/l)	**35–50**	**0,6–1,5**	**0,4–3,4**	**2,1–4,9**		**2,5–7,1**	
Anteil (%)	**52–68**	**2,4–4,4**	**6,1–10,1**	**8,5–14,5**		**10–21**	
Proteine	Thyroxin-bindendes Präalbumin	α_1-Lipoprotein α_1-Antitrypsin saures α_1-Glykoprotein α_1-Antichymotrypsin α_1-/B-Glykoprotein Transcortin thyroxinbindendes Protein α_1-Fetoprotein Prothrombin (Faktor II), Faktor VII, Faktor X (Stuart-Faktor)	α_2-Makroglobulin Haptoglobulin Zöruloplasmin Vit.-D-bindendes Protein Prä-β-Lipoprotein C1 INA Faktor VIII Antithrombin III α_2-Antiplasmin Christmas-Faktor (Faktor IX)	β-Lipoprotein Transferrin Hämopexin C1 C2, C4, C5, C3 b INA Faktor V Plasminogen	Fibronogen (Faktor I), Faktor XII, C3, C6, C7 β_2-Mikroglobulin	IgM, IgA, IgE IgD C8 Protein-C-Inhibitor C-reaktives Protein	IgG Faktor XI C1 q
Bedeutung von tiefen Werten	↓ Synthese ↑ Verluste (renal, enteral) Tumor, Entzündung	Chronische Leberkrankheiten, Defektdysproteinämie		Chronische Leberkrankheiten		Antikörpermangel, lymphoproliferative Erkrankung, Kortikosteroide, Immunsuppressiva, nephrotisches Syndrom, exsudative Enteropathie	
Bedeutung von hohen Werten	Exsikkose, Hypoglobulinämie	Akute Entzündung, nephrotisches Snydrom		Paraproteinämie, Hyperlipidämie, nephrotisches Syndrom		Rheumatische Krankheiten, Kollagenosen, chron. Infekte, chron. Leberkrankheiten, Paraproteinämie, AIDS	

(Aus: von Planta, M.: Memorix Innere Medizin, Chapman & Hall, Weinheim, 1996)

nen. Die hohen, schmalbasigen Zacken in der Eiweißelektrophorese werden auch als **M-Gradient** (M für Myelom) bezeichnet. Die Ausbildung eines M-Gradienten ist zwar beim Plasmozytom sehr häufig, sie ist jedoch nicht obligat.

Harnproteine

Die physiologische Proteinurie beträgt, abhängig von der Bestimmungsmethode, etwa 100 mg/24 h. Nahezu alle Nierenerkrankungen gehen mit einer selektiven oder nicht-selektiven Mehrausscheidung von Plasmaproteinen oder tubulären Strukturproteinen einher. Zur Bestimmung der Gesamtproteine im Urin kommt eine Reihe von Verfahren zur Anwendung.

Urinelektrophorese

Mit Hilfe der *SDS-Polyacrylamidgel-Gradienten-Elektrophorese* (SDS-PAGE) können im Urin alle diagnostisch relevanten Proteine nachgewiesen werden.

Prinzip

Urin (morgendlicher Spontanurin oder 10 ml aus 24-h-Sammelurin) wird mit SDS (sodium dodecyl sulfate) versetzt, welches sich an die Harnproteine bindet und diesen eine Struktur mit einem Durchmesser aufzwingt, der zum Logarithmus der Molmasse proportional ist. Weiterhin erhalten die Proteine durch die Bindung von SDS eine negative Überschußladung, so daß im Anschluß eine elektrophoretische Trennung in einem Polyacrylamid-Gradientengel erfolgen kann, wobei die Proteine entsprechend ihrer Molmasse unterschiedlich schnell in Richtung Anode wandern.

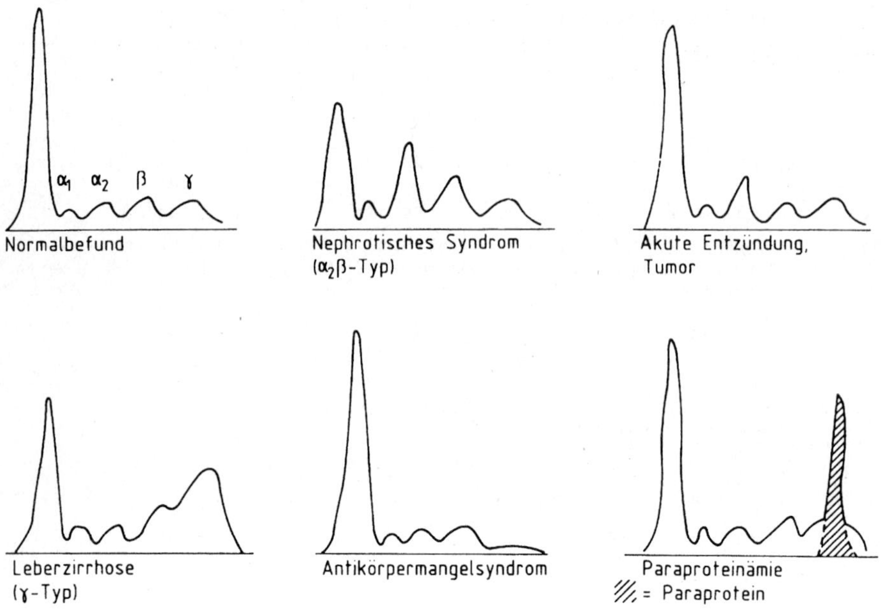

Abb. 10 Einige typische Elektrophoresebefunde

Wenn das Albumin eine relative Wanderungsstrekke von etwa 50% erreicht hat, wird die Elektrophorese beendet, kathodisch der Albuminbande liegen dann die höhermolekularen, anodisch die niedermolekularen Proteine.

Beurteilung

Mit Hilfe der SDS-PAGE können sowohl das Harnproteinmuster als auch die Ausscheidung von Einzelproteinen mit definiertem Molekulargewicht beurteilt werden.
Die SDS-Page ist die empfindlichste Methode zur Abgrenzung der physiologischen von der pathologischen Proteinausscheidung.

Weiterführende Proteinanalytik

Immunelektrophorese

Prinzip

Serum wird elektrophoretisch aufgetrennt. In eine seitlich angelegte Rinne werden Antiseren gegeben. Durch Diffusion des Serums (= Antigen) und des Antiserums (= Antikörper) kommt es an den Stellen, an denen Antigen und Antikörper in optimaler Konzentration zusammentreffen, zur Bildung von Präzipitationsbanden.
Auf diese Weise lassen sich ca. 30 verschiedene Serumproteine nachweisen, z. B. ist eine Unterteilung der γ-Globuline in die einzelnen Fraktionen (IgM, IgG, IgA etc.) möglich. Durch den Vergleich eines Normalserums mit dem untersuchten Serum lassen sich besonders **Paraproteinämien** diagnostizieren und klassifizieren. Da es bei Paraproteinämien zu der Vermehrung eines bestimmten Immunglobulins infolge exzessiver Wucherung eines Zellklons kommt, findet sich in der Immunelektrophorese an einer bestimmten Stelle eine verstärkte Präzipitation.

Beispiel

Plasmozytom: Vermehrung im IgG-, IgA- oder selten IgD-, IgE-Bereich,
Morbus Waldenström: Vermehrung im IgM-Bereich.

Technisch wird eine *quantitative immunologische Bestimmung* von Einzelproteinen durchgeführt, indem man einen spezifischen Antikörper gegen das zu untersuchende Einzelprotein diffundieren läßt (Immunodiffusion). Die Größe des Präzipitationshofes gibt mit Hilfe von Eichkurven und Standards sowie einer photometrischen Messung Auskunft über die Menge des untersuchten Proteins.
Am häufigsten wird dieses Verfahren zur Bestimmung der vorhandenen Menge von IgA, IgG und IgM angewandt.

Immunglobuline

Träger der immunologischen Reaktion beim Menschen sind immunkompetente Zellen der lymphatischen Reihe der Hämatopoese.

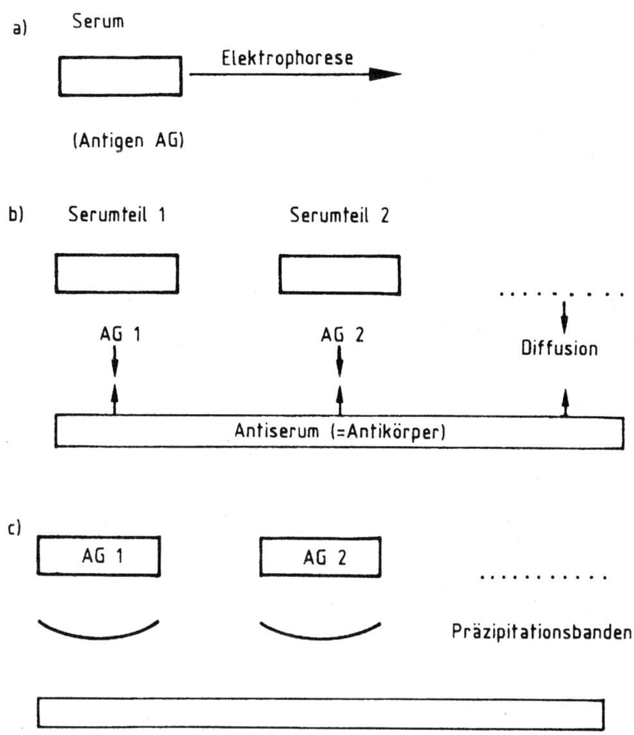

Neben den **T-Lymphozyten,** die für die zelluläre Abwehrreaktion verantwortlich sind **(zelluläre Immunität),** fungieren die von **B-Lymphozyten** abgeleiteten Plasmazellen als Träger der **humoralen Immunität.**

Ihre Produkte sind die **Antikörper,** die sich von den übrigen Plasmaproteinen dadurch unterscheiden, daß sie erst nach Zufuhr eines Antigens entstehen.

Aufgrund der Abhängigkeit ihrer Bildung von einem immunologischen Stimulus werden die Antikörper als **Immunglobuline (Ig)** bezeichnet.

Die Spezifität der Antikörper für ein bestimmtes Antigen beruht auf dem Vorhandensein von Antigendeterminanten, die mit bestimmten Determinanten des Antigens in Wechselwirkung treten können.

Bis auf das IgM, das 10 Antigendeterminanten besitzt (von denen aber nur 5 genutzt werden können), sind alle Antikörper bivalent, d.h., sie haben 2 Antigendeterminanten.

Die Immunglobuline werden nach ihrer chemischen Struktur und ihrer Funktion in 5 Klassen eingeteilt (s. Tabelle 13).

Allen Klassen gemeinsam ist das Aufbauprinzip aus **schweren Ketten (heavy chains, H-Ketten),** die für die jeweilige Klasse spezifisch sind.

Die **leichten Ketten (light chains, L-Ketten)** sind eine gemeinsame Struktureinheit aller Immunglobuline, sie kommen in allen Klassen nur in zwei möglichen Formen – **Kappa** ($\varkappa$) und **Lambda** (λ) – vor.

Monoklonale Gammopathien

Bei monoklonalen Gammopathien produzieren die Plasmazellen einheitliche (homogene) Immunglobuline mit H-Ketten einer Klasse und L-Ketten eines Typs (entweder Kappa oder Lambda).

Paraproteine der IgG-Klasse kommen am häufigsten, Paraproteine der IgE-Klasse am seltensten vor.

Eine **Paraproteinämie der IgM-Klasse** wird auch als **Makroglobulinämie** bezeichnet. Treten Leichtketten als Sonderform der monoklonalen Gammopathie isoliert auf, so bezeichnet man dies als **Leichtkettenkrankheit** (früher: **Bence-Jones-Proteinämie).** Monoklonale Gammopathien sind in der Regel **maligne Erkrankungen.**

Tab. 13 Immunglobuline des normalen Humanserums

	IgA	IgG	IgM	IgD	IgE
H-Ketten					
Klassen	α	γ	μ	δ	ε
Subklassen	α_1, α_2	γ_1–γ_4	μ_1, μ_2	δ_1	ε_1
L-Ketten					
Typen	κ, λ	κ, λ	κ, λ	κ, λ	κ, λ
Bereich der Serumelektrophorese	β, γ	γ	γ–β	γ–β	γ–β
Halbwertszeit (Tage)	5–6	9–23	5–6	3	2,3
Molekulargewicht	160000	150000	900000	180000	200000
Referenzbereiche (mg/dl im Serum)	90–450	800–1800	M: 60–250 F: 70–280	30–1400	negativ
Erhöhung	Monoklonale Gammopathien, Schleimhautinfektionen, tox. Hepatopathien	Monoklonale Gammopathien, chron. u. chron.-aktive Infektionskrankheiten	Monoklonale Gammopathien, akute Infektionen, akuter Schub chronischer Erkrankungen	Ig-D-Plasmozytom	Neurodermitis, allerg. Zustände, Parasitosen
Erniedrigung	Antikörpermangelsyndrom, chron.-lymphat. Leukämie, unter Immunsuppression	Antikörpermangelsyndrom, nephrot. Syndrom, unter Immunsuppression	Antikörpermangelsyndrom, chron.-lymphat. Leukämie, unter Immunsuppression		

Erkrankungen

- Plasmozytom (syn. Morbus Kahler, multiples Myelom),
- Makroglobulinämie Waldenström,
- Begleiterscheinungen bei malignen Tumoren (Bronchialkarzinom, Gallengangskarzinom, Hypernephrom).

Polyklonale Gammopathien

Die polyklonalen Gammopathien sind durch eine diffus vermehrte Globulinfraktion als Folge verstärkter Proteinbildung verschiedener Zellklone charakterisiert.
Gewöhnlich sind alle Ig-Klassen an dieser Vermehrung beteiligt.
Polyklonale Gammopathien beruhen in der Regel auf einer **Entzündungsreaktion.**

Nachweis der Bence-Jones-Proteine

10 ml angesäuerter Urin werden im Reagenzglas im Wasserbad erwärmt. Sind Bence-Jones-Proteine im Harn enthalten, so tritt bei 50–60 °C eine Trübung bzw. ein Niederschlag auf, der sich bei weiterem Erhitzen wieder auflöst.
Dieser Test ist aber nicht beweisend (er kann z. B. auch falsch-negativ sein), deshalb sollte bei Verdacht zusätzlich die Immunelektrophorese angewandt werden, da hierbei auch nicht thermolabile Bence-Jones-Eiweißkörper nachgewiesen werden können.
Eine Übersicht über die Reaktionskonstellationen der Immunglobuline gibt Tab. 14.

Kryoglobuline

Kryoglobuline (syn.: Kälteglobuline) sind Immunglobuline, die sich bei Temperaturen unterhalb der normalen Körpertemperatur **reversibel** aneinander binden und aggregieren (auto-antikörperartige Spezifität gegen sich selbst!).
Treten sie in vermehrten Mengen auf, so kommt es bei Kälteexposition zu Beschwerden (Zyanose, Raynaud-Phänomen, Hautblutungen, Gangrän) insbesondere an den unteren Extremitäten.

Referenzbereich

Kryoblobulin im Vollblut: unter 80 mg/l

Tab. 14 Reaktionskonstellationen der Immunglobuline bei verschiedenen Erkrankungen
Abkürzungen: n normal, ↑ leicht erhöht, ↑↑ erhöht, ↑↑↑ stark erhöht, ↓ leicht vermindert, ↓↓↓ stark vermindert
(Aus: Peter G: Lehrbuch der Klinischen Chemie, Edition Medizin, VCH, 1982)

	IgA	IgG	IgM
Monoklonale Gammopathien			
IgA-Myelom	↑↑↑	↓↓↓	↓↓↓
IgG-Myelom	↓↓↓	↑↑↑	↓↓↓
IgM-Makroglobulinämie	↓↓↓	↓↓↓	↑↑↑
Lebererkrankungen			
Akute Hepatitis	n	n	↑↑
Chron. Hepatitis	↑	↑↑	↑
Infektiöse Hepatitis	n–↑	↑–↑↑	n-↑↑
Chron. aggressive Hepatitis	↑	↑↑	↑↑
Leberzirrhose (aktive und alkoholische)	↑↑	↑	↑
Primär biliäre Zirrhose	n	↑	↑
Extrahepatischer Verschluß	↑	n	↑
Leberparenchymschaden, schwer	↑↑	↑	n
Nierenerkrankungen			
Akute Pyelonephritis	n	n	↑↑
Chron. Pyelonephritis	↑	↑↑	↑↑
Glomerulonephritis	↑↑	↑	n–↑
Nephrotisches Syndrom	↓	↓	n
entzündliche Erkrankungen			
Infektionen	↑	↑	↑↑
Chron. Entzündung	↑	↑↑	n
Infektiöse Mononukleose	n–↑	↑–↑↑	↑–↑↑
Bakterielle Endokarditis	↓–n	↑–↑↑	↑–↑↑
Tuberkulose	n–↑↑↑	↑–↑↑	↓–n
Rheumatische Erkrankungen			
Akutes rheumatisches Fieber	n	n	↑↑
PcP (primär chron. Polyarthritis)	↑↑	↑	n
Kollagenosen			
Lupus erythematodes	↑	↑↑	↑
Sklerodermie	n	n–↑	n–↑

Die Kryoglobulinämien werden in 3 Gruppen klassifiziert:

Kryoglobulintyp	Ig-Klasse/ Typ	Assoziierte Erkrankungen
Typ 1 (1 monoklonales Immunglobulin)	IgM-Kappa IgG (IgA)	Plasmozytom M. Waldenström Chronisch-lymphatische Leukämie
Typ II (2 oder mehr monoklonale Immunglobuline)	IgM-Kappa IgG (IgA)	Autoimmunerkrankungen Lymphoproliferative Erkrankungen
Typ III (2 oder mehr monoklonale Immunglobuline)	IgM	idiopathisch System. Lupus erythematodes, Sjögren-Syndrom, Lymphoproliferative Erkrankungen

Kältehämagglutinine

Kältehämagglutinine sind IgM-Autoantikörper, die sich an Erythrozyten (und nicht wie die Kryoglobuline an sich gegenseitig) binden. Bei Umgebungstemperaturen < 20 °C bzw. bei örtlicher Unterkühlung haben sie eine Hämolyse zur Folge. Eine akute Kältehämagglutinationskrankheit kann passager z. B. nach Virusinfektion, bei Mykoplasmen-Pneumonie oder als chronische Krankheit auch symptomatisch (z. B. bei malignen Lymphomen) auftreten.

Einzelproteine in Plasma/Serum und anderen Körperflüssigkeiten

In der Diagnostik unterschiedlichster Erkrankungen spielt die Bestimmung einzelner Proteinfraktionen eine wichtige Rolle. In der Folge werden deshalb einige klinisch bedeutsame Einzelproteine aufgeführt (s. auch Tabelle 12, S. 35).

Akute-Phase-Reaktion

Der Organismus antwortet auf eine Gewebeschädigung (z.B. durch Trauma, Infektion oder Tumorerkrankung) mit einer Vielzahl von Mechanismen, die in dem Begriff „Akute-Phase-Reaktion" zusammengefaßt werden.
Die *lokale Reaktion* auf eine Gewebeschädigung ist durch Blutstillungsmechanismen, durch Einwirkungen des Kallikrein-Kinin-Systems sowie durch die regulatorische Wirkung bestimmter Lipidmediatoren (dazu gehören Thromboxan, Prostaglandine, Leukotriene, Plättchen-aktivierender Faktor u.a.) gekennzeichnet.
Die *systemische Reaktion* besteht aus einer Aktivierung der Akute-Phase-Proteine, aus Veränderungen im Komplementsystem, im Gerinnungs- und Fibrinolysesystem sowie aus Reaktionen des Immunsystems, des Knochenmarks (Ausschüttung von Leukozyten), des Hypothalamus (Temperaturerhöhung, Fieber) und der Hypophyse (Erhöhung des Kortikoidspiegels).

Akute-Phase-Proteine

Akute-Phase-Proteine sind Plasmaproteine, deren Konzentration im Rahmen einer unspezifischen Antwort des Organismus auf einen Entzündungsprozeß oder auf einen Gewebszerfall um mehr als 25% zunimmt. Sie werden von den Hepatozyten nach Stimulation durch IL-6 gebildet, ihre Synthese wird begleitet vom Abfall anderer im Hepatozyten gebildeter Plasmaproteine, den sog. „Anti-Akute-Phase-Proteinen".

Die wichtigsten Akute-Phase-Proteine sind
- C-reaktives Protein,
- Serum-Amyloid-A-Protein,
- Komplementkomponenten (C1s, C2 –C5, C9, Faktor 9),
- Fibrinogen,
- α_1-Antitrypsin,
- Haptoglobin,
- Coeruloplasmin (ist auch ein wichtiges Transportprotein).

Obwohl noch zahlreiche weitere Akute-Phase-Proteine (insgesamt ca. 30) bekannt sind, eignen sich nur das C-reaktive Protein und das Serum-Amyloid-A-Protein als Marker für die Akute-Phase-Reaktion, da nur sie kurze Zeit (d.h. 6–10 h) nach einem entzündlichen Reiz stark (d.h. auf das 10–1000fache) ansteigen und bereits kurze Zeit nach dem Wegfall des Stimulus durch ihre kurze Halbwertszeit wieder in den Normbereich abfallen.

C-reaktives Protein (CRP)

Das CRP ist das klassische Akute-Phase-Protein. Es ist in Kap. 11.2 dargestellt. In diesem Kapitel finden sich auch Angaben über das Komplementsystem.

α_1-Antitrypsin

Das α_1-Antitrypsin stellt sich in der Fraktion der α_1-Globuline dar. Seine Funktion beruht auf der Hemmung proteolytischer Enzyme wie Trypsin, Chymotrypsin, Plasmin, Kallikrein, Elastase, Kollagenase u.a.

Indikationen

Verdacht auf α_1-Antitrypsin-Mangel bei bestimmten Erkrankungen, z.B.

- Icterus prolongatus bei Säuglingen,
- unklare Lebererkrankungen bei Kindern,
- Lungenemphysem im frühen Erwachsenenalter

Referenzbereich

190–350 mg/dl (80–147 IU/ml)

Physiologie/Pathophysiologie

Vom α_1-Antitrypsin sind 24 molekulare Varianten, die mit bestimmten Buchstabenkombinationen bezeichnet werden, bekannt.
Bei der deutschsprachigen Bevölkerung findet man zu etwa 95% den Typ MM. **Personen mit den Varianten S und Z** haben **einen erniedrigten α_1-Antitrypsin-Spiegel im Blut.**
Merkmalsträger mit den Varianten ZZ und Z0 (0 = Null) weisen einen angeborenen α_1-Antitrypsin-Mangel auf (seltener auch Merkmalsträger mit der Variante ZS).
Die betroffenen Personen weisen häufig ein Fehlen der α_1-Fraktion in der Serumeiweißelektrophorese auf, **ihre α_1-Antitrypsin-Spiegel liegen im Mittel unter 30 mg/dl.**
Etwa 10–20% der Kinder mit hereditärem α_1-Antitrypsin-Mangel entwickeln ein **manifestes Leberleiden.**
Etwa 50–60% der Homozygoten ZZ entwickeln ein **primäres Lungenemphysem** mit oder ohne Hepatopathie.

Erhöhte α_1-Antitrypsin-Spiegel finden sich bei:
- allen akut entzündlichen Prozessen (Akute-Phase-Protein),
- akuten Schüben chronisch-entzündlicher Erkrankungen,
- malignen Tumoren,
- Schwangerschaft,
- Einnahme hormoneller Antikonzeptiva.

Therapeutische Bedeutung hat die Bestimmung des α_1-Antitrypsin-Spiegels insofern, als eine Substitution in zunehmendem Maße möglich wird.

Coeruloplasmin (Cp) (Zäruloplasmin)

Cp ist ein Plasmaprotein der α_2-Globulin-Fraktion. Es wird in der Leber gebildet (im Hepatozyten erfolgt mit der Synthese der Einbau von 8 Kupferatomen je Molekül), in das Plasma ausgeschleust und wandert zu den Kupfer-verbrauchenden Geweben, wo es unter Freisetzung des Kupfers wieder abgebaut wird. Etwa 95% des Serumkupfers sind an Cp gebunden, ihm kommt also die Haupt-Transportfunktion für Kupfer zu. Daneben hat das Cp noch eine katalytische Funktion bei der Oxidation von Eisen ($Fe^{2+} \rightarrow Fe^{3+}$).

Indikation

Verdacht auf Morbus Wilson

Referenzbereich

15–60 mg/dl (48–192 IU/ml)

Erhöhte Werte bei:
- akuten und chronischen Entzündungen (Akute-Phase-Protein),
- Schwangerschaft,
- Einnahme hormoneller Antikonzeptiva,
- Cholestase

Erniedrigte Werte bei:
- Morbus Wilson (Kupferüberladung der Leber, des ZNS, der Augen, der Nieren und anderer Organe)

Haptoglobin/Hämopexin

Haptoglobin ist ein Akute-Phase-Protein und Transportprotein. Es hat die Aufgabe, den Körper vor Eisenverlust durch physiologische oder pathologische intravasale Hämolyse zu bewahren.
Dies geschieht dadurch, daß Haptoglobin freies, intravaskuläres Hämoglobin bindet und in das retikuloendotheliale System transportiert.
Vom Haptoglobin können mehrere (im wesentlichen 3) Subtypen unterschieden werden.
Hämopexin ist kein Akute-Phase-Protein, es ist aber ebenso wie das Haptoglobin für den Transport von Hämderivaten in das retikuloendotheliale System verantwortlich.
Es spricht allerdings erst bei einer stärkeren Hämolyse an, nämlich dann, wenn kein freies Haptoglobin mehr verfügbar ist.

Indikationen

Haptoglobin: Diagnostik und Verlaufsbeurteilung hämolytischer Erkrankungen
Hämopexin: Abschätzung des Ausmaßes einer intravasalen Hämolyse, wenn der Haptoglobinwert im Serum auf nicht meßbare Werte abgesunken ist

Bestimmungsmethoden

Radiale Immundiffusion, Immunnephelometrie, Immunturbidimetrie

Untersuchungsmaterial

Serum

Referenzbereiche

Haptoglobin	50–330 mg/dl
Hämopexin	50–115 mg/dl

Erhöhte Werte für das Haptoglobin finden sich bei
- akuten Entzündungen, Tumoren, Cholestase, Nephrosen.

Erniedrigte Werte für das Haptoglobin finden sich bei
- intravaskulärer Hämolyse (z.B. durch Wärmeautoantikörper, durch Herzklappenersatz, durch Medikamente, durch Infektionen wie Malaria, infektiöse Mononukleose),
- Leberparenchymschaden,
- Malabsorptionssyndrom,
- Kindern bis zum 10. Lebensjahr physiologischerweise.

Anti-Akute-Phase-Proteine

Die wichtigsten Anti-Akute-Phase-Proteine sind:
- Albumin,
- Präalbumin,
- Transferrin,
- α-Lipoprotein.

Albumin

Albumin stellt mit einer Konzentration von 35–50 g/l das quantitativ bedeutsamste Plasmaprotein dar. Es wird in den Leberparenchymzellen über verschiedene Vorstufen in einer Menge von ca. 14 g/Tag synthetisiert, die Plasma-HWZ beträgt 20 Tage. Albumin erfüllt 2 Hauptfunktionen, nämlich die *Aufrechterhaltung des kolloidosmotischen Druckes* (ca. 80% durch Albumin bedingt!) und die *Transportfunktion für Substanzen mit geringer Wasserlöslichkeit* (z.B. freie Fettsäuren, Bilirubin, Spurenelemente, Hormone, Medikamente).

Indikationen

Alle Krankheitsbilder, die mit einer Veränderung des Eiweißes einhergehen können

Untersuchungsmaterial

Serum, Liquor, Urin

Bestimmungsmethoden

Serum
Farbstoffbindungsmethoden, Serumeiweißelektrophorese in Kombination mit der Gesamteiweißbestimmung;
radiale Immundiffusion, Immunnephelometrie, Immunturbidimetrie

Liquor und Urin
Immunnephelometrie, Immunturbidimetrie

Referenzbereiche

Serum	Frauen	36–50 g/l
	Männer	37–50 g/l
Urin	bis	20 mg/l
Liquor		110–350 mg/l

Die Bewertung von erhöhten bzw. erniedrigten Albuminwerten im Serum ist analog der Bewertung der Ergebnisse bei der Gesamteiweißbestimmung (s. Kap. 4.2.2).

Transferrin

Transferrin wird in der Leber gebildet, wandert elektrophoretisch in der β_1-Globulin-Fraktion und spielt im Eisenstoffwechsel und bei der Infektabwehr eine wesentliche Rolle.
Beim Eisentransport erfüllt es folgende Funktionen:

- Transport des Eisens von den Resorptionsstellen des oberen Dünndarms und den Abbauorten des Hämoglobins zu den eisenverbrauchenden Zellen, insbesondere zum hämatopoetischen Gewebe des Knochenmarks
- Verhinderung des Eisenverlusts über die Niere
- Bindung des Eisens zur Vermeidung von Eisenintoxikationen.

Bei der Infektabwehr spielt das Apotransferrin (Transferrin, das noch kein Eisen gebunden hat) eine wichtige Rolle, da es direkt das mikrobielle Wachstum (z. B. von Bakterien) hemmen kann.

Indikationen

Differentialdiagnostik von Eisenmangelzuständen, Verdacht auf Hämochromatose

Untersuchungsmaterial

Serum, Urin

Bestimmungsmethoden

Radiale Immundiffusion, Immunnephelometrie, Immunturbidimetrie

Referenzbereich

Serum 220–372 mg/dl

Erhöhte Werte finden sich bei
- Eisenmangel,
- Schwangerschaft,
- Blutungen.

Erniedrigte Werte finden sich bei
- Entzündungen,
- Neoplasma,
- nephrotischem Syndrom,
- Hepatopathie,
- Hämochromatose,
- hyperchromer Anämie,
- Thalassämie.

β_2-Mikroglobulin (β_2-M)

β_2-M ist auf der Zellmembran aller kernhaltigen Zellen gelegen und wird beim Gesunden in relativ konstanter Rate gebildet und im Rahmen der natürlichen Zellregeneration in die Körperflüssigkeiten abgegeben. β_2-M wird glomerulär frei filtriert und tubulär reabsorbiert.

Indikationen

Verlaufs- und Therapiebeurteilung lymphoider Neoplasien (z. B. Hodgkin- und Non-Hodgkin-Lymphome);
Verlaufs- und Therapiebeurteilung von tubulo-interstitiellen Nierenschäden, Beurteilung der Nierenfunktion nach Nierentransplantation;
Erkennung einer Abstoßungsreaktion nach allogener Knochenmarktransplantation
Beurteilung der Progression einer HIV-Infektion

Untersuchungsmaterial

Serum, Plasma, Urin

Bestimmungsmethoden

Immunoassays

Referenzbereiche

Serum/Plasma	0,8–2,4 mg/l (< 60 Jahre)
	bis 3,0 mg/l (> 60 Jahre)
Spontanurin	bis 300 µg/l
24-h-Urin	33–360 µg

Myoglobin

S. S. 159

Kardiales Troponin T

Troponin T gehört zu den myofibrillären Proteinen des quergestreiften Muskels, das im Serum nachweisbare kardiale Troponin T wird ausschließlich aus dem Myokard freigesetzt.

Indikationen

Verdacht auf Herzinfarkt,
Nachweis von Mikroinfarkten,
Beurteilung der Thrombolysetherapie des Herzinfarkts

Untersuchungsmaterial

Serum, Plasma

Bestimmungsmethode

Enzymimmunoassay

Referenzbereich

0,05 µg/l

Erhöhte Werte finden sich
- spätestens 3 h nach dem Myokardinfarktereignis!

Enzyme im Plasma/Serum (GK Kap. 4.2.3)

Enzyme sind Eiweißkörper, die sich von den anderen Proteinen dadurch unterscheiden, daß sie als Biokatalysatoren wirksam sind, d.h., daß sie den Ablauf biochemischer Reaktionen beschleunigen können. Dabei weisen die Enzyme eine *Reaktionsspezifität* (für eine bestimmte chemische Reaktion ist ein bestimmtes Enzym verantwortlich) und eine *Substratspezifität* (nur eine bestimmte Substanz dient als Reaktionspartner und wird zum Produkt umgesetzt) auf.
In der Klinischen Chemie nimmt die Enzymdiagnostik einen breiten Raum ein, da mit ihrer Hilfe eine Reihe innerer Erkrankungen diagnostiziert und im Verlauf beobachtet werden kann.
Eine optimale Serumenzymdiagnostik hat das Ziel, Hinweise zu liefern, und zwar im Hinblick auf

- den Sitz der Erkrankung (Organlokalisation),
- das Stadium der Erkrankung (akut oder chronisch),
- die Schwere der Einzelzellschädigung (reparabel oder irreparabel),
- die Ausdehnung des Gewebeschadens und
- die Diagnose der Erkrankung.

Der Sitz einer Erkrankung läßt sich durch die Kenntnisse der Enzymverteilung lokalisieren.
Hierbei helfen insbesondere Leitenzyme, d.h. Enzyme, die nur in einem bestimmten Gewebe oder aber in einem Gewebe in sehr hoher Aktivität vorkommen (s. Tabelle 15).

Tab. 15 Leitenzyme und ihre Herkunftsgewebe

Leitenzym	Herkunftsgewebe
α-Amylase	Pankreas, Speicheldrüsen
AP	Leber, Knochen
CK	Quergestreifte Muskulatur
γ-GT	Leber
GLDH	Leber
LAP	Leber
Lipase	Pankreas
SP	Prostata, Knochen

Das *Stadium der Erkrankung* läßt sich aus den unterschiedlichen Höhen der Enzymwerte bzw. aus den Enzymmustern zu unterschiedlichen Zeitpunkten beurteilen.
Entscheidend für derartige Veränderungen sind die verschiedenen Halbwertszeiten der Enzyme (s. Tabelle 16).

Tab. 16 Halbwertszeiten einiger diagnostisch wichtiger Enzyme bei 0° bis + 4°C

Enzyme	Halbwertszeit
GOT (AST)	17 ± 5 Stunden
GPT (ALT)	47 ± 10 Stunden
GLDH	18 ± 1 Stunden
LDH_1 (HBDH)	113 ± 60 Stunden
LDH_5	10 ± 2 Stunden
CK	ca. 15 Stunden
AP	3–7 Tage
γ-GT	3–4 Tage
CHE	ca. 10 Tage
α-Amylase	9–18 Stunden
Lipase	7–14 Stunden

Die *Schwere der Einzelzellschädigung* läßt sich anhand der Relation mitochondrialer zu zytoplasmatischen Enzymaktivitäten abschätzen.
Zytoplasmatische Enzyme (z.B. LDH, GPT, CK) treten bereits bei geringer Zellschädigung ins Plasma über, mitochondriale Enzyme (z.B. GLDH, SP) erst bei schwereren Zellschäden.
Die *Größe des Zellschadens* läßt sich anhand der Höhe der Enzymaktivität und dem Integral unter der Aktivitäts-Zeit-Kurve beurteilen.
Die *Diagnose einer Erkrankung* wird durch die Erstellung von Enzymmustern erleichtert.
Dabei spielt die Kenntnis über die Verteilung der Enzymaktivitäten verschiedener Organe (s. Tabelle 17) sowie die Bestimmung von **Isoenzymen** eine wichtige Rolle.

Tab. 17 Enzymaktivitäten verschiedener Organe in U/g Gewebeprotein

	Leber	Herz	Skelettmuskel
GOT	600	500	200
GPT	250	40	40
LDH	1000	1000	1000
GLDH	750	30	8
CK	20	9000	500000

Isoenzyme

Isoenzyme katalysieren die gleiche Reaktion, unterscheiden sich aber in ihrer Proteinstruktur und damit auch in ihren physikochemischen Eigenschaften, ihrer Hemmbarkeit und ihrer Antigenität.
Es können **5 LDH-Isoenzyme** elektrophoretisch nachgewiesen werden, die als LDH_{1-5} bezeichnet werden und organspezifisch vorkommen (Details s. auch S.143).

Die α-Hydroxybutyrat-Dehydrogenasen (HBDH) entsprechen weitgehend den Isoenzymen LDH1 und LDH2 und können aufgrund ihrer Substratspezifität – sie setzen auch 2-Oxybutyrat um – nachgewiesen werden.

Isoenzyme der CK

S. S. 143

Von klinischer Bedeutung sind auch die **Isoenzyme der sauren Phosphate** (SP), und hierbei insbesondere das Isoenzym 2, das vorwiegend aus der Prostata stammt (Prostata-Phosphatase) und durch Tartrat hemmbar ist.

Die Differenzierung der **alkalischen Phosphatase** (AP) in Isoenzyme ist ebenfalls möglich und dann indiziert, wenn bei einer klinisch unklaren Erhöhung differentialdiagnostisch Erkrankungen des Skelettsystems von Erkrankungen der Leber und Gallenwege abgegrenzt werden sollen. Man unterscheidet Leberzell-AP, Knochen-AP, Dünndarm-AP, Plazenta-AP und Regan-AP (bei bestimmten malignen Tumoren) (Details s. auch S. 132).

Kohlenhydrate (GK Kap. 5)

Laboratoriumsuntersuchungen (GK Kap. 5.2)

Glukose im Blut bzw. Plasma/Serum (GK Kap. 5.2.1)

Untersuchungsmaterial

1. Kapillarblut (Ohrläppchen, Fingerbeere)

Bei der Kapillarblutentnahme werden 0,02 bis 0,10 ml Blut entnommen und entweder direkt in Enteiweißungslösung (z. B. Uranylazetat, Perchlorsäure) pipettiert oder in ein Hämolysiergemisch gegeben. Diese Hämolysiergemische enthalten Substanzen zur Hemmung der Glykolyse wie z. B. Maleinimid, Natriumfluorid.

2. Venenblut

Die Blutentnahme erfolgt im Natriumfluorid (2 bis 3 mg/ml Blut) oder Maleinimid (0,1 mg/ml Blut) enthaltenden Röhrchen. Zur Hemmung der Blutgerinnung enthalten die Röhrchen außerdem EDTA (1 mg/ml Blut).

Quantitative enzymatische Bestimmungsmethoden

1. Enzymatisches Verfahren mit Hexokinase und Glukose-6-phosphat-Dehydrogenase

Untersuchungsmaterial

Plasma, Serum, Liquor, Urin

Probengewinnung

Das gewonnene Kapillarblut wird direkt in eine Enteiweißungslösung (0,33 mmol/l HClO) pipettiert.

Für die Bestimmung ist auch enteiweißtes und nicht enteiweißtes Plasma geeignet. Als Antikoagulanz wird K-EDTA (1 mg/ml Vollblut) und Maleinimid als Glykolysehemmer zugesetzt.

Prinzip

Mit Hexokinase als Katalysator wird Glukose durch ATP zu Glukose-6-Phosphat phosphoryliert.

$$\text{Glukose} + \text{ATP} \xrightarrow[\text{Mg}]{\text{Hexokinase}} \text{Glukose-6-Phosphat} + \text{ADP}$$

Das entstandene Glukose-6-Phosphat wird in Anwesenheit von NADP zu Glukonat-6-Phosphat dehydriert.

$$\text{Glukose-6-Phosphat} + \text{NADP} + \xrightarrow[\text{Mg}]{\text{G-6-P-Dehydrogenase}} \text{Glukonat-6-P} + \text{NADPH} + H^+$$

Photometrisch wird bei 365 nm die gebildete Menge an NADPH gemessen.

Spezifität

Bei Reinheit der verwendeten Hilfsenzyme und bei Abwesenheit von freiem Glukose-6-Phosphat ist die Methode spezifisch für D-Glukose.

Störungen

- Unreine Hilfsenzyme
- Die Erythrozyten enthalten geringe Mengen an Glukose-6-Phosphat, deshalb können geringgradig zu hohe Glukosekonzentrationen gemessen werden.
- Trichloressigsäure darf nicht zur Enteiweißung verwendet werden, da sie die Glukose-6-P-Dehydrogenase hemmt.

2. Enzymatisches Verfahren mit Glukose-Oxidase (GOD-Methode)

Probengewinnung

Sowohl Venen- als auch Kapillarblut sind geeignete Untersuchungsmaterialien, letzteres sollte jedoch bevorzugt werden.

Prinzip

Glukose wird durch das Enzym Glukose-Oxidase (GOD) zu Glukonsäure oxidiert.

β-D-Glukose + H_2O + O_2 $\rightarrow$ D-Glukonolakton + H_2O_2

Das entstehende H_2O_2 dehydriert unter enzymatischer Katalyse der Peroxidase (POD) einen Wasserstoffdonator (DH_2, z.B. o-Dianisidin) zu einem rotbraunen Farbstoff, dessen Extinktion gemessen wird.

$$H_2O_2 + DH_2 \xrightarrow{POD} 2\,H_2O + D\ (= \text{Farbstoff})$$

Spezifität

Bei ausreichender Enzymreinheit spezifisch für D-Glukose

Störungen

Bei der Enteiweißung der Blutprobe mit Perchlorsäure oder Trichloressigsäure werden Erythrozyten zerstört. Aus ihnen wird Glutathion frei, das H_2O_2 verbraucht: Eine zu niedrige Glukosekonzentration wird gemessen. Deshalb nur mit Uranylazetatlösung enteiweißen!
Harnsäure und hohe Askorbinsäurekonzentrationen verbrauchen ebenfalls H_2O_2 und vermindern so die gemessene Glukosekonzentration.

3. Schätzung der Glukosekonzentration mit Teststreifen

Die Teststreifen, die meistens GOD, POD, einen Wasserstoffdonator und Puffersubstanzen enthalten, dienen vor allem zur Abschätzung, ob eine Hypo-, Normo- oder Hyperglykämie vorliegt.
Hierfür gibt man einen Tropfen Kapillarblut auf den Teststreifen und beurteilt nach einer vorgeschriebenen Zeit und nach dem Abspülen des Teststreifens die Farbintensität anhand einer Vergleichsskala.
Bei der Verwendung von frischem Kapillarblut unterliegt der Test praktisch keinen Störungen.

Referenzbereiche und Besonderheiten

In arteriellem Blut und in Kapillarblut finden sich höhere Glukosekonzentrationen als im venösen Blut (10 – 20 mg/100 ml mehr).
Serum oder Plasma weisen durch ihren geringeren Wassergehalt einen höheren Glukosespiegel als Vollblut auf.
Um den glykolytischen Abbau der Glukose im Vollblut durch Erythrozyten und Leukozyten zu verhindern, müssen die auf S. 11 beschriebenen Methoden angewandt werden.

Referenzbereiche bei enzymatischer Glukosebestimmung

(Kapillarblut)	a) mit Hexokinase b) mit GOD
nüchtern:	a) 60 – 100 mg/100 ml b) 55 – 95 mg/100 ml
1 – 2 h nach einer kohlenhydratreichen Mahlzeit	a) < 130 mg/100 ml b) < 125 mg/100 ml

Tab. 18 Erkrankungen, die eine **Hyperglykämie** verursachen können

Erkrankung	Merkmale
Diabetes mellitus Typ I und Typ II	
Sekundärer Diabetes	z.B. nach Verlust von ca. 90% des Pankreasgewebes, im Verlauf einer akuten Pankreatitis, im Verlauf einer chron. Pankreatitis
Diabetes bei endokrinen Erkrankungen	z.B. Morbus Cushing, Phäochromozytom, Akromegalie, Hyperthyreose
Hämochromatose	Die Eisenablagerungen in den Inselzellen können einen Diabetes hervorrufen
Lebererkrankungen	Bei etwa 20% der Patienten mit Leberzirrhose, chron. Hepatitis und Fettleber stellt sich ein manifester Diabetes ein

Tab. 19 Erkrankungen, die eine **Hypoglykämie** verursachen können

Erkrankung	Merkmale
Überdosierung von Antidiabetika	Klinische Symptome treten gehäuft bei Werten unter 40 mg/dl auf
Inselzelltumor	Insulinproduzierender Tumor
Extrapankreatische Tumoren	Große intraabdominale oder intrathorakale Tumoren wie z.B. Sarkome, Lebertumoren, Nebennierenkarzinome
Mangelernährung körperliche Arbeit, Malabsorption, chron. Alkoholismus	
Glykogenosen Galaktoseintoleranz Fruktoseintoleranz	Störungen des Glykogenabbaus

Unterschiede der Glukosekonzentration in verschiedenen Untersuchungsmaterialien (kapilläres Blut, venöses Blut, Serum)

In Abhängigkeit von der Verwendung von Kapillarblut, venösem Vollblut, Plasma oder Serum sowie von der Bestimmungsmethode sind die Referenzwerte für die Blutglukose unterschiedlich.

Kapillarblut

Im Kapillarblut kann der Nüchternglukosewert aufgrund des unterschiedlichen Glukosegehalts im arteriellen und venösen Blut im Mittel um *bis zu 10% höher* sein als im venösen Blut.
Besonders postprandial sind diese Unterschiede noch deutlicher ausgeprägt, es können Werte gemessen werden, die um 20 – 60 mg/dl höher liegen (in Abhängigkeit von der oral zugeführten Glukosemenge) als die im venösen Blut.

Plasma und Serum

Plasma und Serum zeigen gegenüber venösem Blut, bedingt durch einen größeren Verteilungsraum für Glukose, einen im Mittel um *10 – 15% höheren Nüchternglukosewert.* Um nochmals ca. 5% erhöhte Werte werden gemessen, wenn das Plasma vor der Glukosebestimmung enteiweißt wird.

Glukose im Urin (GK Kap. 5.2.2)

Ein **Glukosurie** tritt normalerweise dann auf, wenn der Blutglukosespiegel die Nierenschwelle von ca. 150 – 180 mg/dl überschreitet. Der Nachweis einer solchen Glukosurie ist immer verdächtig auf das Vorliegen eines Diabetes mellitus.
Die Glukosurie kommt dadurch zustande, daß die Glukose normalerweise am Glomerulum filtriert und im proximalen Tubulus durch einen aktiven Transport wieder zu 100% rückresorbiert wird. Dieser aktive Prozeß ist jedoch sättigbar; ist dies bei einem vermehrten Glukoseanstrom der Fall, so kommt es zur Glukosurie.
Die Glukosebestimmung im Harn kann mit den Methoden analog denen zur Glukosebestimmung im Blut erfolgen:
Zur Entfärbung und Klärung muß der Harn vor der Messung durch einen Kohlefilter laufen.

Teststreifenverfahren

Die Glukosekonzentration im Harn kann ebenfalls grob mit Hilfe von Teststreifen abgeschätzt werden (quantitative Bestimmung).

Testprinzip

Das Reaktionsprinzip ist die Glukoseoxidase/Peroxidase-Reaktion (GOD-Methode s. auch S. 44).
Die im Handel erhältlichen Teststäbchen enthalten in ihrer imprägnierten Zone Glukoseoxidase, Peroxidase, einen Farbstoff sowie Puffersubstanzen (letztere ermöglichen, daß der Nachweis der Glukose über einen Bereich von pH 5 – 9 gleichbleibend korrekt erfolgen kann).

Untersuchungsmaterial

Spontanurin, Urin aus definierten Sammelperioden

Durchführung

Die imprägnierte Zone des Teststreifens wird kurz in den Harn eingetaucht und nach einer vom Testhersteller vorgeschriebenen Zeit mit einer Farbskala verglichen.

Referenzbereich

Spontanurin bis 150 mg/l

Spezifität

Die GOD-Reaktion ist spezifisch für Glukose.

Fehlermöglichkeiten

Falsch-positive Ergebnisse können hervorgerufen werden, wenn sich im Uringefäß noch Reste von Substanzen (Reinigungsmittel, Lebensmittel) finden, die wie eine Peroxidase wirken.
Falsch-negative Ergebnisse sind möglich bei der Anwesenheit von Substanzen wie z. B. Askorbinsäure, Harnsäure, Salizylaten oder 5-Hydroxyindol-3-essigsäure, die das gebildete Wasserstoffperoxid abbauen.
Wenn die Bestimmung der Glukose im Harn nicht innerhalb von 2 h nach der Gewinnung des Untersuchungsmaterials erfolgt, ist durch den kontinuierlichen Abfall der Glukosekonzentration (innerhalb von 24 h um ca. 40%!) – insbesondere beim Vorliegen einer Bakteriurie, Hämaturie oder Leukozyturie – ebenfalls eine falsch-negative Aussage möglich.

Melliturien (GK Kap. 5.2.3)

Zu den Melliturien gehören: Glukosurie, Fruktosurie, Laktosurie und Pentosurie. Die größte Bedeutung hat die **Glukosurie,** da sie i. allg. ein Symptom des Diabetes mellitus ist.
Ebenso kann es aber in der Schwangerschaft, nach kohlenhydratreicher Mahlzeit und durch seltene genetische Störungen zur Glukoseausscheidung im Harn kommen.
Fruktosurien (genetisch bedingt), Galaktosurien (genetisch bedingt), Laktosurien (z. B. bei stillenden Müttern) sowie Pentosurien (genetisch bedingt, ali-

mentär) können mit speziellen, spezifischen Methoden nachgewiesen werden.

Die **Fehling-Probe** erfaßt unspezifisch alle Zucker, die freie glykosidische Hydroxylgruppen haben (z. B. Glukose, Galaktose, Pentose, Laktose).

Funktionsprüfungen des Kohlenhydratstoffwechsels (GK Kap. 5.2.4)

Oraler Glukosetoleranztest (oGTT)

Indikationen

Verdacht auf latenten Diabetes mellitus,
Verdacht auf renalen Diabetes;
zur Stimulierung und Analyse der endogenen Insulinsekretion bei bestimmten (seltenen) Fragestellungen

Testablauf

Nach mindestens 3tägiger normaler kohlenhydratreicher Ernährung (mindestens 150 – 200 g Kohlenhydrate pro Tag) und dem Absetzen störender Medikamente (s. u.) sowie der Fortführung der normalen körperlichen Tätigkeit vor dem Test wird nach 12stündiger Nahrungskarenz, am besten morgens zwischen 8.00 und 9.00 Uhr, der Test begonnen.
Zunächst wird der Nüchternblutzucker bestimmt, anschließend erhält der Patient 100 g (Kinder 1,75 g/kg KG, aber nicht mehr als 75 g) Glukose in ca. 300 ml Wasser gelöst innerhalb von 5 min zum Trinken. Nach 60 und 120 min, ggf. auch nach 180 min werden erneute Blutzuckerbestimmungen vorgenommen.

	Nüchtern	*Nach 60 min*	*Nach 120 min*
Referenzbereich	bis 100 mg/100 ml 5,55 mmol/l	160 mg/100 ml 8,9 mmol/l	120 mg/100 ml 6,7 mmol/l
Grenzbereich	100 – 130 mg/100 ml 5,55 – 7,23 mmol/l	160 – 220 mg/100 ml 8,9 – 12,3 mmol/l	120 – 150 mg/100 ml 6,7 – 8,3 mmol/l

Falsch-positive Ergebnisse beim oGTT sind möglich durch
- Medikamente wie z. B. Diuretika, Kortikoide, Laxanzien, Hormonpräparate,
- Immobilität, fieberhafte Infekte, Testung am Abend,
- kohlenhydratarme Ernährung vor dem Test,
- Hypokaliämie, Hypomagnesiämie,
- gestörte Leberfunktion (z. B. Leberzirrhose),
- Schwangerschaft,
- *Streßeinwirkung (z. B. Herzinfarkt, Operationen).*

Falsch-negative Ergebnisse sind möglich durch
- Medikamente (Koffein, orale Antidiabetika, Reserpin u. a.),
- Malabsorption (akute Enteritis, Colitis ulcerosa, M. Crohn, Glukose-Galaktose-Intoleranz u. a.).

Weiterführende Untersuchungen (GK Kap. 5.2.5)

Insulin

Die *Indikation* zur Insulinbestimmung ist die **Abklärung hypoglykämischer Ereignisse** (z. B. Diagnostik des Insulinoms).
Die Seruminsulinbestimmung kann als (weniger aussagekräftige) Basalbestimmung oder als Bestimmung nach Provokation erfolgen.

Basalbestimmung

Venenblut wird von nüchternen Patienten entnommen, das daraus gewonnene Serum muß sofort verarbeitet (oder bei – 20 °C verwahrt) werden.
Die Bestimmung des Insulins erfolgt mittels **Radioimmunoassay (RIA).**

Referenzbereiche

Basalwerte für Kinder und Erwachsene:
8 – 24 mU/l bzw. 58 – 174 pmol/l
Eine einmalige Seruminsulinbestimmung ist diagnostisch nicht von Bedeutung.

Stimulationstests

Als Stimulationstests kommen in Frage:
- 24- bis 72-h-Hungerversuch, Hungerversuch mit Ergometerbelastung;
- intravenöser Tolbutamidtest.

- *Hungerversuch*

Es wird ein Insulinausgangswert bestimmt, dann muß eine 24- bis 72stündige Nahrungskarenz erfolgen.
Bei **Normalpersonen** kommt es während der Hungerperiode zu keinen wesentlichen Veränderungen von Blutglukose- und Insulinspiegel.
Bei **Personen mit Inselzelladenom oder -karzinom** ist oft bereits der Insulinausgangswert erhöht, unter dem Nahrungsentzug kommt es zu einem Abfall der Blutglukosespiegel auf Werte bis unter 40 mg/dl.
Die dabei gemessenen Insulinspiegel sind meist nur leicht und uncharakteristisch erhöht.
Hungerversuch mit Ergometerbelastung s. S. 67.

- *Tolbutamidtest*

Beim Tolbutamidtest erhält der Patient 1 g Tolbutamid als Lösung innerhalb von 3 min intravenös.
Vor der Tolbutamidinjektion sowie in festgelegten Zeitabständen nach der Verabreichung (5, 10, 20, 30, 40, 60, 90, 120, 150 und 180 min) werden Blutglukose- und Seruminsulinwerte bestimmt.
Bei **Normalpersonen** kommt es innerhalb der ersten 5 min zu einem Maximalanstieg des Insulins auf Werte von 45 – 90 mU/l.
Die Blutglukose erreicht ihre niedrigsten Werte nach 25 – 45 min, sie fällt jedoch nicht unter 40 mg/dl.
Bei **Personen mit Inselzelladenom oder -karzinom** kann ein Insulinanstieg innerhalb der ersten 5 min auf Maximalwerte von über 200 mU/l beobachtet werden.
Gleichzeitig kann in den ersten 30 min ein Blutglukoseabfall auf extrem niedrige Werte mit klinischer Ausbildung einer Hypoglykämie gesehen werden.

C-Peptid

Die B-Zellen des Pankreas bilden die Vorstufe des Insulins in Form des **Proinsulins.** Dieses Proinsulin besteht aus einer A- und einer B-Peptidkette, die von dem **C-Peptid** verbunden werden.
Das C-Peptid wird bei der Sekretion des Insulins wieder vom Proinsulin abgespalten und findet sich im Serum wieder.
Da das C-Peptid im Gegensatz zum Insulin nicht metabolisiert wird, kann über das C-Peptid die **Sekretionsleistung des Inselzellorgans** besser als über die Insulinbestimmung abgeschätzt werden.
Weiterhin hat die Bestimmung des C-Peptids den Vorteil, daß keine Kreuzreaktion mit Insulinantikörpern möglich ist und daß die Messung von exogener Insulingabe nicht beeinflußt wird.

Bestimmungsmethode

Wie bei der Insulinbestimmung muß die C-Peptid-Ausschüttung zunächst durch Hungerversuch oder Tolbutamidgabe stimuliert werden.
Die Bestimmung selbst erfolgt dann radioimmunologisch.

Referenzbereich

Basalwert 1,1 – 3,6 ng/ml

Bewertung

Beim **Inselzelladenom/-karzinom** ist eine Erhöhung des Nüchternwerts sowie ein verzögerter Abfall der Werte zu beobachten.
Bei Patienten mit **Insulinmangeldiabetes (Typ-I-Diabetes)** ist das C-Peptid sowohl als Basalwert als auch nach Stimulation erniedrigt.
Ein Verhältnis von C-Peptid zu Insulin von weit unter 1 (d. h., im Körper ist viel mehr Insulin als C-Peptid vorhanden) spricht beim Diabetiker für eine **Insulinüberdosierung.**

Glykosylierte Proteine

1. Glykosyliertes Hämoglobin

Mittels Elektrophorese kann das normale **Hämoglobin** in die Bestandteile **HbA_1, HbA_2** und **HbF** aufgetrennt werden.
Den größten Bestandteil stellt dabei das HbA_1 mit mehr als 98% dar (s. S. 86).

2. Glykosylierte Serumproteine (Fruktosamine)

Die Bestimmung von **glykosylierten Serumproteinen** stellt eine relativ neue Untersuchungsmethode dar, die ihren Vorteil in der Erfassung von kurzfristigen, nicht allzulang zurückliegenden Stoffwechselstörungen beim Diabetiker hat. Das beurteilbare Zeitintervall wird mit ca. 2 – 3 Wochen angegeben. Damit wird der Zeitraum erfaßt, der bisher weder durch aktuelle Bestimmungen (z. B. Harnzucker) noch durch die HbA_1-Messung beurteilt werden konnte.
Die Hauptfraktion der glykosylierten Serumproteine stellen das Albumin sowie das IgG dar, diese entstehen aus ihren normalen Formen durch eine Anlagerung von Glukose an eine end- oder seitenständige NH_2-Gruppe. Das Ausmaß der Glykosylierung ist von der Dauer und dem Ausmaß der Hyperglykämie abhängig; aufgrund der mittleren Halbwertszeit der Serumproteine von ca. 3 Wochen ergibt sich der o. g. Zeitraum zur retrospektiven Beurteilbarkeit der Glukosestoffwechsellage.

Bewertung für Diabetiker:

280 – 320 mmol/l	befriedigend eingestellt
321 – 370 mmol/l	mäßig eingestellt
über 370 mmol/l	schlecht eingestellt

Nichtdiabetiker:
unter 280 mmol/l

Lipide und Lipoproteine (GK Kap. 6)

Laboratoriumsuntersuchungen (GK Kap. 6.2)

Untersuchungen des Lipidstoffwechsels (GK Kap. 6.2.1)

Die Suche nach einer Hyperlipoproteinämie sollte zum Routineprogramm bei der Untersuchung auf kardiovaskuläre Risikofaktoren gehören.
Da zur Erkennung und Differenzierung von Störungen des Lipidstoffwechsels oder des Lipidtransports einerseits die alleinige Bestimmung der Gesamtlipide keinesfalls ausreicht, andererseits aber eine routinemäßige Bestimmung sämtlicher Lipidparameter zu aufwendig und zu teuer ist, muß die Suche nach einer Hyperlipoproteinämie nach einem *Stufenschema* erfolgen.
Die Basisdiagnostik, die bei jedem durchgeführt werden sollte – insbesondere aber bei Menschen mit anderen kardiovaskulären Risikofaktoren (Rauchen, arterielle Hypertonie, Adipositas, klinische Zeichen einer koronaren oder peripheren Verschlußkrankheit, Diabetes mellitus, Hyperurikämie) –, umfaßt

- die Untersuchung von Gesamtcholesterin und Triglyzeriden sowie
- die Fahndung nach Chylomikronen durch Betrachten des Nüchternserums.

Zeigt sich bei einer dieser ersten Bestimmungen ein erhöhter Blutfettwert, so sollten im nächsten Schritt die folgenden Untersuchungen durchgeführt werden:

- Kontrolle der erhöhten Werte,
- Bestimmung von HDL- und LDL-Cholesterin,
- Ausschluß sekundärer Fettstoffwechselstörungen.

Weiterführende Untersuchungen sind dann, in Abhängigkeit von der Fragestellung,

- Lipoproteinelektrophorese,
- Bestimmung des Lp(a),
- Bestimmung der Apolipoproteine (A-I, A-II, B, evtl. C-II, C-III, E),
- Fraktionierung der Lipoproteine in der Ultrazentrifuge und Bestimmung von Cholesterin und/oder Triglyzeriden in den einzelnen Fraktionen,
- Bestimmung des Apo-E-Polymorphismus,
- Bestimmung des LDL-Rezeptors,
- Bestimmung der Lipoproteinlipase und der hepatischen Triglyzeridlipase im Postheparinplasma.

Triglyzeride in Serum/Plasma (GK Kap. 6.2.2)

Der Triglyzeridgehalt des Serums setzt sich aus den endogenen Triglyzeriden, die im Fettgewebe und in der Leber synthetisiert werden, und den exogenen Triglyzeriden, die sich primär in den Chylomikronen befinden, zusammen.
Eine Erhöhung der Triglyzeride findet man deshalb vor allem nach Nahrungsaufnahme (= erhöhter Chylomikronengehalt) oder kohlenhydratreicher Ernährung (= vermehrte endogene Triglyzeridsynthese).

Blutentnahme

Die Blutentnahme muß beim nüchternen Patienten (12stündige Nahrungskarenz) erfolgen. Längeres Stauen der Venen kann zu falsch-hohen Werten führen.

Prinzip der Triglyzeridbestimmung

1. Enzymatische Verfahren über Glyzerin
   a) Die Triglyzeride werden durch die Lipase und Esterase in Glyzerin und freie Fettsäuren aufgespalten.
   b) Glyzerin + ATP $\xrightarrow{\text{Glyzerinkinase}}$ Glyzerin-1-Phosphat + ADP
   c) ADP + Phosphoenolpyruvat $\xrightarrow{\text{Pyruvatkinase}}$ ATP + Pyruvat
   d) In der abschließenden Indikatorreaktion entstehen aus Pyruvat, NADH und H^+ Laktat und NAD^+:
   Pyruvat + NADH + H^+ $\xrightarrow{\text{Laktatdehydrogenase}}$ Laktat + NAD^+

Photometrisch gemessen bei 365 nm wird die verbrauchte NADH-Menge, die der Triglyzeridmenge proportional ist.

Referenzbereiche

Die Definition einer Hypertriglyzeridämie ist infolge der erheblichen Überschreitung der Grenzwerte auch innerhalb einer gesunden Probandengruppe und wegen großer physiologischer Schwankungen problematisch.
Die im folgenden genannten Werte gelten deshalb nur mit Einschränkungen!

Kein Risiko	unter 150 mg/dl
Fragliches Risiko	150 – 200 mg/dl
Erhöhtes Risiko	über 200 mg/dl

Störfaktoren

Das im Körper vorhandene freie Glyzerin geht in die enzymatische Triglyzeridmessung ein und erhöht die eigentlichen Triglyzeridwerte um ca. 10 mg/dl.
Hämoglobin (Hämolyse) über 2,0 g/l ergibt zu hohe Triglyzeridwerte.
Askorbinsäure über 30 mg/l und Bilirubin über 10 mg/dl ergeben zu niedrige Triglyzeridwerte, weil die Substanzen mit H_2O_2 reagieren können.

Hypertriglyzeridämien, Kühlschranktest

Eine Reihe von Fettstoffwechselstörungen geht mit einer Veränderung des Triglyzeridspiegels einher (s. Tabelle 20, S. 53).
Eine erste Orientierung über die Art der Störungen kann mit Hilfe des **Kühlschranktests** erfolgen.
Dazu läßt man Nüchternserum einige Stunden im Kühlschrank stehen. Dadurch setzen sich die **Chylomikronen** (= 85 – 90% Triglyzeridanteil) als rahmige Schicht über dem getrübten Serum ab.
Ein typisch **milchiges Serum** findet sich bei der Hyperlipoproteinämie Typ I, ein **milchig-rahmiges Serum** bei der Hyperlipoproteinämie Typ V (s. Tab. 20, S. 53).

Cholesterin und Cholesterinfraktionen im Serum/Plasma (GK Kap. 6.2.3)

Cholesterin ist ein ubiquitär vorkommendes Steroid und wesentlicher Strukturbestandteil von Membranen und subzellulären Kompartimenten (z. B. Mitochondrien). Es ist weiterhin der **Vorläufer für Steroidhormone und Gallensäuren.**
Im Serum befindet sich Cholesterin in freier Form (ca. 30%) und mit Fettsäure verestert (Cholesterinester, ca. 70%).
Der Transport des Serumcholesterins erfolgt vorwiegend durch die **β-Lipoproteine** (Vehikelfunktion).
Etwa 60% des zirkulierenden Cholesterins entstammen der endogenen Synthese (diese findet vorwiegend in Haut, Darmtrakt und Leber statt) und ca. 40% der Nahrung. Die mit der Nahrung zugeführten Cholesterinester werden im Duodenum hydrolysiert, im Jejunum resorbiert, in der Darmmukosa neu verestert und als Bestandteil der **Chylomikronen** dem Blut zugeführt.
Die **Ausscheidung des Cholesterins** erfolgt in erster Linie durch die Galle in Form von Sterinen und Gallensäuren. Allerdings werden über 90% des auf diese Weise ausgeschiedenen Cholesterins im Rahmen des enterohepatischen Kreislaufs rückresorbiert, nur der Rest wird über die Fäzes ausgeschieden.

Probennahme

Für die Untersuchung kann Serum oder Plasma verwendet werden (Serumwerte ca. 3% höher als Plasmawerte).
Das Blut sollte beim nüchternen Patienten (nach 12stündiger Nahrungskarenz) und unter Ruhebedingungen abgenommen werden. Eine längere Venenstauung sollte vermieden werden, sie kann – ebenso wie das Stehen des Probanden bei der Blutentnahme – eine Erhöhung der Cholesterinwerte um bis zu 10% bewirken.

Bestimmungsmethode

Im Serum befindet sich Cholesterin in freier Form und mit Fettsäuren verestert (Cholesterinester). Bestimmt wird normalerweise ihre Summe als Gesamtcholesterin.

Enzymatisches Verfahren (Serum enteiweißt)

a) $$\text{Cholesterinester} + H_2O \xrightarrow{\text{Cholesterinesterase}} \text{Cholesterin} + \text{Fettsäuren}$$

$$\text{Cholesterin} + O_2 \xrightarrow{\text{Cholesterinoxydase}} \text{Cholestenon} + H_2O_2$$

b) $$\underset{\text{(Methanol)}}{H_2O_2 + CH_3OH} \xrightarrow{\text{Katalase}} \underset{\text{(Formaldehyd)}}{HCHO} + 2\,H_2O$$

Formaldehyd-Azetylazeton-Ammoniak ergeben eine gelbe Substanz (3,5-Diacetyl-1,4-dihydrolutidin), deren Farbintensität der Cholesterinkonzentration proportional ist (Messung bei 405 nm).

Referenzbereiche

Innerhalb gewisser Grenzen besteht eine Abhängigkeit von verschiedenen Variablen (Alter, Geschlecht, Ernährungsverhalten, Körperbewegung).
Gemäß den derzeitigen Empfehlungen der Europäischen Gesellschaft für Arteriosklerose sind Plasmacholesterinwerte über 200 mg/dl mit einem erhöhten Risiko für die koronare Herzkrankheit behaftet.

Alter	Kein Risiko	Mäßiges Risiko	Hohes Risiko
< 20 Jahre	bis 170 (4.4)	> 170 (4.4)	> 185 (4.8)
20 – 30 Jahre	bis 200 (5.2)	> 200 (5.2)	> 220 (5.7)
30 – 40 Jahre	bis 220 (5.7)	> 220 (5.7)	> 240 (6.2)
> 40 Jahre	bis 240 (6.2)	> 240 (6.2)	> 260 (6.7)
Kinder	1. Tag – 12. Monat:	53 – 192 (1.4 – 5.0)	
	über 12 Monate:	112 – 225 (2.9 – 5.8)	

Angaben in mg/dl (mmol/l), Umrechnung in Stoffmengenkonzentration: mg/dl × 0.0259 = mmol/l

Hypercholesterinämien werden beobachtet bei:
- fettreicher Kost,
- Arteriosklerose,
- essentieller Hyperlipoproteinämie,
- nephrotischem Syndrom,
- Hypothyreose,
- Diabetes mellitus u.a.

Hypocholesterinämien werden beobachtet bei:
- Leberparenchymschäden,
- Hyperthyreose,
- Unterernährung,
- Vitamin-B_{12}-Mangel.

Störfaktoren

Bilirubinwerte über 40 mg/dl und hohe Hämoglobinwerte verursachen falsch-hohe Cholesterinwerte.
Hohe Askorbinsäurewerte (ab 2,5 mg/dl) führen zu falsch-niedrigen Werten.

Bewertung

Die Kenntnis der Serumcholesterinkonzentration stellt eine Basisgröße dar, die eine Entscheidungshilfe für weitere Untersuchungen geben kann.
Insbesondere Werte im Grenzbereich sollten zu einer weiterführenden Diagnostik, z.B. in Form einer Bestimmung von HDL-Cholesterin, LDL-Cholesterin, Lipid-Elektrophorese etc., führen.

HDL-Cholesterin

HDL (high density lipoprotein) ist eine Lipoproteinfraktion, die zu den α_1-Lipoproteinen gehört und einen hohen Anteil
an Proteinen (ca. 50%),
an Phospholipiden (ca. 30%) und geringere Anteile
an Cholesterin (ca. 18%) und
an Triglyzeriden (ca. 5%) enthält.
Dem HDL wird eine gewisse Schutzwirkung im Sinne eines antiatherogenen Faktors zugeschrieben.
Im klinischen Alltag hat sich deshalb die Bestimmung von HDL-Cholesterin zur Beurteilung des Risikoprofils durchgesetzt, insbesondere soll natürlich verhindert werden, daß das HDL-Cholesterin, z.B. unter einer Therapie mit cholesterinsenkenden Medikamenten, absinkt.

Bestimmungsmethode

Zur Bestimmung des HDL wird aus dem Serum (durch Präzipitation mittels Polyanionen in Verbindung mit zweiwertigen Kationen) das VLDL und LDL ausgefällt. Das HDL verbleibt im überstehenden Serum und kann dort über seinen Cholesterinanteil gemessen werden.

Referenzbereiche

	Kein Risiko	**Mäßiges Risiko**	**Hohes Risiko**
Frauen	> 65	65–45	< 45
Männer	> 55	55–35	< 35

Angaben in mg/dl

Bewertung und Störfaktoren

Höhere HDL-Cholesterin-Konzentrationen gehen mit einem geringeren Arterioskleroserisiko einher.
Unter einer Therapie mit Lipidsenkern sollte darauf geachtet werden, daß die HDL-Cholesterin-Konzentration nicht negativ beeinflußt wird.
Die Werte sind durch Genußmittel (z.B. Alkohol) und Pharmaka beeinflußbar, Störungen im Sinne von falsch-hohen Werten können bei Triglyzeridwerten von über 300 mg/dl auftreten.

LDL-Cholesterin

LDL (= low density lipoprotein) ist ein Lipoprotein, das in der Leber gebildet wird und zum Transport von freiem und verestertem Cholesterin dient.
Elektrophoretisch gehört es zu den **β-Lipoproteinen,** es besitzt hohe Anteile an

- Cholesterin (ca. 45%),
- Phospholipiden (ca. 23%),
- Proteinen (ca. 20%) und niedrige Anteile an
- Triglyzeriden (ca. 10%).

Es gilt als gesichert, daß hohe LDL-Spiegel mit einem hohen Arterioskleroserisiko einhergehen.
Die Bestimmung des LDL-Cholesterins ist schon bei hochnormalen bzw. grenzwertigen Gesamtcholesterinwerten indiziert.

Bestimmungsmethoden

Die LDL-Cholesterin-Konzentration wird über den Cholesterinanteil bestimmt, nachdem man das LDL von den anderen Lipoproteinen durch verschiedene Methoden (Ultrazentrifugation, Präzipitation) abgetrennt hat.

Referenzbereich

	Kein Risiko	**Mäßiges Risiko**	**Hohes Risiko**
Männer u. Frauen	< 150	150–190	> 190
Mit zusätzlichen Risikofaktoren	< 130		

Angaben in mg/dl

Einfacher und billiger ist die **Berechnung des LDL-Cholesterins nach der Friedewald-Formel** (s. S. 54).

Lipoproteine (GK 6.2.4)

Die Stoffgruppe der Lipide ist durch die chemische Eigenschaft gekennzeichnet, daß sie in Wasser unlöslich und in organischen Lösungsmitteln (z.B. Äther, Chloroform, Benzol) löslich sind.
Im menschlichen Plasma kommen vor allem Triglyzeride, Cholesterin und Phospholipide vor. Sie werden zum Transport im Blut an spezifische Proteine gekoppelt, die als **Apolipoproteine** bezeichnet werden und zusammen mit den Lipiden die **Lipoproteine** bilden.

Lipoprotein = Lipid (z.B. Triglyzerid) + Apolipoprotein (Transportprotein)

Elektrophoretisch können die Lipoproteine in folgende Fraktionen aufgeteilt werden:

	Zusammensetzung			
	Triglyzeride	Cholesterin	Phospholipide	Protein
Chylomikronen	85–90%	4–6%	4%	2%
Prä-β-Lipoproteide	55%	19%	18%	8–10%
β-Lipoproteide	10%	45%	23%	20%
α-Lipoproteide	5%	18%	30%	50%

Der Proteinanteil der Lipoproteine bestimmt die Wanderungsgeschwindigkeit in der Elektrophorese, die α-Lipoproteide wandern am schnellsten, die β-Lipoproteide langsamer, die Chylomikronen überhaupt nicht.
Nach der elektrophoretischen Wanderung werden die Lipoproteide mit Fettfarbstoffen (Ölrot, Sudanschwarz) dargestellt.
Ein anderes Verfahren zur Charakterisierung der Lipoproteine ist die **Ultrazentrifugation.** Sie erlaubt eine Einteilung nach der Dichteklasse und unterscheidet:

		Dichte [g/ml]
VLDL	= very low density lipoprotein	< 1,006
LDL	= low density lipoprotein	1,006–1,063
HDL	= high density lipoprotein	1,063–1,210
VHDL	= very high density lipoprotein	> 1,210

Die Korrelation von Elektrophoresekomponenten und Dichteklassen bei der Ultrazentrifugation sieht folgendermaßen aus:

	Elektrophorese	Ultrazentrifuge
Start	Chylomikronen	VLDL
	β-Lipoproteine	LDL
↓	Prä-β-Lipoproteine	VLDL
	α_1-Lipoproteine	HDL
Anode		

Die **Chylomikronen** werden in der Darmwand aus den aus dem Nahrungsfett stammenden Triglyzeriden aufgebaut und gelangen via Ductus thoracicus in die Blutbahn. Dort können sie nach fettreichen Mahlzeiten zu einer Trübung des Serums führen. Die Chylomikronen enthalten als Proteinanteil 3 Apolipoproteine, die mit A, B, C bezeichnet werden, ihre Halbwertszeit liegt unter 60 min.
Die **β-Lipoproteine (LDL-Fraktion)** entstehen durch Hydrolyse der VLDL und dienen zum Transport von freiem und verestertem Cholesterin. Der Proteinanteil besteht aus dem Apolipoprotein B (Apo B-100). Dieses Protein ist das Bindungsprotein für den Rezeptor auf den peripheren Körperzellen. Den LDL wird eine hohe Atherogenität zugeschrieben.
Die **Prä-β-Lipoproteine (VLDL-Fraktion)** werden in der Leber gebildet und dienen dem Transport der endogenen Plasmatriglyzeride. Der Proteinanteil enthält die Apoproteine B-100, CI, CII, CIII und E. Die VLDL wandern in der Lipoprotein-Elektrophorese zwar in der α_2-Position, werden aber aufgrund ihrer strukturellen Verwandtschaft zu den β-Lipoproteinen als Prä-β-Lipoproteine bezeichnet.
Die **α_1-Lipoproteine (HDL-Fraktion)** weisen den höchsten Proteinanteil auf (in der Hauptsache aus den Apolipoproteinen A und C bestehend), werden in der Leber synthetisiert und werden als Schutzfaktor für Herz-Kreislauf-Erkrankungen angesehen.
Das Lipoproteinmuster der Lipoproteinelektrophorese sowie die Konzentration von Triglyzeriden und von Cholesterin läßt Rückschlüsse auf die Art einer Hyperlipoproteinämie zu.
Man unterscheidet Typ I bis Typ V (s. Tabelle 20).

Vorbereitung des Patienten zur Untersuchung

Zwei Wochen vor der Untersuchung müssen alle lipidsenkenden Medikamente abgesetzt werden, mindestens 3 Tage lang vorher sollte der Patient sich „normal“ ernähren. Die Probennahme erfolgt dann nach 12stündigem Fasten am Morgen im Liegen. Im allgemeinen sollte die Untersuchung im Abstand von einigen Tagen wiederholt werden.
Die physikalischen und chemischen Daten der Lipoproteine des menschlichen Serums sind im folgenden nochmals in einer Übersicht zusammengestellt:

Fraktion	**Ursprung**	**Dichte-klasse**	**Apolipo-proteine**	**Zusammensetzung in % des Trockengewichts**			
				TG	Chol	PL	P
Chylomikronen	Darm	VLDL	A, B, C	90	4	4	2
β-Lipoproteine	Leber	LDL	B	10	47	23	20
Prä-β-Lipoproteine	Leber	VLDL	B, C, E	50	22	18	10
α-Lipoproteine	Leber	HDL	A, C, D, E	2	18	30	50

Abkürzungen: **TG** Triglyzeride, **Chol** Gesamtcholesterin, **PL** Phospholipide, **P** Protein

Einen Überblick über die Arten der Hyperlipoproteinämien gibt Tabelle 20.

Tab. 20 Arten der Hyperlipoproteinämie, Einteilung nach Fredrickson

	Serum	**Chole-sterin**	**Tri-glyzeride**	**Elektrophorese**	**Ursachen**	**Manifestations-alter**
Typ I	Milchig		↑	Chylomikronen vermehrt	Mangel an Lipoproteinlipase, Alkoholismus, diabet. Azidose, Hypothyreose, Pankreatitis	Kindesalter
Typ IIa	Klar	↑	↔	β-Lipoproteine vermehrt	Idiopathisch, ernährungsbedingt, Hypothyreose, nephrot. Syndrom, Plasmozytom	Jugendliche
(zweithäufigste Form) IIb	Trüb	↑↑	↑	Prä-β, β-Lipoproteine vermehrt	Bei II a und b liegen Defekte der auf den Zellmembranen lokalisierten Lipoproteinrezeptoren zugrunde, über die der Transport durch die Zellmembran u. die Synthese des Cholesterins geregelt werden	
Typ III	Klar-trüb	↑	↑	Anomales β-Lipoprotein	Idiopathisch, diabet. Azidose, Lebererkrankungen	Erwachsene
Typ IV (häufigste Form)	Trüb-milchig	↑	↑	Prä-β-Lipoproteine vermehrt	Vermehrte endogene Triglyzeridproduktion, Alkoholismus, Cushing-Snydrom, Gicht, diabet. Azidose u.a.	Erwachsene
Typ V	Milchig-rahmig	↑	↑↑	Prä-β-Lipoproteine und Chylomikronen vermehrt	Idiopathisch Azidose, Alkoholismus	Erwachsene

↔ = normal ↑ = vermehrt ↑↑ = stark vermehrt

Hypolipoproteinämien

Die Hypolipoproteinämien sind seltene familiäre Erkrankungen mit erniedrigten Serumlipoproteinwerten oder Folgeerscheinungen anderer Erkrankungen wie z.B. Hyperthyreose, Anämie, Malabsorption oder Malnutrition.

A-β-Lipoproteinämie (Akanthozytose, Bassen-Kornzweig-Syndrom)

Bei der A-β-Lipoproteinämie liegt ein hereditärer Defekt mit autosomal-rezessivem Erbgang vor.
Bei diesem äußerst seltenen Krankheitsbild ist der Organismus nicht dazu in der Lage, Apolipoprotein B zu synthetisieren. Dadurch ist die Bildung der Chylomikronen im Intestinum und der VLDL in der Leber vermindert. Die Krankheit, die nicht spe-

zifisch therapierbar ist, führt u.a. zu neurologischen Symptomen mit Ataxie und geistiger Retardierung.
Laborchemisch ist das fast vollständige Fehlen der Chylomikronen, der β- und Prä-β-Lipoproteine beim Vorhandensein der α-Lipoproteine charakteristisch.

An-α-Lipoproteinämie (Tangier-Krankheit)

Auch diese Erkrankung ist äußerst selten und beruht auf einem autosomal-rezessiv hereditären Defekt.
Sie ist durch das Fehlen der α-Bande (HDL) in der Lipidelektrophorese gekennzeichnet, ursächlich liegt eine Störung der Apolipoproteinkomponente vor.

Interpretation

Es gilt heutzutage als gesichert, daß **LDL** und **VLDL** mit dem Arterioskleroserisiko positiv korrelieren, dem **HDL** wird dagegen eine gewisse Schutzwirkung gegenüber Herz-Kreislauf-Erkrankungen zugeschrieben.
In der Klinik spielt hinsichtlich der Risikobeurteilung besonders die Bestimmung von **HDL-** und **LDL-Cholesterin** eine wichtige Rolle. (Die Messung bzw. Berechnung dieser Werte ist entschieden einfacher und billiger als die Durchführung einer Lipidelektrophorese, die Aussagekraft über das atherogene Risiko genauso gut.) Dabei wird das HDL-Cholesterin enzymatisch bestimmt und das LDL-Cholesterin nach der **Friedewald-Formel** berechnet.

$$\text{LDL-Cholesterin} = \text{Gesamtcholesterin} - \left(\text{HDL-Cholesterin} + \frac{\text{Triglyzeride}}{5}\right)$$

Der **atherogene Index** wird aus dem Quotienten aus LDL-Cholesterin und HDL-Cholesterin bestimmt, Werte über 2 sind verdächtig, Werte über 4 prognostisch ungünstig.
Neben der Ermittlung des atherogenen Risikos spielt die Bestimmung der Parameter des Fettstoffwechsels vor allem in der Diagnostik und Therapie von **primären und sekundären Hyperlipoproteinämien** eine wichtige Rolle.
Die primären Hyperlipoproteinämien sind in Tabelle 20 aufgeführt.

Sekundäre Hyperlipoproteinämien finden sich bei
- Diabetes mellitus (bei ca. 25–50% der Diabetiker),
- Übergewicht (häufig Typ-IV-Muster),
- Alkoholismus (Triglyzeriderhöhung),
- Lebererkrankungen (akute und chron. aktive Hepatitis, Cholestase, primär biliäre Zirrhose),
- Nierenerkrankungen (besonders beim nephrotischen Syndrom),
- Schilddrüsenerkrankungen (Hypothyreose),
- Gicht, Hyperurikämie (häufig Typ-IV-Muster),
- verschiedenen Medikamenten als Nebenwirkung (z.B. β-Blocker, Thiazide, orale Kontrazeptiva, Kortikosteroide).

Salz-, Wasser- und Säure-Basen-Haushalt (GK Kap. 7)

Laboratoriumsuntersuchungen (GK Kap. 7.2)

Natrium, Chlorid und Osmolalität (GK Kap. 7.2.1)

Osmolalität

Die Osmolalität ist definiert als molare Konzentration aller osmotisch wirksamen Teilchen pro kg H_2O bzw. pro kg Lösungsmittel.
Die Osmolalität hat ihre große biologische Bedeutung darin, daß ein großer Teil der von Zellen und Organen geleisteten Arbeit „osmotische Arbeit" ist, die dem Transport osmotisch aktiver Teilchen zur Erhaltung einer Isotonie dient.
Natrium und Natriumsalze haben den größten Anteil an der Gesamtosmolalität (275 mosmol/kg H_2O) des Serums.

Bestimmungsmethoden

Die *Osmolalität läßt sich durch Gefrierpunktserniedrigung (Kryoskopie)* bestimmen:
Die Probe wird dabei in einem Kühlbad auf –6 °C abgekühlt. Ein vibrierender Metalldraht löst die Kristallbildung aus. Die durch die Eisbildung nunmehr freigesetzte Wärme führt zu einem Temperaturanstieg, der in einem „Temperaturplateau" endet (s. Abb. 11) und elektronisch gemessen wird. Das Resultat läßt sich direkt in mosmol/l ablesen.
Die *Gefrierpunktserniedrigung* (Differenz zwischen 0 °C und dem Temperaturplateau) liegt *im Plasma um 0,56 °C* – das entspricht einer *Osmolalität von*

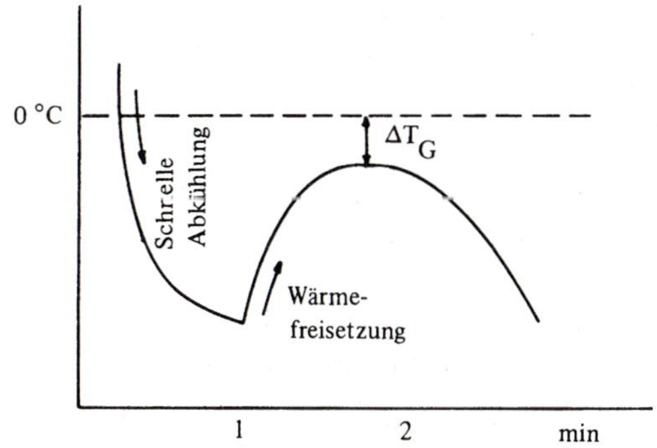

Abb. 11 Schemaskizze zur Osmolalitätsbestimmung

300 mosmol/kg H_2O. Mit zunehmender Konzentration osmotisch aktiver Teilchen wird der Gefrierpunkt zunehmend niedriger.
Im allgemeinen kann man annehmen, daß die Osmolalität normal ist, wenn die Werte für Natrium, Chlorid, Bikarbonat, Glukose und Harnstoff im Normalbereich liegen. Der Anteil der Proteine und Lipide, sofern diese normal hoch sind, trägt zur Serumosmolalität nur in vernachlässigbarem Umfang bei. Eine Hyperlipidämie hingegen kann die Resultate zu hoch ausfallen lassen.
Es bliebe als exogener Faktor noch Ethanol zu nennen; zwischen der Blutalkoholkonzentration und der Osmolalität besteht eine lineare Beziehung im Sinne einer Erhöhung.
Ergänzend soll noch hinzugefügt werden, daß die Osmolarität als molare Konzentration aller osmotisch wirksamen Teilchen pro Liter Körperflüssigkeit definiert ist. Die Unterschiede zwischen der Osmolalität und der Osmolarität im Serum lassen sich vor allem durch den Volumenverdrängungseffekt der Proteine und Lipide erklären.

Eine ungefähre Abschätzung der Osmolalität läßt sich auch über die Formel

Osmolalität = 1,86 · Na^+ + Glukose + Harnstoff + 9 (Werte in mmol/l)

vornehmen.

Referenzbereiche

Serum/Plasma	275 – 295 mosmol/kg Wasser
24-h-Sammelurin	50 – 1600 mosmol/kg
nach 24stündigem Dursten	800 – 900 mosmol/kg Wasser

Natrium

Die Konzentration von Natrium ist im extrazellulären Raum ca. 15mal höher als im intrazellulären Raum. Damit ist Natrium das Kation mit der höchsten Konzentration im Extrazellulärraum und zusammen mit dem Kalium, das im Intrazellulärraum in hoher Konzentration vorliegt, der Hauptträger der Osmolalität im jeweiligen Flüssigkeitsraum.

Indikationen

Störungen der Flüssigkeits- und Elektrolytbilanz, Abweichungen anderer Serumelektrolyte vom Referenzbereich,
Störungen des Säure-Basen-Haushalts,
Niereninsuffizienz, Hypertonie

Bestimmungsmethoden

Flammenphotometrie
Natrium-selektive Elektrode

Untersuchungsmaterial

Serum
Plasma (keine Na-haltigen Antikoagulanzien verwenden!)
Urin

Referenzbereiche

Serum/Plasma	Erwachsene	135 – 144 mmol/l
	Kinder	130 – 145 mmol/l
Urin		40 – 300 mmol/Tag

Eine *Hyponatriämie* kann bedingt sein durch:
- Akute und chronische Niereninsuffizienz (die Niere verliert die Fähigkeit, freies Wasser auszuscheiden, Natrium geht verloren)
- Herzinsuffizienz (bei der Herzinsuffizienz kann es durch die verminderte renale Ausscheidung von Flüssigkeit zu einer Verdünnungshyponatriämie kommen)
- Leberzirrhose
- Malabsorptionssyndrom
- Exsudative Enteropathie
- Infusion natriumfreier Lösungen
- Zwanghaftes Wassertrinken
- Verluste gastrointestinaler Flüssigkeiten (Erbrechen, Magenspülungen, massive Diarrhöen)
- Exzessives Schwitzen bei andauernder Wasserzufuhr
- Paraneoplastische ADH-Produktion (manche Tumoren wie z.B. das Bronchial- oder das Pankreaskarzinom können Peptide mit ADH-Wirkung freisetzen, dadurch wird Urin mit inadäquat hoher Urinosmolarität ausgeschieden, Natrium geht verloren)
- Störungen des ZNS (Meningitis, Enzephalitis...)
- Lungenerkrankungen wie Pneumonie, Tbc
- Hyperglykämie
- Medikamente (z.B. Barbiturate, Zyklophosphamid, Cholinergika, Isoproterenol, Anästhetika, Clofibrat, Vincristin, Diuretika)
- Progrediente Schädigung der Nierentubuli
- NNR-Insuffizienz

Eine *Hypernatriämie* kann bedingt sein durch:
- Ungenügende Flüssigkeitszufuhr, Durchfälle und Fieber bei Kindern
- Diabetes mellitus (Osmotische Diurese)
- Diabetes insipidus (zentral, renal; medikamentenbedingt durch Lithium)
- Hyperaldosteronismus (Conn-Syndrom)
- Infusion hypertoner Lösungen
- Interstitielle Nephritis
- Hyperkalzämische und hypokaliämische Nephritis
- NNR-Überfunktion (Kortikoidtherapie)

Chlorid

Chlorid ist als wichtigstes Gegenion des Natriums mitverantwortlich für den osmotischen Druck im Extrazellulärraum. Da es dem Natrium zumeist passiv folgt, unterliegt es der Aldosteronregulation. Es verhält sich meist gegensinnig zu Bikarbonat.
Chlorid kann durch *Mercurimetrische Titration, die Chlorid-selektive Elektrode* oder durch *Coulometrische Titration* bestimmt werden.

Prinzip der Coulometrie

Zur *quantitativen Chloridbestimmung im Serum und Harn* werden die exaktesten Resultate mit der Coulometrie erzielt.
Dabei werden Chloridionen durch Silberionen als unlösliches Silberchlorid ausgefällt.
Eine Silber-Generatorelektrode liefert die Silberionen mit einer der konstanten Stromstärke proportionalen konstanten Geschwindigkeit. Wenn kein Chlorid mehr vorhanden ist, treten freie Silberionen auf. Mit einer geeigneten Indikatorelektrode kann dieser Zeitpunkt exakt ermittelt werden.
Die Zeitdauer bis zum Auftreten freier Silberionen ist der Chloridkonzentration der Probe proportional.

Referenzbereiche

Im Serum	98 – 110 mmol/l
Im 24-h-Harn	100 – 240 mmol/24 h (nahrungsabhängig!)

Chloridwerte außerhalb des Normbereichs zeigen Störungen im Säure-Basen-Haushalt an, die weiterhin durch die Bestimmung des Standardbikarbonats, des Blut-pH-Wertes und der übrigen Serumelektrolyte differenziert werden können.

Erhöhte Serumchloridwerte findet man bei:
- Längerer Dehydratation
- Durchfällen → HCO_3^--Verluste → Cl^- ↑
- Renaler tubulärer Azidose
- Chronischer interstitieller Nephritis
- Applikation von Karboanhydrasehemmern
- Kortikoidtherapie
- Chronischer Hyperventilation (resp. Alkalose)

Erniedrigte Serumchloridwerte findet man bei:
- Starkem Schwitzen ohne ausreichende Cl^--Zufuhr
- Erbrechen/intestinalem Chlorverlust
- Diuretikaeinnahme (Etacrynsäure, Furosemid)
- Mineralkortikoidexzeßsyndromen
- Exzessiver Alkalizufuhr
- Laktatazidose, diabetischer Ketoazidose
- Niereninsuffizienz
- Ateminsuffizienz (chron. Hyperkapnie)

Kalium (GK Kap. 7.2.2)

Kalium liegt im Organismus vorwiegend in ionisierter Form vor. Die intrazelluläre Konzentration ist ca. 40fach höher als die extrazelluläre. Der Konzentrationsgradient wird durch die Na-K-stimulierbare ATPase der Zellmembran aufrechterhalten.
Die Regulation des Kaliumhaushaltes ist von den Nieren, dem Darm und dem Eiweiß- und Kohlenhydratstoffwechsel abhängig.
Der Säure-Basen-Haushalt beeinflußt die Kaliumverteilung zwischen Extra- und Intrazellulärraum (s. Abb. 12). So gehen metabolische Alkalosen oft mit einer Hypokaliämie einher (Transport von K^+ in die Zellen bei Ausstrom von H^+). Bei Vorliegen einer metabolischen Azidose hingegen verarmt die Zelle an Kalium, man kann dies jedoch nicht am Serumkaliumspiegel erkennen. Ohne Kenntnis des Säure-Basen-Status geben daher nur erniedrigte Serumkaliumwerte Auskunft über die intrazelluläre Kaliumkonzentration, nicht aber normale und erhöhte Werte.

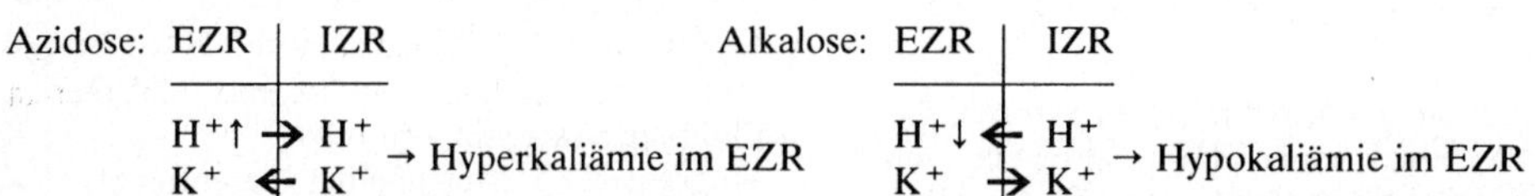

Abb. 12 Umverteilung von Kalium bei Azidose und Alkalose

Bestimmungsmethoden

Flammenphotometrie
Kalium-sensitive Elektrode

Untersuchungsmaterial

Serum (Werte um 0,2 0,3 mmol/l höher als im Plasma)
Ammoniumheparinat-Plasma
Urin

Bei der Blutentnahme ist zu beachten, daß
1. nur die ersten Milliliter zu verwenden sind, da der K^+-Spiegel durch psychische Effekte stark abfallen kann;
2. sofern Plasma analysiert werden soll, ausschließlich Ammoniumheparinat als Antikoagulans verwendet werden darf (andere Antikoagulanzien täuschen erhöhte Werte vor, da sie selbst Na^+ oder K^+ enthalten);
3. das Blut hämolysefrei abgenommen werden muß und die Erythrozyten innerhalb einer Stunde abzutrennen sind, da sonst K^+, das in den Erys in 25fach höherer Konzentration als im Serum vorliegt, ins Serum diffundiert und eine Hyperkaliämie vortäuscht.

Referenzbereiche

Serum/ Plasma	Erwachsene	3,6 – 4,8 mmol/l
	Neugeborene	3,6 – 6,0 mmol/l
	Säuglinge	3,7 – 5,7 mmol/l
	Kinder nach dem 12. Monat	3,2 – 5,4 mmol/l
Urin	(in Abhängigkeit von der Ernährung)	25 – 125 mmol/l

Eine *Hyperkaliämie* kann verursacht werden durch
- Azidose (Kalium tritt im Austausch gegen H-Ionen aus der Zelle aus),
- erhöhte Osmolalität des Plasmas (Kalium und Flüssigkeit treten aus der Zelle aus),
- Gewebs- oder Zellzerfall (Hämolyse, zytostatische Therapie),
- vermehrte exogene (orale oder parenterale) Zufuhr,
- Diabetes mellitus (Hyperglykämie mit osmotisch bedingter Schrumpfung des Intrazellulärraums mit Austritt von Kalium, Ketoazidose),
- verminderte renale Kaliumelimination (Niereninsuffizienz, Nierenversagen mit Oligurie oder Anurie, kaliumsparende Diuretika, Mineralkortikoidmangel),
- Pharmaka (z. B. Pentamidin, nichtsteroidale Antiphlogistika, β-Blocker, ACE-Hemmer, Digitalis, Heparin).

Eine *Hypokaliämie* kann verursacht werden durch
- Alkalose (z. B. akute respiratorische oder metabolische Alkalose),
- gastrointestinale Flüssigkeitsverluste (Erbrechen, Diarrhö, Laxanzienabusus),
- mangelnde Kaliumzufuhr,
- renale Kaliumverluste (Diuretika, Hyperaldosteronismus [Bartter-Syndrom, Conn-Syndrom], tubuläre Azidose).

Zu einer **Pseudohypokaliämie** kann es bei der Verwendung von Blutproben mit extrem hohen Leukozytenzahlen (> 100 000/ µl) kommen, da die Leukozyten Kalium aus dem Plasma aufnehmen. Ebenfalls falsch-niedrige Werte sind bei der Verwendung von lipämischen Proben oder von Proben mit einem Gesamteiweißgehalt von über 8 g/dl in der Flammenphotometrie möglich.
Zu einer **Pseudohyperkaliämie** kann es kommen durch die Freisetzung von intrazellulärem Kalium während des Gerinnungsvorgangs, insbesondere bei Thrombozytose oder Leukozytose (deshalb sind die Kaliumwerte bereits im normalen Serum im Mittel um 0,3 mmol/l höher als im Plasma).
Bei infektiöser Mononukleose sowie einigen anderen Erkrankungen können Leukozyten und Erythrozyten rascher als normal in vitro Kalium verlieren und falsch-hohe Werte vorgetäuscht werden.

Differenzierung von Störungen des Säure-Basen-Haushalts (GK Kap. 7.2.3)

Drei Regulationsvorgänge halten im Organismus die physiologische Wasserstoffionenkonzentration mit einem pH-Wert von 7,36 – 7,44 konstant:

1. **Pufferung** über die 4 Puffersysteme
   HCO_3 (Bikarbonat)
   HPO_4 (Phosphatpuffer)
   Proteine
   Hb
2. **Renale Elimination** von Wasserstoffionen
3. **Pulmonale Elimination** von CO_2 nach der Reaktionsgleichung:
   $H_2O + CO_2 \rightleftharpoons H_2CO_3 \rightleftharpoons HCO_3^- + H^+$

Die Diagnose einer Störung im Säure-Basen-Haushalt kann nur durch die Kenntnis von mindestens 2 der veränderlichen Größen pH, pCO_2 bzw. H_2CO_3 und HCO_3 erfolgen. Die 3. Größe läßt sich jeweils aus der **Henderson-Hasselbalch-Gleichung** berechnen:

$$pH = pK_s + \log \frac{HCO_3^-}{H_2CO_3} = pK_s + \log \frac{HCO_3^-}{0{,}03 \cdot pCO_2}$$

(pK_s = Säurekonstante = 6,1)

Tab. 21 a *Referenzbereiche*

Die Referenzbereiche sämtlicher Parameter, die zur Bewertung des Säure-Basen-Haushalts herangezogen werden, gibt die folgende Übersicht wieder:

Erwachsene	**Einheit**	**Blut arteriell Männer**	**Frauen**	**Blut gemischt-venös**	**Plasma/Serum**
pH-Wert		7.37–7.43		7.35–7.43	–
pCO_2	mmHg	35–46	32–43	37–50	–
	kPa	4.7–6.1	4.3–5.7	4.9–6.7	
pO_2	mmHg	71–104		36–44	–
Altersabhängigkeit	kPa	9.5–13.9		4.8–5.9	
Akt. HCO_3^- ($cHCO_3^-$)	mmol/l	21–26		21–26	21–28
Basenabweichung (BA)	mmol/l	–2 bis + 3		–2 bis + 3	–
Standardbikarbonat	mmol/l	21–26		21–26	–
Ges.-CO_2 (TCO_2)	mmol/l	23–28		22–29	22–29
Sauerstoffsättigung, bzw. $fHbO_2$	%	94–98		65–80	–
Sauerstoffkonzentration	ml/dl	≈ 20		≈ 15	–
Anionenlücke	mmol/l	–		–	7–16

Blutentnahme

Die exaktesten Resultate im Zusammenhang mit Untersuchungen zum Säure-Basen-Haushalt erhält man durch Entnahme von *arteriellem Blut* aus der A. brachialis, radialis oder femoralis. Da die praktische Anwendbarkeit der arteriellen Blutentnahme aber stark eingeschränkt ist, tritt an ihre Stelle zumeist die Entnahme von arterialisiertem Kapillarblut an der Fingerbeere, am Ohrläppchen oder an der Ferse. Unter „Arterialisierung" ist eine induzierte Steigerung der Durchblutung durch Erwärmung der Entnahmestelle (Wasser, Lichtbogen) oder durch Medikamente (Vasodilatatoren) zu verstehen. Der Einstich muß genügend tief sein (5 mm), das Blut soll rasch und frei fließen. Der erste Blutstropfen wird verworfen. Quetschen ist zu vermeiden, da sonst die Werte für pH, pCO_2 und pO_2 unzuverlässig werden.
(Nur in Ausnahmefällen, wenn kein arterielles oder Kapillarblut gewonnen werden kann, darf Venenblut zu Analysen des Säure-Basen-Haushaltes herangezogen werden.)
Die Blutentnahme für Analysen des Säure-Basen-Haushaltes soll anaerob erfolgen. Luft in der Spritze muß nach der Blutentnahme sofort herausgedrückt werden. Vakuumspritzen müssen vollständig gefüllt werden. Als **Antikoagulans** für Untersuchungen des Säure-Basen-Haushaltes dient einzig **Heparin,** da alle anderen Gerinnungshemmer zu Veränderungen der Säure-Basen-Parameter führen.
(Verwendet man Na-Zitrat als Antikoagulans, so ist mit folgenden Nachteilen zu rechnen: Die Erythrozyten schrumpfen, und es kommt zu einer Verdünnung des Plasmas mit Erythrozytenwasser. In höheren Konzentrationen kann Na-Zitrat eine Hämolyse hervorrufen. In beiden Fällen ist mit einer beträchtlichen pH-Änderung zu rechnen.)

Aufbewahrung

Der Stoffwechsel der Erythrozyten und Leukozyten läuft nach der Blutentnahme weiter. Es entstehen insbesondere Laktat, Pyruvat und andere saure Endprodukte, die für einen pH-Abfall und die damit verbundene CO_2-Freisetzung verantwortlich sind. Können die Analysen also nicht sofort verarbeitet werden, so muß die Glykolyse durch Aufbewahren des Blutes bei 4 °C oder auf Eiskissen auf ein Mindestmaß herabgesetzt werden.
Für die Praxis akzeptable Resultate können am besten erzielt werden, wenn die Proben auf Eiskissen transportiert, im Kühlschrank gelagert und innerhalb von 30 min aufgearbeitet werden.

pH, pCO_2 im Vollblut

Prinzip der Blut-pH-Messung: potentiometrische Messung mittels Glaselektrode.
Der pH-Wert wird durch Messung der Potentialdifferenz einer geeigneten Elektrodenkette ermittelt. Als H^+-sensitive Meßelektrode verwendet man eine Kapillarglaselektrode, die nicht durch gelöste Gase, Proteine etc. beeinflußbar ist. Als Bezugselektrode dient eine Kalomelelektrode mit einem vom pH-Wert unabhängigen, konstanten Potential. Eine Brückenlösung (gesättigte KCl-Lösung) stellt die leitende Verbindung zwischen Meßlösung und Kalomelelektrode dar. Die für den pH-Wert der Meßlösung charakteristische Potentialdifferenz wird über ein Galvanometer angezeigt; bei modernen Geräten wird sie digital ausgedruckt.

Die Meßanordnung muß zuvor mit geeigneten Standard-Pufferlösungen mit bekanntem pH-Wert geeicht werden, da es sich bei der pH-Messung mit der Glaselektrode nicht um eine Absolut-, sondern um eine Relativmessung handelt.
Für alle pH-Messungen ist darüber hinaus eine exakte Thermostatierung notwendig, da die Temperatur der Meßlösung einen Einfluß auf die pH-Messung hat.

Referenzbereich

pH = 7,36 – 7,44

Prinzipien der pCO_2-Bestimmung

Der pCO_2 des Blutes kann durch 2 unterschiedliche Verfahren ermittelt werden:

1. *Direkte Messung mit der pCO_2-Elektrode*
Dabei handelt es sich um eine modifizierte Glaselektrode, die den pH-Wert einer Bikarbonatlösung mißt. Eine Kunststoffolie aus Teflon oder Nylon trennt die Bikarbonatlösung von der Blutprobe. Kleinmolekulare, ungeladene Teilchen wie das CO_2 können diese Membran in beiden Richtungen passieren, während geladene Teilchen wie HCO_3^- nicht durchtreten können. Die Bikarbonatlösung im Inneren wird mit dem von außen eindiffundierenden CO_2 äquilibriert. Somit ändert sich der pH-Wert der Bikarbonatlösung. Über eine pH-Messung kann dann direkt der pCO_2 der Blutprobe bestimmt werden.

2. *Indirekte Bestimmung (nach Astrup, Siggaard-Andersen u. a.)*
Die indirekte Bestimmung erfolgt durch Äquilibrierung der Blutprobe mit 2 Gasgemischen verschiedenen (bekannten) CO_2-Gehalts und Messung des jeweils resultierenden pH-Wertes.
Der pCO_2 wird dann *rechnerisch bzw. graphisch aus Nomogrammen* ermittelt.

Referenzbereich

pCO_2 = 35 – 45 mmHg

Aktuelles Plasmabikarbonat

Darunter versteht man die Bikarbonatkonzentration zum Zeitpunkt der Untersuchung; diese ist vom aktuellen pCO_2 und pH-Wert abhängig und läßt sich aus diesen beiden Größen rechnerisch ermitteln.
Mit der Bestimmung des Plasmabikarbonats kann man metabolische Störungen im Säure-Basen-Haushalt erfassen.

Standardbikarbonat

Das Standardbikarbonat (= Alkalireserve) ist definiert als Bikarbonatgehalt des Blutes unter Standardbedingungen:
O_2-Sättigung; CO_2-Partialdruck von 40 mmHg; 37 °C
Es läßt sich rechnerisch oder graphisch mittels Siggaard-Andersen-Nomogramm bestimmen.

Referenzbereich

22 – 26 mval/l

Basenabweichung (BE)

Unter BE versteht man die bei der Titration auf pH = 7,4 (pCO_2 = 40 mmHg; 37 °C) nachweisbare Basenkonzentration, ausgedrückt als Abweichung vom normalen Standardbikarbonatwert:
Basenüberschuß (mval/l) = Pufferbasen – Normal-Pufferbasen (mval/l)
Die Basenabweichung ist vom Hb-Gehalt unabhängig und wird stets rechnerisch bzw. graphisch ermittelt.
Positiver Wert = Überschuß an Basen
Negativer Wert = Überschuß an Säuren

Referenzbereich

– 2 bis + 2 mval/l Blut

Die graphische Ermittlung von Standardbikarbonat, aktuellem Plasmabikarbonat und Basenexzeß sei an einem Beispiel mit einem **Säure-Basen-Nomogramm nach Siggaard-Andersen** erläutert, das der Vollständigkeit halber im ganzen ausgewertet werden soll.

Auswertung

Wie aus Abb. 13 hervorgeht, findet sich auf der Abszisse eine lineare pH-Skala und auf der Ordinate eine logarithmische pCO_2-Skala.
Die horizontale logarithmische Linie bei pCO_2 = 40 mmHg stellt die *Standardbikarbonatkonzentration* dar. Die pH-Messung bei 2 bekannten CO_2-Drucken erlaubt die In-vitro-Pufferlinie (II-III-I) zu zeichnen. Korrespondierende Wertpaare sind pH = 7,07 (Pfeil 2) und pCO_2 = 65 mmHg (Pfeil B) sowie pH = 7,29 (Pfeil 3) und pCO_2 = 31,5 mmHg (Pfeil A).
Vom Schnittpunkt der Geraden über dem aktuellen pH = 7,18 (Pfeil 1) mit der Pufferlinie (Punkt III) wird eine Horizontale gezogen (Pfeil C). Der auf der Ordinate ablesbare Wert entspricht dem *aktuellen pCO_2 in mmHg* (= 46 mmHg). Der Schnittpunkt der Pufferlinie II-III-I mit der Standardbikarbonatlinie (pCO_2 = 40 mmHg) ergibt das *Standardbikarbonat in mmol/l Plasma* (= 15,7 mmol/l).
Zieht man von Punkt III aus im Winkel von 45° eine Gerade (Pfeil D) auf die Standardbikarbonatlinie, dann entspricht der Schnittpunkt beider Geraden der *aktuellen Bikarbonatkonzentration in mmol/l Plasma* (= 16,5).
Der Schnittpunkt der Geraden II-III-I mit der Pufferbasenkurve gibt die Pufferbase in mmol/l an (= 33,2).
Der Schnittpunkt der Geraden II-III-I mit der Basenexzeßkurve gibt den *Basenüberschuß in mmol/l Blut an* (– 10,4).
Wird der Basenexzeß von der Pufferbase subtrahiert, dann kann man mit dem erhaltenen Wert

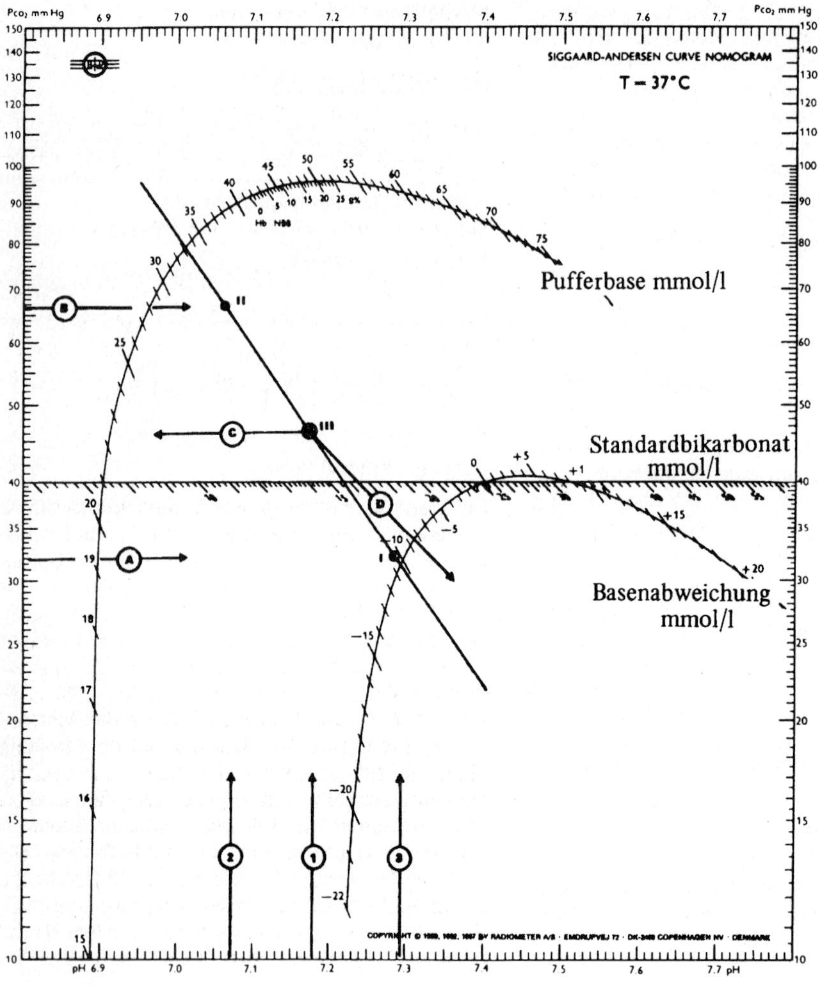

Abb. 13 Säure-Basen-Nomogramm nach Siggaard-Andersen

auf einem Abschnitt der Pufferbasenkurve die Hämoglobinkonzentration in g/100 ml ablesen. Dieses Resultat ist jedoch mit einer erheblichen Fehlerbreite (± 3 g/100 ml) behaftet. Es wird daher empfohlen, diesen Wert separat mit der internationalen Zyanhämiglobinmethode zu ermitteln.

Im angeführten Beispiel würde man folgenden Hb-Wert erhalten:

33,2 – (– 10,4) = 33,2 + 10,4 = 43,6 entsprechend 5 g Hb/100 ml = 50 g/l

Die Berechnung des Gesamt-CO2 in mmol/l Plasma erfolgt nach folgender Formel:

$\sum [CO_2]$ = aktuelles Bikarbonat + (0,03 × aktueller pCO_2)

Im vorliegenden Beispiel:

$\sum [CO_2] = 16{,}5 + (0{,}03 \times 46) = 16{,}5 + 1{,}38 =$ 17,88 mmol/l Plasma

Unter Berücksichtigung aller im Beispiel angegebenen Werte müßte die **Diagnose** lauten: **metabolische und respiratorische Azidose.**

Interpretation typischer Befundkonstellationen bei Störungen des Säure-Basen-Haushalts

Um die Störungen im Säure-Basen-Haushalt diagnostizieren zu können, müssen pH-Wert, pCO_2, Standardbikarbonat und Basenüberschuß bekannt sein.

Bei der Interpretation von Befunden des Säure-Basen-Haushalts sollte man sich noch einmal über die wichtigsten Puffersysteme klar werden.

Die schnellste Kompensation einer Verschiebung erfolgt durch das vorhandene Puffersystem (Bikarbonat, Phosphatpuffer, Proteine, Hb) innerhalb von Minuten.

Innerhalb von Stunden erfolgt eine Kompensation durch die Adaptation der Ventilation nach der Formel

$H_2O + CO_2 \rightleftharpoons H_2CO_3 \rightleftharpoons HCO_3^- + H^+$

Die renale Adaptation erfolgt innerhalb von 2 bis 5 Tagen.

Tab. 21 Diagnostik bei Störungen im Säure-Basen-Haushalt

	pH	pCO_2	Standardbikarbonat	BE
Resp. Azidose	↓	↑	–	Primär
Teilweise komp.	↓	↑	↑	normal
Vollst. komp.	normal	↑	↑	
Resp. Alkalose	↑	↓	–	Primär
Teilweise komp.	↑	↓	↓	normal
Vollst. komp.	normal	↓	↓	
Metabol. Azidose	↓	–	↓	Negativ
Teilweise komp.	↓	↓	↓	
Vollst. komp.	normal	↓	↓	↓
Metabol. Alkalose	↑	–	↑	Positiv
Teilweise komp.	↑	↑	↑	
Vollst. komp.	normal	↑	↑	

Vorgehen bei der Bewertung der Säure-Basen-Parameter

Die Diagnostik von Störungen im Säure-Basen-Haushalt läuft in verschiedenen Stufen ab:

1. Stufe (s. Tabelle 21 und 22)
Bewertung der „Grundparameter" pH, pCO_2, Standardbikarbonat, Basenüberschuß mit dem Ziel einer Zuordnung zu einer der Störungsarten

- metabolische Azidose,
- metabolische Alkalose,
- respiratorische Azidose,
- respiratorische Alkalose

2. Stufe
Suche und Bestimmung der Ursache der festgestellten Störung im Säure-Basen-Haushalt mit Hilfe von

- klinischen Parametern (Hydratationszustand, Bewußtseinslage, Medikation),
- Elektrolytstatus: Kalium, Chlorid (s. S. 56, Anionenlücke (s. S. 63),
- Sauerstoffparametern, z. B. pO_2 (s. S. 63),
- Urin-pH-Wert, Ketonkörpernachweis und Blutlaktatbestimmung (s. u.)

Methoden zur Differenzierung der metabolischen Azidose

Laktatbestimmung im Blut

Das Bestimmungsverfahren für Laktat wird mit Hilfe desselben Enzymsystems wie das Bestimmungsverfahren für Pyruvat, nämlich LDH, durchgeführt.

$$\text{Pyruvat} + \text{NADH} + H^+ \xrightarrow{\text{LDH}} \text{Laktat} + \text{NAD}^+$$

Da jedoch das Gleichgewicht dieser Reaktion weit auf der rechten Seite liegt, müssen zur Laktatbestimmung die Reaktionsprodukte Pyruvat und Protonen ständig aus dem Gleichgewicht entfernt werden. Dies läßt sich durch Zugabe von Hydrazin und in alkalischem Milieu (pH 9,5) erreichen:

$$\text{L (+) – Laktat} + \text{NAD}^+ + \text{Hydrazin} \xrightarrow{\text{LDH}} \text{Pyruvat – Hydrazon} + \text{NADH} + H^+$$

Der photometrisch meßbare Anstieg von NADH ist der vorliegenden Laktatkonzentration direkt proportional.

Ursachen/Indikationen

Zu L-Laktat-Erhöhungen im Plasma kommt es am häufigsten durch Gewebehypoxie aufgrund anaerober Glykolyse. Tritt in dieser Situation ein Schockzustand hinzu, werden darüber hinaus der Abtransport von Laktat in der Leber und die Ausscheidung über die Nieren vermindert. Einige kongenitale Enyzmdefekte, wie z. B. Glykogenose Typ I, Fruktose-1,6-Diphosphatase-Mangel, führen ebenfalls zur Laktatazidose. Die wichtigste Indikation zur Laktatbestimmung stellt jedoch der Diabetes dar. Es gilt hier, die Laktatazidose rechtzeitig zu erfassen und von der Ketoazidose zu unterscheiden, da die Behandlungsmaßnahmen in beiden Fällen differieren.
Die Laktatazidose ist in diesem Zusammenhang häufig auch als Folge bzw. Nebenwirkung der Biguanidtherapie aufgetreten.

Ketonkörper im Urin

Ketonkörper:
Azetessigsäure, β-Hydroxybuttersäure, Azeton

Azetessigsäure und Azeton können durch die Probe nach Legal qualitativ nachgewiesen werden. Man gibt 5 Tropfen Na-Nitroprussidlösung zu 2 ml Harn und fügt 1 ml 20 %ige NaOH hinzu.
Beim Vorhandensein von Azetessigsäure und Azeton in der Harnprobe entsteht eine Rotviolettfärbung.
Auf demselben Prinzip beruht das Teststreifenverfahren. Hier wird das Teststäbchen nach der vorgeschriebenen Zeit in den frischen Harn getaucht. Der Farbumschlag nach Violett läßt aufgrund der graduellen Abstufung eine grobquantitative Aussage zu (+, + +, + + +). Die Nachweisgrenze liegt bei

Tab. 22 Verhalten der Blutparameter (pH, pCO_2, Standardbikarbonat und BE) bei Störungen im Säure-Basen-Haushalt sowie Kompensationsmechanismus und zugrundeliegende Erkrankungen

Normale Blutwerte:	pH	7,36 bis 7,44
	pCO_2	35 bis 45 mmHg
	Standardbikarbonat	22 bis 26 mval/l
	Basenüberschuß	– 2 bis + 2 mval/l
	(pO_2	65 bis 105 mmHg)
Respiratorische Azidose:	pH	< 7,36
	pCO_2	> 45 mmHg
	Standardbikarbonat	normal
	BE	primär normal
Kompensationsmechanismus: Durch die Nierentätigkeit vermehrte Ausscheidung von Säuren und Retention von Basen (verstärkte Bicarbonat-Reabsorption).		
Respiratorische Alkalose:	pH	> 7,44
	pCO_2	< 35 mmHg
	Standardbikarbonat	normal
	BE	primär normal
Kompensationsmechanismus: Durch die Nierentätigkeit vermehrte Ausscheidung von Basen und Retention von Säuren, so daß eine kompensatorische metabolische Azidose entsteht.		
Metabolische Azidose:	pH	< 7,36
	pCO_2	normal
	Standardbikarbonat	< 22 mval/l
	BE	negativ
Kompensationsmechanismus: Der niedrige Blut-pH stimuliert das Atemzentrum, so daß es zur Hyperventilation kommt, die eine kompensatorische respiratorische Alkalose entstehen läßt.		
Metabolische Alkalose:	pH	> 7,44
	pCO_2	normal
	Standardbikarbonat	> 26 mval/l
	BE	positiv
Kompensationsmechanismus: Der hohe Blut-pH hemmt das Atemzentrum, so daß vermindert geatmet wird. Es entsteht eine kompensatorische respiratorische Azidose.		

Erkrankungen/Zustände mit respiratorischer Azidose
- Hypoventilation
- Kardiorespiratorische Zwischenfälle (z. B. durch Medikamente, Opiate, Sedativa, Anästhetika)
- Organische Läsionen des ZNS (z. B. Trauma, Ischämie, Tumor)
- Neuropathie
- Myopathie (z. B. Myasthenia gravis, Botulismus, Poliomyelitis)
- Pneumothorax
- Kyphoskoliose
- Instabiler Thorax
- Larynxödem
- Bronchospasmus
- Schweres Lungenödem
- Schwere Pneumonie
- Atelektasen
- Schocklunge
- Rauchvergiftung

Erkrankungen/Zustände mit respiratorischer Alkalose
- Hyperventilation (z. B. psychogen, im Delir, durch Medikamente wie Salizylate, Katecholamine, Analeptika, durch Fieber, Anämie, Sepsis)
- Hypoxämie (Höhenaufenthalt)
- Angeborener Herzfehler mit Rechts-links-Shunt
- Akute und chronische Lungenerkrankungen, die mit einer kompensatorischen oder reaktiven Stimulation intrathorakaler Mechanorezeptoren einhergehen, z. B. Lungenembolie, mäßig ausgeprägte Pneumonie, mäßiges Lungenödem, mäßiges Asthma bronchiale

Erkrankungen/Zustände mit metabolischer Azidose
- Additionsazidose (Säureüberschuß)
  - Ketoazidose (Diabetes mellitus, Hungerzustand, Unterernährung)
  - Laktatazidose (Schock, Herzinsuffizienz, Hypoxie, Anämie)
  - Exogene Intoxikation (Säuren, Salizylate, Methanol, Paraldehyd)
- Subtraktionsazidose
  - Bikarbonatverlust (chron. Diarrhö, Duodenal-, Pankreas-, Gallenfisteln)
- Retentionsazidose
  - Urämische Azidose (chron. Pyelonephritis, Zystenniere)
  - Tubuläre Azidose (distale und proximale)
  - Pharmaka (Karboanhydrasehemmer, Diuretika)

Erkrankungen/Zustände mit metabolischer Alkalose
- Additionsalkalose (Bikarbonatanhäufung)
  - Milch-Alkali-Syndrom
  - Überdosierung von $NaHCO_3$
- Subtraktionsalkalose
  - Hypochlorämie (Erbrechen, Ulcus duodeni, Diuretika, Magensaftverlust durch Drainage und Fisteln)
  - Hypokaliämie (extrazelluläre H-Ionen werden im Rahmen der Kompensationsversuche des Körpers gegen intrazelluläres Kalium ausgetauscht)

Beachte: Bei Befunden, die sich überhaupt nicht einordnen lassen bzw. nicht „zusammenpassen“, sollte man daran denken, daß es sich um Fehler in der Meßreihe handeln kann.

5–10 mg Azetessigsäure/100 ml Harn; gegenüber Azeton ist die Empfindlichkeit geringer; mit β-Hydroxybuttersäure reagiert der Teststreifen nicht.

Bestimmung des Harn-pH-Wertes

Der pH-Wert im Harn läßt sich mittels *Teststreifen* bestimmen. Das pH-Testpapier enthält die Indikatoren Methylrot und Bromthymolblau. Im pH-Bereich „5–9" ergeben sich so deutliche Farbabstufungen von orange über grün nach blau.

Referenzbereich (frischer Harn beim Gesunden):

pH ≈ 6,0
(pH 4,8–7,5)

Ablesegenauigkeit beim Teststreifenverfahren: 0,5 bis 1 pH-Einheit

Störmöglichkeit: Steht der Harn zu lange, so wird er bakteriell zersetzt und dadurch alkalisiert. Eine diagnostische Aussage wird dann hinfällig.

Sauerstoffpartialdruck

Das physikalisch gelöste O_2 im Vollblut wird vorwiegend polarographisch bestimmt. Die Elektrode, von Clark entwickelt, besteht aus einer Platinkathode und einer Silber/Silberchlorid-Anode. Die Elektrodenoberfläche ist mit einer semipermeablen Membran aus Polypropylen, Polyäthylen oder Teflon überzogen, durch die O_2 durchtreten kann (Proteine, Blutzellen, Ionen hingegen nicht).
Legt man nun gegenüber der unpolaren Ag/AgCl-Anode ein negatives Potential von – 0,6 bis – 0,7 V an die Kathode an, so wird O_2 nach folgender Reaktionsgleichung reduziert:

$$O_2 + 2\,H^+ + 4\,e^- \rightarrow H_2O_2 + 2\,e^- \rightarrow 2\,OH^-$$

An der Anode entsteht:
$Ag \rightarrow Ag^+ + e^-$

Durch den Elektronenfluß entsteht ein dem diffundierten O_2 und damit auch dem pO_2 der Probe proportionaler Strom.

Referenzbereich

pO_2 (arteriell) = 81–99 mmHg
(10,8–13,2 kPa)

Mit zunehmendem Alter kann dieser Wert leicht sinken.

Anionenlücke

Die Bestimmung der Anionenlücke ist (besonders in den angelsächsischen Ländern) ein Hilfsmittel zur Differenzierung der metabolischen Azidose in der Intensivmedizin. Als Anionenlücke bezeichnet man dabei die Differenz zwischen der Konzentration von Na^+ und der Summe der Konzentrationen von Cl^- und HCO_3^- im Plasma.

Anionenlücke = Na^+ (mmol/l) – (Cl^- [mmol/l] + HCO_3^- [mmol/l])

Sie beträgt normalerweise **8–16 mmol/l** und gibt die Menge der anderen, nicht gemessenen Anionen (z. B. Phosphat, Sulfat, Zitrat, Laktat) wieder.
Bei der *metabolischen Azidose* kann die Anionenlücke – je nach Ursache der Störung – normal oder vergrößert sein.
Eine Zunahme der Anionenlücke bedeutet, daß die metabolische Azidose durch einen vermehrten Anfall von Säuren (z. B. Laktat, Ketonkörper), die Bikarbonat als Puffer verbrauchen, verursacht wird.
Eine vergrößerte Anionenlücke kann aber auch durch eine *mangelhafte Säureausscheidung* (z. B. bei Niereninsuffizienz) oder durch *Vergiftungen* mit osmotisch wirksamen Substanzen, wie z. B. Ethanol, Methanol, Ethylenglykol, Salizylate, Barbiturate, sowie durch einen schweren *hämorrhagischen Schock* zustande kommen. Liegen dagegen vermehrte *Verluste von* HCO_3^- (z. B. durch Diarrhöen, Darmfisteln) vor, so bleibt die Anionenlücke durch eine verstärkte Retention von Chlorid normal.

Innere Sekretion (GK Kap. 8)

Laboratoriumsuntersuchungen (GK Kap. 8.2)

Allgemeines (GK Kap. 8.2.1)

Da die Hormone i. allg. nur in sehr geringer Konzentration in den Körperflüssigkeiten enthalten sind, benötigt man zu ihrer quantitativen und qualitativen Bestimmung recht aufwendige und empfindliche Methoden.
In erster Linie kommen deshalb immunologische Verfahren zum Einsatz, hierzu zählen der Radio-, der Enzym-, der Fluoreszenzimmunoassay oder der Lumineszenztest.
Als Untersuchungsmaterial für die Hormonbestimmung wird überwiegend *Serum* oder *Plasma* bzw. ein *24-h-Sammelurin* bevorzugt.
Während einige Hormone recht lagerungsstabil sind (z. B.: Steroidhormone, Tumormarker), sind an-

dere Hormone einem raschen proteolytischen Abbau in der Probe ausgesetzt (z. B. Parathormon, ACTH) und müssen sofort nach der Probennahme durch Kältebehandlung oder durch den Zusatz von Proteinaseinhibitoren stabilisiert werden.
Niedermolekulare Hormone, wie z. B. Schilddrüsen- oder Steroidhormone, liegen zu einem großen Anteil in proteingebundener Form und nur in geringer Menge als ungebundenes „freies" Hormon vor. Folglich müssen Bestimmungsmethoden verwendet werden, die es ermöglichen, zwischen gebundenem und freiem Hormon zu differenzieren und die Bindungsfähigkeit und Konzentration der Trägerproteine zu ermitteln.
Dies geschieht mit Hilfe von direkten und indirekten Methoden. Bei der *direkten Untersuchungstechnik* wird eiweißgebundenes Hormon im Serum durch physikalische Maßnahmen (z. B. Zentrifugation) abgetrennt und das verbleibende freie Hormon mit einem Immunoassay direkt bestimmt.
Bei der *indirekten Untersuchungstechnik* wird einerseits die Gesamtkonzentration von gebundenem und freiem Hormon, andererseits die Konzentration des korrespondierenden Transportproteins ermittelt, anschließend werden beide zueinander ins Verhältnis gesetzt. Dieser Wert erlaubt Rückschlüsse auf die freie Hormonaktivität. Eine weitere indirekte Untersuchungstechnik verwendet radioaktiv markierte Hormone, prüft den Grad der Sättigung des dazugehörigen Transportproteins und erlaubt somit indirekt eine Aussage über die freie Hormonmenge.

Prinzipien der Funktionsdiagnostik

Die Funktionsdiagnostik setzt die Kenntnis der jeweils zu überprüfenden Regelkreise mit ihren jeweiligen Steuerungs- und Rückkopplungsmechanismen voraus (s. Kap. 8.1, Bd. Pathophysiologie).
In den auf S. 65 und S. 66 folgenden Übersichten sind die Hormone, ihre Wirkung und ihre Regulation dargestellt.
Im folgenden sind die Indikationen und die Interpretation spezieller Funktionstests abgehandelt.

Nebennierenfunktionsprüfungen s. Kap. 8.2.5

Gonadenfunktionsprüfungen

- *LH-RH-Test* (s. S. 76)
- *HCG-Test*

Indikationen

Stimulationstest zur Differenzierung zwischen primärer und sekundärer Leydig-Zell-Insuffizienz

Funktionsdiagnostik

Intakte Funktion: Verdopplung der Werte gegenüber Initialwert

Primäre Leydig-Zell-Insuffizienz: Niedrige Testosteronbasalwerte; nach Stimulation unverändert

Sekundäre Leydig-Zell-Insuffizienz: Testosteronanstieg nach Stimulation

Schilddrüsenregelkreisfunktionsprüfung
s. Kap. 8.2.3

Wachstumshormonfunktionsprüfung

- *Arginin-/Insulin-Hypoglykämie-Test*

Indikationen

Stimulationstest zum Nachweis hypothalamisch-hypophysär bedingter Störungen

Funktionsdiagnostik

Intakte Funktion: Starker, lang anhaltender STH-Anstieg im Serum (10 – 50 mg/l)

Hypophysäre Überfunktion: Normale oder erhöhte Basalwerte mit weiterem Anstieg nach Belastung

Hypophysäre Unterfunktion: Niedrige Basalwerte mit fehlendem Anstieg

Falsch-negative Werte werden nur dann vermieden, wenn der Glukosespiegel < 50 mg/dl (2,78 mmol/l) ist.

- *Glukagontest*

Indikationen

Stimulationstest zur Differenzierung zwischen primär hypothalamischer und primär hypophysärer Überfunktion

Funktionsdiagnostik

Intakte Funktion: Signifikanter STH-Anstieg nach 3 h

Primär hypothalamische STH-Überproduktion: Exzessiver Anstieg nach 1 h

Primär eosinophiles HVL-Adenom: Kein Anstieg

- *Glukosebelastungstest*

Indikationen

Suppressionstest zur Differentialdiagnose erhöhter STH-Spiegel

Funktionsdiagnostik

Intakte Funktion: STH-Abfall nach oraler Belastung mit 100 g Glukose auf Werte < 2 mg/l

Hypothalamus				
Hormon	**GHRH**	**TRH**	**CRH**	**GnRH**
Gehemmt durch	Somatostatin	Thyroxin	Kortisol	Östradiol
Unterfunktion	Minderwuchs	tertiäre Hypothyreose	tertiäre NNR-Insuffizienz	Kallmann-Syndrom hypothalam. Amenorrhö, idiopath. Pubertas tarda
Stimulationstest	Insulintest, körperliche Belastung, Arginintest	Unbekannt	Insulintest (Metopirontest)	Clomiphentest
Hypophysenvorderlappen				
Hormon	**STH (GH)**	**TSH**	**ACTH**	**LH, FSH**
Stimuliert durch	**GHRH**	**TRH**	**CRH**	**GnRH**
Gehemmt durch	Somatostatin	Thyroxin	Kortisol	Östradiol, Testosteron, Inhibin
Stimulationstest	GHRH-Test	TRH-Test	CRH-Test	LH-RH-Test
Unterfunktion	Bei Kindern: Minderwuchs	Sekundäre Hypothyreose	Sekundäre NNR-Insuffizienz	Sekundärer Hypogonadismus: Subfertilität, Oligo-/Amenorrhö, Impotenz, Pubertas tarda
Überfunktion	STH-sezernierendes HVL-Adenom; bei Kindern: Gigantismus bei Erwachsenen: Akromegalie	TSH-sezernierendes HVL-Adenom; sekundäre Hyperthyreose	ACTH-sezernierendes HVL-Adenom; Morbus Cushing	Gonadotropin sezernierendes HVL-Adenom, Oligo-/Amenorrhö, Impotenz
Effektordrüse	**Leber**	**Schilddrüse**	**Nebennieren**	**Ovarien Hoden**
Hormon	Somatomedin C IGF-I	Thyroxin (T_4), Trijodthyronin (T_3)	Kortisol NN-Androgene	Östradiol, Testosteron
Stimuliert durch	**STH (GH)**	**TSH**	**ACTH**	**LH:** Steroidsekretion **FSH:** Follikelreifung, Spermatogenese
Überfunktion	–	Primäre Hyperthyreose	Kortisolsezer. NN-Adenom	Testotoxikose (selten) Polyzystische Ovarien
Unterfunktion	Laron-Zwerge	Primäre Hypothyreose	Primäre NNR-Insuffizienz: Morbus-Addison	Primärer Hypogonadismus, Menopause, Turner-S, (♀ :X0), Klinefelter-Syndrom (♂ : XXY)
Hauptwirkung	Knochenwachstum	Energieumsatz	Immunmodulation Streßantwort	Östrogene: Feminisierung Androgene: Virilisierung Gonadotropine: Fertilität
Endoorganresistenz (selten)	Pygmäen	Partiell betr. nur HVL oder komplett (selten)	Sehr selten	Testikuläre Feminisierung (Reifenstein-Syndrom: 5α-Reduktase-Mangel)

Abkürzungen:

GHRH Wachstumshormonreleasing-Hormon;
TRH Thyreotropinreleasing-Hormon;
CRH Kortikotropinreleasing-Hormon;
GnRH Gonadotropinreleasing-Hormon;
STH (GH) Wachstumshormon (Somatotropin);
TSH thyreotropes Hormon (Thyreotropin);
ACTH adrenokortikotropes Hormon (Kortikotropin);
LH luteinisierendes Hormon (Luteotropin);
FSH follikelstimulierendes Hormon;
IGF-I Insulin-like growth Faktor I releasing Hormon (Somatomedin C)

Drüse	HVL	HHL	Nebenschilddrüse	Thyreoidale C-Zellen
Hormon	**Prolaktin**	**AVP (ADH)**	**Parathormon (PTH)**	**Kalzitonin**
Stimuliert durch	**TRH**	Osmolarität ↑, Hypovolämie	Kalzium ↓	Kalzium ↑, Gastrin
Gehemmt durch	Dopamin	Osmolarität ↓, Hypervolämie	Kalzium ↑	Kalzium ↓
Effekt	Laktation	Renale Wasserretention	Ossäre Kalziumfreisetzung	Ossäre Kalziumretention
Stimulationstest	TRH-Test	Durstversuch mit spezif. Uringewicht < 1020	–	Pentagastrintest
Unterfunktion	Laktationsstörung	Diabetes insipidus	Hypokalzämie, Tetanie	–
Überfunktion	Prolaktinom: ♀ : Sterilität, Oligomenorrhö, Galaktorrhö ♂ : Impotenz	SIADH: meist paraneoplastisch Syndrom der inappropriaten ADH-Sekretion (Ödeme, Hypogonadismus)	Hyperkalzämie (Nephrolithiasis, Pankreatitis, psychische Auffälligkeiten) Hyponatriämie	C-Zell-Karzinom der Schilddrüse, z. B. bei multipler endokriner Neoplasie (Diarrhö)

Abkürzungen:
HHL Hypophysenhinterlappen; **AVP** Arginin-Vasopressin; **TRH** Thyreotropinreleasing-Hormon
HVL Hypophysenvorderlappen; **ADH** antidiuretisches Hormon (Adiuretin)

Drüse	Niere (juxtaglomerulärer Apparat)	Nebennierenrinde	Nebennierenrinde	Nebennierenmark Sympath. Ganglien
Hormon	**Renin** setzt proteolytisch **Angiotensin** frei	**Aldosteron**	**DHERS, DHEA, 17α-OH-Protesteron, Testosteron**	Adrenalin (bes. in NNM), Dopamin, **Noradrenalin**
Stimuliert durch	Nierenperfusion ↓ Hyponatriämie	Angiotensin (ACTH)	ACTH	Neuronale Kontrolle
Gehemmt durch	Hypernatriämie, Hypokaliämie	–	–	Neuronale Kontrolle
Effekt	Konstriktion der Arteriolen, Aldosteron ↑	Renaler Kaliumverlust, Natriumretention	Geringe androgene Wirkung	Kardiovaskulär
Stimulationstest	Furosemidtest, Captopriltest	(ACTH-Test)	ACTH-Test	Alle Stimulationstests sind obsolet
Überfunktion	Sekundärer Hyperaldosteronismus	Primärer Hyperaldosteronismus („Conn-Adenom")	Adrenogenitales Syndrom (komplett oder inkomplett)	Phäochromozytom, Paragangliom
Unterfunktion	Sehr selten	Oft bei primärer NNR-Insuffizienz (Morbus-Addison)	–	Shy-Drager-Syndrom (sehr selten)

Abkürzungen:
ACTH adrenokortikotropes Hormon (Kortikotropin) **DHEAS** Dehydroepiandrosteron-Sulfat
DHEA Dehydroepiandrosteron **NNM** Nebennierenmark

(Aus: Droste C, von Planta M: Memorix, Edition Medizin, VCH Weinheim, 1993)

STH-Überproduktion: Keine Suppression

Sekretionsstörungen des Vasopressins **s. S. 70**

Pankreasfunktionsprüfungen

- *Hungerversuch mit Ergometerbelastung*

Indikationen

Hypoglykämische Zustände

Funktionsdiagnostik

Intakte Funktion: Keine wesentlichen Veränderungen; bei ergometrischer Belastung Insulinanstieg < 10 mU/l (72 pmol/l)

Hyperinsulinismus: Leichter Insulinanstieg; unter ergometrischer Belastung steiler Anstieg

Extrapankreatische Hypoglykämie: Kein signifikanter Anstieg unter ergometrischer Belastung, Anstieg < 10 mU/l (72 pmol/l)

- *Tolbutamidtest* *s. S. 48*

Nebenschilddrüsenfunktionsprüfungen

- *Suppressionstest nach Kyle*

Indikationen

Borderline-Hyperkalzämie

Funktionsdiagnostik

Intakte Funktion: Abnahme der PTH-Sekretion, Abfall der Phosphatclearance (> 30%)

Prim. Hyperparathyreoidismus: Abfall der Phosphatclearance (< 30%)

Sek. Hyperparathyreoidismus: Abfall der Phosphatclearance (> 30%)

- *PTH-Test (nach Ellsworth-Howard)*

Indikationen

Differenzierung zwischen Hypoparathyreoidismus und Pseudohypoparathyreoidismus

Funktionsdiagnostik

Hypoparathyreoidismus: Anstieg der Phosphatclearance > 10fach

Pseudohypoparathyreoidismus: Anstieg der Phosphatclearance um höchstens Faktor 2

Sekretionsrhythmik

Eine Reihe von Hormonen weist tagesrhythmische (s. Tabelle 23) oder zyklusabhängige Schwankungen auf.
Das deutlichste Beispiel für eine tagesrhythmische Schwankung ist die Kortisolsekretion, die einem über das ACTH gesteuerten 24-h-Rhythmus unterliegt.
Maximalkonzentrationen können zwischen 2 Uhr und 8 Uhr mit ca. 20 µg/100 ml Plasma, Minimalkonzentrationen zwischen 16 Uhr und 24 Uhr mit ca. 8 µg/100 ml gemessen werden. Zu beachten sind diese Schwankungen sowohl bei der Zeit der Probennahme als auch bei der Therapie mit Glukokortikoiden (morgens geben!).
Auch beim Testosteron wird eine Tagesrhythmik mit einem Maximum in den Morgenstunden und einem Minimum in den frühen Nachtstunden gefunden.

Tab. 23 Tageszeitabhängigkeit einiger Hormonuntersuchungen

Hormon	Maximum	Minimum
Kortisol	Morgens	Nachts
ACTH	Morgens	Nachts
Testosteron	6 Uhr	16–20 Uhr
STH (HGH)	Erste Schlafstunden (22–24 Uhr)	Vormittags
Prolaktin	Schlafende (4–6 Uhr)	Vormittags
Adrenalin, Noradrenalin	Vormittags	Tief nachts
Aldosteron	0–6 Uhr	Vormittags

Als Beispiel für zyklusabhängige Schwankungen sind in Abb. 14 die Sekretionsspiegel für Progesteron, Östradiol, FSH und LH dargestellt.

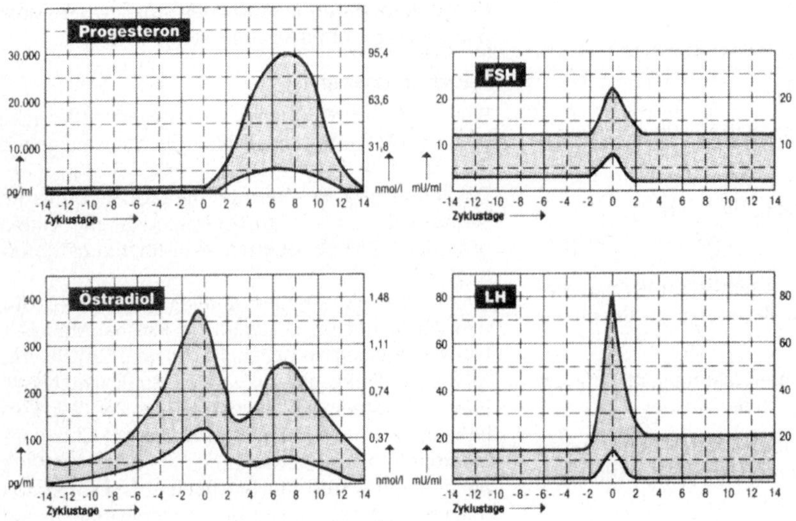

Abb. 14 Zyklusabhängige Schwankungen der Sekretionsspiegel von Progesteron, Östradiol, FSH und LH. (Aus: Keßler S: Memorix Spezial Labordiagnostik, Edition Medizin, VCH, Weinheim, 1992)

Hypophysenhormone und HCG (GK Kap. 8.2.2)

Follitropin (FSH) und Lutropin (LH)

Funktion

LH
Frauen: Stimulation der interstitiellen Eierstockzellen, Auslösung der Ovulation
Männer: Stimulation der Hodenzwischenzellen u. Regulation der Steroidbiosynthese des Hodens

FSH
Fördert (zusammen mit LH) u. a. die Follikelreifung bzw. die Spermatogenese u. die Entwicklung der Hodenkanälchen

Indikationen

Hypothalamische Störungen (Tumoren, Eunuchoidismus, funktionelle Amenorrhö), hypophysäre Störungen (HVL-Insuffizienz), Testesstörungen (Turner-Syndrom, Klinefelter-Syndrom, Azoospermie), Ovarialstörungen

Untersuchungsmaterial: Serum

Bestimmungsmethode: Radioimmunoassay

Referenzbereiche

		LH (IU/l)	FSH (IU/l)
Knaben	präpuberal	< 0,5 – 2	< 0,5 – 2
Mädchen	präpuberal	< 0,5 – 2	< 0,5 – 2
Männer		2 – 10	1 – 5
Frauen	Follikelphase	2 – 12	2 – 12
	Lutealphase	1 – 12	2 – 10
	Ovulationsgipfel	40 – 100	10 – 20
	Postmenopause	> 20	> 20

Einflußgrößen

Alter: Kinder haben niedrige Plasmawerte, die während der Pubertät zum Erwachsenenniveau ansteigen. Der Anstieg von FSH erfolgt früher als der von LH.
Geschlecht: Im fertilen Alter liegen die Basalwerte bei Männern und Frauen auf demselben Niveau. Während des Menstruationszyklus erfolgt zum Zeitpunkt der Ovulation dann bei den Frauen eine beträchtliche Zunahme von FSH und LH.
Rhythmik: Plasma-LH und -FSH zeigen Schwankungen von Tag zu Tag, beide Hormone werden in Impulsen freigesetzt.

Prolaktin

Funktion

Aufrechterhaltung und Einsetzen der Milchsekretion nach der Entbindung
Aufrechterhaltung der postpartalen Anovulation

Indikationen

Hyperprolaktinämie, Patientinnen mit anovulatorischen Zyklen, primärer und sekundärer Amenorrhö oder mit Galaktorrhö,
Patienten mit Libido- und Potenzstörungen, Gynäkomastie

Untersuchungsmaterial: Serum, frühestens eine Stunde nach dem Erwachen am ruhenden Patienten gewonnen

Bestimmungsmethode: Radioimmunoassay

Referenzbereiche

Kinder und Männer	20 – 400 IU/l
Frauen	20 – 500 IU/l

Einflußgrößen

Alter, Geschlecht, zirkadianer Rhythmus (Maximalwerte im Schlaf), Pharmaka (Östrogene, Phenothiazinderivate, Antihypertensiva, TRH-Zufuhr bewirken eine Zunahme, L-Dopa und Glukokortikoide eine Abnahme);
Schwangerschaft (Anstieg auf das 5 – 10fache), Stillzeit, Streß

Ursachen der Hyperprolaktinämie

Physiologische:
Gravidität, postpartale Laktation, Streß
Pathologische:
Prolaktin-produzierendes Hypophysenadenom (Prolaktinom), Störungen des PIH (Prolaktin-Inhibitoring-Hormon)-Transports zur Adenohypophyse (Kompression, Hypophysenstiel-Trauma, supraselläre Tumoren), Pharmaka

Somatotropes Hormon (STH, Somatotropin)

Funktion

Unentbehrlich für das normale Längenwachstum (die Wirkung wird durch Somatomedine vermittelt).
Ist ferner Stimulator für Proteinsynthese, Lipolyse, Blutzuckeranstieg; hat u. U. sogar diabetogene u. tumorstimulierende Wirkung.
Bei Minderproduktion resultiert hypophysärer Zwergwuchs, bei Überproduktion Gigantismus bzw. Akromegalie.

Indikationen

Akromegalie, Zwerg-, Riesen- oder Minderwuchs

Untersuchungsmaterial: Serum, beim nüchternen Patienten gewonnen

Bestimmungsmethode: Radioimmunoassay

Referenzbereich

bis 4 ng/ml (Basalwert)

Einflußgrößen

Alter: Bei Kindern können die Plasmakonzentrationen um den Faktor 2 – 3 höher liegen.
Streß: Angst, Schmerz, schwere körperliche Anstrengung verursachen eine vermehrte Freisetzung von STH.
Ernährungssituation: Hypoglykämie und erniedrigter Gehalt an freien Fettsäuren stimulieren die STH-Freisetzung.
Fettsucht, Anstieg des Fettsäurespiegels und Hyperglykämie reduzieren die Plasma-STH-Konzentration.
Diagnostisch bedingte Effekte: Zufuhr von Arginin, Glukagon und Vasopressin stimulieren die STH-Sekretion.
Rhythmik: Die STH-Sekretion unterliegt einem Schlaf-Wach-Rhythmus (Anstieg bei Tiefschlaf).
Pharmaka: Aminophyllin, Reserpin, Kortisol und Chlorpromazin hemmen die STH-Sekretion.
L-Dopa, Dopamin, Östrogene und Antikonzeptiva stimulieren die STH-Freisetzung.

Stimulationstest s. S. 66

Adiuretin (ADH, Vasopressin)

Das ADH wird im Hypothalamus synthetisiert und im Hypophysenhinterlappen gespeichert bzw. von dort aus direkt in das Blut sezerniert (vgl. auch Kap. 8.1.3, Bd. Pathophysiologie).
Seine Wirkung entfaltet es an speziellen Rezeptoren der Niere, wobei es – durch eine Erhöhung der Membranpermeabilität für Wasser an den distalen Tubuli – die Wasserrückresorption in der Niere fördert.
Ein ADH-Mangel ruft ein schweres und typisches Krankheitsbild, den Diabetes insipidus, hervor, bei dem es zur Ausscheidung großer Mengen hypotonen Harns (bis zu 20 l/Tag) kommt.

Man unterscheidet 2 Formen des Diabetes insipidus:

1. Beim **zentralen Diabetes insipidus** liegt ein partieller oder kompletter Mangel an ADH infolge einer Funktionsstörung oder einer Schädigung des hypothalamisch-hypophysären Systems (z. B. idiopathisch, traumatisch oder durch Tumoren der Sellaregion) vor.
2. Beim **renalen Diabetes insipidus** liegt ein Defekt der ADH-Rezeptoren der Niere vor (vererbt oder erworben durch bestimmte Nephropathien mit tubulärer Schädigung).

Zur Diagnosefindung und Unterscheidung der beiden Formen des Diabetes insipidus kommen in erster Linie der **Durstversuch** und der **Vasopressintest** zur Anwendung.

Durstversuch

Beim Durstversuch werden unter Flüssigkeitskarenz in stündlichen Abständen über einen Zeitraum von bis zu maximal 4 h gleichzeitig Serum- und Urinosmolarität sowie Körpergewicht und -temperatur bestimmt.
Die maximale Urinkonzentration wird normalerweise nach 4 h erreicht und führt zu einer Urinosmolarität, die der 2–4fachen Plasmaosmolarität entspricht.
Bei einer Serumosmolarität von über 295 mosmol/l beweist eine Urinosmolarität unter 400 mosmol/l einen Diabetes insipidus. Abbruchkriterien sind Kreislaufinstabilität, Temperaturerhöhung und ein Gewichtsverlust von mehr als 5 %.

Vasopressintest

Bei pathologischem Ausfall des Durstversuchs wird der Vasopressintest durchgeführt, indem man synthetisches Vasopressin subkutan verabreicht.
Beim zentralen Diabetes insipidus führt die Vasopressingabe zu einem normalen Verhalten der Urinosmolarität, beim renalen Diabetes insipidus bleiben die Verhältnisse weiter pathologisch.

Choriongonadotropin (HCG)

Choriongonadotropin wird in der Plazenta produziert, seine Konzentration im Blut steigt unmittelbar nach der Konzeption an und erreicht im 2. Monat der Gravidität ein Maximum. Dem Anstieg im Plasma verläuft die Ausscheidung im Urin weitgehend parallel. In der 10.–12. Woche beträgt das Maximum etwa 150 000 IE/l Urin.

Indikationen

Frühdiagnose einer eutopen oder ektopen Gravidität,
Erkennen von Frühaborten,
Beurteilung und Verlaufskontrolle des Abortus imminens,
Verdacht auf Keimzelltumoren,
Kontrolle von trophoblastischen Tumoren
Ab einer Konzentration von ca. 1000 IE/l Urin (= 16 Tage nach der Konzeption) ist der HCG-Nachweis mit dem **Latexagglutinationstest** möglich.

HCG im Urin

Prinzip

Man bringt Patientenurin mit Latexpartikeln, die mit HCG-Antikörpern beladen sind, zur Reaktion. Ist im Urin HCG enthalten (Schwangerschaft), findet eine Reaktion statt, es kommt zu einer Agglutination. Ist kein HCG vorhanden, bleibt die Latexsuspension unverändert.
Eine andere Möglichkeit des HCG-Nachweises ist der **Latexagglutinationshemmungstest,** der ab einer Konzentration von 3000 IU/l (= 20 Tage nach der Konzeption) positiv ausfällt.

Prinzip

Zwischen einem spezifischen Antiserum gegen HCG und HCG-beschichteten Latexpartikeln findet eine immunchemische, zur Agglutination führende Reaktion statt, die durch den Zusatz von HCG in Form von Schwangerenurin durch die Abbindung des Antiserums gehemmt wird.
Positive Reaktion (Agglutinationshemmung): Schwangerschaft
Ein weiterer empfindlicher Test ist der **Hämagglutinationshemmungstest,** der den Nachweis von HCG ab einer Konzentration von 1000 IE/l Urin ermöglicht.

Prinzip

Man bringt Patientenurin mit einem spezifischen Antiserum (= Antikörper) gegen HCG zusammen. Ist im Urin HCG enthalten, so werden die Antikörper gebunden. Gibt man nun mit HCG beschichtete Schafserythrozyten hinzu, so kommt es zu keiner *Agglutination,* da die Antikörper bereits durch das HCG aus dem Patientenurin abgesättigt sind = *positiver Schwangerschaftstest.*

HCG im Serum

Bestimmungsmethode: Radioimmunoassay

Untersuchungsmaterial: Serum, wie üblich aus Venenblut gewonnen, möglichst rasch einfrieren, Verwahrung bei + 4 °C bis zu 24 h möglich.

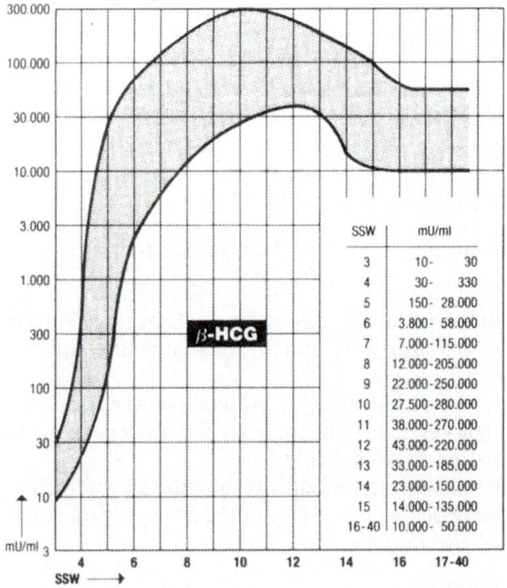

SSW	mU/ml
3	10- 30
4	30- 330
5	150- 28.000
6	3.800- 58.000
7	7.000-115.000
8	12.000-205.000
9	22.000-250.000
10	27.500-280.000
11	38.000-270.000
12	43.000-220.000
13	33.000-185.000
14	23.000-150.000
15	14.000-135.000
16-40	10.000- 50.000

Abb. 15 β-HCG-Werte bei normalem Schwangerschaftsverlauf. (Aus: Keßler S: Memorix Spezial Labordiagnostik, Edition Medizin, VCH, Weinheim, 1992)

Referenzbereiche

Männer und prämenopausale Frauen: < 5 IU/l
postmenopausale Frauen: bis 10 IU/l
Bei normaler Schwangerschaft: s. Abb. 15

Erhöhte Werte lassen sich finden bei
- Hodentumoren (Seminom, Teratom),
- Plazentatumoren (Blasenmole, Chorionepitheliom),
- extragonadalen Tumoren (Pankreas, Mamma etc.),
- Mehrlingsschwangerschaft,
- Spätgestosen.

Erniedrigte Werte lassen sich finden bei
- Extrauteringravidität (in bezug auf die errechnete SSW in ca. 80% der Fälle zu niedrige Werte),
- Abortus imminens.

Schilddrüsenhormone (GK Kap. 8.2.3)

Thyreotropin (TSH)

Das Thyreoidea-stimulierende Hormon wird in der Hypophyse unter dem Einfluß von TRH (s. Regelkreis Abb. 16) synthetisiert und ins Blut sezerniert. Es veranlaßt die Schilddrüse zur vermehrten Jodaufnahme und zur Ausschüttung von T_3 und T_4.

Indikationen

Verdacht auf primäre (thyreogene) Hypothyreose;
latente Hypothyreose mit und ohne Struma;
TSH-produzierende Hypophysentumoren;
in Kombination mit TRH-Belastungstest;
Therapiekontrolle

Bestimmungsmethode: Radioimmunoassay

Untersuchungsmaterial: Heparinplasma

Probengewinnung: Nüchternblut (heparinisiert) entnehmen, auf + 4 °C abkühlen und 10 min bei + 4 °C und 2500 U/min zentrifugieren. Plasma abtrennen und bis zum Analysenbeginn bei – 20 °C verwahren.

Stabilität: TSH ist bei + 4 °C mehrere Tage, bei –20 °C bis zu 1 Monat stabil. Bei Raumtemperatur instabil.

Referenzbereich

Säuglinge	bis 20 mU/l
Kinder und Erwachsene	0,3 – 3,5 mU/l

Erhöhte TSH-Konzentrationen bei primärer (thyreogener) Hypothyreose

Niedrige bis normale TSH-Werte bei Hypothyreose deuten auf eine hypothalamische oder hypophysäre Störung hin.

Normale bis erniedrigte TSH-Werte bei
- primärer Hyperthyreose,
- autonomen Adenom,
- endokriner Ophthalmopathie

Einflußgrößen

Rhythmik: Ein Tagesrhythmus der TSH-Sekretion ist nicht eindeutig bewiesen; die Plasmawerte sind jedoch zwischen 2.00 und 4.00 Uhr morgens am höchsten.

Pharmaka: Überdosierung von Schilddrüsenhormonen inhibiert die hypophysäre TSH-Sekretion.

Thyroxin (Gesamt-T_4, Freies T_4 [FT_4])

Die Bestimmung von T_4 dient als Orientierungstest zur Beurteilung der Schilddrüsenfunktion; als *Untersuchungsmaterial* dient Serum; die *Bestimmung* erfolgt mittels Enzymimmunoassay oder noch exakter mittels Radioimmunoassay (T_4-RIA).
Da nur 0,02 – 0,05% des T_4 im Serum in freier, stoffwechselaktiver Form vorliegen und die übrigen 99,9% an Transportproteine gebunden sind, ist die

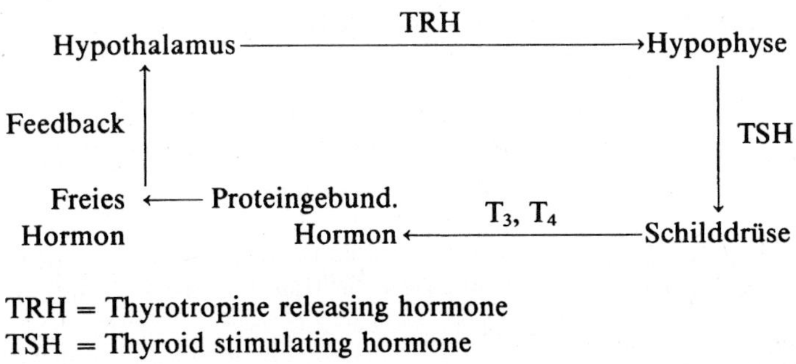

Abb. 16

Konzentration von T_4 nicht nur von der Schilddrüsenproduktion, sondern auch von der Konzentration und Bindungskapazitäten der transportierenden Proteine abhängig. Eine größere diagnostische Aussagekraft besitzt deshalb die Bestimmung der stoffwechselaktiven Form, nämlich des FT_4 (= freies Thyroxin).

Referenzbereiche

	Gesamt-T_4	Freies T_4 (FT_4)
Neugeborene	10 – 22 µg/dl	16 – 38 ng/l
Säuglinge	7 – 16 µg/dl	15 – 30 ng/l
Erwachsene	5 – 12 µg/dl	8 – 18 ng/l

Erhöhte Werte finden sich bei
- diffuser Hyperthyreose,
- autonomem Schilddrüsenadenom,
- Thyreoiditis (wechselnd),
- TBG-Vermehrung,
- Einnahme von Schilddrüsenhormon weniger als 24 h vor der Blutentnahme!

Erniedrigte Werte finden sich bei
- primärer und sekundärer Hypothyreose,
- euthyreoter Struma,
- TBG-Verminderung.

Störfaktoren

Lipämische und stark hämolytische Proben geben ungenaue Werte.

Einflußgrößen

Alter: Die erhöhten Werte bei Neugeborenen sinken innerhalb eines Monats zum Erwachsenenniveau ab. Mit zunehmendem Alter nur sehr leichte Senkung des Plasma-T_4-Spiegels.
Geschlecht: Bei Frauen im fertilen Alter liegen die Werte etwa 5 – 10% höher.
Pharmaka: Bei Medikation mit Östrogenen, oralen Kontrazeptiva und Thyroxinanaloga (Lipidsenker) finden sich erhöhte T_4-Spiegel.
Anabole Steroide, Androgene, Sulfonamide, Sulfonylharnstoffe, Phenylbutazon, Diphenylhydantoin, Salizylate, Heparin, Phenothiazine und freie Fettsäuren führen zu erniedrigten T_4-Spiegeln (infolge kompetitiver Verdrängung vom TBG); Methyltestosteron (verminderte TBG-Synthese) und Lithium (verminderte Freisetzung) reduzieren ebenfalls den T_4-Spiegel.

TBG-Konzentrationsänderungen

Erhöhtes Gesamt-T_4 bei
- gesteigerte Synthese oder Freisetzung des TBG (genetisch bedingt, Gravidität, akute und chronische Hepatitis, kompensierte Zirrhose, akute intermittierende Porphyrie)

Vermindertes Gesamt-T_4 bei
- TBG-Verlusten (Nephropathie, Enteropathie),
- verminderter TBG-Synthese (genetisch bedingt, schwere katabole Allgemeinerkrankungen, dekompensierte Zirrhose)

Trijodthyronin (Gesamt-T3, Freies T3 [FT3])

Nur 0,1 – 0,3% des T_3 liegen im Serum in freier, stoffwechselaktiver Form vor, die übrigen ca. 98,8% sind an Transportproteine gebunden. Damit ist die Konzentration von T_3 nicht nur von der Schilddrüsenproduktion, sondern auch von der Konzentration und Bindungskapazitäten der transportierenden Proteine abhängig. Gegenüber dem T_4 ist die Proteinbindung jedoch um das 10fache schwächer, so daß der Bestimmung des Freien T_3 (FT_3) nicht die Bedeutung zukommt wie der Bestimmung des FT_4.

Indikationen

Nachweis oder Ausschluß einer T_3-Hyperthyreose, euthyreote endokrine Ophthalmopathie, autonomes Schilddrüsenadenom

Bestimmungsmethode: Radioimmunoassay, Enzymimmunoassay (ELISA, EMIT)

Untersuchungsmaterial: Serum

Referenzbereiche

	Gesamt-T_3	FT_3
Neugeborene	80 – 260 ng/dl	3,4 – 9,3 pg/ml
Säuglinge	110 – 230 ng/dl	3,3 – 6,5 pg/ml
Kleinkinder	120 – 200 ng/dl	3,4 – 6,6 pg/ml
Erwachsene	90 – 180 ng/dl	3,5 – 8,0 pg/ml

Plasma-T_3-Spiegel erhöht bei
- Hyperthyreose,
- T_3-Hyperthyreose,
- Jodmangel,
- TBG-Vermehrung,
- autonomem Schilddrüsenadenom,
- euthyreoter endokriner Ophthalmopathie,
- Vorhandensein von Autoantikörpern gegen T_3

Plasma-T_3-Spiegel erniedrigt bei
- Hypothyreose (primär, sekundär),
- TBG-Mangel,
- Hungerzustand,
- akuten und chronischen Erkrankungen,
- verminderter Konversion von T_4 zu T_3

Plasma-T_3-Spiegel normal bei
- euthyreoter Stoffwechsellage,
- gestörter Schildddrüsenfunktion (latente Hyper-, Hypothyreose, behandelte Hyper-, Hypothyreose)

Einflußgrößen

Alter: Der T_3-Spiegel ist bei der Geburt niedrig und steigt während des 1. Lebensjahrs auf Werte an, die deutlich höher sind als die von Erwachsenen. Bis zum Pubertätsalter sinken die Werte auf Erwachsenenniveau ab, bleiben dann unverändert bis zum 7. Lebensjahrzehnt und nehmen danach signifikant (geschlechtsunabhängig) um etwa 10 ng/dl (0,15 nmol/l) pro Dezennium ab.
Geschlecht: Bei Frauen im fertilen Alter liegen die Werte um 5–10% höher.
Rhythmik: T_3-Werte weisen einen Tagesrhythmus auf (Absinken während des Tages und Anstieg in der Nacht).
Pharmaka: T_3-Erhöhung durch Östrogene, orale Antikonzeptiva, T_3-Applikation, Thyreostatika
T_3-Verminderung durch Androgene, anabole Steroide, Prednison, Diphenylhydantoin, Salizylate (hohe Dosen) und freie Fettsäuren

TBG-Konzentrationsänderungen

Erhöhtes Gesamt-T_3 bei
- Gravidität,
- genetisch bedingter TBG-Vermehrung

Vermindertes Gesamt-T_3 bei
- TBG-Verlusten (Enteropathie, Nephropathie),
- dekompensierter Zirrhose,
- schweren konsumierenden Erkrankungen, protrahiertem Schock,
- genetisch bedingtem TBG-Mangel

Thyroxinbindendes Globulin (TBG)

Im Blut dienen TBG, TBPA (thyroxinbindendes Präalbumin) und TBA (thyroxinbindendes Albumin) als Transportproteine für T_4.
Über 99,9% des Gesamt-T_4 sind an diese Proteine gebunden, etwa 60% an TBG, ca. 30% an TBPA und der Rest an TBA.

Bestimmungsmethoden: Immunoassays, z. B. Radio- oder Enzymimmunoassays

Untersuchungsmaterial: Serum

Referenzbereiche

13–30 mg/l
220–510 nmol/l

Erhöhte Werte lassen sich finden bei
- Schwangerschaft,
- Behandlung mit Östrogen u./o. Gestagenen,
- Hepatitiden.

Erniedrigte Werte lassen sich finden bei
- Eiweißverlusten (z. B. Nephrosen),
- Einnahme von Anabolika.

In manchen Fällen ist es zur Ermittlung der Stoffwechsellage erforderlich, den Quotienten aus Gesamt-T_4 und TBG zu bilden.

Thyreoglobulin (TG)

TG ist ein hochmolekulares schilddrüsenspezifisches Protein, an dem die Synthese der Schilddrüsenhormone stattfindet und das gleichzeitig als Hormonspeicher dient.

Indikationen

Tumormarker zur Verlaufskontrolle des differenzierten Schilddrüsenkarzinoms nach totaler Schilddrüsenablation durch Operation und Radiojodtherapie

Bestimmungsmethoden: Radioimmunoassay, ELISA

Untersuchungsmaterial: Serum, Plasma

Referenzbereich

bis 50 µg/l

Schilddrüsenantikörper

Die Bestimmung der Schilddrüsenantikörper dient der Differentialdiagnostik von Schilddrüsenerkrankungen, insbesondere von Immunthyreopathien.

Folgende Antikörper können von klinischer Bedeutung sein:
- Mikrosomale Antikörper (MAK)
- Thyreoglobulinantikörper (TAK)
- Antikörper gegen T_3 und T_4
- TSH-Rezeptor-Antikörper (TRAK)

MAK und TAK

Indikationen

Verdacht auf intrathyreoidales Autoimmungeschehen bei klinisch festgestellter Hypothyreose, Verdacht auf Hashimoto-Thyreoiditis

Untersuchungsmaterial: Serum

Bestimmungsmethode: ELISA

Referenzbereich

< 50 U/ml

Antikörper gegen T_3 und T_4

Untersuchungsmaterial: Serum

Bestimmungsmethode: RIA

Referenzbereich

negativ

TSH-Rezeptor-Antikörper (TRAK)

TSH-Rezeptoren sind in der Zellmembran jeder Epithelzelle der Schilddrüsenfollikel vorhanden, über sie wird die TSH-abhängige hormonelle Aktivität der Schilddrüse vermittelt.
Bei M. Basedow können verschiedene Antikörper nachgewiesen werden, die sich an die TSH-Rezeptoren binden.

Indikationen

Unterscheidung der Autoimmunhyperthyreose (M. Basedow) von der thyreoidalen Autonomie, Überwachung der thyreostatischen Therapie der Autoimmunhyperthyreose

Untersuchungsmaterial: Serum

Bestimmungsmethode: RIA

Referenzbereich

< 10 U/l

Thyreoidea-stimulierendes Immunglobulin (TSI)

Das TSI gehört zu den Autoantikörpern gegen den TSH-Rezeptor, es bindet so an den Rezeptor, daß es dabei die Funktion des natürlichen Liganden (TSH) imitiert und zu einer lang anhaltenden Stimulation der Zellen mit vermehrter T_3- und T_4-Ausschüttung sowie zu einer Wachstumsstimulation der Schilddrüse führt. Eine separate Bestimmung des TSI wird heute nur noch selten durchgeführt, vielmehr werden als „Sammelbestimmung" die TSH-Rezeptor-Antikörper (TRAK) ermittelt (s. o.).

Kalzitonin

Indikationen

Verdacht auf medulläres Schilddrüsenkarzinom, Vorsorgeuntersuchung bei Verdacht auf hereditären Typ

Bestimmungsmethode: Radioimmunoassay

Untersuchungsmaterial: Serum

Probengewinnung: Venenblut in Röhrchen ohne Zusatz morgens beim nüchternen Patienten entnehmen und Serum bis zum Analysenbeginn einfrieren.

Referenzbereich

50–200 ng/l (15–60 pmol/l)

Basalwerte über 500 ng/l (150 pmol/l) weisen auf ein medulläres Schilddrüsenkarzinom hin.
Der familiäre Typ ist in der Regel mit bilateralem Phäochromozytom kombiniert (Sipple-Syndrom).
Kalzitonin kann auch ektopisch von anderen Tumoren produziert werden.

Thyreotropin-releasing-Hormon-Test (TRH-Test)

Indikationen

Diagnostik von klinisch noch nicht manifesten Störungen des Regelkreises Hypophyse-Schilddrüse, wie z. B.

- latente Hypothyreose,
- beginnende thyreoidale Autonomie;

Bestätigung einer manifesten Hyperthyreose;
Überwachung einer Substitutionstherapie mit Schilddrüsenhormon

Testdurchführung

Nach einer ersten Blutentnahme zur Bestimmung des basalen TSH-Wertes wird intravenös (200 µg), nasal (2 mg) oder oral (400 mg) TRH verabreicht. Nach 30 min (i. v. Gabe) bzw. 2 h (nasale Gabe) bzw. 3–4 h (orale Gabe) wird erneut Blut entnommen und der TSH-Spiegel bestimmt.

Diagnostische Aussage des TRH-Tests

TSH-Antwort	Diagnostische Aussage
Anstieg unter 2 mU/l	Fehlende TSH-Antwort mit – normalen T4- und T3-Werten kann bei klinischer Euthyreose mit peripher ausgeglichener Stoffwechsellage ein Hinweis auf verschiedene Schilddrüsenerkrankungen sein, z. B. eine Störung des Regelkreises Hypophyse-Schilddrüse bei beginnender thyreoidaler Autonomie, Frühform eines M. Basedow, Therapie mit Schilddrüsenhormonpräparaten; – erhöhten T4- und T3-Werten kann auf eine klinisch manifeste Hyperthyreose oder eine ausreichende Behandlung mit Schilddrüsenhormonpräparaten hinweisen; – erniedrigten T4- und T3-Werten kann Hinweis auf eine sekundäre Hypothyreose sein.
Anstieg 2–25 mU/l (nach TRH oral bis 30)	Regelrechter TSH-Anstieg, bei im Referenzbereich liegenden T_4- und T_3-Werten ist eine Funktionsstörung des Regelkreises Hypophyse-Schilddrüse ausgeschlossen.
Anstieg über 25 mU/l (nach TRH oral über 30)	Überschießende TSH-Antwort mit – normalen T_4- und T_3-Werten ist hinweisend auf latente Hypothyreose, Jodfehlverwertung, extremen alimentären Jodmangel, Frühstadium einer chronischen Thyreoiditis; – erniedrigten Werten für T_4 (und T_3) zeigt eine manifeste Hypothyreose an.

Neugeborenen-Screening auf Hypothyreose (TSH-Screening)

Indikationen

Früherkennung von angeborenen Hypo-/Athyreosen. Gehört zum Screening-Programm bei allen Neugeborenen. Die Inzidenz der konnatalen primären Hypothyreose liegt bei ca. 1 : 3000.

Untersuchungsmaterial: Vollblut, in der Regel kapillär aus der Ferse entnommen, auf eine Filterpapierkarte aufgetropft

Bestimmungsmethoden: Radio-, Enzym-, Fluoreszenzimmunoassay

Referenzbereich

< 20 mU/l

Erhöhte Werte können verursacht werden durch
- permanente primäre Hypothyreose (z. B. Aplasie, Dysplasie der Schilddrüse),
- transiente primäre Hypothyreose (z. B. bedingt durch mütterlichen Jodmangel, Thyreostatika, Jodüberangebot).

Falsch-negative Werte sind möglich bei
- unzureichender Durchtränkung der Filterpapierkarte,
- längerer Hitzeexposition der Filterpapierkarte vor der Verarbeitung,
- Frühgeborenen (hypothalamische Insuffizienz).

Sexualhormone (GK Kap. 8.2.4)

Testosteron

Indikationen

Primäre testikuläre Insuffizienz, hypophysär bedingter Hypogonadismus, sekundäre Hodeninsuffizienz, Impotentia generandi et coeundi

Untersuchungsmaterial: Serum oder Heparinplasma, morgens gewonnen

Bestimmungsmethode: Radioimmunoassay

Referenzbereiche

Kinder	10–20 ng/dl
Männer	300–900 ng/dl

Beurteilung

Erniedrigte Werte finden sich bei
- primärem inkretorischem Hypogonadismus (Anorchie, Kastration),
- sekundärem inkretorischem Hypogonadismus (Panhypopituitarismus u. a.).

Erhöhte Werte finden sich bei
- Leydig-Zell-Tumoren.

Einflußgrößen

Alter: Erster Gipfel im fetalen Blut zwischen 10. und 18. Fetalwoche, ein zweiter Gipfel ist kurz nach der Geburt nachweisbar. Bis zum Beginn der Pubertät bleiben die Testosteronwerte niedrig. Nach dem 16. Lebensjahr steigen die Werte zur Erwachsenennorm an. Ab dem 60. Lebensjahr sinkt das biologisch aktive (freie) Testosteron im Plasma allmählich ab.
Geschlecht: Bei Frauen liegen die Plasmawerte niedriger als bei fertilen Männern.
Rhythmik: Plasmawerte weisen einen diurnalen Rhythmus auf (hohe Werte morgens, abends etwa um 25% niedrigere Werte). Während des Tages treten kurzfristige oszillatorische Schwankungen auf. Außerdem besteht ein Jahresrhythmus (höchste Werte im Herbst, niedrigste Werte im Frühjahr).
Körperliche Aktivität: Intensive sportliche Aktivität senkt den Testosteronspiegel.
Streß: Erniedrigte Plasmawerte können nach Operationen und Streß auftreten.
Pharmaka: Diazepam, Marihuana, Heroin senken die Testosteronkonzentration im Blut. Die gleiche Wirkung besitzt Alkohol.

Östrogene

Die Östrogene werden in der Plazenta, im Ovar und in den Testes gebildet. Der Hauptvertreter der Östrogene ist das **Östradiol (E2).**
Die Konzentrationen des Östradiols sind alters-, geschlechts- und bei Frauen zyklusabhängig (s. Abb. 17).
Im Verlaufe einer Schwangerschaft steigt die Östrogenproduktion an (deutlicher Anstieg ca. 12 Wochen p. c., Maximalwerte in der 40. Woche).
Das nur in der Schwangerschaft nachweisbare **Östriol (E3)** kann – besser als die Bestimmung des Gesamtöstrogens – als guter Indikator für eine funktionstüchtige fetoplazentare Einheit dienen. Da das Östriol in der Plazenta aus Vorläufern synthetisiert wird, die vorwiegend (ca. 90%) aus der fetalen Nebennierenrinde stammen, zeigt ein Abfall des Östriols für länger als 2 Tage eine Notsituation oder Fehlentwicklung des Feten an.

Indikationen

Östrogenproduzierende Ovarialtumoren, NNR-Tumoren, Kontrolle des Schwangerschaftsverlaufs

Referenzbereiche

– Frauen	Follikelphase	30–120 ng/l
	Lutealphase	100–210 ng/l
	Ovulationsgipfel	100–350 ng/l
	Postmenopause	20–30 ng/l
– Männer:		< 35 ng/l

Erhöhte Werte lassen sich finden bei
- östrogenproduzierenden Tumoren.

Erniedrigte Werte lassen sich finden bei
- primärer Ovarialinsuffizienz,
- anovulatorischem Zyklus (subnormale Werte in der Follikelphase),
- Corpus-luteum-Insuffizienz.

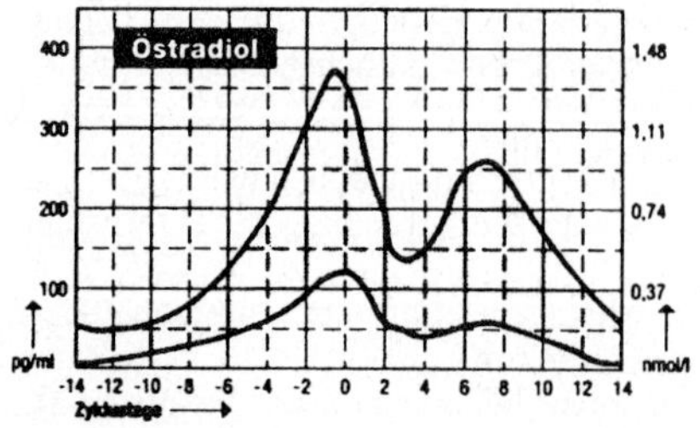

Abb. 17 (Aus: Keßler S: Memorix Spezial Labordiagnostik, Edition Medizin, VCH, Weinheim, 1992)

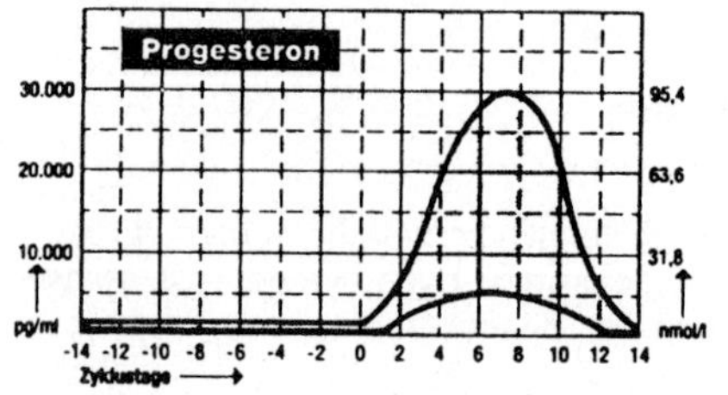

Abb. 18 (Aus: Keßler S: Memorix Spezial Labordiagnostik, Edition Medizin, VCH, Weinheim, 1992)

Einflußgrößen

Alter: Die Werte für Kinder (präpuberal) liegen niedriger als bei Erwachsenen, Abnahme bei Frauen in höherem Alter.
Geschlecht: Frauen weisen höhere Werte als Männer auf, besonders drastischer Anstieg während der Schwangerschaft (50–400 µg/l (= 50 000–400 000 ng/l!) in der 40. Woche).
Östradiol ist zyklusabhängig.
Analysenverfahren: Die gemessenen Östradiolwerte sind von der jeweils benutzten Methode abhängig. Jedes Labor sollte seine eigenen Referenzwerte erstellen.

Progesteron

Indikationen

Beurteilung der Gelbkörperfunktion:
- Nachweis eines ovulatorischen Zyklus,
- Nachweis einer Corpus-luteum-Insuffizienz

Untersuchungsmaterial: Serum

Bestimmungsmethode: RIA

Referenzbereiche

(s. auch Abb. 18)

	pg/ml	nmol/l
Follikelphase	unter 1000	unter 3,2
Lutealphase	> 7000	> 22
Postmenopause	unter 1000	unter 3,2
Männer	unter 1000	unter 3,2
Kinder unter 10 J.	unter 500	unter 1,6

Gonadotropinstimulationstest (LH-RH-Test)

Die Freisetzung der Gonadotropine FSH und LH aus dem Hypophysenvorderlappen unterliegt dem Einfluß des LHRH aus dem Hypothalamus.
Mit Hilfe des Stimulationstests ist es möglich, die Ursache für einen eventuellen Hypogonadismus zu finden.

Indikationen

Differenzierung zwischen niedrig-normalen und pathologisch niedrigen LH- und FSH-Werten;
Differenzierung zwischen hypothalamischem und hypophysärem Hypogonadismus

Durchführung: Bestimmung von LH und FSH in einer basalen Serumprobe sowie 25 und 45 min nach i. v. Injektion von 100 mg LH-RH

Bestimmungsmethoden: Immunoassays

Nach LH-RH-Test:
- LH: mindestens 3facher Anstieg über Basalwerte
- FSH: mindestens 2facher Anstieg über Basalwerte

Primärer Hypogonadismus: erhöhte Basalwerte; nach Stimulation überschießende Freisetzung
Sekundärer Hypogonadismus: niedrige Basalwerte, keine oder verminderte Stimulation

Nebennierenrindenhormone (GK Kap. 8.2.5)

Die Nebennierenrinde (NNR) produziert
- Glukokortikoide (Kortisol, Kortison, Kortikosteron),
- Mineralkortikoide (Aldosteron),
- Androgene (Testosteron, DHEAS, 17-OH-Progesteron),

wobei die Synthese über einen Regelkreis gesteuert wird (siehe Schema, S. 77).
Das wichtigste Hormon dieser Gruppe ist das **Kortisol,** das in einer Menge von 28–67 µmol/Tag sezerniert wird und zu einem Kortisolplasmaspiegel von 0,3–0,7 µmol/l führt.

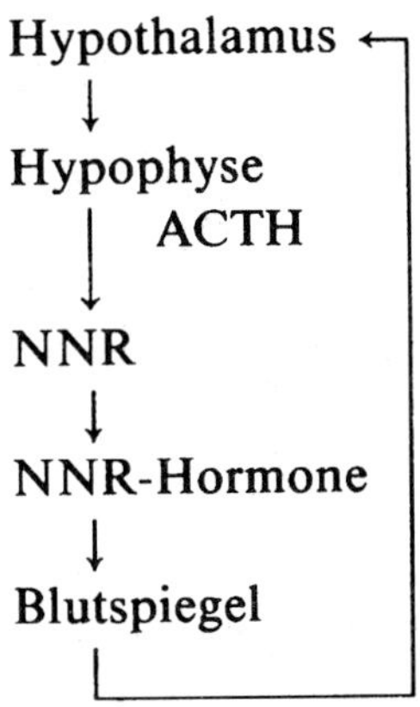

Die Kortisolsekretion und damit die Kortisolkonzentration im Serum unterliegt einem über ACTH gesteuerten zirkadianen Rhythmus, wobei Maximalkonzentrationen zwischen 2 Uhr und 8 Uhr, Minimalkonzentrationen zwischen 16 Uhr und 24 Uhr gemessen werden.
Synthetisiert wird das Kortisol aus Cholesterin, im Plasma ist es zu 90% an das Transportprotein Transkortin gebunden, in der Leber wird es abgebaut und über die Nieren in Form der Abbauprodukte als 17-Hydroxykortikosteroide ausgeschieden.
Die im folgenden abgehandelten Bestimmungen können zur Diagnostik der Glukokortikoidsynthese und damit zur *Überprüfung der NNR-Funktion* durchgeführt werden.

Kortisol

Indikationen

Funktionsstörungen der NNR und/oder des hypothalamisch-hypophysären Systems

Bestimmungsmethoden: Radioimmunoassay, Enzymimmunoassay (EMIT)

Untersuchungsmaterial: Heparinplasma

Probengewinnung: Blut vom ruhenden und nicht gestreßten Patienten entnehmen, in ein mit Heparin beschichtetes Röhrchen geben, durch Kippen vorsichtig mischen und sofort zentrifugieren.
Die Probennahme sollte morgens zwischen 8.00 und 9.00 Uhr erfolgen (Tagesrhythmik). Pharmaka sind vorher abzusetzen.

Stabilität: Kortisol im Plasma ist bei + 4 °C bis zu 24 h stabil. Bei längerer Verwahrung ist Einfrieren bei – 20 °C empfehlenswert.

Referenzbereiche

Morgens (08.00 Uhr) 5 – 25 µg/dl (0,14 – 0,69 µmol/l)
Nachts (24.00 Uhr) 0 – 5 µg/dl (bis 0,14 µmol/l)

Gesteigerte Kortisolproduktion
- bei Cushing-Syndrom (infolge Adenom, Karzinom oder Hyperplasie der NNR) mit aufgehobener Tagesrhythmik,
- durch ACTH-produzierende Hypophysentumoren,
- durch ektopische ACTH-bildende Malignome,
- bei langfristiger hochdosierter Therapie mit NNR-Hormonen oder ACTH

Verminderte Kortisolproduktion bei
- primärer NNR-Insuffizienz (M. Addison),
- sekundärer, hypothalamisch-hypophysär-bedingter NNR-Insuffizienz (Panhypopituitarismus)

Einflußgrößen

Streß: Psychische Stimuli (Angst) verursachen einen Anstieg des Plasmakortisols.
Körperliche Aktivität: Intensive körperliche Anstrengungen führen zu einer progredienten Abnahme der zirkulierenden Kortisolkonzentrationen.
Rhythmik: Plasmakortisol weist einen ausgeprägten zirkadianen Rhythmus auf mit Maximalwerten am Morgen und niedrigen Werten gegen Mitternacht.
Ernährung: Während längerem und strengem Fasten steigen die Kortisolkonzentrationen an. Dieser Effekt kann allerdings noch nicht interpretiert werden, da es praktisch keine Anzeichen dafür gibt, daß Fasten den Steroidmetabolismus verändert.
Schwangerschaft: Während der Gravidität steigt der Kortisolspiegel beträchtlich an. Im 3. Trimester sind die Werte um den Faktor 4 erhöht.
Pharmaka: Östrogene und Antikonzeptiva erhöhen den Kortisolspiegel bis zum 3fachen der Norm (4 Wochen vor der Untersuchung absetzen). Andere Medikamente, welche die Regulation der Hypothalamus-Hypophysen-NNR-Achse beeinträchtigen, sollten 3 – 5 Tage vor der Untersuchung abgesetzt werden.

17-Hydroxykortikosteroide (im Harn)

Zu den 17-Hydroxykortikosteroiden (17-OHCS) gehören Kortisol, Kortison und einige andere Substanzen (von geringer Bedeutung). Die Ausscheidungsmenge im Urin korreliert mit der NNR-Funktion.

Referenzbereiche

Männer 6 – 23 mg/24 h
Frauen 5 – 18 mg/24 h

Erhöhte Ausscheidung bei
Schwangerschaft, Morbus Cushing, NNR-Tumor, ACTH-Therapie, Hyperthyreose

Erniedrigte Ausscheidung bei
Morbus Addison, Hypophyseninsuffizienz, Hypothyreoidismus, Virilismus

17-Ketosteroide (17-KS)

Die 17-KS entstammen zu zwei Dritteln dem Metabolismus der NNR (besonders dem Androgenmetabolismus) und zu einem Drittel dem Testosteronstoffwechsel der Gonaden und werden vorwiegend über den Harn ausgeschieden.
Die 17-KS Ausscheidung ist ein Maß für die Bildung von NNR-Androgenen.
Nachgewiesen werden die 17-KS mit der **Farbreaktion nach Zimmermann** sowie anderen Verfahren (mit Metadinitrobenzol).

Referenzbereiche

Die Referenzbereiche sind von Alter und Geschlecht abhängig!

Kinder:	Neugeborene:	bis 0,5 mg/d
	bis 6. Lebensjahr:	bis 2,0 mg/d
	bis 10. Lebensjahr:	1,0–4,0 mg/d
	bis 15. Lebensjahr:	3,0–10,0 mg/d
Erwachsene:	Männer:	7–20 mg/d
	Frauen:	6–16 mg/d

Erhöhte 17-KS-Ausscheidung bei
- Morbus Cushing,
- adrenogenitalem Syndrom,
- Leydig-Zell-Tumoren,
- Gravidität (3. Trimenon)

Erniedrigte 17-KS-Ausscheidung bei
- Morbus Addison,
- Testesinsuffizienz,
- Hypothyreoidismus,
- Panhypopituitarismus,
- nephrotischem Syndrom,
- Diabetes mellitus

17-Hydroxyprogesteron

Indikationen

Diagnose des 21-Hydroxylase-Mangels (häufigste Form des kongenitalen adrenogenitalen Syndroms)

Untersuchungsmaterial: Serum

Bestimmungsmethode: Radioimmunoassay

Referenzbereiche

Erwachsene:	Männer:	0,2–3,5 µg/l
	Frauen:	0,1–2,4 µg/l
Kinder:	altersabhängig	

Erhöhte Werte finden sich bei kongenitalem AGS.

Dehydroepiandrosteron (DHEA), Dehydroepiandrosteronsulfat (DHEAS)

DHEA und DHEAS stammen aus der Nebennierenrinde und stellen Vorstufen des Testosterons bzw. Dihydrotestosterons dar.

Indikationen

Differentialdiagnostik des Hirsutismus und Virilismus,
Verdacht auf Nebennierenrindentumor,
adrenogenitales Syndrom

Untersuchungsmaterial: Serum

Bestimmungsmethode: Radioimmunoassay

Referenzbereiche

	DHEA µg/l	(µmol/l)	DHEAS µg/l	(µmol/l)
Erwachsene	4,0–7,0	(13,9–24,3)	1000–3000	(2,5–7,5)
Kinder	altersabhängig		altersabhängig	

Erhöhte Werte lassen sich finden bei
- adrenalem Hirsutismus und Virilismus,
- Nebennierentumoren (Nebennierenkarzinom).

Aldosteron und Renin

Indikationen

Verdacht auf primären Hyperaldosteronismus (Conn-Syndrom),
Hypertonie (maligne, essentielle, sekundäre),
einseitige Nierenarterienstenose,
reninsezernierende Tumoren

Bestimmungsmethoden: Radioimmunoassay für Plasmaaldosteron und Aldosteron-18-oxo-glukuronid im Harn (der Ausscheidungsmetabolit gilt als Parameter der Aldosterongesamtproduktion).
Die enzymatische Aktivität des Renins im Plasma wird durch radioimmunologische Bestimmung von Angiotensin gemessen. Dimension: ng/ml × h

Untersuchungsmaterial

Aldosteron	Heparinplasma (75 IE/ml Vollbut) 24-h-Sammelurin
Renin	EDTA-Plasma

Patientenvorbereitung: Drei Tage vor Untersuchungsbeginn wird dem Patienten eine Diät mit definierter Elektrolytbilanz verabreicht.
Tägliche Zufuhr von 7 g NaCl, 4,5 g Kalium (gesichert bei 2 reichlichen Gemüsemahlzeiten und einmal Fleisch pro Tag) und 1500 ml Flüssigkeit.
Eine Woche vor Testbeginn müssen bestimmte Medikamente abgesetzt werden (s. Einflußgrößen).
Spironolakton 3 Wochen vorher absetzen.

Probengewinnung

Am 4. Tag Sammlung eines 24-h-Urins für die Aldosteronbestimmung. Der Harn wird über 1 g Borsäure gesammelt und mit konz. HCl oder Essigsäure auf pH 4–5 eingestellt.
Am Morgen (8.00 Uhr) des 4. Tages wird am liegenden Patienten nach vorangegangener 12stündiger strenger Bettruhe Venenblut in mit Ammoniumheparinat beschichteten Röhrchen für die Aldosteronbestimmung abgenommen.
Anschließend erfolgt die Blutentnahme für die Reninbestimmung. Hierzu wird das Venenblut in vorgekühlten, EDTA enthaltenden Röhrchen abgenom-

men, gut gemischt und sofort bei + 4 °C zentrifugiert. Das Plasma bis zur Bestimmung einfrieren. Nach 4stündiger leichter körperlicher Aktivität bei aufrechter Körperhaltung wird nochmals Blut (unter gleichen Bedingungen) für die Aldosteron- und Reninbestimmung entnommen.

Stabilität

Aldesteron in Plasma und Urin ist bei +4°C bis zu 48 h stabil. Renin ist nur im tiefgefrorenen Zustand stabil.

Referenzbereiche

Aldosteron	20 – 100 ng/l (55 – 227 pmol/l) [Ruhelage]
Renin	0,2 – 2 ng Angiotensin I/ml × h [Ruhelage]
Aldosteron-18-oxo-glukuronid:	5 – 26 µg/d (9 – 47 nmol/d)

Erhöhte bzw. erniedrigte Werte

	Aldosteron	Renin
Primärer Hyperaldosteronismus (Conn-Syndrom)	F	↓
Dexamethason-empfindlicher Hyperaldosteronismus	↑	
Sekundärer Hyperaldosteronismus	↑	
Renovaskuläre Hypertonie	↑	
Maligne Hypertonie	↑	↑
Reninsezernierende Tumoren	↑	
Bartter-Syndrom	↑	
Generalisierte NNR-Insuffizienz (M. Addison)	↓	↑
Kongenitale Enzymdefekte im Bereich der Aldosteronbiosynthese (18-Hydroxylase-, 18-Dehydrogenase-, 11β-Hydroxylase-Mangel)	↓	↓
Cushing-Syndrom	n-↑	n-↓
Chron. Niereninsuffizienz mit Hypertonie	n-↑	n-↑
Renoparenchymatöse Hypertonie	n-↓	n-↑

Einflußgrößen

Körperlage und Aktivität: In aufrechter Haltung und nach leichter Beschäftigung liegen die Plasmaaldosteronwerte um den Faktor 2 – 6 und die Plasmareninaktivitäten um den Faktor 2 – 4 höher.
Ernährung: Bei natriumarmer Diät (< 1 g NaCl/d) sind die Werte für Aldosteron in Plasma und Urin sowie für Plasmarenin erhöht, während bei natriumreicher Diät die Plasmawerte für Aldosteron und Renin erniedrigt sind.
Kaliumüberschuß (Kaliummangel) in der Nahrung verursacht Anstieg (Abnahme) des Plasmaaldosterons und Abnahme (Anstieg) des Plasmarenins.

Physiologische Einflüsse: Erhöhte Werte finden sich in der Mitte bzw. am Ende der Lutealphase des Zyklus und in der Schwangerschaft (besonders im 3. Trimester).
Rhythmik: Aldosteron und Renin weisen einen zirkadianen Rhythmus auf (höchste Werte morgens zwischen 4.00 und 9.00 Uhr).

Pharmaka

Erhöhte Werte bei
- Einnahme von Laxanzien, Diuretika, Ovulationshemmern,
- Behandlung mit Spironolakton (Aldactone)

Erniedrigte Werte bei
- Gabe von β-Rezeptorenblockern, Aminoglutethimid,
- chronischem Lakritzabusus,
- Behandlung mit Metyrapon, Fludrokortison

NNR-Funktionsstörungen

- *ACTH-Test (endogen)*

Indikationen

Prüfung der Kortisoltagesrhythmik

Funktionsdiagnostik

Intakte Funktion: ACTH- und Plasmakortisolwerte im Referenzbereich; 17-OHCS-Ausscheidung normal; Tagesrhythmik

NNR-Hyperplasie, basophiles Hypophysenadenom und -karzinom: Konstante Dauersekretion von ACTH und Kortisol, 17-OHCS-Ausscheidung vermehrt

- *ACTH-(Synacthen-)Test*

1. Kurztest

Indikationen

Stimulationstest zur Diagnostik einer latenten NNR-Insuffizienz

Funktionsdiagnostik

Intakte Funktion: Plasmakortisolanstieg mindestens um Faktor 2 (18 – 28 µg/dl bzw. 0,5 – 0,78 µmol/l; freie 17-OHCS 0,8 – 2,2 mg/d (2,2 – 6,1 µmol/d); konjugierte 17-OHCS 12 – 20,8 mg/d (33 – 52,4 µmol/d)

NNR-Insuffizienz: Plasmakortisolbasalwerte erniedrigt oder noch im Referenzbereich; 17-OHCS niedrig

2. ACTH-(Synacthen-)Infusion

Indikationen

Stimulationstest zur Differenzierung zwischen primärer und sekundärer NNR-Insuffizienz

Funktionsdiagnostik

Intakte Funktion: Plasmakortisolanstieg bis 40 µg/dl (1,1 µmol/l); Anstieg der freien und konjugierten 17-OHCS um Faktor 2 – 5 (s. Kurztest)

Primäre NNR-Insuffizienz: Kein signifikanter Anstieg von Plasmakortisol sowie freiem Kortisol und 17-OHCS im Harn

Sekundäre NNR-Insuffizienz: Am 1. Tag kein signifikanter Anstieg, dann zunehmender Anstieg von Plasmakortisol, 17-OHCS und freiem Kortisol im Harn

- *Vasopressintest*

Indikationen

Stimulationstest zur Differenzierung einer hypothalamischen oder hypophysären Störung als Ursache einer sekundären NNR-Insuffizienz

Funktionsdiagnostik

Intakte Funktion: Plasmakortisolanstieg um mindestens 10 µg/dl (0,28 µmol/l) gegenüber Ausgangswert

Sekundäre (hypophysäre) NNR-Insuffizienz: Kein Anstieg

Sekundäre (hypothalamische) NNR-Insuffizienz: Anstieg des Plasmakortisols

Bilaterale NNR-Hyperplasie: Exzessive Stimulierbarkeit

- *Insulin-Hypoglykämie-Test*

Indikationen

Indirekter Stimulationstest zur Prüfung des Kortex-Hypothalamus-HVL-NNR-Regelkreises

Funktionsdiagnostik

Intakte Funktion: Plasmakortisol < 20 µg/dl (0,55 µmol/l)

Sekundäre NNR-Insuffizienz: Kein Anstieg

- *Dexamethasontest*

1. Kurztest

Indikationen

Suppressionstest zur Prüfung des HVL-NNR-Regelkreises und Differentialdiagnose erhöhter Androgenspiegel bei der Frau

Funktionsdiagnostik

Intakte Funktion: Suppression des Plasmakortisols auf Werte < 2 µg/dl (0,06 µmol/l); 17-OHCS sinken auf subnormale Werte ab.

NNR-Überfunktion: Kein Abfall

NNR-Androgenüberproduktion: Abfall der erhöhten 17-KS und des Plasmatestosterons

2. Test mit 2 mg/24 h

Indikationen

Suppressionstest mit Differenzierung zwischen normaler NNR-Funktion und autonomer Steroidproduktion

Funktionsdiagnostik

Intakte Funktion: Plasmakortisol < 2 g/dl (0,06 µmol/l); 17-OHCS < 2 mg/d (5,5 mol/d); freies Kortisol (Harn) < 12 µg/d (0,33 µmol/d)

NNR-Überfunktion: Keine Suppression

3. Test mit 8 mg/24 h

Indikationen

Suppressionstest zur Differenzierung zwischen NNR-Hyperplasie und NNR-Tumor

Funktionsdiagnostik

NNR-Hyperplasie: Suppression des Plasmakortisols und Abfall der 17-OHCS um mehr als 50%

NNR-Tumor, ektopische ACTH-Bildung: Keine Supprimierbarkeit

- *Metopirontest*

Indikationen

Suppressionstest zur Prüfung der Hypothalamus-HVL-Achse

Funktionsdiagnostik

Intakte Funktion: Anstieg des 11-Desoxykortisols im Plasma auf 5 – 15 µg/dl (150 – 440 nmol/l); 11-Desoxykortikosteroide (Harn) 10 – 20 mg/d (28 – 55 µmol/d); 17-OHCS-Anstieg um Faktor 2

Sekundäre NNR-Insuffizienz: Starker Anstieg der 17-OHCS; kein adäquater Anstieg von 11-Desoxykortisol im Plasma und von 11-Desoxykortikosteroiden im Harn

- *Belastungstests bei Aldosteronbestimmung*

Indikationen

Aldosteronom

Funktionsdiagnostik

Intakte Funktion: Abnahme der Aldosteronsekretion bei Zufuhr von 12 g NaCl/d (5 Tage) oder 2 l physiologischer NaCl-Lösung an 2 aufeinanderfolgenden Tagen oder 20 mg Desoxykortikosteronazetat (parenteral) und normalem NaCl-Gehalt an 3 aufeinanderfolgenden Tagen

Primärer Hyperaldosteronismus: Keine Suppression

Biogene Amine, Renin-Angiotensin (GK Kap. 8.2.6)

Biogene Amine

Alle biogenen Amine sind eine Klasse von Stoffen, die durch die Dekarboxylierung (Abspaltung von Kohlendioxid) von Aminosäuren entstehen. Viele biogene Amine sind Teile von Koenzymen oder von Hormonen.
Nachfolgend findet sich eine Übersicht über die biogenen Amine, die als Hormone bzw. als Gewebshormone von Bedeutung sind.

Biogene Amine/Hormone bzw. Gewebshormone

Biogenes Amin bzw. Derivat	Dekarboxylierungsprodukt der Aminosäure
Tyramin Dopamin Noradrenalin Adrenalin	Tyrosin
Tryptamin Serotonin Melatonin	Tryptophan
Histamin	Histidin

Katecholamine und deren Metaboliten (s. Abb. 19)

Die Katecholamine Adrenalin und Noradrenalin werden im Nebennierenmark (NNM) produziert.

Katecholamine im Plasma

Die Bestimmung der Katecholamine Adrenalin und Noradrenalin im Plasma aus peripherem Blut ist ohne diagnostische Bedeutung.
Die Bestimmung im mit Venenkatheter in verschiedener Höhe der Vena cava inferior entnommenen Blut wird in besonderen Fällen zur Lokalisation eines bereits diagnostizierten Tumors herangezogen.

Katecholamine im Urin

Indikationen

Phäochromozytom, Neuroblastom

Untersuchungsmaterial: 24-h-Sammelurin

Probengewinnung

In einem dunklen Glasgefäß werden 15 ml HCl (6 mol/l) vorgelegt und die 24-h-Harnprobe darin gesammelt. Der pH-Wert soll während der Sammelperiode zwischen 3 und 4 gehalten werden (kontrollieren!). Der Harn wird während der Sammelperiode im Kühlschrank (+ 4 °C) verwahrt.

Stabilität

Harnproben sofort aufarbeiten, die Katecholamine sind bei + 4 °C bis 12 h nach Beendigung der Harnsammlung stabil. Darüber hinaus sollte der Harn bei – 20 °C verwahrt werden.

Patientenvorbereitung

Drei Tage vor und während der Harnsammlung sollte der Patient Bananen, Zitrusfrüchte, Käse, Kaffee und Tee meiden.
Acht bis zehn Tage vor Analysenbeginn müssen einige Medikamente (α-Methyldopa, Reserpin, Hydrazinderivate, Salizylate, Barbiturate, Sulfonamide, Tetrazykline) abgesetzt werden.

Referenzbereiche

Gesamt	< 200 mg/d
Freie	
Adrenalin	4 – 20 μg/d
Noradrenalin	20 – 105 μg/d
Dopamin	190 – 450 μg/d

Erhöhte Katecholaminausscheidung bei
- Phäochromozytom und Neuroblastom,
- essentieller Hypertonie,
- Streß, ausgedehnten Verbrennungen, Sepsis, Urämie, Herzinsuffizienz

Einflußgrößen

Ernährung: Erhöhte Werte werden gefunden nach Genuß von

- Bananen, Zitrusfrüchten (enthalten Katecholamine),
- Kaffee, Tee (Koffein wirkt als Stimulans),

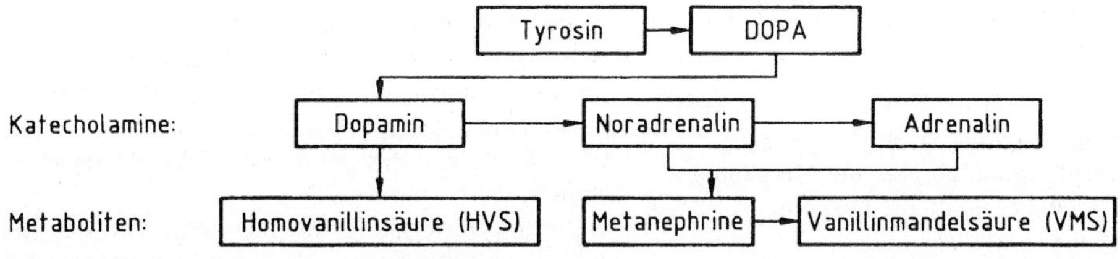

Abb. 19

- Käse (das darin vorkommende Niacinamid stört die Meßtechnik).

Pharmaka: Erhöhte Werte bei Medikation mit
- α-Methyldopa (bewirkt Bildung abnormer Katecholaminmengen),
- Reserpin (Katecholaminvermehrung infolge Herabsetzung des Speichervermögens),
- Hydrazinderivate (Hemmung der Monoaminooxidase),
- Salizylate, Tetrazykline (stören die Meßtechnik),
- Barbiturate, Sulfonamide (stören die Katecholamintrennung)

Meßtechnik: α-Methyldopa, Salizylate, Tetrazykline und Niacinamid stören infolge Eigenfluoreszenz die Fluoreszenzmessung.

Vanillinmandelsäure (VMS)

Die Funktion des Nebennierenmarks kann über die Bestimmung der 4-Hydroxy-3-methoxy-Mandelsäure (Vanillinmandelsäure) ermittelt werden. Vanillinmandelsäure ist das wichtigste *Abbauprodukt der Katecholamine* (Adrenalin, Noradrenalin).

Indikationen

Verdacht auf Phäochromozytom und Neuroblastom.

Untersuchungsmaterial: 24-h-Sammelurin

Probengewinnung: s. Katecholamine

Stabilität

Falls eine sofortige Aufarbeitung nicht möglich ist, muß der Urin eingefroren werden.

Patientenvorbereitung: s. Katecholamine

Referenzbereiche

Kinder		
bis 1. Jahr	0,26 – 0,88 mg/d	(1,3 – 4,4 µmol/d)
1.– 5. Jahr	0,91 – 1,80 mg/d	(4,6 – 9,0 µmol/d)
6.– 15. Jahr	1,7 – 3,1 mg/d	(8,5 – 15,5 µmol/d)
Erwachsene	< 7 mg/d	(< 35,0 µmol/d)

Erhöhte Werte
- Phäochromozytom
- Neuroblastom
- Ganglioneurom
- gering bei Karzinoid, art. Hypertonie, Cushing-Syndrom, akutem Myokardinfarkt, „Streß"

Einflußgrößen

Diurnale Schwankungen: Die Exkretion der Vanillinmandelsäure variiert während des Tages und zeigt ein Maximum am Nachmittag.
Pharmaka: Über direkte Einflüsse von Medikamenten auf die Meßtechnik ist nichts bekannt.
Ernährung: s. Katecholamine

Metanephrine im Urin

Indikationen

Bei klinischem Verdacht auf Phäochromozytom oder Neuroblastom, aber normalen Werten für Katecholamine und Vanillinmandelsäure

Untersuchungsmaterial: 24-h-Sammelurin

Probengewinnung: s. Katecholamine

Stabilität

Metanephrine sind zwar stabiler als Katecholamine, trotzdem sollte der Harn sofort aufgearbeitet werden. Ansonsten ist Einfrieren zu empfehlen.

Patientenvorbereitung: s. Katecholamine

Referenzbereiche

Gesamt	0,1 – 1,2 mg/d	
Metanephrin	0 – 0,38 mg/d	(0 – 1,4 µmol/d)
Normetanephrin	0,1 – 0,8 mg/d	(0,6 – 4,4 µmol/d)

Erhöhte Werte werden bei Phäochromozytom und Neuroblastom gefunden. In ungefähr 10% der Fälle mit Phäochromozytom erhält man falsch-negative Ergebnisse. Hohe Werte können auch bei schweren Streßsituationen erhalten werden.

Einflußgrößen

Ernährung, Pharmaka: s. Katecholamine
Meßtechnik: Zusätzlich zu den bei den Katecholaminen aufgeführten Substanzen können auch Röntgenkontrastmittel zu erhöhten oder erniedrigten Werten führen.

5-Hydroxyindolessigsäure im Urin (5-HIES)

5-HIES ist das Hauptabbauprodukt des Mediatorstoffs Serotonin. Die Menge an ausgeschiedenem 5-HIES ist ein *Indikator für den Serotoninumsatz.*

Indikationen

Verdacht auf Karzinoid

Untersuchungsmaterial: 24-h-Sammelurin

Probengewinnung

24-h-Harn über 10 ml Eisessig lichtgeschützt sammeln. Wenn die Bestimmung nicht baldmöglichst durchgeführt werden kann, muß der Harn bei –20 °C eingefroren werden.

Patientenvorbereitung

Zwei Tage vor und während der Harnsammlung dürfen keine Bananen, Johannis- und Stachelbeeren, Zwetschgen, Ananas, Mirabellen, Melonen, Tomaten, Avocados, Auberginen und Walnüsse gegessen werden.
Weiterhin dürfen keine Medikamente wie z. B. Reserpin, Chlorpromazin, Mephenesinkarbamat und Methokarbamol verabreicht werden.

Referenzbereich

2 – 9 mg/d (10,5 – 47,1 µmol/d)

Gesteigerte 5-HIES-Ausscheidung bei

- Karzinoid (bis 1000 mg/d bzw. 5000 µmol/d),
- Mamma-, Magen-, Pankreas-, Schilddrüsen- und Bronchialkarzinom,
- M. Whipple, Laxanzienabusus, Sprue und portaler Hypertension (Ursachen hierfür unbekannt)

Die 5-HIES-Bestimmung sollte in mindestens 2 getrennten 24-h-Sammelperioden durchgeführt werden, da die Serotoninsekretion aus dem Tumorgewebe oft intermittierend erfolgt und dadurch die 5-HIES-Ausscheidung auch im Referenzbereich liegende Werte aufweisen kann.

Einflußgrößen

Ernährung: Die unter Patientenvorbereitung aufgeführten Nahrungsmittel sind reich an Serotonin und verursachen falsch-hohe Werte.
Pharmaka: Reserpin bewirkt eine erhöhte Serotoninfreisetzung und führt zu vermehrter 5-HIES-Ausscheidung.

Renin

Renin ist eine Proteinase, die in den epitheloiden Zellen des juxtaglomerulären Apparats gebildet wird und Angiotensinogen in Angiotensin I umwandelt (s. auch Kap. 8.1.6, Bd. Pathophysiologie).

Indikationen

Verdacht auf Störungen im Renin-Angiotensin-System, die klinisch meistens durch eine Hypertonie auffallen.

Untersuchungsmaterial: Serum

Bestimmungsmethode: Radioimmunoassay

Referenzbereiche

In Ruhe	5,0 – 30,0 ng/l
Nach Belastung	10,0 – 65,0 ng/l

Erhöhte Werte lassen sich finden bei

- renovaskulärer Hypertonie (Nierenarterienstenose),
- Renin-sezernierenden Tumoren,
- chron. Niereninsuffizienz mit Hypertonie,
- Bartter- und Pseudo-Bartter-Syndrom,
- M. Addison.

Erniedrigte Werte lassen sich finden bei

- primärem Hyperaldosteronismus (Conn-Syndrom),
- sekundärem Hyperaldosteronismus (Nierenläsion u. a.).

Blut und blutbildende Organe (GK Kap. 9)

Laboratoriumsuntersuchungen (GK Kap. 9.2)

Untersuchungsmaterial (GK Kap. 9.2.1)

Für hämatologische Untersuchungen sollte das Blut am besten morgens am nüchternen, ruhenden Patienten gewonnen werden. Es sollte normalerweise venöses Blut verwendet werden, da bei der Gewinnung von Kapillarblut durch die Beimengung von Gewebsflüssigkeit Volumenfehler von bis zu 20% auftreten können.
Durch den Zusatz von Antikoagulanzien (s. Tabellen 24 u. 25) muß die Spontangerinnung der Blutprobe verhindert werden; normalerweise wird für hämatologische Untersuchungen und für die Thrombozytenzählung *K- bzw. Na-EDTA*, für Gerinnungsanalysen *Natriumoxalat* bzw. *Na-Zitrat*, für Untersuchungen zum Säure-Basen-Haushalt *Heparinat* und zur Glukosebestimmung *Na-Oxalat* und *Na-Fluorid* verwendet.

Tab. 24 Wirkungsweisen verschiedener Antikoagulanzien

Antikoagulans	Wirkungsweise
K-EDTA	Komplexiert Ca
Na-EDTA	Komplexiert Ca
Na-Zitrat	Ca-Bindung (Ausfällung)
Na-Oxalat	Ca-Bindung
Na-Fluorid	Ca-Bindung
Heparinat	Hemmt Aktivierung von Prothrombin zu Thrombin

Tab. 25 Anwendung verschiedener Antikoagulanzien

Antikoagulans	Dosierung	Geeignet für
EDTA Na-/K-Salz	1 mg/ml	Hämatologische Untersuchungen
Zitrat	5 mg/ml	Gerinnungsanalysen
Oxalat	2 mg/ml	Gerinnungstests
Heparin NH_4-Salz	0,75 mg/ml	Elektrolyt- und Säure-Basen-Analyse Metaboliten, Enzyme
Li-Salz	0,75 mg/ml	Elektrolyte, Säure-Basen-Analyse
Na-Salz	0,75 mg/ml	Säure-Basen-Analyse
Na-Fluorid	2 mg/ml	Blutzuckerbestimmung

Die *Einflußgrößen* und *Störfaktoren* auf das Untersuchungsmaterial (s. Kap. 2.1.2 u. 2.1.3) sind vielfältig.
Neben Alter und Geschlecht spielen Ernährungsweise, Körperlage bei der Blutentnahme (Konzentrationsanstieg aller nicht ultrafiltrierbaren Substanzen um bis zu 10% beim Übergang vom Liegen zum Stehen), körperliche Aktivität sowie die Art, der Zeitpunkt und das Verfahren der Entnahme des Untersuchungsmaterials (z. B. Venenstau) eine Rolle. Ebenso wirken sich natürlich diagnostische und therapeutische Maßnahmen sowie pathologische Vorgänge im Körper aus.
Auch durch eine *Resuspendierung* (Aufrühren abgesetzter Blutpartikel) kann eine Veränderung des Untersuchungsmaterials hervorgerufen werden.
Die korpuskulären Blutbestandteile sind im EDTA-Venenblut bei Raumtemperatur bis zu 24 h stabil.
Einzelheiten zu *Transport und Verwahrung des Untersuchungsmaterials,* auch für spezifische Untersuchungen, sowie Angaben zur möglichen *Aufbewahrungsdauer* s. Kap. 2.1.1, insbesondere Tabellen 1 und 2.
Die **Prinzipien der Bestimmungsmethoden,** die im folgenden nicht aufgeführt sind, finden sich in **Kap. 2.2.2.**

Erythrozyten (GK Kap. 9.2.2)

Indikationen zur Untersuchung der Erythrozytenzahl im Vollblut

Verdacht auf Anämie durch Blutverlust, Hämolyse, verminderte oder gestörte Produktion, Polyglobulie, myeloproliferative Erkrankungen

Berechnung mittels Zählkammer (vgl. auch S. 20)

Zur Bestimmung der Erythrozytenzahl in der Zählkammer wird venöses Blut oder Kapillarblut in einer Erythrozytenpipette bis zur Marke 0,5 aufgezogen und anschließend mit der Hayem-Lösung bis zur Marke 101 verdünnt (1:200). Ein Tropfen der Lösung wird in der Neubauer-Zählkammer ausgezählt (5 Gruppenquadrate s. Abb. 5, S. 21), die Erythrozytenzahl berechnet sich dann nach der Formel

$E \times 10\,000$

Die *elektronische Zählung* erfolgt nach der Verdünnung des Blutes auf 1:500 000 mit isotoner NaCl-Lösung.

Referenzbereiche

Männer	$4{,}5-6{,}1 \cdot 10^6/\mu l$ bzw. $4{,}5-6{,}1 \cdot 10^{12}/l$
Frauen	$3{,}9-5{,}4 \cdot 10^6/\mu l$ bzw. $3{,}9-5{,}4 \cdot 10^{12}/l$

Erniedrigte Werte (*Erythrozytopenie*) bei
- akuten und chronischen Blutungsanämien,
- Eisenmangel,
- hämolytischen Anämien,
- sideroachrestischen Anämien (Eisenverwertungsstörung),
- aplastischen Anämien (verminderte Produktion im Knochenmark),
- Vitamin-B_{12}-Mangel und Folsäuremangel

Erhöhte Werte (Erythrozytosen) bei
- Polyglobulie (kardiopulmonal-, tumorbedingt, bei M. Cushing),
- Pseudopolyglobulie durch Dehydratation,
- Polycythaemia vera (pathologisch gesteigerte Neubildung im Knochenmark)

Einflußgröße

Alter: Bei Geburt und in den ersten Lebenswochen sind die Werte deutlich erhöht; sie erreichen gegen Ende des 3. Monats einen Tiefpunkt. Die Erwachsenenwerte werden im Pubertätsalter erreicht. Im hohen Alter erfolgt eine leichte Abnahme, wenn die Ernährungslage verschlechtert ist.

Störgrößen

Variationen im Resultat beruhen auf physiologischen Schwankungen der Erythrozytenverteilung innerhalb verschiedener Zirkulationsgebiete, auf Unterschieden in der Verteilung zwischen intra- und extrazellulärer Flüssigkeit und auf inadäquater Probenentnahmetechnik sowie Probenaufarbeitung.

Hämatokritbestimmung

Der Hämatokrit (Hk) gibt den Anteil der Zellen im Blut (zu 99% Erythrozyten, 1% Leukozyten + Thrombozyten) in Relation zum Gesamtblut an.

Oder: Der Hämatokrit ist definiert als das Volumen aller Erythrozyten in Prozent bezogen auf das Gesamtvolumen des Vollblutes

$$Hk = 100 \times \frac{\text{Zellvolumen}}{\text{Zellvolumen} + \text{Plasmavolumen}}$$

Diese Meßgröße ist abhängig von
a) Erythrozytenzahl,
b) Volumen des Einzelerythrozyten,
c) Plasmavolumen
und läßt eine Aussage über Flüssigkeitsverschiebungen zwischen Blut und extravasalem Flüssigkeitsraum zu.

Indikationen

Anämien,
Polyglobulien,
Dehydratationszustände,
Hyperhydratationszustände

Meßprinzip

Antikoaguliertes Blut wird 5–10 min hochtourig in 2 Kapillarröhrchen (Doppelbestimmung) zentrifugiert und die Höhe der Erythrozytensäule an der Skaleneinteilung des Nomogramms direkt in Prozent abgelesen (s. Abb. 20). Die Ergebnisse der Doppelbestimmung sollten nicht mehr als 1% voneinander abweichen.

Referenzbereiche

Kinder		**Erwachsene**	
Neugeborene	45–70 Vol.-%	Männer	42–50 Vol.-%
1. Monat	30–55 Vol.-%	Frauen	36–45 Vol.-%
6. Monat	32–44 Vol.-%		
1–4 Jahre	33–44 Vol.-%		
10 Jahre	33–45 Vol.-%		

Erniedrigte Werte bei	Erhöhte Werte bei
– Hyperhydratation	– Dehydratation
– Anämien	– Polyglobulien
	– Polycythaemia vera

Einflußgröße

Alter: Die bei Neugeborenen erhöhten Werte fallen in den ersten Lebensmonaten zunächst ab und steigen dann allmählich an. Angleichung an die Erwachsenennorm erfolgt nach dem 10. Lebensjahr.

Störgrößen

- Ungenügendes Durchmischen des EDTA-Venenbluts
- Zu kurze und nicht ausreichend hochtourige Zentrifugation bewirkt falsch-zu-hohe Werte.
- Ableseungenauigkeit durch zu geringe Füllung der Kapillaren
- Starkes Drücken und Pressen der Einstichstelle (Kapillarblutentnahme) führt zu erniedrigten Werten.

Hämoglobinbestimmung

Das Hämoglobin ist mit 90% des Trockengewichtes der wichtigste Bestandteil der Erythrozyten und ist für den Sauerstofftransport zuständig.

Indikationen

Anämien,
Polyglobulie,
Dehydratationszustände,
Hyperhydratationszustände

Die *Bestimmung* des Hb-Wertes erfolgt mit Kapillarblut oder venösem EDTA-Blut nach folgendem *Prinzip*:
Hämoglobin wird durch Kaliumferrizyanid zu Hämiglobin oxidiert und dieses mit Kaliumzyanid in Zyanhämiglobin überführt.
(Hinzu kommt eine Lösung, die als Reagenz KH_2PO_4 und Sterox als reaktionsbeschleunigendes Detergens enthält.)

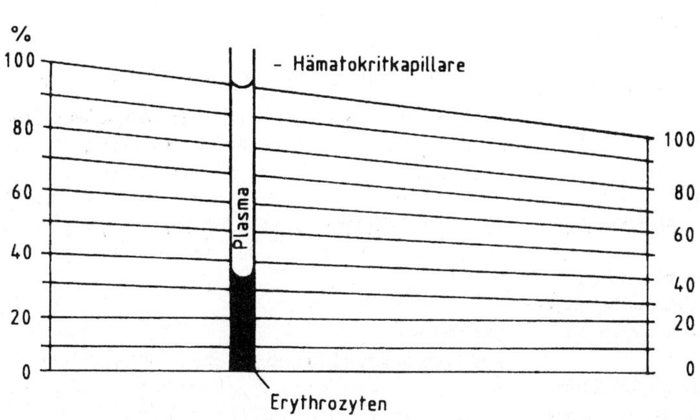

Abb. 20 Schematische Darstellung eines Nomogramms zur Hk-Bestimmung

$$\text{Hämoglobin } (Fe^{2+}) \xrightarrow{\text{K-Ferrizyanid}} \text{Hämoglobin}$$

$$(Fe^{3+}) \xrightarrow{\text{Kaliumzyanid}} \text{Zyanhämiglobin}$$

Gemessen wird die Extinktion bei 546 nm, der abgelesene Wert wird mit einem Umrechnungsfaktor multipliziert.

$$\text{gHb/dl Blut} = E_{Probe} \times 36{,}8$$

Referenzbereiche

Kinder		Erwachsene	
Neugeborene	15 – 24 g/dl	Männer	14,0 – 17,9 g/dl
		Frauen	12,0 – 16,0 g/dl
1. Monat	10 – 17 g/dl		
6. Monat	10 – 15 g/dl		
1. Jahr	11 – 13 g/dl		
4.– 10. Jahr	10 – 15 g/dl		

Der Hb-Wert verhält sich normalerweise gleichsinnig wie die Erythrozytenzahl.

Ausnahmen:
z. B. makrozytäre Anämie Ery-zahl ↓ Hb ↔
mikrozytäre Anämie Ery-zahl ↔ Hb ↓
hypochrome Anämie Ery-zahl ↔ Hb ↓

↓ = erniedrigt
↔ = normal

Einflußgrößen

Alter: Bei Neugeborenen und in den ersten Lebenstagen deutlich erhöhte Werte mit einem Tiefpunkt nach Ablauf des 1. Lebensjahres, ab 10. Lebensjahr werden die Erwachsenenwerte erreicht.
Geschlecht: Bei Frauen liegen die Werte etwas niedriger als bei Männern.

Störgröße: Hohe Leukozytenzahlen verursachen eine Trübung des Bestimmungsansatzes (hochtourig abzentrifugieren).

HBA_1

Mittels Elektrophorese kann das normale Hämoglobin in die Bestandteile HbA_1, HbA_2 und HbF aufgetrennt werden.
Den größten Bestandteil stellt dabei das HbA_1 mit mehr als 98% dar.
Säulenchromatographisch können von dem HbA_1 **drei glykosylierte Hämoglobinfraktionen** (HbA_{1a}, HbA_{1b}, HbA_{1c}) unterschieden werden.
Sie entstehen dadurch, daß sich in Abhängigkeit von der Höhe des Blutzuckers ein kleiner Teil der von den Erythrozyten nicht verwerteten Glukose mit einer Aminogruppe des Globins reversibel verbindet, wobei das **HbA_{1c}** die stabile Form darstellt.
Der Anteil des HbA_{1c} am Gesamthämoglobin beim Stoffwechselgesunden liegt bei 4 – 6%. Bei Patienten mit Diabetes mellitus kann er proportional zur Höhe der Blutglukosekonzentration der vorausgegangenen vier bis sechs Wochen auf Werte bis über 20% ansteigen.
Als sogenanntes **Blutzuckergedächtnis** bietet sich die HbA_{1c}-Bestimmung besonders zur Verlaufskontrolle beim Typ-II-Diabetiker (nicht insulinpflichtiger Diabetes) an.
Beim Typ-I-Diabetiker wird das HbA_{1c} auch erhöht sein, bei ihm steht jedoch die regelmäßige aktuelle Blutzuckerbestimmung im Vordergrund.

Referenzbereiche

Nichtdiabetiker: 4,4 – 6,1%
Diabetiker: bis 9% (abhängig von Typ, Stadium, Alter)
Idealerweise sollte der Wert beim gut eingestellten Diabetiker max. 1 – 2% über der Norm liegen.

Erhöhte Werte: Erhöhte Blutglukosewerte über längere Zeit (Kontrollparameter für die zurückliegenden 4 – 8 Wochen)

Erniedrigte Werte: Insulinom, Gravidität, hämolytische Anämien

Abgeleitete Größen

Das **mittlere korpuskuläre Erythrozytenvolumen (MCV)** berechnet sich aus Erythrozytenzahl und Hämatokrit. Es ist das beste Kriterium zur Klassifizierung einer Anämie.

$$MCV = \frac{\text{Hämatokrit (\%)} \times 10}{\text{Ery-zahl } (10^6 \mu l)} \; (\mu m^3)$$

Referenzbereich

80 – 96 μm^3

Erhöhte Werte
- bei Vitamin B_{12}-Folsäuremangel,
- bei Makrozytosen, z. B. bei chronischen Lebererkrankungen;
- physiologisch in der Neugeborenenperiode

Erniedrigte Werte bei
- Eisenmangel,
- Thalassämie,
- Begleitanämien bei chronischen Erkrankungen

MCH = mittleres korpuskuläres Hämoglobin = Hb_E = Hämoglobingehalt des Einzelerythrozyten

Berechnung

$$MCH\ (Hb_E) = \frac{\text{Hämoglobin im Vollblut (g/dl)} \times 10}{\text{Ery-zahl } (10^6/\mu l)} \; (pg)$$

Referenzbereiche

28 – 33 pg
auch bei normochromer Anämie

Erhöhte Werte (hyperchrome Anämien) bei
- makrozytären Anämien, z.B. bei chronischen Lebererkrankungen, Malabsorption,
- megaloblastären Anämien,
- Vitamin-B_{12}- und Folsäuremangel

Erniedrigte Werte (hypochrome Anämien) bei
- Eisenmangel bei chronischen Blutungen, Infektionen, Tumoren, Resorptionsstörungen,
- Störungen der Hämsynthese, z.B. sideroachrestische Anämie, Pyridoxinmangel,
- Störungen der Globinsynthese, z.B. Thalassämie, Sichelzellenanämie

MCHC = mittlere korpuskuläre Hämoglobinkonzentration

Diese Meßgröße gilt als Indikator für eine Hypochromie.

$$MCHC = \frac{\text{Hämoglobinkonzentration (g/dl)} \times 100}{\text{Hämatokrit (\%)}} \text{ (g/dl)}$$

MCHC zeigt bei Zunahme der extrazellulären Osmolarität (infolge Flüssigkeitsentzug aus den Erythrozyten) einen Anstieg und bei Abnahme (durch Flüssigkeitseinstrom) einen Abfall.

Referenzbereiche

32–36 g Hb/dl Ery-Masse

Erhöhte Werte
- bei kongenitaler Sphärozytose (Kugelzellanämie);
- physiologisch beim Säugling

Erniedrigte Werte bei
- Eisenmangel,
- Thalassaemia major,
- sideroachrestischer Anämie,
- Pyridoxinmangel u.a.

Osmotische Erythrozytenresistenz

Indikationen

Verdacht auf hereditäre Sphärozytose, Thalassämie, hereditäre nichtsphärozytäre hämolytische Anämie, unklare hämolytische Anämien

Prinzip

In hypotonen NaCl-Lösungen diffundiert Wasser in die Erythrozyten. Sie schwellen und hämolysieren bei einem kritischen Volumen. Man mißt den Hämoglobingehalt im Überstand kolorimetrisch und vergleicht ihn mit einer komplett hämolysierten Probe.

Untersuchungsmaterial: Heparin-Blut

Referenzbereiche

Keine Hämolyse > 0,5% NaCl
Komplette Hämolyse ≤ 0,3% NaCl

Herabgesetzte osmotische Resistenz bei	*Erhöhte osmotische Resistenz* bei
– hereditärer Sphärozytose, – (einigen anderen) hämolytischen Anämien	– Thalassämie, – (einigen) Lebererkrankungen

Erythrozytäre Enzyme

Die häufigsten angeborenen Enzymdefekte betreffen die Glucose-6-Phosphat-Dehydrogenase (G6 P-DH) und die Pyruvatkinase (PK).

Indikationen

Verdacht auf enzymopenische Anämien (hereditäre nichtsphärozytäre Anämien)

Prinzip

Das Hämolysat von gewaschenen Erythrozyten wird mit einer Mischung Substrat und Hilfsreagenzien inkubiert, die so konzipiert sind, daß in einem Reaktionsablauf die zu bestimmende Enzymaktivität geschwindigkeitsbegrenzend für die Reaktion ist. Es wird dann die Reduktion von oxidiertem oder die Oxidation von reduziertem Pyridinnukleotid photometrisch gemessen.

Untersuchungsmaterial: antikoaguliertes Blut

Referenzbereiche

(Angaben in U/l Hämoglobin bei 37 °C)

G6P-DH	2–17 Jahre	6,4–15,6
	18 Jahre	8,6–18,6
PK	Erwachsene	11,2–16,4

G6P-DH-Mangel: weltweit häufigster Enzymdefekt der Erythrozyten, X-chromosomal vererbt, ca. 150 Enzymvarianten bekannt

PK-Mangel zweithäufigster Enzymdefekt der Erythrozyten, autosomal-rezessiv vererbt, kann mit einer chronischen nichtsphärozytären hämolytischen Anämie verbunden sein.

Falsch-negative Ergebnisse können nach kürzlich erfolgten Bluttransfusionen gemessen werden. *Scheinbar erhöhte Enzymaktivitäten* können bei Patienten mit hypochromer Anämie festgestellt werden, da die Aktivitäten auf die Hämoglobinkonzentration bezogen werden.

Anämien

Die Bestimmung der Erythrozytenzahl, des Hämatokrits, des Hämoglobins und der verschiedenen abgeleiteten Größen ist der entscheidende Leitfaden bei der Diagnostik und Differentialdiagnostik der unterschiedlichen Anämieformen (vgl. Tabelle 26).

Im folgenden sind die wichtigsten Anämieformen in diesem Zusammenhang kurz dargestellt und charakterisiert.

1. **Anämien durch verminderte Erythrozytenproduktion (Mangelanämien)**
   a) Eisenmangelanämie
   Häufigste aller Anämien (ca. 80%)
   Erythrozyten, Hämoglobin und Hämatokrit sind vermindert.
   Die Erys sind **hypochrom,** d.h., das MCH (Hb_E) liegt unter 28 pg (Referenzbereich 28–33 pg).
   Unter Eisensubstitution **Retikulozytenanstieg** auf 20–40‰ (Referenzbereich 4 bis 15‰)
   b) Vitamin-B_{12}-Mangelanämie, Folsäuremangelanämie
   Vitamin-B_{12}-Mangel und Folsäuremangel führen zu einer **megaloblastären Anämie.**
   Es finden sich große Erythrozyten („Megalozyten") mit einem MCV über 95 µm (Referenzbereich 80–96 µm).
   Sie sind zudem hyperchrom (MCH größer als 34 pg).
   Begleitend treten häufig eine Leukopenie und Thrombopenie auf.
   c) Sideroachrestische Anämien
   Die Ursache sind Defekte in der Porphyrinsynthese. Es werden hypochrome Erys gebildet, das Serumeisen ist im Gegensatz zur Eisenmangelanämie hoch.
   d) Ungenügende Erythropoese z.B. bei Niereninsuffizienz (Erythropoetinmangel), Verdrängung bei Leukämien, Myelofibrose, toxische Panmyelopathien etc.

2. **Anämien durch gesteigerten Erythrozytenabbau (hämolytische Anämien)**
   Die hämolytischen Anämien haben ihre Ursache entweder in korpuskulären Defekten (z.B. bei Sphärozytose, Thalassämie, Sichelzellenanämie) oder in extrakorpuskulären Störungen (z.B. Erythrozytenantikörper, Wärme- oder Kälteagglutinine). Laborchemisch zeigen diese Anämien neben der Verminderung der Ery-Zahl, Hb und Hk die Hämolysezeichen **Hyperbilirubinämie** und **Retikulozytose.**

Thalassämie

Thalassämien beruhen auf einem genetischen Defekt, der zu einer verminderten Synthese einzelner oder mehrerer Globinketten und damit zu einer Störung der Hämoglobinsynthese führt. Die klinische Ausprägung des Krankheitsbildes kann sehr unterschiedlich sein (Minor-, Intermedia- und Major-Formen), es kann asymptomatisch verlaufen oder bis hin zu Anämieformen führen, die lebenslang Transfusionen erforderlich machen.
Die **Thalassaemia major** geht normalerweise mit einer hypochromen Anämie sowie mit einer Anisozytose (Auftreten ungleich großer Erys im Blut) und einer Poikilozytose (Auftreten von birnen- und keulenförmigen Erys) einher.

Sichelzellanämie

Bei der Sichelzellanämie handelt es sich um eine qualitative Hämoglobinveränderung an der β-Kette (aufgrund einer Mutation erfolgt der Austausch der Glutaminsäure der β-Kette in Position 6 durch Valin), wodurch es zu einer Bildung von **HbS** kommt.
Sauerstoffmangel verursacht eine Konformationsänderung des HbS mit geringerer Wasserlöslichkeit,

Tab. 26 Konstellation der Blutparameter bei den unterschiedlichen Anämieformen

Hb	Ery	Hämatokrit	MCV	MCH = Hb_E	MCHC
Normochrome Anämie					
Blutverlust*)	↔-↓	(↓)-↓-(↑)	↔	↔	↔
hämolyt. Anämien	↓	↓	↓	↔	↔
aplastische Anämien	↓↓	↓↓	↓↓	↔	↔
Hypochrome Anämien Eisenmangel Eisenverwertungsstörung Thalassämie chron. Blutverluste Sphärozytose**)	↓↓	(↓)	↓↓	↓	↓↓
Hyperchrome Anämien Megaloblastische Anämien Anämie bei Leberzirrhose	↓	↓↓	↑	↔	(↓)

*) Anfangs normale Werte, später durch Blutverdünnung mit Gewebswasser pathol. Werte, in der Regenerationsphase evtl. überschießende Reaktion

**) Bei Sphärozytose erhöhter MCHC-Wert möglich

es fällt aus, bildet nadelförmige Pseudokristalle und deformiert die Erythrozyten sichelförmig.
Abhängig von der Form der Sichelzellenanämie (homozygot oder heterozygot) ist das HbA, das normalerweise ca. 98% des Hb ausmacht, mehr oder weniger durch pathologische Hb-Varianten (HbS und geringer durch HbF) ersetzt.
Labordiagnostisch kann das **HbS** elektrophoretisch nachgewiesen werden.
Ebenso ist der **Nachweis von Sichelzellen** beim Vorliegen von HbS mikroskopisch möglich, wenn ein Tropfen Blut nach der Gabe von Na_2SO_4 ca. 15–20 min unter **Luftabschluß** gehalten wird.
Da Patienten mit HbS relativ malariaresistent sind, ist es zu einer gewissen Selektion in den Malariagebieten gekommen.
Klinisch ist die homozygote Sichelzellanämie geprägt durch krisenhafte hämolytische Anämien (Auslösung der Krisen erfolgt durch Sauerstoffmangel!) mit Kapillarverstopfungen (infolge Sichelzellenbildung in den Gefäßen) u. Infarzierungen mit den daraus resultierenden vielgestaltigen Bildern (z.B. rheumaähnlich, akute Bauchsymptome [Koliken], nephritisch, nerval [epileptiform, hemiplegisch]).

Sphärozytose (Kugelzellanämie)

Autosomal-dominant erbliche hämolytische Anämie durch Defekt am Verfestigungsmolekül Spektrin der Erythrozytenmembran. Meist ab dem 1. bis 3. Lebensjahrzehnt mit oft schubweisem Verlauf. Prognose ist – besonders nach Milzexstirpation – relativ gut.
Leitsymptom: Mikrosphärozytose, hämolytischer Ikterus, Milzvergrößerung (in 90%), herabgesetzte osmotische Resistenz u. Lebensdauer der Erythrozyten (letzteres infolge verstärkten Abbaus in der Milz), gesteigerte Blutbildung im Knochenmark

3. Anämien durch Verlust an Erythrozyten
Akute Blutungen lassen in der Frühphase noch keine Veränderungen im Blutbild erkennen (der Körper verliert sowohl Erys als auch Plasma).
Bei chronischen Blutungen kommt es zu den laborchemischen Zeichen einer Anämie, die zunächst normochrom, mit später einhergehendem Eisenmangel dann hypochrom ist.
Differentialdiagnostisch müssen bei einer **hypochromen Anämie** folgende Anämien in Betracht gezogen werden:

- Eisenmangelanämie,
- sideroachrestische Anämie,
- Thalassämie,
- Bleivergiftung,
- Vitamin-B_6-Mangel.

Retikulozyten (GK Kap. 9.2.3)

Retikulozyten sind junge, kernlose Erythrozyten, die noch Reste ehemaliger Zellorganellen enthalten – diese Reste werden als Substantia reticulofilamentosa bezeichnet.

Indikationen zur Untersuchung der Retikulozytenzahl

Anämie,
Prüfung der effektiven erythropoetischen Knochenmarkaktivität

Prinzip der Vitalfärbung

Die Substantia reticulofilamentosa der Retikulozyten wird durch Anfärbung mit den Supravitalfarbstoffen Brillantkresylblau oder Methylenblau in unfixiertem Blut dargestellt. Nach Inkubation des Blutes mit dem Farbstoff wird ein Blutausstrich hergestellt. Nach Lufttrocknung werden die markierten Retikulozyten in Ölimmersion unter dem Lichtmikroskop auf 1000 Erythrozyten ausgezählt.

Referenzbereiche

Neugeborene	20–60 Retikulozyten/1000 Erythrozyten
Erwachsene	7–15 Retikulozyten/1000 Erythrozyten
	35 000–75 000 Retikulozyten/µl Blut

Erhöhte Werte
- nach akuter Hypoxie (vermehrte Erythrozytenproduktion),
- nach akutem Blutverlust,
- bei hämolytischer Anämie,
- bei akuter Hämolyse,
- nach Ansprechen von Anämien auf adäquate Behandlung, z.B. bei Eisen-, Vitamin-B_{12}-, Folsäuremangelanämien (Retikulozytenkrise),
- bei Infektionskrankheiten,
- nach Bestrahlungen

Erniedrigte Werte
- bei aregeneratorischen Anämien (Produktionsstörungen), speziell bei megaloblastärer Anämie, Thalassämie,

- bei verringerter Hämatopoese, z.B. bei Panmyelopathie (Schwund aller blutbildenden Zellen des Knochenmarks) oder nach Zytostatikatherapie, Bestrahlung

Einflußgrößen

Alter: In den ersten 5 Lebenstagen werden deutlich erhöhte Werte gefunden.
Methodik: Unregelmäßigkeiten in der Ausstrichtechnik, Fehler bei der Färbung, unzureichende Mikroskopietechnik
Makrothrombozyten täuschen zu hohe Werte vor, ebenso eine Lymphozytose vorwiegend kleiner Lymphozyten.

Hämoglobinsynthese (GK Kap. 9.2.4)

Hämoglobin, als wichtigster Bestandteil der Erythrozyten, besteht zu 4% aus einem eisenhaltigen Farbstoff, dem Häm, und zu 96% aus einem Eiweißkörper, dem Globin mit 2 Polypeptidkettenpaaren. Jedes Hämoglobinmolekül kann 4 Moleküle Sauerstoff binden. Die Hämoglobinbildung kann gestört sein im Bereich der Hämkomponente infolge eines Eisenmangels oder einer Eiseneinbaustörung oder im Bereich des Globins infolge einer abnormalen Polypeptidkettenzusammensetzung.

Eisen, Eisenbindungkapazität

Das zur Erythrozytenbildung benötigte Eisen wird zum einen im Duodenum und oberen Jejunum aus der Nahrung aufgenommen (ca. 10% des Nahrungseisens werden resorbiert), zum anderen stammt es aus dem Hämoglobinabbau.
Im Serum liegt das Eisen in der dreiwertigen Form vor und ist an das Transportprotein *Transferrin* gebunden, das beim Gesunden zu etwa einem Drittel mit Eisen abgesättigt ist und den *Serumeisenspiegel* ausmacht.
Der nicht gesättigte Transferrinanteil und der mit Eisen gesättigte Transferrinanteil ergeben zusammen die *totale Eisenbindungskapazität.*

Serumspiegelbestimmung

Indikation bei Verdacht auf
- Anämien,
- Blutverlust,
- Resorptionsstörungen,
- Eisenüberladung

Meßprinzip

1. Verfahren mit Enteiweißung
Vor der Enteiweißung wird das Eisen vom Transferrin durch HCl gelöst, anschließend die Enteiweißung mit Trichloressigsäure durchgeführt.
Das dreiwertige Eisen wird nun zunächst zum zweiwertigen Eisen reduziert und dieses mit Bathophenanthrolin (Phen) in einen rot gefärbten Komplex überführt, dessen Farbintensität der Eisenkonzentration proportional ist und bei 546 nm gemessen wird.

2. Verfahren ohne Enteiweißung
Das Eisen wird in Gegenwart eines Reduktionsmittels (z.B. Askorbinsäure) im schwach sauren pH-Bereich (aufgrund seiner größeren Affinität zum Bathophenanthrolin als zum Transferrin) vom Transferrin abgespalten und an das Bathophenanthrolin gebunden. Die Farbintensität des gebildeten Komplexes wird photometrisch gemessen.
Bei diesem Verfahren können andere gefärbte Substanzen des Serums stören, deshalb müssen Serum-Leerwerte bestimmt werden.

Referenzbereiche

Kinder		Erwachsene	
Neugeborene	63 – 200 mg/dl (11 – 35,8 mmol)	Männer	40 – 158 mg/dl (7,2 – 28,3 mmol/l)
Säuglinge, Kleinkinder	30 – 155 mg/dl (5 – 28 mmol/l)	Frauen	37 – 145 mg/dl (6,6 – 26,0 mmol/l)
Jugendliche	25 – 135 mg/dl (4,5 – 24 mmol/l)		

Erhöhte Werte bei
- Leberparenchymschäden (die Leber ist mit 250 – 400 mg der größte Eisenspeicher des Körpers, kleinere Mengen sind im Knochenmark und in der Milz enthalten),
- Thalassaemia major,
- Vitamin-B_6-Mangel,
- aplastischer, hämolytischer Anämie

Erniedrigte Werte
- oft bei Kindern,
- bei Frauen während der Menstruation oder Schwangerschaft,
- durch Blutverlust (akut und chronisch)

sowie bei
- Eisenresorptionsstörungen,
- Infekten, chronischen Entzündungen,
- Tumoren (Veränderung der Eisenverteilung),
- nephrotischem Syndrom, Urämie,
- Fehlernährung

Störungen

Der Eisenspiegel ist Schwankungen unterworfen, die von Tag zu Tag oder im Laufe eines Tages bis zu 30% betragen.
Die Werte sind morgens höher als abends, die Blutentnahme sollte deshalb nüchtern, morgens und an verschiedenen Tagen durchgeführt werden.
Eine Verunreinigung der Gerätschaften zur Blutentnahme mit Spuren von Eisen ist zu vermeiden, das Blut darf (besonders beim Verfahren ohne Enteiweißung) nicht hämolysiert sein. Hormonelle Kontrazeptiva führen zu erhöhten Serumeisenwerten.

Transferrin und Eisenbindungskapazität

Transferrin ist das Transportprotein für Eisen.
Es wird in der Leber synthetisiert und gehört zu den β_1-Globulinen.
Jedes Molekül hat zwei Bindungsstellen für Eisen, die abhängig von der Serumeisenkonzentration belegt werden.
Unter der **totalen Eisenbindungskapazität (EBK_{total})** versteht man die maximale Transportfähigkeit für Eisen.
Da Eisen ausschließlich von Transferrin transportiert wird, entspricht die totale Eisenbindungskapazität näherungsweise der Transferrinkonzentration im Serum.
Zur exakten Berechnung der EBK_{total} aus der Transferrinkonzentration gelten die Formeln

EBK_{total} (µg/dl) = Transferrin (mg/dl) × 1,25
oder
EBK_{total} (µmol/l) = Transferrin (g/l) × 23,0

Normalerweise ist nur 1/3 des Transferrins mit Eisen gesättigt (= Serumeisen), die restlichen 2/3 werden als freie oder ungesättigte Eisenbindungskapazität bezeichnet.

Demnach kann die ungesättigte EBK nach der Formel
$EBK_{ungesättigt} = EBK_{total}$ – Serumeisen
berechnet werden.

Den Quotienten aus Serumeisen und EBK_{total} bezeichnet man als **Sättigung des Transferrins,** die in Prozent angegeben wird.

$$\text{Sättigung} = \frac{\text{Serumeisen}}{EBK_{total}} (\%)$$

Indikationen

Diagnostik von latentem und manifestem Eisenmangel und von Eisenüberladung

Referenzbereiche

Die Transferrin- und EBK-Werte sind altersabhängig.

- EBK_{total}
  Neugeborene 200–300 µg/dl (35,8–53,7 µmol/l)
  Erwachsene 260–390 µg/dl (46,4–69,5 µmol/l)
- Sättigung 20–55%
- Transferrin 2–4 g/l

Erhöhte EBK_{total}-Werte finden sich bei

- echtem Eisenmangel,
- Schwangerschaft,
- Blutungen.

Erniedrigte Werte finden sich bei

- Hämochromatosen,
- Infekten, chron. Entzündungen,
- Neoplasien,
- Proteinverlusten,
- verminderter Proteinsynthese (Leberschäden),
- Hämoglobinsynthesestörung (z. B. Porphyrie).

Einflußgrößen

Alter: Bei Neugeborenen ist die EBK_{total} um 20–50% niedriger als bei Erwachsenen.
In-vivo-Faktoren: Während der Schwangerschaft (2. Trimester) sind freie und totale EBK erhöht.
Pharmaka: Östrogene (Kontrazeptiva) bewirken falsch-hohe Werte für freie und totale EBK.
Störungen der Meßtechnik: Hämolytische Proben stören die chemische Bestimmungsmethode (falsch-hohe EBK_{total}).
Abschließend gibt Tabelle 27 eine Übersicht über das Verhalten von EBK und Serumeisenspiegel bei verschiedenen Erkrankungen.

Tab. 27 Eisenbindungskapazität (EBK) und Serumeisenspiegel als diagnostische Parameter bei verschiedenen Erkrankungen

	EBK_{total}	$EBK_{unges.}$	Serumeisenspiegel
Blutverlust (akut, chron.), Eisenmangel, Apoferritinmangel, Eisenresorptionsstörung	↑	↑	↓
Nephrot. Syndrom, Leberzirrhose, exsudative Enteropathie, ACTH- und Kortikoidtherapie	↓	↓	↓
Maligne Tumoren, bakterielle Infekte, Entzündungen	↓	↓-n	↓
Hämochromatose	↓	↓	↑
Schwerer Leberparenchymschaden, Thalassämie, Porphyrie, exzessive Eisentherapie, häufige Bluttransfusionen, hämolytische Anämie, aplastische Anämie	n	↓	↑

Ferritin

Ferritin ist ein ubiquitäres Protein, dessen Moleküle bis zu 4000 Eisenatome speichern können.
Eisenbeladenes Ferritin kann als spezifische **Eisenreserve** jeder Zelle und des gesamten Organismus angesehen werden.
Die im Serum vorkommende minimale Ferritinmenge entstammt normalerweise den Zellen des RHS und befindet sich mit den dort vorhandenen Eisenreserven im Gleichgewicht.
Die Serumferritinbestimmung erlaubt somit einen Rückschluß auf die Reserveeisenkonzentration des Organismus.

Indikationen

Eisenmangelanämie,
Speichereisenmangel,
Verlaufskontrolle bei oraler Eisentherapie,
Überwachung von Risikogruppen für Eisenmangel (Schwangere, Blutspender, Kleinkinder, Hämodialysepatienten),
Hämochromatose

Bestimmungsmethoden:
Radioimmunoassay, Enzymimmunoassay

Referenzbereiche

Die Referenzwerte des Ferritins sind alters- und geschlechtsabhängig und unterliegen auch größeren individuellen Schwankungen.
Die im folgenden aufgeführten Werte sind lediglich Orientierungswerte.

– Neugeborene	30 – 400 μg/l	
– Kinder	7 – 145 μg/l	
– Erwachsene		
Frauen	20 – 50 Jahre	23 – 110 μg/l
	65 – 90 Jahre	13 – 650 μg/l
Männer	20 – 50 Jahre	35 – 217 μg/l
	65 – 90 Jahre	4 – 665 μg/l

Bewertung

Serumferritinwerte unter 15 μg/l zeigen in der Regel einen Eisenmangel an. Erhöhte Serumferritinwerte über 400 μg/l sind dagegen vieldeutig.
Sie müssen unter detaillierter Analyse der individuellen pathologischen Konstellation interpretiert werden. Eine korrekte diagnostische Bewertung ist nur unter Berücksichtigung des Gesamtkrankheitsbildes möglich, was im übrigen für jeden Einzellaborparameter gilt.
Normale Serumferritinkonzentrationen können aber als Hinweis gegen eine klinisch relevante Eisenüberladung gewertet werden.

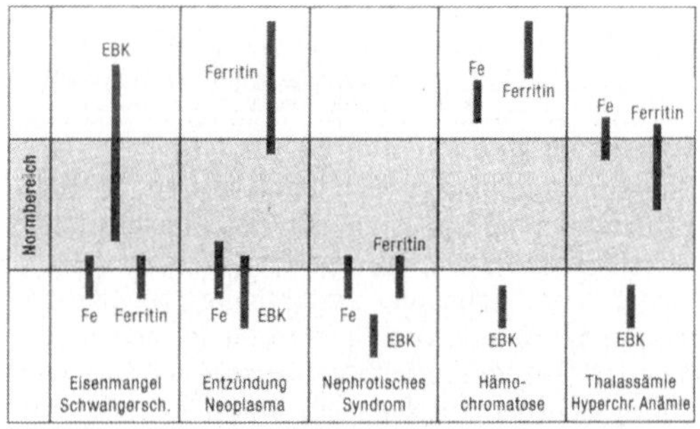

Abb. 21 Eisen, Eisenbindungskapazität und Ferritin als diagnostische Parameter bei verschiedenen Erkrankungen. (Aus: Keßler S: Memorix Spezial Labordiagnostik, Edition Medizin, VCH, Weinheim, 1992)

Erniedrigte Spiegel lassen sich finden bei	*Erhöhte Spiegel* kommen vor bei
– Eisenmangel,	– Eisenüberladung (Hämochromatose, Transfusionen),
– Gravidität.	– Leberparenchymschäden,
	– Infektionen,
	– malignen Erkrankungen,
	– hypochromen Anämien, die nicht durch Eisenmangel verursacht wurden.

Das Verhalten der Parameter Eisen, Eisenbindungskapazität und Ferritin bei verschiedenen Erkrankungen zeigt Abb. 21.

Porphyrine und Vorstufen

Die Porphyrine besitzen im Stoffwechsel eine zentrale Funktion, die sie direkt oder indirekt als Katalysatoren oder als Koenzyme an den Vorgängen der biologischen Oxidation beteiligt sind und die Vorstufen in der Hämsynthese bilden.
Die Porphyrine werden hauptsächlich im Knochenmark und in der Leber synthetisiert, die biologisch wichtigsten Porphyrine (Uro-, Kopro- und Protoporphyrine) sind im Urin, Plasma, Erythrozyten und Stuhl in kleinen Mengen erhalten.
Einen Überblick über die **Porphyrinsynthese** gibt das Schema auf der nächsten Seite.

δ-Aminolävulinsäure (δ-ALS) (s. auch Kap. 22.2.3)

Die δ-ALS ist der erste Metabolit der Porphyrin- und Hämsynthese.

Indikationen

Akute hepatische Porphyrien, Bleivergiftung und andere Schwermetallintoxikationen, chronische Leberschäden (z.B. durch Alkohol, Arzneimittel),

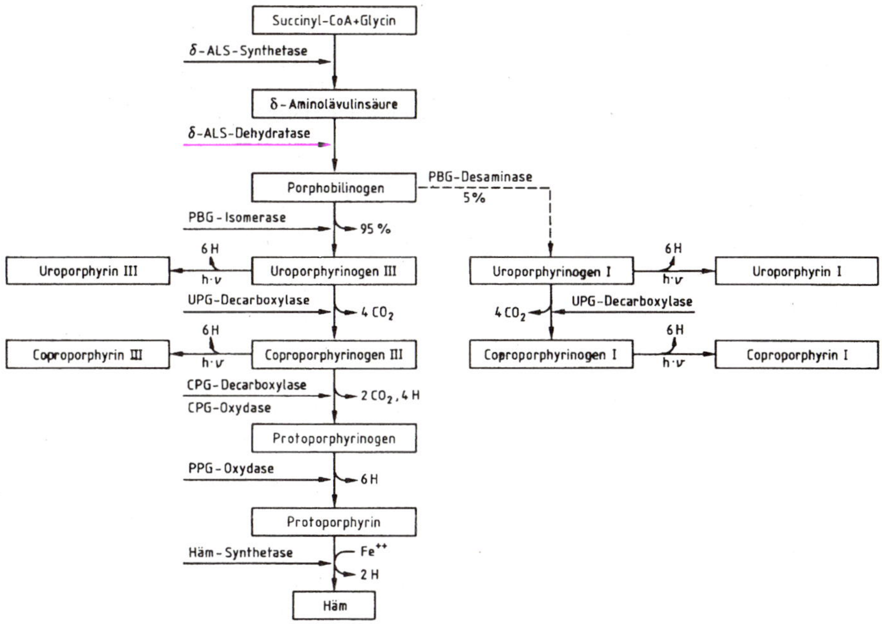

chronische hepatische Porphyrien, Anämien, Intoxikationen mit Fremdchemikalien, Arzneimittelnebenwirkungen (z. B. Barbiturate, Östrogene).

Untersuchungsmaterial: 24-h-Sammelurin

Bestimmungsmethode: Ionenaustauschchromatographie

Referenzbereich

250 – 6400 µg/24 h
(2 – 49 µmol/24 h)

Erhöhte Werte
- stark erhöht (300 µmol/24 h) bei Porphyrie, Bleiintoxikation,
- leicht erhöht z. B. bei Alkohol- oder Arzneimittelschädigung der Leber, hämolytischen Anämien

Zur Diagnose, Differentialdiagnose und zur Verlaufsbeurteilung ist stets die simultane Untersuchung von Porphobilinogen im Urin und der Porphyrine in Urin und Stuhl sowie im Blut und von Porphyrinsyntheseenzymen erforderlich. Nicht allein die Höhe der einzelnen Werte, sonderen ihre *Relation* zueinander (Konstellation) ist von entscheidender Aussagekraft (vgl. Tabelle 28, S. 94).

Einflußgrößen (gelten auch für Porphobilinogen)
Pharmaka: Falsch-positive Werte durch Phenotiazine
Meßtechnik: Längeres Erhitzen des δ-ALS-Ansatzes (> 10 min) hemmt die Farbentwicklung. (Entsprechend falsch-niedrige PBG-Werte bei zu langer Verwahrung der Eluate bis zur Messung!)

Porphobilinogen (PBG)

Porphobilinogen wird aus 2 Molekülen δ-Aminolävulinsäure gebildet und ist das zweite spezifische Produkt in der Porphyrin- und Hämbiosynthese.

Indikationen

Akute hepatische Porphyrien, schwere akute Bleivergiftung, chronische hepatische Porphyrie (Porphyria cutanea tarda); differentialdiagnostisch bei Schwermetallintoxikationen, chronischen Leberschäden (z. B. durch Alkohol, Arzneimittel), Intoxikationen mit Fremdchemikalien, Arzneimittelnebenwirkungen, Tyrosinämie

Untersuchungsmaterial: 24-h-Sammelurin

Bestimmungsmethode: Ionenaustauschchromatographie

Referenzbereich

100 – 700 µg/24 h, (0,5 – 7,5 µmol/24 h)

Erhöhte Werte
- stark erhöht (mehr als 100 µmol/24 h) bei klinischer Manifestation einer hereditären akuten hepatischen Porphyrie,
- mäßig erhöht (unter 40 µmol/24 h) bei schwerer akuter Bleivergiftung

Zur diagnostischen Bewertung s. auch Tabelle 28.
Einflußgrößen s. unter δ-ALS, s. o.

Tab. 28 Konstellation von δ-Aminolävulinsäure, Porphobilinogen und Porphyrinen bei den verschiedenen Porphyrieformen

	Urin			Erythrozyten
P. = Porphyria	**δ-Aminolävulinsäure**	**Porphobilinogen**	**Porphyrine**	**Proto- und Koproporphyrine**
P. congenita erythropoetica	↔	↔	↑↑	↑
Proto-P.-erythropoetica	↔	↔	V	↑↑
P. acuta intermittens	↑↑	↑↑	↑↑	(↑)
P. variegata	↑	↑	↑↑	↔
P. cutanea tarda	(↑)	↔	↑↑	↔
Symptomatische P.	↔	↔	↑	(↑)
Bleiintoxikation, akut	↑↑	(↑)	↑↑	(↑)
Bleiintoxikation, chron.	↑	↔	↑	(↑)

↑↑ stark vermehrt, ↑ vermehrt, (↑) leicht vermehrt, ↔ nicht vermehrt, V variabel

Porphyrine

Die biologisch wichtigsten Porphyrine (Uro-, Kopro- und Protoporphyrine) sind in geringen Mengen in Blut, Urin und Stuhl nachweisbar.

Indikationen

Hereditäre hepatische Porphyrien des akuten Formenkreises, akute und chronische Bleivergiftung, chronische und hepatische Porphyrien u. a.

Untersuchungsmaterial: 24-h-Sammelurin

Bestimmungsmethoden: Dünnschichtchromatographie, Hochdruckflüssigkeitschromatographie

Referenzbereiche

Porphyrine gesamt	unter 100 μg/24 h
Koproporphyrine	unter 80 μg/24 h
Uroporphyrine	unter 20 μg/24 h

Eine *vermehrte Ausscheidung* findet man bei
- erythropoetischen Porphyrien (Stoffwechselstörung im Knochenmark): Porphyria congenita erythropoetica, Protoporphyria erythropoetica,
- hepatischen Porphyrien (Stoffwechselstörung in der Leber): Prophyria hepatica acuta intermittens, Porphyria variegata, chronisch hepatische Porphyrie (P. cutanea tarda),
- symptomatischen (sekundären) Porphyrien: akute Bleivergiftung, chronische Bleivergiftung.

Der isolierten Bestimmung einzelner Parameter kommt in der diagnostischen Bewertung aber immer nur eine höchst insuffiziente, mitunter sogar keine klinische Aussagekraft zu. Es müssen bei den Porphyrien (wie bei der Enzymdiagnostik) die entsprechenden **Befundmuster** erstellt und beurteilt werden (s. Tabelle 28).

Einflußgrößen

In-vivo-Einflüsse: Phenobarbital und 4-Aminosalizylsäure stimulieren die Hämsynthese. Dihydrokollidin hemmt den Einbau von Eisen in Protoporphyrin und stimuliert die Aktivität der δ-ALS-Synthase. Die Aktivität der Ferrochelatase wird durch Schwermetallionen wie Pb^{2+} gehemmt. Durch Katecholamine, Glukagon und Stimulation der Adenylzyklase wird eine Steigerung der Porphyrinsynthese erreicht.

Ernährung: Zufuhr von Kohlenhydraten hemmt die Porphyrinsynthese, Hunger hingegen fördert die Porphyrinproduktion.

Meßtechnik: Das spektrophotometrische Verfahren (nach DC) wird durch Lichteinflüsse unkontrolliert gestört. Es werden falsch-niedrige Werte gefunden.
Wenn die unspezifische Extinktion der Eluate höher als die Probenextinktion ist, lassen sich gelegentlich keine Werte gewinnen.

Leukozyten; morphologische Beurteilung des Blutausstrichs (GK Kap. 9.2.5)

Leukozyten

Das Prinzip der Leukozytenzählung mittels Zählkammer bzw. elektronischer Zählgeräte ist ausführlich auf S. 20 dargestellt.

Indikationen zur Untersuchung der Leukozytenzahl im Vollblut

Infektionen, Entzündungen, Gewebsnekrosen, Intoxikationen, Anämien, Kollagenosen, Leukämien, myeloproliferative und lymphoproliferative Erkran-

Tab. 29 Erkrankungen, die mit einer Leukozytose einhergehen

Erkrankung	Besonderheiten
Physikalische u. emotionelle Stimuli wie Kälte, Hitze, Anstrengung, Angst, Wut, Verbrennungen, Erfrierungen, Gravidität, zentral-nervöse Prozesse	Mäßiggradige und meist nur kurzdauernde Leukozytose
Entzündliche Erkrankungen wie rheumatisches Fieber, Nephritis, Pankreatitis, Kolitis	Unterschiedlich ausgeprägte Leukozytose
Infektionen z.B. durch Bakterien, Pilze, Spirochäten, bei Malaria, Appendizitis, Peritonitis, Endokarditis, Salpingitis	Leukozytenanstieg auf 15000 bis 25000 mit Linksverschiebung und toxischer Granulation
Metabolische Erkankungen, z.B. Coma diabeticum, Coma hepaticum, Coma uraemicum, Thyreotoxikose, Schockzustände, Eklampsie	Endogen-toxische Leukozytose, Anstieg auf 20000 bis 30000 mit Linksverschiebung
Intoxikationen (Hormone, Drogen, Adrenalin, Histamin, Blei etc.)	
Akuter Blutverlust	Leukozytose bis 30000
Chronisch-myeloische Leukämie	Proliferative Leukozytose, Anstieg auf 20000 bis 500000 mit pathologischer Linksverschiebung
Myelofibrose, Polycythaemia vera	Proliferative Leukozytose

kungen, maligne Tumoren, Knochenmarkdepression (durch Bestrahlung, Zytostatika, Immunsuppressiva, Thyreostatika)

Referenzbereiche

Kinder	
1. Tag	9400–34000/µl (9,4–34 · 10^9/l)
bis 4 Wochen	5000–20000/µl (5–20 · 10^9/l)
bis 1 Jahr	6000–17000/µl (6–17 · 10^9/l)
4 Jahre	5500–15000/µl (5,5–15 · 10^9/l)
10 Jahre	4500–13000/µl (4,5–13 · 10^9/l)
Erwachsene	4000–10000/µl (4–10 · 10^9/l)

Eine Übersicht über wichtige *Erkrankungen, die mit einer Erhöhung der Leukozytenzahl (Leukozytose) einhergehen,* gibt Tabelle 29.

Einflußgrößen

Alter: Die Erwachsenennorm wird ab dem 10. Lebensjahr erreicht.

Pharmaka: Kortisonapplikation bewirkt einen Leukozytenanstieg infolge verstärkter Ausschwemmung aus dem Knochenmark und vermindertem Leukozytenabstrom ins Gewebe.

Störgrößen: Variationen im Resultat beruhen auf Verdünnungsfehlern, ungenügendem Schütteln der Verdünnungspipetten, ungleichmäßiger Kammerfüllung (Luftblasen, Verschmutzung), ungenauer Felderdurchmusterung und Rechenfehlern.

Morphologische Beurteilung des Blutausstrichs

Indikationen zur Anfertigung eines Differentialblutbilds

Leukozytose, Leukopenien, Infektionen, Intoxikationen, Malignome, Leukämien und andere hämatologische Systemerkrankungen; Beurteilung der Erythrozyten- und Thrombozytenmorphologie
Mit Hilfe des Differentialblutbilds kann man die korpuskulären Bestandteile des Blutes differenzieren und auszählen.

Anfertigung von Blutausstrichen

Als Blutproben kommen EDTA-Venenblut oder Kapillarblut in Frage. Ein kleiner Blutstropfen wird an einem Ende eines Objektträgers aufgesetzt, dann

Tab. 30 Erkrankungen, die mit einer Erniedrigung der Leukozytenzahl (Leukopenie) einhergehen können:

Infektionen	– Typhus abdominalis, Brucellose – foudroyant verlaufende Sepsis (eine „unkomplizierte" Sepsis zeigt eine Leukozytose) – virale Infektionen (Influenza, Masern, Röteln)
Hämatologische Erkrankungen	– megaloblastäre Anämie – aplastische Anämie
Medikamentöse Einflüsse	– Antikonvulsiva, Sulfonamide, Phenothiazine, Chloramphenicol, Thyreostatika u.a.
Knochenmarkschädigung	– Röntgenbestrahlung, Zytostatikatherapie etc.

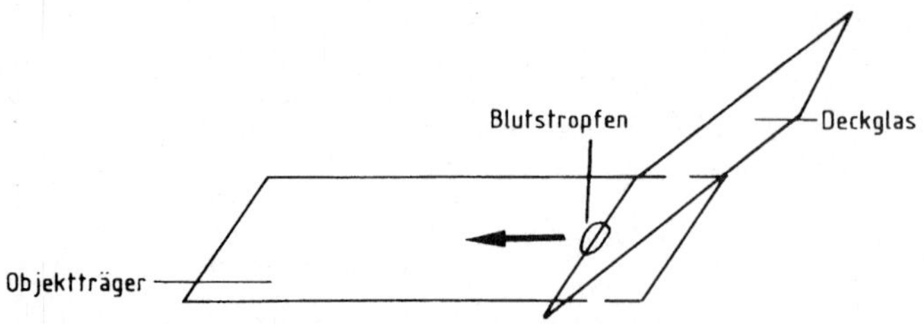

Abb. 22

fährt man ein schräg gehaltenes Deckgläschen an den Blutstropfen heran und schiebt das Deckglas in der gleichen Schräghaltung über den ganzen Objektträger (s. Abb. 22).
Der Ausstrich wird luftgetrocknet und mit der panoptischen Färbung nach Pappenheim (Kombination von May-Grünwald- und Giemsa-Färbung) angefärbt.

Prinzip

a) Luftgetrocknete Ausstriche mit May-Grünwald-Lösung überschichten und 4 min einwirken lassen
b) 2 min mit destilliertem Wasser (pH 7,2 – 7,3) abspülen
c) 20 min mit Giemsa-Lösung färben
d) Mit destilliertem Wasser spülen, Farbreste entfernen
e) Lufttrocknen

Unter dem Mikroskop (Ölimmersionsobjektiv) wird der Blutausstrich betrachtet, indem der Objektträger mäanderförmig abgefahren wird (Abb. 23) und 100 Leukozyten beurteilt werden. Es empfiehlt sich, die differenzierten Zellen in ein Schema einzutragen, wobei in jeder senkrechten Spalte 10 Zellen notiert werden (Abb. 24).
In einem normalen Blutausstrich sind für gewöhnlich wenig reife Leukozyten und massenhaft Erythrozyten zu finden.

Die reifen Leukozyten werden unterteilt in

Granulozyten (s. auch Farbabb. 45 im Anhang)

- neutrophile
  - stabkernige
  - segmentkernige
- eosinophile } segmentkernige
- basophile } segmentkernige

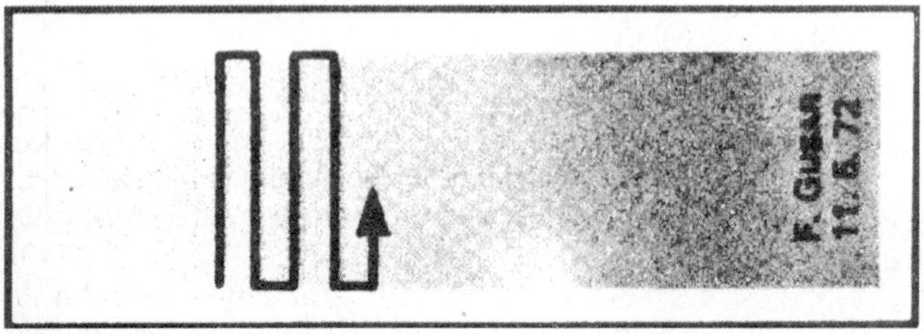

Abb. 23 Mäanderförmige Auswertung eines Blutausstriches

Stabkernige				I				I			2
Segmentkernige	卌	IIII	卌 II	IIII	卌 II	卌 I	卌	卌 II	卌 II	卌	57
Eosinophile					I						1
Basophile						I					1
Monozyten	II						II		I	I	6
Lymphozyten	III	卌 I	III	卌	II	III	III	II	II	IIII	33
	10	10	10	10	10	10	10	10	10	10	100

Abb. 24 Schema zur Differenzierung von Leukozyten

Schema der Granulopoese

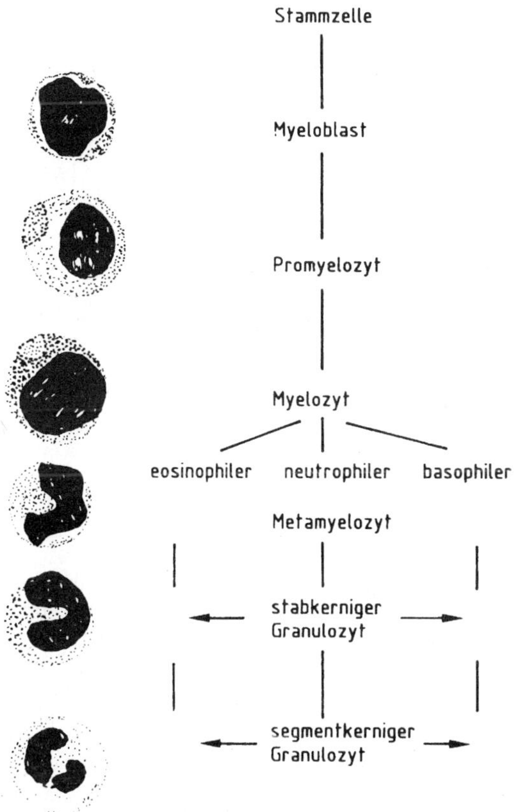

Zellgröße	Kern	Protoplasma	
≈ 15 µm	Rund 2 - 3 Nukleolen	Basophil keine Granula	Knochenmark
20 - 25 µm	Rund-oval	Heller, grobe Granula	Knochenmark
18 - 20 µm	Keine Nukleolen	Oxyphil, differenzierte Granula	Knochenmark
15 - 20 µm	Eingebuchtet	Oxyphil, differenzierte Granula	Knochenmark
≈ 15 µm	Beschreibung im Text		Peripheres Blut
≈ 15 µm			Peripheres Blut

Monozyten (s. auch Farbabb. 48 im Anhang)
Lymphozyten (s. auch Farbabb. 47 im Anhang)
Plasmazellen (s. auch Farbabb. 47 im Anhang)

Die **neutrophilen Granulozyten** sind etwa 15 µm groß, die Kerne sind stab- oder segmentförmig (3 bis 4 Segmente). In der panoptischen Färbung erscheinen die Kerne rotviolett, das Protoplasma rosa. Eine grobe Chromatinstruktur sowie feine braunviolette Granula sind sichtbar.

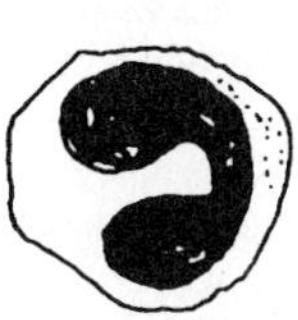
stabförmiger

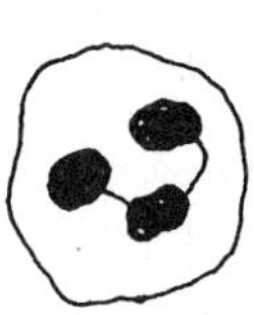
segmentförmiger

Die **eosinophilen Granulozyten** sind etwa 16 µm groß, die Kerne sind stab- oder segmentförmig. In der panoptischen Färbung erscheinen die Kerne rotviolett, das Protoplasma ist rosa und enthält viele rotgelbe bläschenförmige Granula.

Die **basophilen Granulozyten** sind etwa 14 µm groß, die Zellen sind polymorph, die Kerne weisen eine grobe Chromatinstruktur auf. In der panoptischen Färbung erscheinen die Kerne rotviolett, das Protoplasma rosa. Eventuell vorhandene feine Granula sind blauviolett gefärbt.
Die **Monozyten** sind 16–20 µm groß und oft nicht rund, die Kerne sind gelappt, eingebuchtet oder stabförmig und weisen eine feine Chromatinstruktur auf. In der panoptischen Färbung erscheinen die Kerne blaßrosa-violett, das Protoplasma taubenblau bis grau.

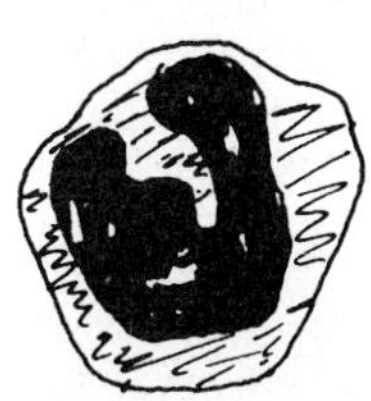
Monozyt

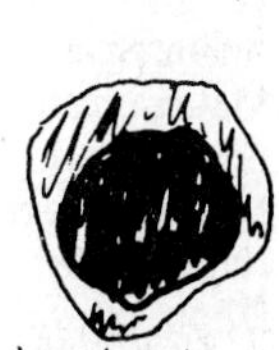
Lymphozyt

Tab. 31 Referenzbereiche und prozentuale Verteilung der Leukozyten im Differentialblutbild

	Säuglinge		Kinder		Erwachsene	
Leukozyten/ μl	6000 – 17 000		8000 – 13 000		4000 – 10 000	
	Rel. %	Abs. / μl	Rel. %	Abs. / μl	Rel. %	Abs. / μl
Neutrophile						
Stabkernige	0 – 10	1500	0 – 10	1200	3 – 5	120 – 450
Segmentkernige	25 – 65	2250 – 9750	25 – 65	2000 – 7800	50 – 70	2000 – 6300
Eosinophile	1 – 7	90 – 1000	1 – 5	50 – 600	2 – 4	80 – 360
Basophile	0 – 2	300	0 – 1	140	0 – 1	50
Lymphozyten	20 – 70	1500 – 10 500	25 – 50	2000 – 6000	25 – 40	1000 – 3600
Monozyten	7 – 20	600 – 3000	1 – 6	750	2 – 6	80 – 590

Die Lymphozyten sind etwa 12 μm groß, die Kerne fast immer rund. In der panoptischen Färbung erscheinen die Kerne rotviolett, das Protoplasma klarblau. Granula fehlen in ca. 80% der Fälle.

Die Plasmazellen sind etwa 14 μm groß, die Kerne sind rund, liegen oft exzentrisch und färben sich in der panoptischen Färbung rotviolett an. Die Chromatinstruktur ist oft radspeichenförmig. Das Protoplasma stellt sich blau mit zahlreichen perinukleären Aufhellungen dar.

Eine Übersicht über die *Referenzbereiche* und die *prozentuale Verteilung der Leukozyten im Differentialblutbild* gibt Tabelle 31.

Pathologische Formvarianten des roten Blutbildes (s. Farbabb. 42, 43 im Anhang)

Anulozyten: Hypochrome Erys mit normalem Durchmesser, bei denen nur noch ein hämoglobinhaltiger Ring zu sehen ist. Bei Eisenmangelanämie.

Mikrozyten: Kleine, hypochrome Erys. Bei schwerer Eisenmangelanämie.

Mikrosphärozyten: Erys mit kleinerem Durchmesser und erhöhter Zelldicke. Prall mit Hb gefüllt. Bei kongenitalem hämolytischem Ikterus und hämolytischen Anämien.

Sphärozyt (Kugelzelle): Erythrozyt von kleiner kugelförmiger = sphärozytärer bzw. mikrosphärozytärer Gestalt und ohne die für rote Blutkörperchen typische zentrale Eindellung; besitzt eine erhöhte mittlere Hämoglobinkonzentration bei fast normalem Einzelvolumen u. Hämoglobingehalt. Kommt vor bei Kugelzellenanämie (u. anderen schweren Anämien).

Makrozyten: Große Erys mit normalem Hb-Gehalt. Bei Lebererkrankungen.

Megalozyten: Besonders große, meist ovale, Hb-reiche Zellen. Bei perniziöser Anämie.

Elliptozyten: Elliptisch geformte Zellen. Bei Elliptozytose (dominant vererbbare Formanomalie) und Elliptozytenanämie.

Poikilozyten: Birnen- und keulenförmige Erys und Erythrozytenfragmente. Bei perniziöser und anderen Anämien.

Basophil punktierte Erys: Ungleichmäßig verteilte, zu Körnchen verdichtete RNA in den Erys, besonders bei Bleivergiftung.

Polychromatische Erys: Erys, deren Plasma noch viel RNA enthält, die sich mit basischen Farbstoffen unterschiedlich anfärbt. Bei Hämsynthesestörungen.

Siderozyten: Einlagerung von Eisen, anfärbbar mit Berliner Blau. Vermehrt bei hämolytischer, sideroachrestischer Anämie und Bleivergiftung.

Target-Zellen: Randzone und Zentrum stärker angefärbt. Bei Thalassämie, hämolytischen Anämien.

Sichelzellen: Genetisch bedingte qualitative Hämoglobinveränderung (Bildung von HbS). Dieses veränderte Hämoglobin gibt bei erniedrigtem pO_2 Sauerstoff ab, wird dadurch schwer löslich und fällt aus. Die Erys nehmen dadurch Sichelzellenform an (vorwiegend bei Farbigen und Mischlingen anzutreffen).

Howell-Jolly-Körper: Rotviolett angefärbte Kernreste. Bei Atrophie oder Fehlen der Milz, bei übersteigerter Blutbildung.

Cabot-Ringkörper: Basophile Ring- oder Schleifenformen. Sind ebenfalls Kernreste (z.T. als Membranfaltungen angesehen), die als Regenerationszeichen bei übersteigerter Blutneubildung aufgefaßt werden. Keine diagnostische Bedeutung.

Heinz-Innenkörper: Rundliche, exzentrisch gelegene, Hb-haltige Körnchen, die oxidativ denaturiertes Hb darstellen (durch Met-Hb-Gifte).

Stechapfelformen: Sind Artefakte (z.B. Eintrocknungserscheinungen bei zu langsamer Ausstrichtechnik).

Schema der Erythropoese
(s. auch Farbabb. 44 im Anhang)

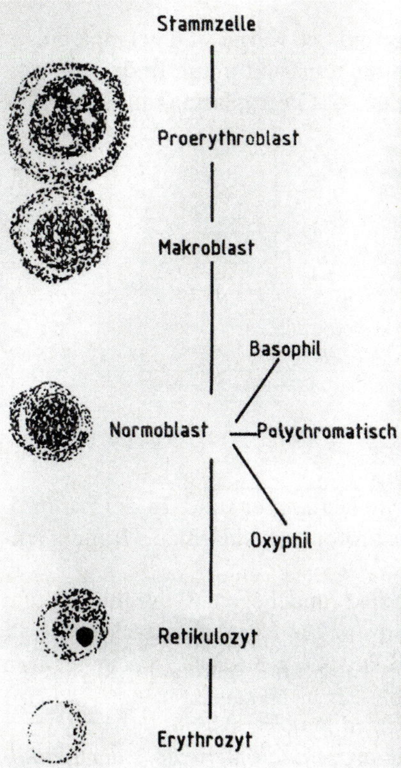

	Zellgröße	Kern	Protoplasma	
Proerythroblast	18 – 22 µm	Rund Nukleolen	Stark basophil	Knochenmark
Makroblast	14 – 18 µm	s.o.	Basophil	Knochenmark
Normoblast basophil	10 – 14 µm	Rund, keine Nukleolen	Basophil	Knochenmark
Normoblast polychromatisch	8 – 12 µm	Dichter	Leicht basophil + Rotfärbung	Knochenmark
Normoblast oxyphil	7 – 10 µm	Dichter	Rein oxyphil	Knochenmark
Retikulozyt	7 – 8 µm	Fehlt	Oxyphil	Knochenmark / Peripheres Blut
Erythrozyt	7,5 µm	Fehlt	Oxyphil	Peripheres Blut

Veränderungen des Differentialblutbilds
(s. auch Farbabb. 33–41 im Anhang)

Linksverschiebung (s. Abb. 25 und Farbabb. 32 im Anhang) s. u.

Rechtsverschiebung (s. Abb. 25 und Farbabb. 32 im Anhang)

Unter einer Rechtsverschiebung des Differentialblutbilds versteht man die Vermehrung der übersegmentierten neutrophilen Granulozyten, die z. B. bei der perniziösen Anämie auftreten.

Vermehrung der weißen Blutzellen (Leukozytose)

Eine **neutrophile Leukozytose** geht in der Regel mit einer Linksverschiebung einher. Unter einer Linksverschiebung versteht man die Vermehrung der Vorstufen der neutrophilen Granulozyten (Myelozyten, Metamyelozyten, stabkernige Granulozyten), die unter physiologischen Bedingungen im peripheren Blut nicht auftreten. Eine Linksverschiebung zeigt immer eine vermehrte Granulopoese an.

Sie tritt auf als **reaktive Linksverschiebung** (Stabkernige u. Metamyelozyten)

- nach schwerer körperlicher Arbeit,
- bei zahlreichen akuten, lokalen oder generalisierten, insbesondere bakteriellen Infektionen,
- bei nekrotischen Prozessen (Verbrennungen, Myokardinfarkt, Tumoreinschmelzung u. a.),
- diabetischer und urämischer Azidose,
- Schock, Apoplexie, Sepsis, Koma.

Eine **pathologische Linksverschiebung** wird durch das Auftreten von Promyelozyten und Myeloblasten von der reaktiven Linksverschiebung abgegrenzt, sie findet sich bei Erkrankungen des blutbildenden Systems wie z. B.

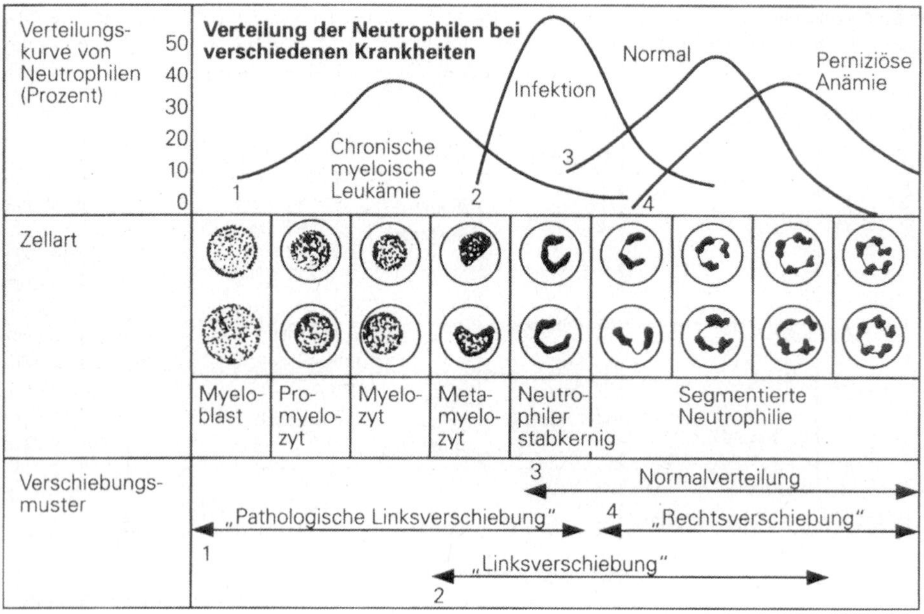

Abb. 25 Verteilung der Neutrophilen bei verschiedenen Krankheiten

- chronisch-myeloischer Leukämie,
- Osteomyelofibrose,
- Polycythaemia vera.

Eine **eosinophile Leukozytose (Eosinophilie)** kann beobachtet werden bei
- allergischen Erkrankungen,
- Infektionen in der postinfektösen Heilungsphase,
- bestimmten viralen (z.B. Mumps) und parasitären (z.B. Trichinose) Erkrankungen,
- manchen Autoimmunerkrankungen,
- manchen Hauterkrankungen (z.B. Pemphigus vulgaris, Psoriasis),
- hämatologischen Erkrankungen (z.B. chron.-myeloische Leukämie).

Eine **Lymphozytose** findet sich bei
- akuten Infekten in der Heilungsphase,
- bestimmten Virusinfektionen (z.B. Röteln, Varizellen, Mumps, Pfeiffer-Drüsenfieber, Hepatitis),
- anderen Infektionskrankheiten (z.B. Pertussis, Malaria, Toxoplasmose, Typhus),
- hämatologischen Erkrankungen (z.B. akute lymphat. Leukämie, Lymphogranulomatose, leukämische maligne Lymphome).

Eine **Monozytose** kann beobachtet werden bei
- akuten Infektionen in der sog. monozytären Überwindungsphase,
- einigen Infektionskrankheiten (Mumps, Masern, Varizellen, Pfeiffer-Drüsenfieber u.a.),
- einigen Systemerkrankungen (z.B. Lupus erythematodes, Polyarthritis, Morbus Boeck),
- hämatologischen Erkrankungen (z.B. malignen Lymphomen, Morbus Hodgkin).

Eine **Basophilie** (Vermehrung der basophilen Granulozyten) ist ein seltener Befund.

Man findet sie bei
- chronisch-myeloischer Leukämie,
- Polycythaemia vera,
- Krankheitsbildern mit erhöhten Blutfettwerten (z.B. Diabetes mellitus, Hyperlipoproteinämien, Nephrose, Myxödem), hier jedoch mit leicht erhöhten Werten.

Verminderung der weißen Blutzellen (Leukozytopenie)

Sie kann als **neutrophile Granulozytopenie** beobachtet werden bei
- bestimmten Infektionskrankheiten (z.B. Typhus, TBC, Grippe, Mumps, Masern, Röteln),
- Autoimmunerkrankungen (z.B. Lupus erythematodes),
- Zytostatikabehandlung, Röntgenbestrahlung,
- als Nebenwirkung von zahlreichen Medikamenten (z.B. Phenothiazinen, Sulfonamiden, Antikonvulsiva).

Eine **Eosinopenie** kann beobachtet werden bei
- Infektionen wie Typhus abdominalis,
- akuten Infektionen auf ihrem Höhepunkt (Sepsis, Pneumonie),
- hämatologischen Erkrankungen wie akuter Leukämie, Lymphogranulomatose.

Eine **Lymphozytopenie** wird beobachtet bei
- bestimmten Infektionskrankheiten (z.B. TBC, Masern, Grippe),
- malignen Erkrankungen wie Morbus Hodgkin, malignes Lymphom,
- Hyperkortizismus, wie bei Morbus Cushing, Glukokortikoidtherapie.

Eine **Agranulozytose** (hochgradige Verminderung der granulierten Leukozyten und Störung der Granulozytopoese) kann auftreten

- als allergische Überempfindlichkeitsreaktion auf verschiedene Arzneimittel, z.B. Analgetika, Antibiotika, Sulfonamide,
- in der Folge entzündlicher Prozesse,
- bei Knochenmarkschädigung durch Arzneimittel.

Beispiele für morphologische Veränderungen der Granulozyten

- *Döhle-Körperchen:* Einschlüsse im Plasma von Granulozyten, z.B. bei schweren Infektionen und Verbrennungen
- *Toxische Granulation:* Verstärkung der neutrophilen Granulation (rosaviolette Körnchen), z.B. durch Infekt, Intoxikation, Tumor
- *Auer-Stäbchen:* Plasmaeinschlüsse leukämischer Blasten mit myeloischer Zugehörigkeit
- *Pelger-Huët-Kernanomalien:* Harmloses, genetisch bedingtes Versagen der normalen Segmentierung des Granulozytenkerns

Beispiele für morphologische Veränderungen der Lymphozyten

- *Gumprecht-Kernschatten:* bei chronisch-lymphatischer Leukämie
- *Reizformen* und *lympho-monozytäre Übergangsstufen*

Fehlerquellen

Stabilität: Die Blutausstriche aus venösem Vollblut sollen spätestens 3 h nach Blutentnahme angefertigt werden, da es bei längerem Stehen des Blutes zu qualitativen Veränderungen der Granulozyten und Monozyten kommt. Wenn das nicht möglich ist, ist von vornherein die Anfertigung von Kapillarblutausstrichen aus der Fingerbeere ratsam.
Bei maschineller Leukozytendifferenzierung sollte der Zeitraum zwischen Blutentnahme und Differenzierung gewöhnlich nicht länger als 6 h betragen.

Beim Färbeprozeß: Farbstoffniederschläge, die eine Granulierung vortäuschen, ungenügende Anfärbung, Über- und Unterfärbung, Farbverschiebungen (Rotstich, Blaustich)

Spezialuntersuchungen im Ausstrich

Für bestimmte Fragestellungen, insbesondere für eine Differenzierung bzw. Klassifizierung akuter bzw. chronischer Leukämien, sind spezielle Nachweisverfahren erforderlich (s. auch Tabelle 32). Neben den zytochemischen Verfahren, mit deren Hilfe intrazellulär liegende Substrate oder die Aktivität von intrazellulären Enzymen dargestellt werden können, haben heute v.a. immunologische Methoden zunehmend Bedeutung erlangt, mit deren Hilfe die Membraneigenschaften verschiedener Zellreihen mikroskopisch sichtbar gemacht werden können.

Tab. 32 Methoden zur Phänotypisierung von Leukämien

Routinemethoden	Experimentelle Methoden
Morphologie (Zytologie, Histologie)	Elektronenmikroskopie
Zytochemie	DNA-Rekombinantentechniken
Immunologische Marker	Virologische Untersuchungen
Biochemische Marker	Onkogen-Analysen
Zytogenetik	
DNA-Durchflußzytometrie	

Zytochemische Zelldifferenzierung

Indikationen

Leukämien,
leukämischer Verlauf bei Non-Hodgkin-Lymphomen,
myeloproliferative Erkrankungen

Nachstehend sind die wichtigsten zytochemischen Reaktionen kurz zusammengestellt.

Peroxidase: Das häminhaltige Enzym, das ein Chromogen in Gegenwart von H_2O_2 zum unlöslichen Farbstoff oxidiert, dient der Abgrenzung der akuten myeloischen Leukämie (Peroxidase-positiv) gegenüber der akuten lymphatischen Leukämie (Peroxidase-negativ).
α-Naphthylacetat-Esterase: Unspezifische Esterase neutrophiler Granulozyten und Monozyten. Das Enzym wird in Monozyten durch Natriumfluorid gehemmt, in Granulozyten dagegen nicht.
PAS-Reaktion: Mit dieser Reaktion werden Polysaccharide, insbesondere Glykogen, erfaßt. Wird als

Tab. 33 Beispiel für die Einteilung/Klassifizierung einer akuten Leukämie (hier: akute Myeloblastenleukämie) anhand morphologischer, zytochemischer und immunologischer Differenzierungsmethoden (nach: von Planta M: Memorix Innere Medizin, Chapman & Hall, Weinheim, 1996)

Einteilung	Kriterien								
	morphologische	zytochemische			immunologische				
		Peroxidase	Esterase	PAS	HLA-DR	CDw13	CD11 b	CD14	CD15
M1 akute Myeloblastenleukämie (ohne Ausreifung)	große, nicht granulierte Zellen, ein oder mehrere diskrete Nukleoli, variabel Azurgranula und Auer-Stäbchen. Ähnlich L 2, ≥ 90% der weißen Reihe sind Blasten	+ ≥ 3%	(+)	–/(+)	+	+	–/+	–	–

Hilfsmittel für die Erkennung von akuten lymphatischen Leukämien und für die Beteiligung der Erythropoese am leukämischen Prozeß verwendet.
Saure Phosphatase: Diese Reaktion liefert Hinweise bei der Abgrenzung bestimmter Formen der akuten lymphatischen Leukämien, bei der Charakterisierung von Lymphozyten und der Differentialdiagnose der Haarzellenleukämie sowie zur Erkennung von Plasmozytomen.
Alkalische Leukozytenphosphatase: Stark erniedrigt oder fehlend bei chronisch-myeloischer Leukämie.
Terminale Desoxinucleotidyl-Transferase (im Blastenkern): Spezifischer Marker der lymphatischen Differenzierung, der bei der akuten lymphatischen Leukämie in über 90% der Fälle nachweisbar ist. Sie ist *erhöht* bei Polycythaemia vera, essentieller Thrombozythämie, perniziöser Anämie u. a.

Immunzytologische Zelldifferenzierung

Indikationen

Leukämien,
Non-Hodgkin-Lymphome mit leukämischem Verlauf,
zelluläre Immundefekte

Bei der immunzytologischen Zelldifferenzierung erfolgt die Charakterisierung von Zellen durch den Nachweis von zellulären Antigenen mit spezifischen, heute meist monoklonalen Antikörpern. Sie dient in der klinischen Diagnostik der *Klassifizierung von akuten lymphatischen Leukämien (ALL), lymphoproliferativen Erkrankungen* und der *Differenzierung der Blasten bei chronisch-myeloischer Leukämie (CML)* im Blastenschub. Diese Differenzierung hat prognostische und therapeutische Bedeutung.

Thrombozyten (GK Kap 9.2.6)

Die Thrombozytenzählung erfolgt – ebenso wie die Erythrozyten- und die Leukozytenzählung – in der Zählkammer (s. auch S. 20) oder im elektronischen Zählgerät (s. S. 21).

Indikationen zur Untersuchung der Thrombozytenzahl im Vollblut

Unklare Blutungen;
Ausschluß einer Blutungsneigung;
Kontrolle bei Bestrahlungen und unter Zytostatikatherapie;
Verdacht auf Knochenmarkerkrankungen;
Verdacht auf Destruktion, Verbrauch oder reaktive Vermehrung der Thrombozyten

Referenzbereich

150 000–400 000 Thrombozyten/µl Blut

Erhöhung der Thrombozytenzahl (Thrombozytosen) bei

- myeloproliferativen Erkrankungen (gesteigerte Blutzellneubildung im Knochenmark), z. B. Polycythaemia vera, chronisch-myeloische Leukämie, essentielle Thrombozythämie,
- Splenektomie,
- schweren Allgemeinerkrankungen (reaktive Thrombozytose), nach körperlicher Anstrengung, postoperativ,
- malignen Tumoren wie M. Hodgkin

Erniedrigung der Thrombozytenzahl (Thrombozytopenie) bei

- Produktionsstörungen im Knochenmark, z.B. bei Panmyelopathie (pathologische Verminderung aller blutbildenden Zellen), nach Zytostatikabehandlung oder infolge einer Verdrängung durch pathologische Zellen bei akuten und chronischen Leukämien, Skelettmetastasen, Plasmozytom;
- idiopathisch-thrombozytopenischer Purpura, thrombotisch-thrombozytopenischer Purpura, idiopathischer Thrombozytopenie (M. Werlhof);
- Hypersplenismus (Milzvergrößerung z.B. bei portaler Hypertension);
- perniziöser Anämie (Ausdruck einer Kernreifungsstörung);
- Verbrauchskoagulopathie (Thrombozytenabfall unterschiedlicher Ausprägung durch die generalisierte intravasale Gerinnungsaktivität);
- verminderter oder defekter Plättchenproduktion, z.B. bei Urämie, Vitamin-B_{12}-Mangel;
- Heparin-induzierte Thrombozytopenie

Einflußgröße

Alter: Die bei Neugeborenen und Säuglingen niedrigeren Werte gleichen sich ab 3. Lebensmonat der Erwachsenennorm an.

Störgrößen: Störend wirken Plättchenaggregationen, die bei fehlerhafter Blutentnahme mit beginnender Gerinnung und ungenügender Sedimentation in der Zählkammer auftreten.
Bei elektronischer Zählung können Kälteagglutinine und monoklonale Immunglobuline zu Thrombozytenaggregationen führen und dadurch falsch-niedrige Werte ergeben.
Verschleppungsfehler – problematisch bei niedrigen Zellzahlen, die auf Proben folgen, die vorher hohe Zellzahlen aufwiesen – bewirken falsch-hohe Werte.

Hämostase (GK Kap. 10)

Laboratoriumsuntersuchungen (GK Kap. 10.2)

Allgemeines (GK Kap. 10.2.1)

Hämostaseologische Bestimmungsmethoden

Blutgerinnung:
Erstarren des flüssigen Blutes – ein komplexer, in Phasen ablaufender Vorgang, der zur Bildung von unlöslichem Fibrin aus dem im Blutplasma vorhandenen Fibrinogen führt und der (im Zusammenwirken mit Kalziumionen) von Thrombin katalysiert wird. An dem Geschehen sind ca. 30 Faktoren beteiligt, darunter die Gerinnungsfaktoren des Blutplasmas (Faktor I– XIII) und zahlreiche Thrombozytenfaktoren, die in einem inneren (endogenes, Intrinsic-) und einem schneller wirksamen äußeren (exogenes, Extrinsic-)System bei der Bildung der Gerinnsel zusammenwirken (s. Abb. 26).

Blutgerinnungszeit:
Zeitspanne zwischen Blutentnahme und dem spontanen Eintritt der Blutgerinnung (d.h. der Bildung festen Fibrins)
Die globale, nicht auf einzelne Faktoren gerichtete Bestimmung (in Kapillar- oder Venenblut) erfolgt z.B. nach Lee-White (s. S. 105).

Fibrinolyse:
Auflösung von Gerinnseln oder Fibrinniederschlägen. Es handelt sich um das der Blutgerinnung gegenläufige Prinzip, das mit den Gerinnungsvorgängen normalerweise in einem dynamischen Gleichgewicht steht (s. Abb. 27, S. 112).

Inhibitoren:
Hemmen die Faktoren des Gerinnungs- und Fibrinolysesystems durch Komplexbildung oder proteolytischen Abbau und sorgen für die Aufrechterhaltung des hämostatischen Gleichgewichts.
Zu einer allgemeinen Untersuchung des Hämostasesystems gehören die *Überprüfung der Gefäßfunktion* (Rumpel-Leede-Test, Saugglockentest), die *Überprüfung des thrombozytären Systems* (Thrombozytenzählung, Bestimmung der Blutungszeit, Thrombelastographie sowie spezifische Thrombozytenfunktionstests) und die *Untersuchungen zur Prüfung des plasmatischen Blutgerinnungs- und Fibrinolysesystems,* die im folgenden dargestellt sind.
Sie lassen sich in Globaltests, Phasentests, Einzelfaktoren- und Inhibitorenbestimmungen unterteilen.

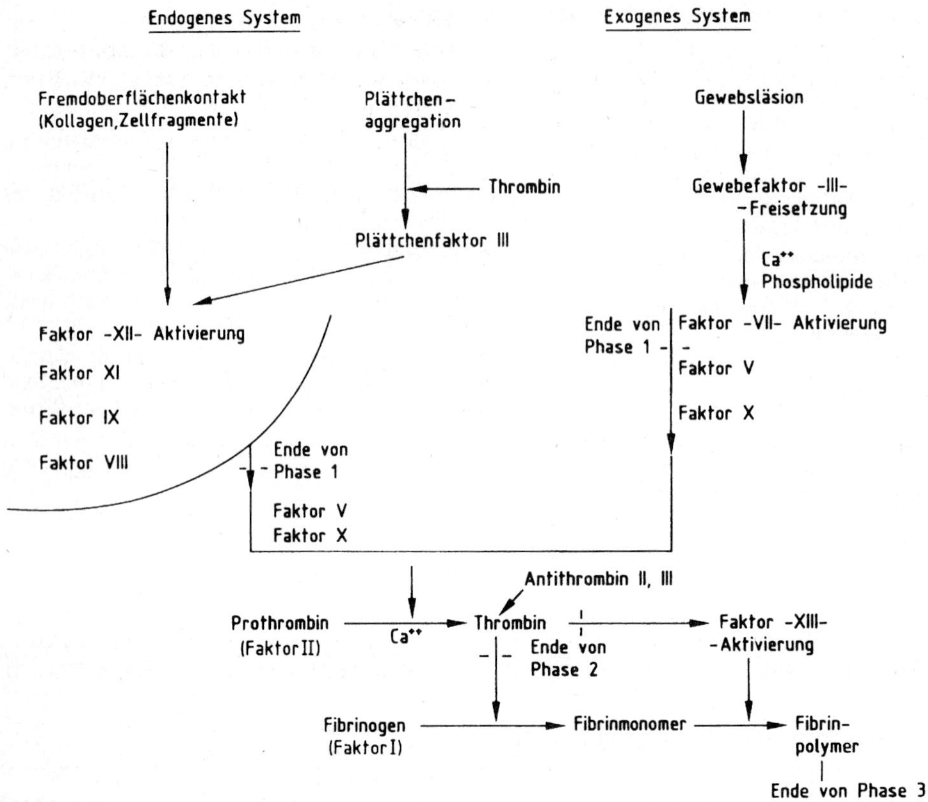

Abb. 26 Schema der Blutgerinnung

				Halbwertszeit
Faktor I	= Fibrinogen	Common pathway	Afibrinogenämie	4–6 Tage
Faktor II	= Prothrombin	Common pathway	Vitamin-K-Mangel, Leberkrankheit	2–4 Tage
Faktor III	= Gewebsthromboplastin	Extrinsic System		
Faktor IV	= Kalzium	Universell		
Faktor V	= Akzelerin	Common pathway	Hereditärer Mangel	15–24 h
Faktor VII	= Prokonvertin	Extrinsic System	Vitamin-K-Mangel, Leberkrankheit, hereditär	4–6 h
Faktor VIII	= Antihämophiler Faktor A	Intrinsic System	Hämophilie A	12–18 h
Faktor IX	= Christmas-Faktor	Intrinsic System	Hämophilie B, Vitamin-K-Mangel, Leberkrankheiten	18–30 h
Faktor X	= Stuart-Prower-Faktor	Common pathway	Vitamin-K-Mangel, Leberkrankheit, hereditär	48–60 h
Faktor XI	= Plasma-Thrombo-plastinantezedent	Intrinsic System	Hereditär	ca. 60 h
Faktor XII	= Hageman-Faktor	Intrinsic System	Hereditär	50–70 h
Faktor XIII	= Fibrinstabilisierender Faktor	Common pathway	Hereditär	ca. 4 h

Globaltests

Mit den Globaltests wird das Gerinnungssystem als Ganzes erfaßt, es handelt sich um relativ unspezifische Suchtests, mit deren Hilfe lediglich im Sinne einer Ja-nein-Aussage festgestellt werden kann, ob der Ablauf normal ist oder (irgendwo!) ein Defekt besteht. Zu dieser Gruppe gehören:

Gerinnungszeit,
Blutungszeit,
Rekalzifizierungszeit,
Thrombelastographie.

Nativblutgerinnungszeit nach Lee-White

Frisch entnommenes Venenblut läßt man im Glasröhrchen bei 37 °C im Wasserbad spontan gerinnen. Der Gerinnungseintritt wird festgestellt, indem das Röhrchen in Abständen von 30 s gekippt wird.
Der Test dient zur unspezifischen Überprüfung der Faktoren des endogenen Systems und der Thrombozytenfaktoren.

Referenzbereich

6–12 min

Untersuchung der plasmatischen Gerinnung und Fibrinolyse (GK Kap. 10.2.3)

Eine ausführliche Darstellung der allgemeinen Methodik der Hämostaseologie sowie der einzelnen Bestimmungsmethoden findet sich in Kap. 2.2.2.

Tab. 34 gibt noch einmal einen zusammenfassenden Überblick über die wichtigsten Gerinnungsteste.

Tab. 34 Gerinnungsteste/Blutungsteste im Überblick (aus: von Planta M: Memorix Innere Medizin, 4. Auflage, Chapman & Hall, 1996)

Test (Normwert)	Testfunktion	Ursachen für pathologisches Testresultat
Thrombozyten 150 000–440 000		Thrombozytose, Thrombozytopenie
Quick (Thromboplastinzeit, Prothrombinzeit) 70–100%	Globaltest des „Extrinsic“-Systems, Überwachung der Kumarintherapie	Mangel oder Inhibition von Faktor I, II, V, VII, X. Vitamin-K-Mangel, Antikoagulation mit Kumarinen, Leberkrankheiten
PTT (partielle Thromboplastinzeit) Standard: 68–82 s Aktiviert: 32–46 s (methodenabhängig)	Globaltest des „Intrinsic“-Systems	Mangel oder Inhibition von Faktor I, II, V, VIII, IX, X, XI, XII. Vitamin-K-Mangel, Antikoagulation mit Kumarinen
Thrombinzeit 13–17 s	Überwachung der Heparintherapie	Afibrinogenämie, Thrombininhibitoren, Heparintherapie
Blutungszeit Ivy: 1–9 min Duke: 1–5 min	Globaltest der Thrombozytenfunktion	Thrombozytopenie, Morbus von Willebrand, Thrombasthenie, Acetylsalicylsäure
Gerinnungszeit Lee-White: 8–18 min	Globaltest des „Extrinsic“- und „Common“-Pathway	Faktorenmangel (unter 3%): I, II, V, VIII, IX, X, XI, XII
Gerinnungsfaktoren 50–200% der Norm		Hereditärer Mangel, Leberkrankheit, DIG
Fibrinogen 150–350 mg% 1,5–3,5 g/l		Afibrinogenämie, DIG, Infektionen
Fibrinogenspaltprodukte (FSP) Über 8 µg/dl	Semiquantitativer Latexnachweis der FSP (X, Y, D, E)	DIG, Fibrinolysetherapie, Leberkrankheiten
Äthanoltest	Nachweis von Fibrinmonomer	DIG, Fibrinolysetherapie
Euglobulinlysezeit Über 2 h	Globaltest der fibrinolytischen Aktivität	DIG, Fibrinolysetherapie, Leberkrankheiten
Reptilasezeit 18–22 s	Heparinunabhängig: Abklärung einer DIG bei bereits heparinisierten Patienten	Verlängert bei Fibrin-Fibrinogen-Spaltprodukten: DIG

DIG: disseminierte intravasale Gerinnung

Quick-Test (Thromboplastinzeit, Prothrombinzeit)

Der Quick-Test wird durchgeführt, indem man zu Zitratblut optimale Mengen von Thromboplastin (= Gewebefaktor III) und Kalziumionen hinzugibt und so die Fibrinbildung auslöst. Die Zeit bis zum Eintritt der Gerinnung wird gemessen und mit Hilfe einer Bezugskurve in Prozent umgerechnet.
Der Quick-Test dient der Prüfung von Faktor VII (exogener Teil des Gerinnungssystems) sowie der Faktoren X, V, II, I (gemeinsame Endstrecke der Gerinnung).

Indikationen

Suchtest bei Verdacht auf plasmatische Gerinnungsstörungen (Faktoren I, II, V, X und Faktor VII),
Überwachung der Therapie mit Vitamin-K-Antagonisten (Phenprocumon),
Verlaufskontrolle bei Vitamin-K-Mangelzuständen und Lebererkrankungen, präoperatives Screening

Referenzbereich

70–120% der Norm

Der *Quick-Wert* ist *erniedrigt* bei
- Vitamin-K-Mangel (z.B. bei oraler Antikoagulanzientherapie),
- Vitamin-K-Resorptionsstörungen (z.B. bei Malabsorptionssyndrom, Gallenabflußstörungen, Diätfehlern),
- Leberzirrhose,
- Verbrauchskoagulopathien,
- Fibrinogenmangel,
- angeborenem Mangel der Gerinnungsfaktoren II, V, VII oder X,
- Vorliegen von Hemmkörpern gegen diese Faktoren, z.B. bei Lupus erythematodes.

Der Quick-Test wird bevorzugt zur *Überwachung einer Therapie mit Cumarinderivaten* eingesetzt. (Cumarinderivate wirken als Vitamin-K-Antagonisten und hemmen die Synthese der Faktoren II, VII, IX, X.)

Störmöglichkeiten/Fehlerquellen

Die im folgenden aufgeführten Störmöglichkeiten und Fehlerquellen gelten nicht nur für die Thromboplastinzeit, sondern auch für andere Gerinnungsuntersuchungen.

Blutentnahmegefäße: Es werden Plastikgefäße (Entnahmespritzen) oder silikonisierte Glasgefäße empfohlen, um eine Gerinnungsaktivierung zu vermeiden.

Venöse Stauung: Dauert diese zu lang, kommt es zu einer lokalen Aktivierung der Fibrinolyse.

Unsachgemäße Venenpunktion: Geht die Nadel paravenös oder wird sie zu rasch abgezogen, kommt es zu einer Freisetzung oder Aspiration von Gewebsthromboplastin mit nachfolgender Gerinnungsaktivierung (auch durch Blasen- und Schaumbildung!).

Kein sofortiges Mischen der Probe nach Entnahme: Durch mangelnden Kontakt mit der Antikoagulanzienlösung erfolgt eine Teilgerinnung, und es kommt zu falsch-niedrigen Werten.

Falsche Zitrat-Plasma-Relation: Ist der Zitratanteil zu hoch, werden falsch-niedrige Werte vorgetäuscht, ist er zu gering, führt das zu falsch-niedrigen (Teilgerinnung) bis zu falsch-hohen Werten.

Ungenügende Zentrifugation: Durch das überstehende, plättchenreiche Plasma werden falsch-hohe (normale) Werte vorgetäuscht.

Hämolytisches Plasma: Durch gerinnungsaktive Bestandteile der Erythrozyten werden falsch-hohe (normale) Werte vorgetäuscht.

Stabilität: Bis zu 2 h bei Verwendung ungepufferter Natriumzitratlösung, ca. 8 h (bei Raumtemperatur) bei Verwendung gepufferter Natriumzitratlösung. Danach zunehmende Inaktivierung der Faktoren V und VIII. Bei – 20 °C Lagerung über 3 Wochen möglich.

Heparin: Verlängert in Konzentrationen > 1 Einheit/ml Plasma die Thromboplastinzeit und täuscht eine niedrige Aktivität des Prothrombinkomplexes vor.

Fibrin(ogen)spaltprodukte: Sie verlängern in Konzentrationen über 50 mg/l die Thromboplastinzeit!

Medikamente: Penizilline bewirken eine Verkürzung der Thromboplastinzeit (besonders bei Kindern zu beachten!).

Partielle Thromboplastinzeit (PTT)

Die PTT wird bestimmt, indem man Plättchenfaktor III, der normalerweise die endogene Gerinnung auslöst, zum Zitratplasma dazugibt.
Die PTT erfaßt das ganze endogene Gerinnungssystem (Suchtest) sowie die gemeinsame Endstrecke der Gerinnung, also die Faktoren:
I, II, V, VIII, IX, X, XI, XII

Indikationen

Suchtest bei Verdacht auf hämorrhagische Diathese,
präoperatives Screening,
Verdacht auf Hämophilie, Willebrand-Krankheit,
Überwachung und Steuerung der Heparintherapie,
Verdacht auf Hemmkörper (z.B. Lupus-Antikoagulans)

Referenzbereich

35–55 s (reagenzabhängig)

Eine *verkürzte PTT* ist ein Hinweis auf Hyperkoagulabilität (Thromboseneigung).

Die *PTT ist verlängert* bei
- Verminderung eines oder mehrerer der folgenden Faktoren: Faktor I, II, V, VIII, IX, X, XI, XII,
  - z. B. durch angeborenen Faktorenmangel (F II, XI, XII),
    bei gleichzeitig normalem Quick-Wert – Hinweis auf Mangel der Faktoren VIII, IX, XI oder XII; hier findet man am häufigsten
    einen Faktor-VIII-Mangel (Hämophilie A),
    einen Faktor-IX-Mangel (Hämophilie B) oder
    einen Defekt des von-Willebrand-Faktors (Komponente von Faktor VIII, Willebrand-Syndrom);
  - durch sog. Hemmkörper, die die Aktivität eines oder mehrerer Faktoren (am häufigsten Faktor VIII) neutralisieren, z. B. Lupusinhibitor;
- Mangel an HMWK (high molecular weight kininogen) und Präkallikrein;
- Heparintherapie (therapeutischer Bereich 1,5–2facher Ausgangswert);
- Cumarintherapie (Marcumar);
- Fibrinolysetherapie (Streptokinase, Urokinase);
- Vitamin-K-Mangel.

Störmöglichkeiten/Fehlerquellen

Fehler bei der Blutentnahme s. unter Quick-Test, S. 106
Abhängigkeit von den *Arbeitsbedingungen* des jeweiligen Labors (PTT-Reagenzien, genaue Einhaltung der Inkubationszeit, Methode, Analysensystem usw.)

Fibrin(ogen)spaltprodukte: Sie verlängern die PTT, jedoch nicht in dem Maße, wie das beim Quick-Test der Fall ist.

Medikamente: Penizilline verlängern die PTT (besonders wichtig bei Kindern!), ebenso Valproinsäure.

Hinweis:

Beim Neugeborenen kann es in den ersten Lebenstagen infolge Mangels der Faktoren des Prothrombinkomplexes zu einer Verlängerung der PTT kommen (das gilt auch für den Quick-Wert!).

Thrombinzeit (TZ), syn. Plasmathrombinzeit (PTZ)

Die TZ wird bestimmt, indem man zu Zitratplasma Thrombin hinzugibt und damit die Faktoren der 3. Phase (Fibrinogen) sowie die Inhibitorwirkung von Antithrombin III, Heparin sowie von Antithrombin VI erfaßt.

Indikationen

Überwachung der fibrinolytischen Therapie,
Überwachung der Heparintherapie,
Diagnose einer Hyperfibrinolyse:

- Erkennung von Dys- und Hypofibrinogenämien,
- Einordnung von hämorrhagischen Diathesen

Referenzbereich

10–20 s (je nach Thrombinreagens)

Die *Thrombinzeit ist verlängert* bei
- Dys-, Hypo-, Afibrinogenämie;
  Hyperfibrinolyse aufgrund einer Fibrinaggregationsstörung durch die Anwesenheit von Fibrin-(ogen)spaltprodukten,
- Fibrinolysetherapie (Streptokinase, Urokinase);
- Heparintherapie (verstärkte Thrombinhemmung);
- Verbrauchskoagulopathien

Eine *verkürzte Thrombinzeit* ist ohne diagnostische Bedeutung.

Die TZ-Bestimmung dient zur *Therapiekontrolle bei Heparin- und Fibrinolysebehandlung.* Es wird ein therapeutischer Bereich angestrebt, der das 2–4fache des oberen Referenzwertes beträgt.

Eine abschließende Übersicht über die Interpretation der Ergebnisse von Quick-Wert (TPZ), partieller Thromboplastinzeit (PTT) und Thrombinzeit (TZ) gibt Tabelle 35.

Erweitert man den Begriff Phasentests auf *Gruppen- und Suchtests,* so lassen sich an dieser Stelle noch die Reptilasezeit und die Euglobulinlysezeit (Parameter des Fibrinolysesystems) einordnen.

Reptilasezeit

Reptilase (ein proteolytisches Enzym aus dem Gift der amerikanischen Lanzenotter) bewirkt nach Zugabe zum Plasma die Umwandlung von Fibrinogen zu Fibrin, indem es aus dem Fibrinogen das Fibrinpeptid A abspaltet.

Ursachen für eine verlängerte Reptilasezeit:

Hypo-, Dysfibrinogenämie
Hyperfibrinolyse
Heparin beeinflußt die Reptilasezeit nicht.

Referenzbereich

bis zu 20 s

Euglobulinlysezeit

Die Euglobulinfraktion, die das Fibrinogen und fast alle Fibrinolysefaktoren enthält, wird durch Ansäuern aus Zitratplasma ausgefällt (die Fibrinolyseinhibitoren bleiben im Überstand). Durch Thrombinlösung wird der Niederschlag zur Gerinnung gebracht und die Zeit vom Gerinnungseintritt bis zur Auflösung des Gerinnsels gemessen.

Referenzbereich

Lyse in 4–6 h
$<$ 2 h sicher pathologisch (Hyperfibrinolyse)

Tab. 35 Interpretation von TPZ-, PTT- und TZ-Ergebnissen (Aus: Keßler S: Memorix Spezial Labordiagnostik, Edition Medizin, VCH, Weinheim, 1992)

Quick = TPZ	**PTT**	**TZ pPTZ**	**Beurteilung**	**Blutung**			**Bemerkungen**
				Petechien	**Hämatome**	**postoper.**	
n	n	n	Gesunde Normalpersonen	–	–	–	Bei Verdacht auf latente Gerinnungsstörung Gerinnungsstatus öfter wiederholen
			F XIII-Mangel	–	+	+	F XIII-Bestimmung ist angezeigt
n	↑	n	F VIII-Mangel	–	+	+	Hämophilie A
			F IX-Mangel	–	+	+	Hämophilie B
			F VIII-Aktivität u. Ristocetin-Kofaktor vermindert	+	–	+	v. Willebrand-Syndrom
			F XI-Mangel	–	–	+	Thromboseprophylaxe ist indiziert
			F XII-Mangel (Hageman-Faktor)	–	–	–	
			Präkallikrein-Mangel	–	–	–	
			HMW-Kiniogen-Mangel	–	–	–	
			Hemmkörper-Hämophilie	–	+	+	Erworbene Blutungsneigung durch Antikörper gegen versch. Faktoren
			Heparin-Therapie	–	+	+	Blutungen b. Überdosierung
↓	↑	n	Therapie mit Cumarin-Derivaten (z. B. Marcumar)	+	+	+	Blutungen bei Überdosierung durch Mangel an F II, VII, IX, X
			Vit. K-Mangel durch Resorptionsstörung	+	+	+	Vit. K-Gabe therapeutisch effektiv
			Vit. K-Mangel durch Leberfunktionsstörung	+	+	+	Vit. K-Gabe therapeutisch ohne Effekt
			angeborener Mangel von F II, V oder X	+	+	+	
			Verbrauchskoagulopathie	+	+	+	Fibrinogen vermindert F V- und Antithrombin III-Mangel
↓	↑	↑	Heparintherapie	+	+	+	Blutungen bei Überdosierung
			Verbrauchskoagulopathie	+	+	+	
			prim. Hyperfibrinolyse	+	+	+	
			Fibrinogenmangel (angeboren)	+	+	+	Fibrinogen nicht nachweisbar
↓	n	n	F VII-Mangel	+	+	+	
			F II-, VII-, X-Aktivität vermind.	+	+	+	
n	n	↑	leichte Fibrinolyse				Fibrinspaltprod. vermehrt
n	↑	↑	leichte Fibrinolyse				Fibrinspaltprod. vermehrt
			milde Verbrauchskoag.				Antithrombin III vermindert
			Heparintherapie				Blutungen b. Überdosierung
↓	n	↑	sehr selten, z. B. bei Leberzirrhose				Antithrombin III vermindert

n = normal
↑ = über dem Normalbereich
↓ = unter dem Normalbereich

Quick = TPZ (Thromboplastinzeit) = Prothrombinzeit
PTT = (Partielle Thromboplastinzeit)
TZ = (Thrombinzeit) = PTZ (Plasma-Thrombinzeit)

Einzelfaktorenbestimmungen

Mit den Faktorentests erfolgt die qualitative und quantitative Bestimmung einzelner Gerinnungsfaktoren. Sie sind induziert, wenn der Verdacht auf einen angeborenen oder erworbenen Mangel oder Defekt eines oder mehrerer Gerinnungsfaktoren besteht oder einer der Suchtests (Quick-Test, Thrombinzeit, PTT) pathologisch ausgefallen oder abzuklären ist.

Prinzip

Die Aktivitäten der Faktoren werden in der Routinediagnostik mit sog. **Einphasentests** bestimmt.
Es handelt sich dabei um Aktivitätsmessungen, die in einem einzigen Reaktionsablauf die Fibrinbildungsgeschwindigkeit messen und Varianten der Thromboplastinzeitbestimmung (Faktoren II, V, VII, X) oder der PTT-Bestimmung (Faktoren VIII, C, IX, XI, XII) sind. Diese Tests sind so eingestellt, daß der zu untersuchende Faktor ausschließlich die Reaktionszeit bestimmt.

Fibrinogen (Faktor I der Blutgerinnung)

Indikationen

Abklärung, ob die Hämostase intakt ist;
Verdacht auf Verbrauchskoagulopathie,
Verdacht auf Hyperfibrinolyse,
Überwachung fibrinolytischer Therapien,
Verdacht auf hereditären Fibrinogenmangel und Dysfibrinogenämie,
Nachweis erhöhter Fibrinogenkonzentrationen,
Überwachung einer Fibrinogensubstitutionstherapie

Referenzbereich

200 – 400 mg/100 ml Plasma (2,0 – 4,0 g/l)

Erhöhte Fibrinogenwerte findet man bei
- akuten Blutverlusten,
- akut entzündlichen Erkrankungen,
- Cholestase,
- Diabetes mellitus,
- Karzinomen, insbesondere Pankreas- und Bronchialkarzinomen,
- Gravidität.

Erniedrigte Fibrinogenwerte findet man bei
- Hyperfibrinolyse
- Verbrauchskoagulopathie (zusammen mit Thrombozytopenie und Verminderung der Faktoren II, V und VIII),
- Dys-, Hypo- und Afibrinogenämie,
- thrombolytischer Therapie (Streptokinase, Urokinase),
- Asparaginasetherapie (Crasnitin).

Tab. 36 Differentialdiagnose von Verbrauchskoagulopathie und primärer Hyperfibrinolyse

Parameter	Verbrauchskoagulopathie	Hyperfibrinolyse
Antithrombin III	↓	↔
Fibrinogen	↓	↓
F II, V, VIII, XIII	↓	(↓)
F VII, IX, X	↓	↔
Fibrinogenspaltprodukte	↑	↑
Thrombozyten	↓	↔

↓ = vermindert ↔ = normal
(↓) = leicht vermindert ↑ = vermehrt

Fibrinogenkonzentrationen > 5 g/l erhöhen die Viskosität des Blutes und führen zu erhöhter Gerinnungstendenz!
Die für die *Differentialdiagnose von Verbrauchskoagulopathie und Hyperfibrinolyse* relevanten Parameter sind in Tab. 36 zusammengestellt.

Einzelfaktoren

Indikationen zur Durchführung von Einzelfaktoranalysen

Verdacht auf angeborenen oder erworbenen Mangel oder Defekt eines oder mehrerer Gerinnungsfaktoren,
Klärung des pathologischen Ausfalls eines oder mehrerer Suchtests (TPZ, PTT, TZ)

Referenzbereiche

Faktoren II, V, VII, IX, X, XI	70 – 120% der Norm
Faktoren VIII, C, XII	70 – 150% der Norm

Eine Verminderung der plasmatischen Gerinnungsfaktoren findet man bei folgenden angeborenen Gerinnungsstörungen:

F I	Afibrinogenämie
F II	Hypoprothrombinämie
F V	Hypoproakzelerinämie (Parahämophilie A)
F VII	Hypoprokonvertinämie (Parahämophilie B)
F VIII	Hämophilie A
F VIII-	assoziiertes Antigen (v. Willebrand-Jürgens-Syndrom)
F IX	Hämophilie B
F X	Stuart-Prower-Faktor-Mangel
F XI	PTA-Mangel-Syndrom
F XII	Hageman-Faktor-Mangel
F XIII	fibrinstabilisierender Faktor-Mangel

Die häufigsten angeborenen Gerinnungsstörungen sind die **Hämophilie A,** die **Hämophilie B** und das **Willebrand-Syndrom.** Alle anderen Einzelfaktorverminderungen sind vergleichsweise selten. Erworbene Verminderungen von Gerinnungsfaktoren kommen häufiger vor, meist sind mehrere Gerinnungsfaktoren betroffen.

Hämophilie A

Frühzeitig und fast nur beim männl. Geschlecht auftretende Blutungsneigung aufgrund einer **Faktor-VIII-Verminderung.** Im Vordergrund stehen nach kleinsten stumpfen Verletzungen auftretende (= mikrotraumatische) Blutungen, besonders in Gelenke u. Muskeln.

Hämophilie B

Ursache der Blutungsneigung ist eine **Faktor-IX-Verminderung.** Die Symptome entsprechen denen der A-Form.

Willebrand-Syndrom

Bei der von Willebrand(-Jürgens)-Erkrankung handelt es sich um einen autosomal vererbbaren Gerinnungsdefekt mit komplexer Störung des von-Willebrand-Faktors (vWF = Cofaktor der Blutplättchenaggregation, auch als Faktor VIII A bezeichnet). Die verschiedenen Formen des von-Willebrand-Jürgens-Syndroms unterscheiden sich durch den Grad der Verminderung des vWF-Molekülkomplexes und der Beteiligung des Faktors VIII C am Faktorenkomplex. In Verbindung mit dem verminderten vWF kommt es durch Plättchenadhäsionsstörungen zu einer **Verlängerung der Blutungszeit,** während sich bei anderen Untersuchungen der Hämostase unterschiedliche Befunde ergeben können.
Eine *Verminderung der Faktoren II, VII, IX und X* (Prothrombinkomplex) sowie von *Protein C und S* (s.S. 111) findet sich bei Vitamin-K-Mangel bzw. nach Einnahme von Vitamin-K-Antagonisten.
Bei Lebererkrankungen wird häufig eine *Erniedrigung der Faktoren II, V, IX und X* beobachtet. Auch *Antithrombin III* und *Plasminogen* sind häufig erniedrigt. Fibrinogen ist bei chronischen Lebererkrankungen normal oder gering vermindert, in der Endphase einer Leberzirrhose erniedrigt (meist als Folge einer Verbrauchskoagulopathie).
Bei akuten Verbrauchskoagulopathien finden sich neben herabgesetzter Plättchenzahl und Fibrinogenspaltprodukten ein Mangel an Fibrinogen, Faktor II, V, VII, VIII und X sowie eine Verminderung von Antithrombin III.
Bei chronischen Lebererkrankungen sind Faktor VIII und Faktor-VIII-assoziiertes Antigen erhöht.
Medikamentös bedingte Faktorenmangelzustände treten z.B. bei Asparaginase- und Cephalosporintherapie auf.

Ein passageres Absinken des Prothrombinkomplexes sowie eine leichte Verminderung der anderen Faktoren sind *beim Neugeborenen* in den ersten Lebenstagen physiologisch.

Störmöglichkeiten/Fehlerquellen

Hohe Konzentrationen von Heparin, Fibrinogenspaltprodukten oder anderen hemmenden Substanzen können den Reaktionsablauf beeinflussen, insbesondere was die Bestimmung von Faktor VIII und anderer Faktoren des endogenen Gerinnungssystems anbelangt.

Inhibitorenbestimmung

Eine Übersicht über die Inhibitoren des Hämostase- und Fibrinolysesystems gibt Tabelle 37.

Tab. 37 Inhibitoren des Hämostase- und Fibrinolysesystems

Inhibitor	Hemmfunktion gegen
Antithrombin III	Faktoren IIa, Xa, IXa, XIa, XIIa, (VIIa) Plasma, Kallikrein
Heparin-Kofaktor II	Faktor IIa (Thrombin)
α_2-Makroglobulin	Faktor IIa, Plasmin, Kallikrein
α_1-Antitrypsin	Faktor IIa, XIa, Plasmin, Kallikrein
Protein C	Faktoren Va, VIIIa
Protein S (Kofaktor des Protein C)	Faktor Va, VIIIa
C1-Inhibitor	Faktoren XIa, XIIa, Kallikrein, Plasmin
α_2-Antiplasmin	Plasmin, Kallikrein, Faktoren IIa, Xa
Plasminogenaktivator-Inhibitor (PAI)	Gewebeplasminogenaktivator (t-PA)

Antithrombin III (AT III)

Das AT III ist der wichtigste Hemmkörper der Blutgerinnung. Die Wirkung besteht in einer Hemmung der aktivierten Gerinnungsfaktoren F IIa, F IXa, F Xa, F XIa und F XIIa. Am stärksten ist die Hemmwirkung auf Thrombin und Faktor Xa. Die Umwandlung von Fibrinogen zu Fibrin wird damit verlangsamt bzw. verhindert.
Das AT III ist für eine Heparintherapie unbedingt erforderlich („Heparin-Kofaktor"), bei einem Mangel an AT III ist Heparin relativ unwirksam.
Andererseits wird die Hemmwirkung von AT III durch die Anwesenheit von Heparin derartig beschleunigt, daß eine sofortige Blockierung der Thrombinwirkung möglich ist.

Indikationen

Verdacht auf angeborenen AT-III-Mangel als Ursache thromboembolischer Erkrankungen,
Verdacht auf erworbenen AT-III-Mangel,
Verkaufskontrolle einer Substitutionstherapie

Referenzbereiche

Aktivität:	80 – 120% (10 – 15 U/l)
Konzentration:	20 ± 6 mg/dl

Erniedrigte AT-III-Werte findet man bei
- hereditärem Mangel (prädisponiert zu Thrombosen!),
- Leberparenchymschaden,
- Verbrauchskoagulopathie,
- posttraumatischen, postoperativen Zuständen,
- Verlust durch z.B. Blutung, Proteinurie, exsudative Erkrankungen (Verbrennungen, Enteropathie),
- Sepsis,
- Heparintherapie,
- Einnahme von Ovulationshemmern.

Erhöhte AT-III-Werte findet man bei
- Cholestase,
- Marcumartherapie.

Eine AT-III-Aktivität von etwa 50% der Norm ist physiologisch bei reifen Neugeborenen.

Störmöglichkeiten/Fehlerquellen

Beim angeborenen AT-III-Mangel sind zur Diagnose Mehrfachbestimmungen in Abständen erforderlich, da in der akuten Phase thromboembolischer Erkrankungen AT III leicht vermindert und andererseits unter Marcumartherapie deutlich erhöht sein kann.

Protein C und Protein S

Protein C ist ebenfalls wie sein Kofaktor Protein S ein sehr wichtiger Inhibitor der plasmatischen Gerinnung. Eine Verminderung bzw. ein Mangel dieser Faktoren korreliert deshalb mit einem erhöhten Thromboserisiko.

Indikationen

Rezidivierende Thromboembolien und tiefe Venenthrombosen unklarer Ätiologie, besonders bei jüngeren Patienten (unter 40 Jahren), differentialdiagnostische Abklärung einer Gerinnungsstörung (z.B. bei schweren Lebererkrankungen, nach schweren Operationen, bei DIC)

Referenzbereiche

Protein C	70 – 140% der Norm	
Protein S	65 – 150% (Gesamt) 50 – 130% (Frei)	der Norm

Erniedrigte Werte von Protein C finden sich bei
- Leberparenchymschäden,
- Vitamin-K-Mangel,
- Verbrauchskoagulopathie,
- Cumarintherapie,
- angeborenen Defekten.

Erniedrigte Werte von Protein S finden sich bei
- Vitamin-K-Mangel,
- Cumarintherapie,
- Gravidität,
- angeborenen Defekten.

Ein hereditärer Mangel an Protein C oder Protein S (Kofaktor von Protein C) ist mit einem **erhöhten Thromboserisiko** verbunden. Der homozygote familiäre Protein-C-Mangel führt bereits in den ersten Lebenstagen zu tödlichen Thromboembolien. Der heterozygote familiäre Protein-C-Mangel zeigt sich schon bei jugendlichen Patienten in einer erhöhten Thromboembolieneigung.

Störmöglichkeiten/Fehlerquellen

Bei der Bestimmung von Protein C täuschen Faktor-VIII-Aktivitäten über 150% falsch-niedrige Protein-C-Aktivitäten vor.

Antikoagulanzien

(therapeutisch angewandte Gerinnungsinhibitoren)

Die **Cumarinderivate** (z.B. Marcumar) verdrängen in vivo Vitamin K kompetitiv, dadurch wird die Synthese der Faktoren II, VII, IX und X vermindert.
Der *Quick-Test* erfaßt die Faktoren des exogenen Gerinnungssystems (Faktor X, VII, V, II, I) und ist damit zur Überwachung einer Antikoagulanzientherapie mit Cumarinderivaten geeignet.
Heparin inaktiviert als Kofaktor von Antithrombin III das Thrombin und damit die Umwandlung von Fibrinogen in Fibrin. Außerdem hemmt es die Dissoziation von Prothrombin und die Aktivierung von Faktor IX.
Die *Thrombinzeit* erfaßt Störungen in der Endphase der Gerinnung und damit auch die Inhibitorwirkung von Heparin.
Eine Neutralisierung des Heparins ist mit **Protaminsulfat** möglich; dieses bildet mit Heparin Komplexe und hebt dadurch die gerinnungshemmende Wirkung auf.

Untersuchungsmethoden zur Fibrinolyse

In Abb. 27 ist das Schema der Fibrinolyse dargestellt.
Die Bestimmung von Fibrinogen, dem zentralen Protein der Gerinnungskaskade, gehört zu den gerinnungsphysiologischen Basisuntersuchungen und wurde bereits auf S. 109 dargestellt. Weitere bereits erwähnte Parameter des Fibrinolysesystems sind die Reptilasezeit und die Euglobulinlysezeit (s. S. 107).

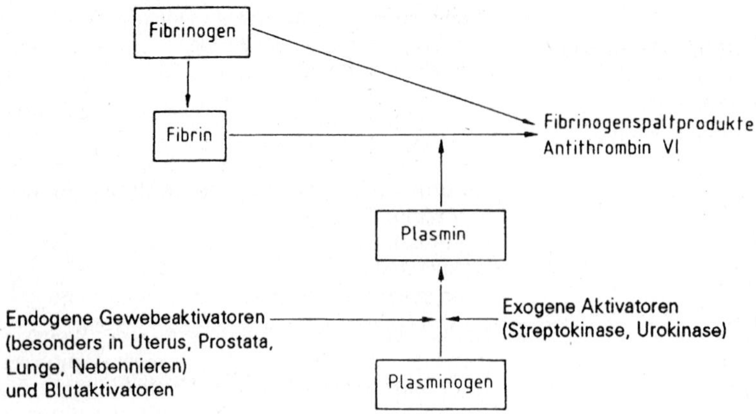

Abb. 27 Schema der Fibrinolyse

Hyperfibrinolyse:

kann lokal, z. B. bei Operationen an aktivatorreichen Organen (Uterus, Lunge, Prostata) und systemisch als Folge einer fibrinolytischen Therapie oder reaktiv bei Verbrauchskoagulopathien auftreten. Es gelangen große Mengen von Plasminogenaktivatoren ins Blut, so daß es zu einer erhöhten Plasminbildung kommt.

Befundmuster einiger Gerinnungsparameter:

Thrombozytenzahl:	normal bis vermindert
Fibrinogenkonzentration:	vermindert
Fibrinspaltprodukte:	nachweisbar
Euglobulinlysezeit:	verkürzt

Verbrauchskoagulopathie:

Eine Verbrauchskoagulopathie entsteht primär durch eine intravasale Gerinnungsaktivierung, z. B. im Rahmen eines Schock- oder Sepsisgeschehens, die durch einen raschen, die Faktorenproduktion übersteigenden Verbrauch der Faktoren II, V, VIII und X charakterisiert ist, kombiniert mit einer Thrombozytopenie und einem Fibrinogenmangel. Sekundär kann eine Verbrauchskoagulopathie durch eine Hyperfibrinolyse ausgelöst werden.

Befundmuster einiger Gerinnungsparameter:

Thrombozytenzahl:	vermindert
Fibrinogenkonzentration:	vermindert
Fibrinspaltprodukte:	erhöht bis extrem erhöht
Euglobulinlysezeit:	verkürzt

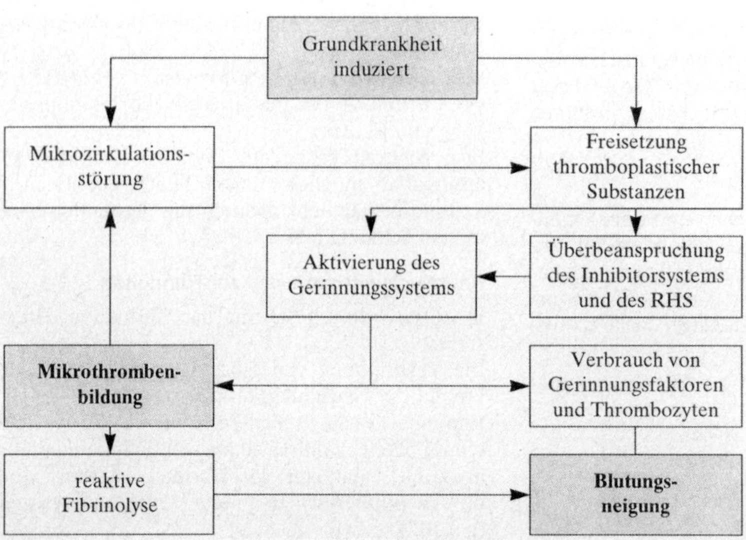

Abb. 28 Schema des Ablaufs einer Verbrauchskoagulopathie

Spontanlysezeit

Man läßt 1 ml Vollblut in einem kleinen Röhrchen spontan oder durch Thrombinzusatz gerinnen und beobachtet die Spontanlyse bei 37 °C.

Referenzbereich

ca. 24 h
(unter 24 h = Hyperfibrinolyse)

Plasminogen

Plasminogen ist die inaktive Vorstufe des fibrinolytisch wirksamen Plasmins. Seine Aktivierung erfolgt durch verschiedene Substanzen, die im Blut und in bestimmten Geweben (v. a. Uterus, Prostata, Lunge, Nebennieren, Gefäßendothel) vorkommen, sowie durch Urokinase und Streptokinase.

Untersuchungsmaterial:
plättchenarmes Zitratplasma

Referenzbereiche

Proteinkonzentration	absolut	0,06 – 0,25 g/l
	relativ	70 – 120 % der Norm

Erniedrigte Werte finden sich:
- unter fibrinolytischer Therapie,
- beim Vorliegen einer Verbrauchskoagulopathie,
- bei einer Leberzirrhose.

Erhöhte Werte finden sich:
- bei bestimmten malignen Tumoren (Prostata, Lunge, Blase).

Fibrin-/Fibrinogenspaltprodukte

Plasmin spaltet als proteolytisches Enzym Fibrinogen und Fibrin unter Bildung von Fibrinogen- und Fibrinspaltprodukten. Der globale Nachweis dieser Spaltprodukte spricht für das Vorliegen einer verstärkten Plasminaktivität (Hyperfibrinolyse).
Bei der Spaltung von Fibrinogen entstehen die Fragmente X und Y, die weiter zu den niedrigmolekularen Spaltprodukten D und E abgebaut werden.
Wirkt Plasmin auf unter dem Einfluß von Faktor XIII bereits quervernetztes Fibrin ein, bilden sich neben den Einzelfragmenten D und E **Dimere des Fragments D (D-Dimere).**

Indikationen

Zustände mit intravasaler Gerinnungsaktivität und sekundärer Fibrinolyse, z. B.

- disseminierte intravasale Gerinnung und Verbrauchskoagulopathie,
- Thrombose- und Emboliediagnostik,
- Überwachung fibrinolytischer Therapien (in besonderen Fällen).

Referenzbereiche

Fibrin(ogen)spaltprodukte (Serum):	unter 1 mg/l
D-Dimere (Plasma)	20 – 450 μg/l

Erhöhte Fibrin(ogen)spaltproduktkonzentrationen finden man bei

- Hyperfibrinolyse,
  - primärer Hyperfibrinolyse: durch traumatische (auch chirurgische Eingriffe), entzündliche und proliferative Prozesse von Organen mit hohem fibrinolytischen Potential (Pankreas, Lunge, Prostata, Uterus),
  - sekundärer Hyperfibrinolyse: durch Erkrankungen, bei denen es zu einer disseminierten intravasalen Gerinnung kommt, z. B. Schock, Traumen, Lungenembolie, Sepsis),
  - fibrinolytischer Therapie (Streptokinase, Urokinase).

Störmöglichkeiten/Fehlerquellen

Blutentnahme: Zur Bestimmung der Fibrin(ogen)-spaltprodukte ist die Defibrinierung des Blutes erforderlich, da die verwendeten Antikörper und Staphylokokkenpräparationen nicht nur mit den Spaltprodukten, sondern auch mit Fibrinogen und Fibrin reagieren. Unter Heparintherapie sowie bei verschiedenen Krankheiten kann die Defibrinierung hochgradig gestört sein.

Entzündung (GK Kap. 11)

Laboratoriumsuntersuchungen (GK Kap. 11.2)

Blutkörperchensenkungsgeschwindigkeit (BSG)

Die BSG ist die umfassendste *Untersuchungsmethode zur Erkennung und Verlaufsbeurteilung akuter, chronischer und chronisch aktiver Entzündungen.* Die diagnostische Sensitivität ist hoch, die diagnostische Spezifität dagegen aber gering.
Die BSG macht die Summation der Veränderungen bei einer Akute-Phase-Reaktion (s. auch S. 40) sicht-

bar, wobei das Ausmaß der BSG-Erhöhung nicht mit dem Ausmaß des entzündlichen Geschehens korrelieren muß. Im Ablauf eines inflammatorischen Geschehens reagiert die BSG träge, es dauert 24–48 h, bis eine Senkungsbeschleunigung sichtbar wird, und nach Beendigung einer Akute-Phase-Reaktion beträgt die Halbwertszeit des Senkungsabfalls 96–144 h.
Der Beitrag der einzelnen Proteinfraktionen zur BSG soll für Fibrinogen bei 55%, für die Alpha-2-Makroglobuline bei 27%, für die Immunglobuline bei 11% und für das Albumin bei 7% liegen.

Indikationen

Suchtest bei Verdacht auf entzündliche Reaktionen, Verlaufsbeurteilung (z.B. bei chronischen Infektionen mit Persistenz des Erregers, Feststellung der entzündlichen Aktivität rheumatischer Erkrankungen, bei Autoimmunerkrankungen, bei malignen Erkrankungen)

Bestimmungsmethode

Zur Bestimmung der BSG werden 0,4 ml Natriumzitratlösung und 1,6 ml venöses Blut vermischt und in einem senkrecht stehenden, mit einer Millimetereinteilung versehenen Glas- oder Kunststoffröhrchen bis zur Höhe 200 mm aufgezogen. Die Sedimentation der Erythrozyten wird nach 1 h an der Grenze zwischen Blutkörperchen und Plasmaspiegel abgelesen (der 2-h-Wert wird zwar meistens noch bestimmt, erbringt aber keine zusätzlichen Informationen).

Referenzbereiche

	< 50 Jahre	50–64 Jahre	ab 65 Jahre
Frauen	bis 20	bis 30	$\frac{\text{Alter}}{3} + 10$
Männer	bis 15	bis 20	$\frac{\text{Alter}}{3}$

Erhöhte Werte
finden sich bei

- akuten und chronischen Entzündungen
- Leukämien
- malignen Tumoren
- Plasmozytom
- nephrotischem Syndrom
- floriden Leberparenchymschäden
- Anämie
- Gravidität (steigt ab der 4. SSW kontinuierlich an, Maximum bis 45 mm/h in der 1. postpartalen Woche)

Erniedrigte Werte
finden sich bei

- Polyglobulien
- Polycythaemia vera
- Sichelzellenanämie

Einflußgrößen und Störfaktoren

Zahlreiche *Medikamente* können die BSG beeinflussen: Kortison, Phenylbutazon, Indometazin, Azetylsalizylat verlangsamen die BSG.
Morphium, Dextrane, hormonelle Kontrazeptiva beschleunigen die BSG.
Technische Fehler bei der Blutentnahme (z.B. Vermehrung des Zitratanteils täuscht eine erhöhte, Verminderung eine erniedrigte BSG vor) und *Temperatureinflüsse* (bei Temperaturen über 24 °C kommt es zu erhöhten Werten) müssen berücksichtigt werden.

C-reaktives Protein (CRP)

Das CRP gilt als das klassische Akute-Phase-Protein, da es aufgrund seiner schnellen Reagibilität (Halbwertszeit des Anstiegs 5–7 h, HWZ des Abfalls 2–4 h), seines starken Konzentrationsanstiegs und seiner positiven Korrelation mit dem Ausmaß einer Entzündung der **wichtigste Verlaufsparameter der Akute-Phase-Reaktion** ist.

Indikationen

Suchtest zur Erkennung systemischer Entzündungsgeschehen (Ausnahmen: systemischer Lupus erythematodes, Colitis ulcerosa, Sklerodermie u.a.);
Beurteilung der Krankheitsaktivität rheumatischer Erkrankungen;
Früherkennung postoperativer Komplikationen (z.B. Wundinfektionen, Thrombosen, Pneumonien);
Beurteilung des Erfolgs einer Antibiotikatherapie bei bakteriellen Infektionen;
Erkennung interkurrierender Infektionen (bei bestehenden chronischen Organ- oder Systemerkrankungen, die mit mäßig erhöhten CRP-Werten einhergehen, kann ein CRP-Anstieg als Indikator für eine komplizierende – meist bakterielle – Infektion angesehen werden).
Erkennung einer bakteriellen Infektion in der Neugeborenenphase (Neugeborenen-Sepsis);
Unterscheidung einer bakteriellen von einer viralen Meningitis (bakteriell: CRP meist > 100, viral: < 25)

Untersuchungsmaterial: Serum, Plasma

Bestimmungsmethoden

Semiquantitativ: Latexagglutinationstest

Quantitativ: Immunnephelometrie, Immunturbidimetrie

Referenzbereiche

Erwachsene	0,068–8,2 mg/l
Neugeborene bis 3. Tag	bis 15 mg/l
Säuglinge ab 4. Tag und Kinder	bis 10 mg/l

Beurteilung

CRP-Werte unter 10 mg/l schließen eine Infektionserkrankung aus. Konzentrationen des CRP von 10–50 mg/l sind repräsentativ für

- leichte bis mäßig entzündliche Prozesse oder lokal begrenzte Geschehen (z. B. unkomplizierte Zystitis, Bronchitis, Traumen, Herzinfarkt),
- schwere virale Erkrankungen,
- Erkrankungen des rheumatischen Formenkreises, TBC, M. Boeck.

CRP-Werte über 50 mg/l sprechen für eine hohe Entzündungsaktivität, z. B. bei

- Pneumonie, Pyelonephritis, größeren Traumen, aktiver rheumatoider Arthritis, M. Crohn, Immunvaskulitis, tiefer Venenthrombose, metastasierenden Tumoren.

Immunglobuline

s. Kap. 4.2.2, S. 36

Komplementfaktoren

(s. auch Kap. 11.1, Bd. Pathophysiologie)

Definition

Das Komplementsystem besteht aus einer Reihe von Plasmaproteinen (nach dem Zeitpunkt ihrer Aufklärung als C1 bis C9 bezeichnet), die im Serum in inaktiver Form vorhanden sind. Die Aktivierung erfolgt durch Antigen-Antikörper-Komplexe.

Funktion

Infektabwehr durch direkte oder indirekte Zerstörung körperfremden Materials (z. B. Bakterien) oder durch Aktivierung von Entzündungsreaktionen:

- Zerstörung von eingedrungenen Erregern durch Lyse,
- Anlockung von Leukozyten und Makrophagen an den Entzündungsort,
- Erhöhung der Gefäßpermeabilität,
- Erhöhung der Phagozytosewirkung

Indikationen

Verdacht auf Immunkomplexkrankheiten (z. B. systemischer Lupus erythematodes, generalisierte Vaskulitis, Glomerulonephritis), Verdacht auf angeborenen Komplementdefekt

Untersuchungsmaterial: EDTA-Plasma

Bestimmungsmethoden

Es existieren sowohl Globaltests für das gesamte Komplementsystem als auch Einzeltests für die einzelnen Faktoren, die auf (hier nicht näher erläuterten) verschiedenen Prinzipien (z. B. Photometrie, Nephelometrie, Radioimmunoassay) beruhen.

Referenzbereiche

Aktivitätsbestimmung	
CH_{50}	19,5–60,0 U/ml
C1	1,15 bis 4,0 × 10^{13} effMol/ml*
C2	1,75 bis 9,0 × 10^{11} effMol/ml
C4	0,70 bis 3,6 × 10^{13} effMol/ml
	12,0–60,0 U/ml
C1-INH	70–130%
Proteinkonzentration (g/l)	
C3	0,80–1,80
C3c	0,55–1,20 bzw. 0,50–0,90
C4	0,20–0,50 bzw. 0,10–0,40
C1q	0,05–0,25
C1-INH (C1-Esteraseinhibitor)	0,15–0,35
Faktor B (C3-Aktivator)	0,10–0,40

* eff/Mol/ml = effektive Moleküle pro ml

Bewertung

Komplementdefekte und assoziierte Erkrankungen

Komponentendefekt	(Rezidivierende) Infektionskrankheit/Erreger	Autoimmunerkrankung
C1q		Membranoproliferative Glomerulonephritis Poikilodermia congenita
C1r		Glomerulonephritis LE-ähnliches Syndrom
C1s		LE-ähnliches Syndrom Vaskulitis Arthritis
C1-Inaktivator		Hereditäres angioneurotisches Ödem
C2, C4		Formen des Lupus erythematodes Vaskulitis Polymyositis Glomerulonephritis
C3, C3b-Inhibitor	Otitis media, Pneumonien, Sepsis, Meningitis	Glomerulonephritis LE-ähnliches Syndrom Vaskulitis
C5	Meningokokken Gonokokken	Systemischer Lupus erythematodes (SLE)
C6	Neisserien	
C7	Neisserien	SLE, rheumatoide Arthritis, Vaskulitis
C8	Neisserien	SLE
C9	Neisserien	

[Modifiziert nach: Harms D, Scherf J (1993) Memorix Pädiatrie, VCH, Weinheim]
(Aus: von Planta M: Memorix Innere Medizin, 4. Auflage, Chapman & Hall, Weinheim, 1996)

Autoimmunerkrankungen

Normalerweise wird körpereigenes Gewebe immunologisch toleriert. Kommt es jedoch durch Veränderungen von wirtseigener Gewebsstruktur (z. B. durch Zellschädigung oder Einwirkung eines infektiösen Agens) zur Freilegung von antigenwirksamen Komponenten, so können diese als „fremd" eingestuft werden und eine entsprechende Immunantwort provozieren.
Der Nachweis von entsprechenden Antikörpern kann Hinweise auf die Art, den Ort und die Aktivität des Autoimmunprozesses geben.
Es sind sowohl **organspezifische** (z. B. Anti-Thyreoglobulin-, Anti-Basalmembran-AK) als auch eine Reihe von **organunspezifischen** (z. B. antinukleäre Antikörper) **Autoantikörpern** bekannt.
Tabelle 38 gibt eine Auswahl von Autoimmunkrankheiten und ihre korrespondierenden Autoantikörper wieder.

Tab. 38 Autoimmunkrankheiten und korrespondierende Autoantikörper

Autoantikörper	Krankheit (Häufigkeit)
ANF	LE (99%), Pseudo-LE (80%), cP
Anti-DNS (Einzelstrang-DNS)	LE, Pseudo-LE
Anti-DNS (Doppelstrang-DNS)	LE (60–97%)
RF	cP
Anti-Thyreoglobulin	Morbus Basedow (40%), Hashimoto-Thyreoiditis
Antithyreoidale AK	Hashimoto-Thyreoiditis, Morbus Basedow (70%)
Mikrosomale AK	Morbus Basedow (70%), Hashimoto-Thyreoiditis
ASMA	Chronisch aktive Hepatitis (70%)
AMA	Primär biliäre Leberzirrhose
Anti-Basalmembran-AK	Glomerulonephritis
Parietalzell-AK	Chronisch atrophische Gastritis
Acetylcholin-Rezeptor-AK	Myasthenia gravis
Leberzellmembran-AK	Chronisch aktive Hepatitis
Antierythrozytäre AK	Hämolytische Anämien
Antithrombozytäre AK	Autoimmun-Thrombozytopenie

Abkürzungen:
ANF: Antinukleäre Faktoren, AK: Antikörper,
AMA: Antimitochondriale Antikörper,
ASMA: Antikörper gegen glatte Muskelzellen,
LE: Lupus erythematodes, cP: chronische Polyarthritis,
RF: Rheumafaktor

Antinukleäre Antikörper (ANA oder ANF)

Die ANA umfassen die Gesamtheit aller Autoantikörper gegen nukleäre Antigene im Zellkern, ihre Gesamtheit ist überwiegend organ- und speziesunabhängig.
Erfaßt werden können folgende Kernantigene: ds-DNS, Histone, RNS, Zentromere, UI-n-RNP, Sm, SSA, SSB, Sel 70.

Indikationen

Verdacht auf Autoimmunerkrankungen, insbesondere Kollagenosen (Lupus erythematodes, Dermatomyositis, Sklerodermie u. a.), rheumatoide Erkrankungen, chronisch-aggressive Hepatitis, Thyreoiditis

Untersuchungsmaterial: Serum

Bestimmungsmethoden: Indirekter Immunfluoreszenztest (IIF), photometrische Tests, ELISA

Referenzbereiche

Negativ	Titer unter 1 : 20
Grenzwertig	Titer 1 : 20 – 1 : 160
Positiv	Titer 1 : 320 und höher

Bewertung

Die nachfolgende Übersicht gibt an, in welchem Prozentsatz Autoimmunerkrankungen pos. ANA-Titer (≧ 1 : 320) aufweisen.

1. Kollagenosen:	Titer ≧ 1 : 320
LE	95 – 100%
Medikamentös induzierter LE	95%
Pseudo-LE	0%
Sharp-Syndrom (Mischkollagenose)	100%
Sklerodermie	30 – 90%
CREST-Syndrom	95%
Dermatomyositis, Polymyositis	40%
Sjögren-Syndrom	50 – 95%
2. Rheumatoide Erkrankungen:	
Rheumatoide Arthritis (prim.-chron. Polyarthritis)	10 – 60%
Felty-Syndrom	60 – 100%
3. Autoimmunerkrankungen:	
Chronisch-aggressive Hepatitis	40 – 100%
Thyreoiditis	20 – 40%

Antinukleäre Antikörper gegen definierte Zellkernbestandteile

Innerhalb der ANA-Gruppe finden sich Autoantikörper gegen zahlreiche definierbare Zellkernbestandteile, ihr Nachweis erfolgt meist durch spezielle Bestimmungsmethoden. Unter anderem lassen sich bestimmen:
DNS-Doppelstrang-Antikörper (ds-DNS-AK)
DNS-Einzelstrang-Antikörper (ss-DNS-AK)

Referenzbereiche

ds-DNS-AK	unter 5,00 IU/ml
ss-DNA-AK	unter 20,0 IU/ml
	20,0–30,0 IU/ml grenzwertig

Bewertung: ds-DNS-AK	Häufigkeit *erhöhter* Werte in %
Lupus erythematodes (aktive Form)	80
Lupus erythematodes (inaktive Form)	60
Lupus erythematodes discoides	25
Sklerodermie	25
Sjögren-Syndrom	25
Sharp-Syndrom	20
Polymyositis = Dermatomyositis	20
Thyreotoxikose	20
Myasthenia gravis	10
ANA-negative Kollagenosen	5
Rheumatoide Arthritis	5
Medikamentös induzierter LE	5
Gesunde	3

Bewertung: ss-DNS-AK	Häufigkeit *erhöhter* Werte in %
Akute myeloische Leukämie	90
Akute lymphatische Leukämie	80
Lupus erythematodes (aktive Form)	80
Chron. myeloische Leukämie	60
Chron. aggressive Hepatitis	60
Medikamentös induzierter LE	50
Lupus erythematodes (inaktive Form)	40
Rheumatoide Arthritis	40
Infektiöse Mononukleose	40
ANA-negative Kollagenosen	30
Lupus erythematodes discoides	20
Gesunde	4

Mitochondriale Antikörper (AMA)

Antikörper gegen mitochondriale Antigene finden sich häufig in Kombination mit anderen Autoantikörpern, die Kombination AMA und ANA ist vor allem für die primär biliäre Zirrhose (PCB) charakteristisch.
Mit Hilfe weiterführender Untersuchungsmethoden lassen sich bis zu 9 verschiedene AMA-Typen (M1 – M9) unterscheiden.

Indikationen

Primär biliäre Zirrhose,
Differentialdiagnose der chronischen Hepatitis,
Sklerodermie,
Sjögren-Syndrom,
Differentialdiagnose anderer Kollagenosen

Untersuchungsmaterial: Serum

Bestimmungsmethoden: IIF-Test, ELISA, RIA, Immunoblot

Referenzbereiche

Negativ	Titer unter 1:20
Grenzwertig	Titer 1:20
Positiv	Titer über 1:20

Erhöhte Titer finden sich z. B. bei
- primärer biliärer Zirrhose,
- chronisch-aggressiver Hepatitis,
- Pseudo-LE-Syndrom.

Malignes Wachstum (GK Kap. 12)

Laboratoriumsuntersuchungen (GK Kap. 12.2)

Tumormarker (GK Kap. 12.2.1)

Tumormarker sind Stoffe, die im Zusammenhang mit Tumorerkrankungen auftreten bzw. in erhöhter Konzentration nachweisbar sind.
Sie können in 4 Gruppen unterteilt werden:

a) **Tumorassoziierte Proteine,** die entweder von Tumorzellen selbst oder auch von anderen Zellen bei Irritation (Entzündungen, Noxen) gebildet werden (z. B. CA 19–9, CA 125, CA 15–3). Als besondere Untergruppen können hierbei die Schwangerschafts-assoziierten Proteine (z. B. Alphafetoprotein, HCG) und die onkofetalen Antigene (CEA, Alphafetoprotein) abgegrenzt werden.
b) **Hormone,** deren Bildung durch Tumorwachstum stimuliert wird, z. B. β-HCG, PTH, ACTH, HGH.
c) **Enzyme,** deren Bildung durch Tumoren gesteigert wird, z. B. NSE (Neuron-spezifische Enolase) beim kleinzelligen Bronchialkarzinom, PAP (Prostata-spezifische Phosphatase) beim Prostata-Ca.
d) **Plasma- und Uringlobuline:** monoklonales Immunglobulin bei Paraproteinämie.

Auch beim Nicht-Tumorkranken oder beim Gesunden können Tumormarker gefunden werden.
Ein negativer Befund schließt ein Malignom nicht aus.

Indikationen

1. Test bei Risikogruppen, z. B. Patienten mit Leberzirrhose bei Verdacht auf Leberzell-Ca
2. Wenn Symptome vorhanden sind, die an einen Tumor denken lassen
3. Bei bekanntem Tumor:
   a) Mit Einschränkung kann aus der Höhe des Wertes auf die Ausbreitung des Tumors oder auf Metastasen geschlossen werden
   b) Verlaufskontrolle (vor Behandlung und nach bzw. während der Behandlung)

Organspezifität der Tumormarker

1. gute Organspezifität:

Calcitonin	für medulläres Schilddrüsen-Ca. (C-Zell-Tumor)
PSA/PAP	für Prostata-Ca.
NSE	für kleinzelliges Bronchial-Ca.
β-HCG	für Chorion-Ca., Hoden-Ca., Ovarial-Ca. (Keimzelltumor) extragonadale Keimzelltumoren
AFP	für prim. Leber-Ca. Ovarial-Ca. (Keimzelltumor) Hoden-Ca. (Heimzelltumor) extragonadale Keimzelltumoren

2. relativ gute Organspezifität:

CA 19-9	für Pankreas-Ca.
CA 125	für Ovarial-Ca.
CA 15-3	für Mamma-Ca.

3. relativ geringe Organspezifität:
   TPA
   CEA

Nomenklatur der Tumormarker

CEA	karzinoembryonales Antigen
CA 19-9/125/15-3	Carbohydratantigen 19-9/125/15-3
SCC	squamous cell carcinoma antigen
AFP	Alphafetoprotein
HCG	Humanchoriongonadotropin
SP-1	schwangerschafts-spezifisches Protein 1
TPA	tissue polypeptide antigen
TG	Thyreoglobulin
NSE	neuronspezifische Enolase
PAP	prostatic acid phosphatase
PSA	prostataspezifisches Antigen

(Aus: von Planta M: Memorix Innere Medizin, 4. Auflage, Chapman & Hall, Weinheim, 1996)

Auf welche Tumormarker soll untersucht werden?
S. Tab. 39 S. 119

Alphafetoprotein (AFP)

Alphafetoprotein ist ein Glykoprotein, das sich elektrophoretisch in der α_1-Fraktion bewegt.
Es wird beim Fetus im Gastrointestinaltrakt, in der Leber und im Dottersack gebildet und gelangt sowohl in das Serum und andere Körperflüssigkeiten des Feten als auch diaplazentar in das mütterliche Serum.
Höchste Spiegel finden sich beim Fetus in der 13.–15. Schwangerschaftswoche (3000–4000 mg/l).
Nach der Geburt fallen die Spiegel von einem Nabelschnurblutwert von ca. 70 mg/l langsam auf die Erwachsenenwerte von ca. 15 μg/l ab, die etwa in der 10. Lebenswoche erreicht sind.

Indikationen

Verdacht auf hepatozelluläres Karzinom und Nachsorge dieser Karzinome,
Verdacht auf Keimzelltumoren (Hoden, Ovar, extragonadal) und Nachsorge,
Überwachung von Leberzirrhosepatienten zur Erkennung der Bildung eines primären Leberzellkarzinoms

Untersuchungsmaterial: Serum, Aszites, Liquor, Pleuraexsudat

Bestimmungsmethoden: Radio- oder Enzymimmunoassay

Referenzbereich

Serumwerte für nichtschwangere Erwachsene und Kinder ab dem 1. Lebensjahr bis 10–15 μg/l

Erhöhte Werte lassen sich finden bei:
- Schwangeren,
- benignen Lebererkrankungen,
- malignen Erkrankungen (gastrointestinale Tumoren, hepatozelluläres Karzinom, Keimzelltumoren)

Bewertung

Als Screening-Test auf Tumorerkrankungen ist das AFP nicht geeignet, vielmehr findet es bei bestimmten Risikogruppen für die Entstehung eines primären Leberzellkarzinoms oder eines Keimzelltumors diagnostische Anwendung.
Einzelbestimmungen besitzen keine große Aussagekraft, entscheidend sind **Verlaufsbeobachtungen.**

Karzinoembryonales Antigen (CEA)

Das CEA ist ein biochemisch heterogenes Glykoprotein, dessen biologische Funktion unbekannt ist.
Es wird in geringsten Mengen in der Kolonschleimhaut produziert, höhere Werte finden sich dort physiologischerweise in der 8.–16. Schwangerschaftswoche.

Tab. 39 Tumormarker und Organspezifität
Klinisch relevante und kommerziell verfügbare Tumormarker und ihre Empfehlung zum Einsatz bei einigen soliden Tumoren. (Aus: von Planta M: Memorix Innere Medizin, Chapman & Hall, Weinheim, 1996.)
+ + + Marker der ersten Wahl; + + Marker empfehlenswert (eventuell Zweitmarker oder in Kombination mit einem zweiten Marker); + Markereinsatz möglich

Tumormarker	**CEA**	**CA 19-9**	**CA 15-3**	**CA 12-5**	**CA 72-4**	**CA 54-9**	**SCC**	**AFP**	**HCG**	**SP/1**	**TPA**	**Sonstige**
Tumor im HNO-Bereich							+					
Diff. Schilddrüsenkarzinome												TG +++
C-Zell-Karzinom, MEN												Kalzitonin +++/NSE +
Bronchialkarzinome:												
– Plattenepithel	+						+++				+	Zytokeratin-19-Fragment +++
– kleinzelliges Karzinom											+	NSE +++
– Adenokarzinom	+++											
Mammakarzinom	+++		+++			+++					+	
Ösophaguskarzinom	+	+									+	
Pankreaskarzinom	+++	+++										
Leberkarzinome:												
– hepatozelluläres Karzinom								+++				
– cholangiozelluläres Karzinom		+++										
Magenkarzinom	++	++			+++							
Kolorektales Karzinom	+++	++										
Zervixkarzinom							+++				+	
Uteruskarzinom (Adenokarzinom)	+++			+								
Chorionkarzinom									+++			
Ovarialkarzinome:												
– epitheliales Karzinom				+++	+							
– muzinöses Karzinom		+++			+							
Dottersackkarzinome								+++				
Hodenkarzinome:												
– Seminom							+++		+			
– Teratom								+++	+			
Prostatakarzinom												PSA +++ /PAP ++
Blasenkarzinom	+										+++	
Malignes Lymphom												β2-Mikroglobulin +++

(aus: von Planta M: Memorix Innere Medizin, 4. Auflage, Chapman & Hall, Weinheim, 1996)

Indikationen

Ergänzende Diagnostik bei der Suche nach Kolon-, Rektum- und Pankreas- sowie medullären Schilddrüsenkarzinomen,
Erkennung von Tumorrezidiven dieser Karzinome sowie bei Mammakarzinomen

Untersuchungsmaterial: Plasma oder Serum

Bestimmungsmethoden: Radio- oder Enzymimmunoassay

Referenzbereich

Methodenabhängig zwischen 1,5 und 5,0 μg/l (diese Werte gelten für **gesunde Nichtraucher**)

Erhöhte Werte lassen sich finden bei:
- Kolon-, Rektumkarzinomen,
- Mammakarzinom,
- Magen-, Pankreas-, Bronchial-, Ovarial-, Zervixkarzinomen.

Falsch positive Befunde lassen sich finden bei:
- Nikotinabusus, Leberzirrhose, Lungenemphysem, Pankreatitis, Colitis ulcerosa

Prostataphosphatase

Die saure Phosphatase kommt in nahezu allen Geweben, jedoch in höchster Konzentration in der Prostata vor.
Das **Isoenzym 2 der sauren Phosphatase** wird auch als **prostataspezifische saure Phosphatase (PAP)** bezeichnet.
Normalerweise ist die PAP Bestandteil der exokrinen Funktion der Prostata, in der peripheren Blutbahn kommt sie in größerer Menge nur bei Veränderungen der Prostata vor.

Indikationen

Verlaufsbeobachtung beim bereits diagnostizierten Prostatakarzinom

Untersuchungsmaterial: Serum, Plasma

Bestimmungsmethoden: Radio-, Enzymimmunoassay u.a.

Referenzbereich

Abhängig vom Untersuchungsverfahren, z.B. beim Radioimmunoassay 2 – 6 μg/l

Erhöhte Werte sind möglich bei:
- Prostataadenom,
- Prostatakarzinom (insbesondere beim metastasierenden Karzinom),
- Manipulationen an der Prostata (Palpation etc.).

PSA (prostataspezifisches Antigen)

PSA ist ein Glykoprotein, das in den Ausführungsgängen der Prostata lokalisiert ist und ein physiologisches Sekretionsprodukt darstellt. Da es nicht nur beim Prostatakarzinom, sondern auch bei der benignen Prostatahyperplasie in erhöhtem Maße auftritt, ist es als alleinige Screeninguntersuchung nicht geeignet.

Indikationen

Diagnostik, Verlaufs- und Therapiekontrolle beim Prostatakarzinom

Untersuchungsmaterial: Serum, Plasma

Bestimmungsmethoden: Radio- oder Enzymimmunoassays

Referenzbereiche

< 5 ng/ml
Grenzbereich: 5 – 10 ng/ml

Erhöhte Werte lassen sich finden bei
- Prostatakarzinom,
- benigner Prostatahyperplasie.

Humanes Choriongonadotropin (HCG)

HCG ist ein Hormon, das in erster Linie zur Diagnose der Frühschwangerschaft von Bedeutung ist. Die dabei gebräuchlichen Meßverfahren sind in Kap. 8.2.2 beschrieben. Als **Tumormarker** findet es Anwendung bei Verdacht auf Keimzelltumoren (Hoden, Plazenta, Ovar) und bei der Überwachung des Verlaufs bei diesen Tumoren.
Das HCG besteht aus zwei nicht kovalent verbundenen Untereinheiten, der α-Untereinheit, und der β-Untereinheit.
Als Untersuchungsverfahren sind derzeit Radioimmunoassay und Immunoradio- oder Immunoenzymassays mit Antiseren gegen die β-Untereinheit des Hormons und monoklonale Antikörper gegen das Gesamthormon erhältlich.
Auch die HCG/β-HCG-Bestimmung eignet sich nicht als Screening-Methode für maligne Tumoren.
Ist eine Schwangerschaft ausgeschlossen, so sprechen **Werte von über 5IU/l** mit großer Sicherheit für das **Vorliegen eines malignen Tumors.** Auch nichttrophoblastische Tumoren können zur HCG-Bildung befähigt sein (z.B. Magen-, Leber-, Mamma-, Kolonkarzinom).

CA 19-9

CA 19-9 ist ein Hapten einer menschlichen Blutgruppendeterminante.
Das CA 19-9 ist der Marker erster Wahl beim Pankreaskarzinom, der zweiten Wahl beim kolorektalen Karzinom (nach CEA).

Referenzbereich im Serum

0 – 30 (40) U/ml

Erhöhte Werte bei:
- Pankreaskarzinom,
- Leberkarzinom,
- Gallenwegskarzinom,
- Magenkarzinom,
- kolorektalen Karzinomen

CA 15-3

CA 15-3 ist für die Verlaufskontrolle bei Patientinnen mit Mammakarzinom gut geeignet. Als Screening-Verfahren oder zur Primärdiagnostik weist der Test jedoch eine zu geringe diagnostische Sensitivität auf.

Indikationen

Therapie- und Verlaufskontrolle beim Mammakarzinom

Untersuchungsmaterial: Serum, Plasma, Liquor, Pleura, Aszitesflüssigkeit

Bestimmungsmethoden: Immunradiometrische und enzymimmunologische Tests

Referenzbereich

0 – 30 U/ml

Bewertung

Wichtig: Werte unter 30 U/ml schließen eine maligne Erkrankung nicht aus!

Erhöhte Werte lassen sich finden bei
- Mamma-Ca. (im Stadium I–III bei 21%, im Stadium IV bei 76% der Betroffenen),
- Ovarial-Ca. (im Stadium III-IV bei 61% der Betroffenen),
- nichtmalignen Leber- und Pankreaserkrankungen (in ca. 10% der Fälle),
- gutartigen Mammaerkrankungen (in ca. 3% der Fälle),
- Normalpersonen (in ca. 2% der Fälle).

CA 72-4

Indikationen

Therapie- und Verlaufskontrolle beim Magenkarzinom (Erstmarker, Zweitmarker CA 19-9 oder CEA), Zweitmarker beim Ovarialkarzinom

Untersuchungsmaterial: Serum, Plasma, Liquor, Pleura, Aszitesflüssigkeit

Bestimmungsmethoden: Immunradiometrische Tests

Referenzbereich

0 – 3 bzw. 4 U/ml

Bewertung

Wichtig: Werte unter 4 U/ml schließen eine maligne Erkrankung nicht aus!

Erhöhte Werte lassen sich finden bei
- Magen-Ca. (in bis zu 80% der Fälle),
- anderen gastrointestinalen Erkrankungen (Kolonkarzinom in bis zu 40% der Fälle, Gallenwegskarzinom in bis zu 50% der Fälle),
- Ovarialkarzinom (in bis zu 80% der Fälle),
- einigen benignen Erkrankungen.

CA 125

Indikationen

Diagnostik, Therapie- und Verlaufskontrolle des Ovarialkarzinoms, zweiter Marker (nach dem CA 19-9) beim Pankreaskarzinom

Untersuchungsmaterial: Serum, Plasma, Liquor

Bestimmungsmethoden: Immunradiometrische und enzymimmunologische Tests

Referenzbereiche

0 – 35 U/ml (Normalpersonen)
0 – 65 U/ml (Personen mit benignen Erkrankungen)

Bewertung

Wichtig: Werte unter 35 U/ml schließen eine maligne Erkrankung nicht aus!

Erhöhte Werte lassen sich finden bei
- Ovarialkarzinom (85%),
- Pankreaskarzinom (63%),
- anderen gastrointestinalen Tumoren (30%),
- Leberzirrhose (70%),
- Schwangerschaft (27%),
- nichtmalignen gynäkologischen Erkrankungen (13%).

Hormonrezeptoren bei hormonabhängigen Tumoren (GK Kap. 12.2.2)

Steroidhormonrezeptoren (Östrogen- und Progesteronrezeptoren)

Die Wirkung von Steroidhormonen kann nur an den Stellen des Körpers erfolgen, an denen sich intrazelluläre spezifische steroidbindende Proteine (Steroidrezeptoren) befinden. So sind **Östrogenrezeptoren (ER)** und **Progesteronrezeptoren (PR)** in den Zellen der Erfolgsorgane dieser Hormone lokalisiert, z.B. in Gewebe der Mamma und des Genitalapparates.
Der Nachweis von ER und PR in Karzinomen dieser Gewebe weist auf eine *Steroidempfindlichkeit der Tumoren* hin und gibt damit andere Richtlinien für die Behandlungsmethoden vor als Tumoren, die die Rezeptoren nicht besitzen.

Indikationen

Therapieplanung des primär metastasierenden Mammakarzinoms

Untersuchungsmaterial: Tumorgewebe (0,2 – 0,5 g)

Bestimmungsmethoden: Biochemische, immunhistochemische, immunzytochemische Methoden

Referenzbereich

Bei den quantitativen Untersuchungsmethoden erfolgt eine Angabe in fmol/mg Protein. Der Befund wird i. allg. als positiv bzw. negativ angegeben, wobei ein Wert von 10 fmol/mg Protein als Grenzwert angesehen wird.

Bewertung

Zwischen dem Nachweis von Steroidhormonrezeptoren und dem Ansprechen auf eine Hormontherapie (z.B. mit Antiöstrogenen oder Gestagenen) besteht eine gute Korrelation.
Die Remissionsrate liegt bei Patientinnen mit positivem Rezeptorstatus deutlich höher als bei Patientinnen mit negativem Rezeptorstatus, wobei zusätzlich noch eine positive Beziehung zwischen der Remissionsrate und der Höhe des Rezeptorengehalts besteht. Allerdings muß beachtet werden, daß ca. 20% der Mammakarzinome trotz eines positiven Rezeptorstatus nicht auf eine Hormontherapie ansprechen.

Gastrointestinaltrakt (GK Kap. 13)

Laboratoriumsuntersuchungen (GK Kap. 13.2)

Magensekretionsanalyse (GK Kap. 13.2.1)

Indikationen

Verdacht auf chronisch-atrophische Gastritis (Perniziosa)
Verdacht auf **Zollinger-Ellison-Syndrom**
Rezidivulzera nach Magenresektion

Vorbereitung des Patienten

Der Patient muß nüchtern sein, d.h. die letzte Nahrungsaufnahme soll mindestens 12 h zurückliegen.
Medikamente, die störend in den Testablauf eingreifen können (Anticholinergika, Sedativa, Atropin, H_2-Rezeptor-Antagonisten, Antazida), müssen 24–48 h vorher abgesetzt werden (Benzimidazole sogar bereits 5–7 Tage vorher).

Untersuchungsmaterial

Magensaft

Testdurchführung

Nüchternsaft über Magensonde über 20 min absaugen und verwerfen
Basalsekretion nach 15, 30, 45 und 60 min gewinnen
Pentagastringabe (6 µg/kg KG s.c. oder i.m.)
Stimulationssekret nach 15, 30, 45 und 60 min gewinnen

Referenzbereiche

BAO (basal acid output): 1–6 mmol/h
PAO (peak acid output): 20–34 mmol/h
MAO (maximal acid output): 13–25 mmol/h

Bewertung

Stark erhöhter BAO (über 60% von MAO): Zollinger-Ellison-Syndrom
Erhöhter BAO: Rezidivulzera nach Magenresektion
Erniedrigter PAO: Perniziosa

Funktionsprüfung der intestinalen Resorption (GK Kap. 13.2.2)

Im Zusammenhang mit den Absorptionstests sind folgende Begriffe von Bedeutung:

Malassimilation

Überbegriff für Resorptionsstörungen der Nahrungsbestandteile

Maldigestion

Störung der intraluminalen Verdauungsphase: Vorverdauung im Magen, Aufspaltung der Nahrung durch Galle und Pankreasenzyme

Ursachen sind z.B.
- Zustand nach Magenresektion,
- Pankreasinsuffizienz (chron. Pankreatitis),
- Mangel an konjugierten Gallensäuren (Cholestase etc.).

Malabsorption

Störung der intestinalen Phase und der Transportphase, Ursachen sind z.B.:

- Verkleinerung der Dünndarmresorptionsfläche (nach Resektion, Fisteln),
- Dünndarmerkrankungen (M. Crohn, Darm-Tbc, Amyloidose, Antibiotika),
- gestörter Lymphabfluß (maligne Lymphome, Karzinose),
- Enzymdefekte,
- Zöliakie, Sprue.

Xylosebelastungstest

Indikationen

Verdacht auf Störungen der funktionellen Integrität des oberen Dünndarms, Malabsorptionssyndrom

Vorbereitung des Patienten

Der Patient soll nüchtern sein und vor dem Test die Blase entleeren.

Testprinzip

Der Xylosebelastungstest dient der Erfassung der Resorptionsverhältnisse im Dünndarm; die Xylose ist zu diesem Zweck verwendbar, weil sie im Stoffwechsel kaum metabolisiert wird und nach intestinaler Resorption somit im Harn erscheint.

Testdurchführung

Der ruhende Patient trinkt 25 g Xylose in 500 ml Wasser oder Tee und nach einer Stunde nochmals 500 ml Wasser.
Der Urin wird über 5 h gesammelt.

1. Schritt:
Zwei Stunden nach Testbeginn werden 5 ml Venenblut entnommen und man bestimmt die D-Xylose-Menge im Serum.

2. Schritt:
Fünf Stunden nach Testbeginn werden Volumen und D-Xylose-Menge des Sammelharns bestimmt.

Referenzbereiche

2-h-Serum-Wert	36 – 44 mg/100 ml (2,4 – 2,93 mmol/l)
5-h-Serum-Wert	9 – 19 mg/100 ml (0,6 – 1,26 mmol/l)
5-h-Sammelurin-Wert	5,6 – 11,0 g (37,3 – 73,3 mmol)/5 h, d. h. 22 – 44% der applizierten Dosis D-Xylose

Bewertung

Ein pathologisches Ergebnis beim Xylosebelastungstest weist auf eine verminderte Absorptionskapazität des Jejunums hin, die häufig durch eine Verringerung der zur aktiven Resorption befähigten Mukosaoberfläche bedingt ist.
Bei über 90% der Patienten mit einem Malabsorptionssyndrom liegt eine pathologisch verminderte Xyloseexkretion vor.

Ursachen für eine *verminderte Xyloseausscheidung* sind
- idiopathische Sprue (periodisch auftretende Fettstühle),
- Zöliakie (intestinale Glutenallergie),
- intestinale Lymphome,
- Morbus Whipple (krankhafte Fettablagerung in der Darmwand),
- Enteritis regionalis (Entzündung im Ileum-Bereich),
- Amyloidose,
- Magensekretion,
- Lebererkrankungen,
- Hyperthyreose,
- hohes Alter (physiologisch).

Normale Xyloseausscheidung bei:
- Pankreasfibrose,
- Maldigestion als Folge einer chronischen Pankreatitis,
- isolierter Absorptionsinsuffizienz des Dünndarms (Disaccharidasemangel, z. B. Laktasemangel)

Einflußgrößen

Materialgewinnung: verminderte Xyloseausscheidung (falsch-niedrige Ergebnisse) bei
- unvollständiger Harnsammlung,
- unzureichender Blasenentleerung,
- ungenügender Diurese

Absorptionsabhängige und -unabhängige Faktoren:

Verminderte Xyloseausscheidung (falsch-niedrige Ergebnisse) bei
- Magenentleerungsstörungen,
- Erbrechen, Diarrhö,
- bakteriellem Abbau der Xylose im Jenunum,
- Niereninsuffizienz,
- erhöhtem extrazellulären Volumen (Ödeme, Aszites),
- Zollinger-Ellison-Syndrom,
- einer Reihe von Medikamenten, wie z. B. Azetylsalizylsäure, Colchicin, Digoxin, Gold, Indometacin, Kanamycin, Neomyzin u. a.

Falsch-hohe Ergebnisse bei:
- chronischem Alkoholabusus,
- Leberfunktionsstörungen,
- Shunt-Operationen

Vitamin-B_{12}-Resorptionstest (Schilling-Test)

Indikationen

Verdacht auf Erkrankung des terminalen Ileums, chronisch-atrophische Gastritis

Vorbereitung des Patienten

Der Patient muß etwaige Vitamin-B_{12}-Injektionen mindestens 2 Tage vor Testbeginn abgesetzt haben. Er soll nüchtern, mit entleerter Blase antreten.

Testprinzip

Vitamin B_{12} bildet, oral aufgenommen, im Magen mit dem von den Belegzellen im Fundus-Corpus-Bereich sezernierten Intrinsic factor einen Komplex, der im terminalen Ileum resorbiert wird. Das Vitamin B_{12} wird dann an Eiweiß gebunden im Plasma transportiert.

Testdurchführung

Es wird oral eine Kapsel mit radioaktiv (^{57}Co bzw. ^{58}Co) markiertem Vitamin B_{12} verabreicht.
Im Abstand von 2 h wird parenteral 1 mg Vitamin B_{12} gegeben, um das Plasmaprotein abzusättigen.
Gemessen wird die prozentuale Ausscheidung der verabreichten ^{57}Co-Vitamin-B_{12}-Dosis im 24-h-Urin.

Referenzbereich

^{57}Co-Vitamin-B_{12}-Ausscheidung im Harn > 10% der verabreichten Dosis
Eine verminderte ^{57}Co-Vitamin-B_{12}-Ausscheidung findet man bei:

- Intrinsic-factor-Mangel infolge zu geringer Sekretion (latente oder manifeste perniziöse Anämie, chronisch-atrophische Gastritis, totale oder subtotale Ventrikelresektion),
- Absorptionsstörung (Enteritis regionalis, Zöliakie, abnorm schnelle Dünndarmpassage, Sprue, bakterielle Infektion des Ileums, Ileumteilresektion).

Zur Differenzierung zwischen einem Intrinsic-factor-Mangel und einer Vitamin-B_{12}-Resorptionsstörung (beides führt zu einem pathologischen Ausfall des Tests) muß man im Abstand einen Kontrolltest mit zusätzlicher Intrinsic-factor-Gabe durchführen.
Dieser Test (mit IF-Zusatz) fällt normal aus, wenn der primäre Fehler auf einer defekten IF-Sekretion beruht. Die Vitamin-B_{12}-Ausscheidung bleibt dagegen vermindert, wenn eine Absorptionsstörung vorliegt.

Einflußgrößen

Falsch-verminderte Werte bei Niereninsuffizienz (verlangsamte Vitamin-B_{12}-Ausscheidung)
Der Versuch mit Intrinsic factor kann frühestens 4 Tage nach dem Vitamin-B_{12}-Resorptionstest durchgeführt werden, da radioaktiv markiertes B_{12} noch einige Tage ausgeschieden wird.

Laktosebelastungstest

Indikationen

Verdacht auf primären oder sekundären Laktasemangel, Laktosemalabsorption anderer Genese (laute Darmgeräusche, Meteorismus, Durchfälle, Flatulenz, insbesondere nach Ernährung mit Milch und Milchprodukten)

Testprinzip

Die Laktase spaltet in der Dünndarmschleimhaut das Disaccharid Laktose zu Glukose und Galaktose. Diese beiden Monosaccharide können dann resorbiert werden und heben somit den Blutglukosespiegel.

Testdurchführung

Der Patient trinkt nüchtern 50 g Laktose in 500 ml Wasser. Messung der Blutglukose kurz vorher und nach 20, 40, 60 und 90 min.
Bewertet werden der Blutglukoseanstieg und die klinische Symptomatik, die der Patient während des Tests bietet.

Referenzbereich

Blutglukoseanstieg
(bezogen auf Nüchternwert)
$>$ 20 mg/dl (1,1 mmol/l)
Fehlen gastrointestinaler Symptome

Verminderter Blutglukoseanstieg bei Laktosemalabsorption

- infolge primärer Schädigung (genetisch bedingter Laktasemangel),
- als Folge einer Schädigung des Darmepithels (einheimische und tropische Sprue, Enteritis regionalis, nach Dünndarmresektion, intestinales Lymphom, Mukoviszidose)

Bei flachem Verlauf der Blutzuckerkurve (geringer Anstieg) ist der Test zur Absicherung einer Laktoseresorptionsstörung mit einem Gemisch aus je 25 g Galaktose und Glukose zu wiederholen. Ein unter diesen Bedingungen erfolgender Anstieg der Blutglukose um mehr als 20 mg/dl (1,1 mmol/l) über den Ausgangswert sichert weitgehend einen Laktasemangel.

Einflußgrößen

Bei Erbrechen, Diabetes mellitus und langsamer Magenentleerung sind die Ergebnisse nicht eindeutig zu beurteilen.
Zur diagnostischen Sicherung eines Laktasemangels kann eine Dünndarmbiopsie oder der H_2-Atemtest durchgeführt werden.

H_2-Atemtest

Der H_2-Atemtest nach Gabe von 50 g Laktose gilt als sensitivster Parameter zur Erfassung einer Laktosemalabsorption. Bei unvollständiger Kohlenhydratabsorption kommt es im Kolon zum mikrobiellen Abbau unter Bildung von Wasserstoff (H_2). Das Wasserstoffgas diffundiert durch die Darmwand und wird mit der Atemluft (Exhalationsluft) ausgeschieden, wo es gaschromatographisch nachgewiesen werden kann. Ein Anstieg der H_2-Konzentration in der Atemluft (über 20 ppm) nach Laktosebelastung beweist die Malabsorption. Diese Methode findet zunehmend Verbreitung, zumal sie für den Patienten in keiner Weise belastend ist (nicht invasiv, keine Gefährdung durch ionisierende Strahlung).

Gastrointestinale Hormone

Gastrin

Gastrin wird vor allem in der Schleimhaut von Antrum, Duodenum und proximalem Jejunum gebildet.
Durch Nahrungsaufnahme wird das Hormon freigesetzt, seine Wirkung besteht in einer Stimulierung der Parietalzellen des Magens zur Säureproduktion.
Durch die Anwesenheit des angesäuerten Speisebreis wird die Gastrinfreisetzung im Sinne eines Rückkopplungsmechanismus gehemmt.

Indikationen

Diagnose des Zollinger-Ellison-Syndroms (Tumoren, die autonom Gastrin bilden),
Rezidivulzera nach Magenteilresektion

Untersuchungsmaterial: Serum, beim nüchternen Patienten gewonnen

Bestimmungsmethode: Radioimmunoassay

Referenzbereich

$<$ 20 – 100 pmol/l ($<$ 40 – 210 pg/ml)

Erhöhte Werte finden sich bei
- Zollinger-Ellison-Syndrom,
- zurückbelassener Antrumschleimhaut in der zuführenden Schlinge bei Billroth-II-Magen (der Rückkopplungsmechanismus funktioniert nicht, da der Antrumrest nicht mit der Säure in Berührung kommt),
- Ulcus duodeni,
- benigner Magenausgangsstenose,
- chronisch-atrophischer Gastritis,
- Vagotomie.

Einflußgrößen

Alter: Der Referenzbereich für die Basalsekretion ist altersabhängig, bei älteren Menschen liegen die Werte höher.
Ernährung: Tagsüber ist die Plasmakonzentration durch die Nahrungsaufnahme etwa doppelt so hoch wie in der ernährungsfreien Nachtphase. Eine proteinreiche Mahlzeit steigert den Gastrinspiegel um 50–300%.
Pharmaka: Kalziumhaltige Antazida und i.m. Injektionen von Atropinsulfat führen zu erhöhten Gastrinwerten.
In-vitro-Faktoren: Hämolytische und lipämische Proben, hohe Blutharnstoffkonzentrationen und Heparin stören den Radioimmunoassay.

Sekretin

Sekretin wird in den S-Zellen des Duodenums produziert. Seine Produktion wird durch den Übertritt von saurem Mageninhalt in das Duodenum stimuliert und durch den Übertritt von alkalischem Pankreassaft in das Duodenum gehemmt.
Sekretin stimuliert die Wasser- und Bikarbonatproduktion des Pankreas, es hemmt die Gastrinproduktion.

Indikationen

Zollinger-Ellison-Syndrom, Pankreasinsuffizienz

Untersuchungsmaterial: Heparinplasma, beim nüchternen Patienten in Plastikröhrchen entnommen

Bestimmungsmethode: Radioimmunoassay

Referenzbereich

< 50 ng/l ($< 16{,}4$ pmol/l)

Erhöhte Plasmawerte bei
- Zollinger-Ellison-Syndrom,
- Pankreasinsuffizienz

Pankreas und Pankreasfunktion (GK Kap. 13.2.3)

Das Pankreas produziert täglich etwa 1,5 l alkalisches Pankreassekret, dieses besteht aus:

- Wasser und Ionen (besonders Bikarbonat und Chlorid),
- Verdauungsenzymen: Proteasen (Trypsingruppe), Carbohydrasen (α-Amylase), Esterasen (Lipase).

Eine exokrine Pankreasinsuffizienz ist gemeinsames Hauptsymptom meist chronischer Pankreaserkrankungen. Folgende Erkrankungen bzw. Zustände können mit **exokriner Pankreasinsuffizienz** einhergehen:

- chronische Pankreatitis,
- Pankreaskarzinom,
- akute Pankreatitis,
- Pankreas(teil)resektion,
- Zustand nach Pankreastrauma,
- primär sklerosierende Cholangitis,
- angeborene Störungen wie z.B. Mukoviszidose (zystische Fibrose), Fehlen einzelner Enzyme (Lipase, Proteinasen),
- Hämochromatose u.a.

Hauptursachen sind die **chronische Pankreatitis** und das **Pankreaskarzinom!**
Für die praktische **Prüfung der exokrinen Pankreasfunktion** ergeben sich folgende Möglichkeiten im klinisch-chemischen Bereich:

- Bestimmung von Pankreasenzymen in Körperflüssigkeiten, insbesondere Bestimmung der α-Amylase und der pankreasspezifischen Lipase.
  Da die Enzymwerte aber bei chronischer Pankreatitis und beim Pankreaskarzinom (außer im akuten Schub) oft normal sind, ist die Pankreasfunktionsprüfung von ausschlaggebender Bedeutung.
- Eine direkte Methode, mit der die Parameter der Pankreassekretion erfaßt werden, ist der Sekretin-Pankreozymin-Test.
- Zu den indirekten Funktionstests gehören der NBT-PABA-Test, der Pankreolauryltest sowie Stuhluntersuchungen (Stuhlmenge/-gewicht, Fettausscheidung, Chymotrypsintest).

Bestimmung von Pankreasenzymen in Körperflüssigkeiten

α-Amylase

Vorkommen

Die α-Amylase wird von Pankreas und Speicheldrüsen synthetisiert, der Großteil wird exogen sezerniert, nur ein geringer Bruchteil gelangt ins Blut. Die α-Amylase wird mit dem Harn ausgeschieden.

Indikationen

Verdacht auf Pankreasentzündungen,
akute Oberbauchbeschwerden

Untersuchungsmaterial: Serum, Heparinplasma bzw. 24-h-Sammelurin, Urin aus 2-h-Sammelperioden

Erhöhte Werte finden sich bei
- akuter Pankreatitis (3–6 h nach dem Auftreten klinischer Symptome kann man mit einem Anstieg der α-Amylase im Serum rechnen, noch einmal 6–12 h später mit dem Anstieg der α-Amylase im Urin; die Normalisierung der Serumamylase dauert in der Regel 3–5 Tage, die der Harnamylase etwa 8 Tage),
- chronisch-rezidivierender Pankreatitis (mit zunehmender exkretorischer Insuffizienz verlieren sich die Amylaseanstiege),
- Parotitis (der Anstieg überschreitet im allgemeinen nicht das 2- bis 3fache des oberen Normbereichs),
- Niereninsuffizienz (keine sichere Korrelation bekannt),
- akutem Alkoholismus (die Erhöhung beruht in der Mehrzahl der Fälle auf einem Anstieg der Speicheldrüsenamylase und nur selten auf einer Pankreatitis),
- Tumoren,
- nach einer ERCP.

Es gilt zu beachten:
Die α-Amylase ist ein Sekretenzym und besitzt keine Organspezifität. Pankreas und Speicheldrüsen tragen normalerweise zu je etwa 50% zur Serumaktivität bei (in geringem Maße wird das Enzym auch in den Eileitern produziert).
Die Halbwertszeit für die Pankreasamylase liegt bei 4–6 h, die für die Speichelamylase bei 15 h. Die Herkunft eines Anstiegs der α-Amylase kann ergänzend durch elektrophoretische Isoenzymbestimmung nachgewiesen werden, da die Pankreas- und Speichelamylasen unterschiedliche elektrophoretische Beweglichkeiten besitzen.

Einflußgrößen

Methode: Die Referenzbereiche sind stark methodenabhängig.

Meßtechnik: Es muß darauf geachtet werden, daß keine Kontamination durch Speichel oder Schweiß erfolgt (beide enthalten hohe α-Amylase-Aktivitäten).
Antikoagulanzien (Zitrat, Fluorid, EDTA) verursachen aufgrund ihrer kalziumionenbindenden Eigenschaft zu niedrige Werte (Kalziumionen fungieren als Schutzfaktor gegenüber Proteasen). Stark lipämische Proben müssen gegen einen Serumleerwert gemessen werden.
Detergenzien aller Art hemmen den Stärkeabbau durch α-Amylase.

Pharmaka: Etacrynsäure, Diuretika vom Thiazidtyp, Sulfapyridine, Östrogene (Antikonzeptiva) und Infusion von Hydroxyethylstärke bewirken einen Anstieg der α-Amylase-Aktivität.

Lipase

Vorkommen

Die Lipase ist ein pankreasspezifisches Enzym und hydrolysiert die mit der Nahrung aufgenommenen Triglyzeride.

Indikationen

Verdacht auf akute Pankreatitis (bei akutem Oberbauchschmerz), chronisch-rezidivierende Pankreatitis

Untersuchungsmaterial: Serum, Heparin-, EDTA-Plasma, Aszites, Pleuraerguß

Bestimmungsmethoden

Es gibt eine Reihe verschiedener Methoden, z.B. turbidimetrische Tests, enzymatische Tests.

Referenzbereich

unter 190 U/l (bei turbidimetrischer Bestimmung)
starke Varianz je nach angewandter Methode und Inkubationsdauer!

Erhöhte Werte bei
- akuter Pankreatitis,
- Schub einer chronischen Pankreatitis,
- obstruktiver chronischer Pankreatitis,
- Niereninsuffizienz (mit Kreatininwerten über 3 mg/dl)

Die Lipaseaktivität im Serum von Gesunden ist gering. Bei akuten Pankreatitiden bleibt der Lipasespiegel länger erhöht als die α-Amylase-Aktivität. Auch beim akuten Schub einer chronischen Pankreatitis wird der Lipasebestimmung eine größere Bedeutung beigemessen.
Normale Lipasewerte bei erhöhten α-Amylase-Aktivitäten weisen auf extrapankreatische Ursachen des α-Amylase-Anstiegs hin.

! Merke!
Die **akute Pankreatitis** ist durch einen Anstieg von Amylase und Lipase bereits 3–6 h nach dem Auftreten klinischer Symptome gekennzeichnet. Die Maximalkonzentrationen werden nach etwa 20–30 h erreicht.
Wird in Korrelation zu einer Verschlechterung des klinischen Befundes eine rasch absinkende Aktivität von α-Amylase, Lipase, CHE und ein Anstieg der LDH beobachtet, so spricht dies für eine **Pankreasnekrose.**

Die Lipase ist wegen ihrer Organspezifität für diagnostische Zwecke besser geeignet als die α-Amylase.
Bei **chronischer Pankreatitis** sind die Sekretenzyme nur im akuten Schub erhöht. Flüchtige Serumanstiege lassen sich noch am ehesten durch wiederholte α-Amylase-Bestimmungen im Harn erfassen.

Stuhluntersuchungen

Als orientierende Parameter zur Beurteilung der exokrinen Pankreasfunktion bieten sich u.a. an:

1. Stuhlmenge bzw. -gewicht,
2. Stuhlbeschaffenheit,
3. Stuhlfettausscheidung,
4. Chymotrypsin im Stuhl.

Stuhlmenge bzw. -gewicht

Indikationen

Suchtest bei Verdacht auf exokrine Pankreasinsuffizienz, Malabsorption

Prinzip

Drei 24-h-Stühle werden in vorgewogenen, verschließbaren Einweggefäßen gesammelt und ausgewogen. Daraus wird das Durchschnittsgewicht in g/24 h errechnet.

Referenzbereich

(Erwachsener, normale Mischkost)
50–200 g/24 h

Erhöhtes Stuhlgewicht bei
- Maldigestion (exokrine Pankreasinsuffizienz),
- Malabsorption,
- Dickdarmerkrankungen,
- akuten und chronischen Darminfektionen,
- vermehrter wässeriger Darmsekretion (z.B. bei Zollinger-Ellison-Syndrom)

Es gilt zu beachten, daß ein normales Stuhlgewicht Erkrankungen im Pankreas- und Dünndarmbereich nicht ausschließt!

Stuhlbeschaffenheit

Durch die Betrachtung des Stuhls lassen sich Hinweise auf den Sitz und die Ursache von Störungen im Magen-Darm-Bereich finden.

Erkrankung	Stuhlbeschaffenheit
Exokrine Pankreasinsuffizienz	Dickbreiig, sehr zäh, salben- oder pastenartig
Dickdarmerkrankungen (entzündlich)	Schleimig-eitrig oder blutig
Dünndarmerkrankungen	Schleimig-wässerig
Malassimilationssyndrom	Lehmfarben, stechender Geruch (hoher Gehalt an flüchtigen Fettsäuren), fettig-ölige Oberfläche (vermehrte Fettausscheidung)

Stuhlfettausscheidung

Indikationen

Suchtest bei Verdacht auf exokrine Pankreasinsuffizienz, Malabsorption

Die Erfassung der Stuhlfettausscheidung ist auf verschiedene Weise möglich:

a) Makroskopisch: Es findet sich ein fötider „Salbenstuhl".
b) Mikroskopisch: Mittels Sudan-III-Färbung erscheinen die Fetttropfen rot.
c) Quantitatives Bestimmungsverfahren nach van de Kamer.

Referenzbereich

< 7 g Fettsäuren/24-h-Stuhlmenge

Testbewertung

Ist die Fettausscheidung stark vermehrt, so spricht man von einer Stearrhö. Grundsätzlich gibt es dafür 2 Ursachen:

1. Maldigestion, d.h. Störung der intraluminalen Verdauung
   a) durch eine exokrin-sekretorische Pankreasinsuffizienz (Lipasemangel bei chronischer Pankreatitis),
   b) durch einen Mangel an konjugierten Gallensäuren (Leberparenchymschäden, Gallengangsverschluß);
2. Malabsorption, d.h. Störung absorptiver Regionen der Dünndarmschleimhaut (Sprue, Zöliakie, M. Crohn, abnorme bakterielle Besiedlung, akute Diarrhö).

Um zwischen 1. und 2. differenzieren zu können, setzt man den D-Xylose-Test (s.S. 122) und/oder den Sekretin-Pankreozymin-Test (s.S. 128) ein.
Fallen Fettsäureausscheidung und D-Xylose-Test pathologisch aus, spricht dies für eine Absorptionsstörung (z.B. Sprue).

Fällt hingegen der D-Xylose-Test normal aus, Fettsäureausscheidung und Sekretin-Pankreozymin-Test jedoch pathologisch, spricht dies für eine Maldigestion.

Einflußgrößen

Pharmaka: Laxanzien und Antibiotika (Neomycin) müssen einige Tage vor Beginn der Stuhlsammlung abgesetzt werden.
Diagnostische Maßnahmen: Röntgenuntersuchung des Verdauungstrakts und Xylosebelastung dürfen während der Sammlungszeit nicht durchgeführt werden.

Chymotrypsin im Stuhl

Indikationen

Suchtest bei exokriner Pankreasinsuffizienz

Untersuchungsmaterial: Abgewogene Stuhlprobe

Referenzbereich

15 – 200 IU/g Stuhl (Feuchtgewicht)
$>$ 120 µg/g Stuhl

Erniedrigte Werte finden sich bei:
- exokriner Pankreasinsuffizienz,
- erhöhter Stuhlausscheidung ($>$ 300 g/d)
- stark reduzierter Nahrungsaufnahme,
- Zustand nach Magenoperationen (Billroth II),
- einheimischer Sprue.

Bei beginnenden Formen einer exokrinen Pankreasinsuffizienz besitzt der Test keine Aussagekraft.
Die Ergebnisse der Chymotrypsinbestimmung sollten immer im Zusammenhang mit dem Sekretin-Pankreozymin-Test beurteilt werden.

Sekretin-Pankreozymin-Test

Der Sekretin-Pankreozymin-Test ist die aussagekräftigste, allerdings auch aufwendigste Methode zur Kontrolle der exokrinen Funktionsleistung des Pankreas.

Indikationen

Fortbestehender Verdacht auf chronische Pankreatitis bei vorheriger Ausschöpfung aller anderen diagnostischen Möglichkeiten.

Patientenvorbereitung: Der Patient soll nüchtern sein und darf 1 Tag vor Testbeginn keine verdauungsfördernden Medikamente erhalten.

Testprinzip

Nach maximaler Stimulation der sekretorischen Zellen des Pankreas durch Sekretin und Pankreozymin wird die Sekretionsleistung für Enzyme und Bikarbonat gemessen.

Testdurchführung

Es wird, nachdem eine Doppelsonde gelegt wurde (ein Lauf im Magen, ein Lauf im Duodenum), zweizeitig oder kontinuierlich mit definierten Mengen an Sekretin und Pankreozymin-Cholezystokinin stimuliert und der Duodenalsaft in Fraktionen über 1 + 1/2 (oder 1 + 1) h gesammelt und analysiert.

Meßgrößen

1. Beurteilung der Funktion der zentroazinären Zellen:
   Flüssigkeitssekretion
   Bikarbonatkonzentration
   Sekretionsleistung für Bikarbonat
2. Beurteilung der Funktion der Azinuszellen durch Messung ihrer Enzyme:
   Amylase
   Lipase
   Chymotrypsin
   Trypsin

Referenzbereiche

Sekretvolumen	1,6 – 6,1 ml/min
Bikarbonatkonzentration	80 – 140 mmol/l
Bikarbonatsekretionsleistung	bis 31 mmol/h
Enzymsekretion	
α-Amylase	unterschiedliche Bereiche in Abhängigkeit vom verwendeten Substrat
Lipase	
Chymotrypsin	
Trypsin	

Der Sekretin-Pankreozymin-Test erlaubt eine Beurteilung des Funktionszustands des exokrinen Pankreas, nicht aber die Diagnose der zugrundeliegenden Erkrankung!
Mögliche Ursachen, die für eine exokrine Pankreasinsuffizienz in Betracht kommen, s. S. 125.

Störfaktoren
- ungenaue Lage und schlechte Durchgängigkeit der Sonde,
- unvollständige Sekretsammlung,
- Rückfluß von Duodenalsekret in den Magen,
- Zufluß bikarbonathaltiger Galle,
- Nachfließen von Magensaft,
- Verwendung von unzureichend gereinigtem Sekretin und Pankreozymin

Albuminnachweis im Mekonium (BM-Test)

Indikationen

Neugeborenen-Screening zur Früherkennung der Mukoviszidose (zystische Pankreasfibrose), in manchen Kliniken routinemäßige Durchführung am 1. Lebenstag

Bestimmungsmethode

Das im Mekonium enthaltene Albumin reagiert mit einem Spezialindikator (Tetrabromphenolphthaleinethylester) auf einem Teststreifen unter Bildung einer intensiven Blaufärbung.

Untersuchungsmaterial

Die frisch entleerte erste Portion des Mekoniums, die mit dem Teststreifen direkt aus der Windel entnommen wird

Referenzbereich

< 20 mg Albumin/g Mekoniumtrockengewicht

Störfaktoren

Teststreifen: Falsche Lagerung (empfindlich gegenüber Luftfeuchtigkeit und Temperaturen > 30 °C), Verwendung über das angegebene Verfallsdatum hinaus, falsche Handhabung (Fehlinterpretation der Verfärbung)
Falsch-positive Ergebnisse bei Anwendung von Babycreme (Vermischung mit Mekonium), Darmatresie, Melaena neonatorum
Falsch-negative Ergebnisse bei Durchführung des Tests nicht aus dem ersten abgehenden Mekonium sowie bei Mukoviszidosekranken mit normalem Mekonium-Albumin-Gehalt (ca. 15 %)
Aufgrund der **geringen diagnostischen Sensitivität** (47 – 90 %) wird der Albumin-Mekonium-Test vielerorts nicht mehr angewendet.
Alternativ wird in einigen Regionen Deutschlands am 5. Lebenstag die radioimmunologische Bestimmung von Trypsin im Blut (IRT-Test) durchgeführt.
Jedenfalls müssen alle mit Teststreifen positiv eingestuften Fälle sowie alle Fälle, bei denen trotz negativem Ausfall des Screening-Tests eine Mukoviszidose sicher ausgeschlossen werden soll, durch den Nachweis bzw. Ausschluß eines erhöhten NaCl-Gehalts im Schweiß mittels Pilokarpiniontophorese abgesichert werden!

Schweißtest

Nach pharmakologischer Stimulierung mit Pilokarpin werden 100 μl Schweiß auf ihre Natrium- und Chloridkonzentration untersucht.
Diagnostisch verwertbare *Referenzbereiche* für die NaCl-Konzentrationen im Schweiß:

Normal	0 – 40 mmol/l
Verdächtig	40 – 70 mmol/l
Pathologisch	> 70 mmol/l

Eine NaCl-Konzentration von mehr als 70 mmol/l bzw. eine Schweißosmolarität von mehr als 220 mosmol/l sprechen für das Vorliegen einer Mukoviszidose.
Eine **präpartale Diagnose** ist durch **genetische Untersuchungen** möglich.

Einflußgrößen

Ein gesunder Erwachsener kann einen falsch-positiven Iontophoresebefund, d. h. sogar Werte bis 80 mÄq NaCl/l im Schweiß haben. Außerdem gibt es Erkrankungen, die mit erhöhtem Schweißelektrolytgehalt einhergehen können, wie z. B. Nebennierenrindeninsuffizienz, ektodermale Dysplasie, Glucose-6-phosphatase-Mangel, Mukopolysaccharidose, Fucosidosis, Mangelernährung, Hypothyreose.

Blut im Stuhl (GK Kap. 13.2.4)

Bestimmung mittels Testbriefchen
(z. B. Haemoccult, hemoFec, hemoCare)

Indikationen

Verdacht auf okkulten intestinalen Blutverlust, insbesondere Suchtest auf kolorektale Karzinome (Screening-Test bei Personen jenseits des 45. Lebensjahres)

Vorbereitung des Patienten

Vier Tage vor der Entnahme der ersten Stuhlprobe und während der 3 Testtage darf der Patient keine Myoglobin- und Hb-reichen Nahrungsmittel essen (Rindfleisch, Wildbret, Salami, Leber, Blutwurst). Statt dessen ist schlackenreiche Kost empfehlenswert.
Auch hohe Dosen Vitamin C sowie kupferhaltige Medikamente müssen gemieden werden.

Testprinzip (Haemoccult)

Der Farbindikator (Guajakharz) wird in Gegenwart von H_2O_2 durch die Peroxydasewirkung des Hämoglobins oxidiert – man erkennt dies an einer Blaufärbung.

$$H_2O_2 + \text{Indikator} \xrightarrow{\text{Hb}} \text{oxidierter Indikator (blau!!)} + H_2O$$

Testdurchführung

An 3 aufeinanderfolgenden Tagen wird jeweils Stuhl von möglichst 2 verschiedenen Stellen einer Probe mit einem Holzspatel entnommen und auf der vorgesehenen Stelle des mit Guajakharz imprägnierten Testbriefchenpapiers verstrichen.
Im Labor wird mittels Entwicklerlösung (stabilisierte H_2O_2-Lösung) das Testergebnis sichtbar gemacht. Dazu werden auf jede Stuhlprobe 2 Tropfen Entwicklerreagenz getropft (also 4 Tropfen je Test-

briefchen). Jede Blaufärbung (auch unsymmetrische, schwache Blaufärbungen), die innerhalb von 30 s auftritt, ist positiv zu bewerten. Der Test darf deshalb nicht später als nach 30 s ausgewertet werden, da schwache Blaufärbungen u. U. rasch verschwinden.

Testergebnis

Der Test gilt als **negativ,** wenn keines der Briefchen eine Blaufärbung aufweist.
Der Test gilt als **positiv,** wenn alle oder auch nur ein einziges Briefchen eine Blaufärbung aufweist.

Jede Blaufärbung gilt als pathologisch und macht Folgeuntersuchungen notwendig:

1. Digitale Untersuchung des Rektums und Rektoskopie
2. Röntgenuntersuchung des Dickdarms

Störfaktoren

Falsch-negative Resultate erzielt man:
- bei unbrauchbar gewordenen Testbriefchen,
- bei großen Mengen Vitamin C in der Stuhlprobe,
- *bei nur geringen Blutungen.*

Falsch-positive Resultate erzielt man:
- bei unzureichender diätetischer Vorbereitung (Nahrungshämoglobin oder -myoglobin),
- bei Einnahme eisen- oder kupferhaltiger Medikamente,
- bei Zahnfleisch-, Nasen-, Hämorrhoidalblutungen.

Treffsicherheit

Bei kolorektalen Karzinomen > 90%
Bei kolorektalen großen Polypen ≈ 60%
1 – 2% der positiven Testresultate täuschen eine Blutungsquelle nur vor; hier können keine klinisch relevanten Blutungsquellen gefunden werden.
Die Testbriefchenmethode zum Nachweis von okkultem Blut im Stuhl ist das einfachste, billigste und daher am weitesten verbreitete Verfahren. Es muß berücksichtigt werden, daß es nur Stichproben des Stuhls erfaßt und in seiner **Sensitivität** so vermindert werden mußte, daß eine akzeptable **Spezifität** für pathologische Prozesse erreicht werden konnte.
Für eine gezielte Diagnostik ist dieses Verfahren zu unempfindlich und zu unspezifisch. Neben dem hier beschriebenen Suchtest existiert eine Reihe quantitativer Verfahren zum Nachweis von okkultem Blut im Stuhl – **immunologische und fluorometrische Methoden** und die als am zuverlässigsten geltenden **radiochemischen Methoden.**

Leber (GK Kap. 14)

Laboratoriumsuntersuchungen (GK Kap. 14.2)

Enzymbestimmungen im Plasma/Serum (GK Kap. 14.2.1)

Glutamat-Oxalazetat-Transaminase (GOT), syn. Aspartataminotransferase (ASAT)

Vorkommen

Die GOT ist ein zytoplasmatisches und mitochondriales Enzym, das im Herzmuskel (am reichlichsten), im Hirn, in der Leber, im Magen (Mukosa), in der Skelettmuskulatur, in der Niere und im Serum vorkommt.
Man kann zwei Isoenzyme, GOT_1 und GOT_2, unterscheiden, die Differenzierung spielt in der Diagnostik keine Rolle.

Indikationen

Verdacht auf Lebererkrankungen (akute, chronische Hepatitis, Leberzirrhose, Fettleber, Lebermetastasen) sowie auf Herzerkrankungen (Herzinfarkt)

Meßprinzip

Durch GOT wird die Reaktion

$$\text{L-Aspartat} + \alpha\text{-Ketoglutarat} \xrightarrow{\text{GOT}} \text{Oxalazetat} + \text{L-Glutamat}$$

katalysiert.

Das entstandene Oxalazetat wird in der Indikatorreaktion unter Katalyse der Malat-Dehydrogenase (MDH) zu Malat reduziert:

$$\text{Oxalazetat} + \text{NADH} + \text{H}^+ \xrightarrow{\text{MDH}} \text{Malat} + \text{NAD}^+$$

Mittels Photometer wird die Abnahme der NADH-Konzentration gemessen.

Referenzbereiche

Männer	bis 19 U/l
Frauen	bis 15 U/l

Erhöhte Werte bei
- akuten und chronischen Lebererkrankungen, Begleithepatitiden (z. B. Mononukleose, Zytomegalieinfektion), toxischen Leberschäden (z. B. Pilzvergiftung, Medikamente, Tetrachlorkohlenstoffe), kardialer Stauungsleber, akutem Gallengangsverschluß,
- Herzinfarkt (Anstieg 4–8 h nach dem Infarkt, Maximum nach 16–48 h, Normalwerte wieder nach 3–6 Tagen),
- Skelettmuskelerkrankungen (z. B. progressive Muskeldystrophie)

Glutamat-Pyruvat-Transaminase (GPT), syn. Alaninaminotransferase (ALAT)

Vorkommen

Die GPT ist ein zytoplasmatisches Enzym, das sich in der Leber in hoher Konzentration, in Niere, Herz- und Skelettmuskel in geringer Konzentration findet.

Indikationen

Verdacht auf Lebererkrankungen

Meßprinzip

Durch GPT wird die Reaktion

L-Alanin + α-Ketoglutarat $\xrightarrow{\text{GPT}}$ Pyruvat + L-Glutamat katalysiert.

Das entstandene Pyruvat wird in der Indikatorreaktion unter Katalyse der Laktat-Dehydrogenase (LDH) zu Laktat reduziert:

Pyruvat + NADH + H^+ $\xrightarrow{\text{LDH}}$ Laktat + NAD^+

Mittels Photometer wird die Abnahme der NADH-Konzentration gemessen.

Referenzbereiche

Männer	bis 23 U/l
Frauen	bis 18 U/l

Erhöhte Werte lassen sich finden bei
- Lebererkrankungen (s. auch GOT), Gallenwegserkrankungen.

GOT/GPT-Quotient

Da die GOT-Aktivität zu ca. 30% im Zytoplasma und zu 70% in den Mitochondrien, die GPT-Aktivität zu fast 100% im Zytoplasma lokalisiert ist, läßt sich mit Hilfe des GOT/GPT-Quotienten eine **Aussage über die Schwere des Leberzellschadens** machen:

Werte < 1 zeigen an, daß der Leberschaden eher das Zytoplasma betrifft und damit leichteren Grades (z. B. entzündlicher Art) ist.

Werte > 1, insbesondere > 2 kennzeichnen den Leberschaden als schwerwiegend und eher nekrotisierender Art.

Glutamatdehydrogenase (GLDH)

Vorkommen

Die GLDH ist ein mitochondriales Enzym und findet sich vor allem in der Leber. Nur in geringen Mengen ist sie auch in Niere und Hirn vorhanden.

Indikationen

Verdacht auf Lebererkrankungen, Beurteilung von Schwere und Ausmaß einer akuten Leberparenchymschädigung, DD des Ikterus

Meßprinzip

Durch die GLDH wird die Reaktion

α-Ketoglutarat + NADH + NH_4^+ $\xrightarrow{\text{GLDH}}$ L-Glutamat + NAD^+ + H_2O katalysiert.

Mittels Photometer wird die Abnahme der NADH-Konzentration gemessen.

Referenzbereich

Männer	bis 4 U/l
Frauen	bis 3 U/l

Erhöhte Werte lassen sich finden bei
- Lebererkrankungen mit Parenchymzellnekrosen,
- Verschlußikterus,
- akuten Intoxikationen (z. B. mit Pilzgiften),
- akuter Störung der Leberdurchblutung (Lebervenenthrombose, akute Rechtsherzinsuffizienz [z.B. bei Lungenembolie] u. a.).

Als Suchtest auf Lebererkrankungen ist die GLDH trotz ihrer hohen Organspezifität wegen ihrer relativ geringen Sensitivität (nur ca. 50%) nicht geeignet. Ihre Aussagekraft erhält sie erst im Muster zusammen mit den Transaminasen und dabei insbesondere durch den im folgenden beschriebenen Schmidt'schen Quotienten.

Quotient $\frac{\text{GOT + GPT}}{\text{GLDH}}$

Dieser Quotient kann als **Maßstab für die Schwere der Leberzellschädigung** dienen.

Werte unter 20 können hinweisen auf
- Verschlußikterus,
- biliäre Zirrhose,
- Metastasenleber.

Werte zwischen 20 und 50 können hinweisen auf
- akute Schübe bei chronischen Lebererkrankungen (z. B. chron. aktive Hepatitis),
- cholestatische Hepatosen.

Werte über 50 können hinweisen auf
- akute Virushepatitis,
- akute alkoholtoxische Hepatitis.

γ-Glutamyl-Transpeptidase (γ-GT)

Vorkommen

Die γ-GT ist größtenteils ein membrangebundenes Enzym und findet sich vor allem in der Leber, in den Epithelien der intrahepatischen Gallenwege sowie in Nieren, Pankreas, Milz und Dünndarm.

Indikationen

Leber-, Gallenwegserkrankungen

Meßprinzip

Durch die γ-GT wird die Reaktion

γ-Glutamyl-p-Nitranilid + Glycylglycin $\xrightarrow{\gamma\text{-GT}}$
γ-Glutamyl-Glycylglycid + p-Nitranilin katalysiert.

Mittels Photometer wird die Zunahme des gelbgefärbten p-Nitranilins bei 400 nm gemessen.

Referenzbereiche

Männer	bis 28 mU/ml
Frauen	bis 18 mU/ml

Erhöhte Werte lassen sich finden bei
- akuter Hepatitis (mäßiger Anstieg bis ca. 100 mU/ml),
- chron. Hepatitis (ca. in Höhe von GOT und GPT),
- Leberzirrhose posthepatitisch (bis ca. 50 mU/ml),
- Leberzirrhose alkoholbedingt (50 – 350 mU/ml),
- Fettleber (leicht bis mäßig erhöht),
- Lebertumoren, Lebermetastasen,
- Cholestase (sensitiver als alk. Phosphatase und LAP),
- Einnahme hormoneller Kontrazeptiva (alk. Phosphatase und LAP erhöht, γ-GT kann auch normal sein),
- Therapie mit bestimmten Pharmaka (Antikonvulsiva, Thyreostatika, anabole Steroide, Thiazid-Diuretika, Meprobamat, Phenothiazine, Tuberkulostatika, Antirheumatika, Zytostatika u. a.),
- Pankreatitis, Pankreas-Ca.,
- Herzinfarkt (in ca. 50% der Fälle leichte Erhöhung).

Alkalische Phosphatase (AP)

Vorkommen

Die alkalische Phosphatase entstammt den Knochen (Osteoblasten) und dem Lebergewebe (Mikrosomen), den Gallenwegsepithelien und der Dünndarmschleimhaut sowie Thrombozyten und Lymphozyten.

Indikationen

Verdacht auf:
Knochenerkrankungen,
Gallenwegserkrankungen (Verschlußikterus)

Meßprinzip

Durch die AP wird die Spaltung von p-Nitrophenylphosphat in Phosphat und p-Nitrophenol katalysiert.
Mittels Photometer wird die Zunahme des gelbgefärbten p-Nitrophenols gemessen.

Referenzbereiche

Erwachsene	60 – 170 mU/ml
Neugeborene	110 – 450 U/l
Säuglinge	120 – 720 U/l
Kleinkinder	110 – 650 U/l
Kinder	130 – 700 U/l

Neben Leber- und Gallenwegserkrankungen führen vor allem Skeletterkrankungen zu einer Erhöhung der AP. Bei letzteren Erkrankungen ist der Wert abhängig von der Tätigkeit bzw. Aktivität der **Osteoblasten** (= knochenbildende Zellen), die bei Knochenum- und -aufbau (z. B. Wachstum) vermehrt ist.
Osteopathien wie die primäre Osteoporose oder die Immobilisationsosteoporose sind knochenabbauende Vorgänge mit einer vermehrten Aktivität der Osteoklasten und führen deshalb zu keiner Erhöhung der AP.

Erhöhte Werte bei
- Verschlußikterus,
- biliärer Zirrhose,
- primärem Leberkarzinom,
- akuten Hepatitiden,
- Knochentumoren bzw. Knochenmetastasen,
- Ostitis deformans u. a. Knochenerkrankungen,
- Rachitis (Osteoporose),
- Hyperparathyreoidismus (Osteoporose) und
- im letzten Trimenon der Schwangerschaft (AP stammt aus der Plazenta!)

Erniedrigte Werte bei
- Hypothyreose,
- angeborener Hypophosphatämie

Alkalische Phosphatase/Isoenzyme

Unerklärbare Erhöhungen der Gesamt-AP können durch die Bestimmung von gewebespezifischen Isoenzymen (Leber-, Knochen-, Dünndarm-, Plazenta-AP) abgeklärt werden.
Ursachen für *erhöhte Werte* für die verschiedenen Isoenzyme sind im einzelnen:

Leber-Isoenzym erhöht bei
- Schädigung des Leberparenchyms.

Gallengangs-Isoenzym erhöht bei
- Cholestase.

Darm-Isoenzym erhöht bei
- entzündlicher Darmerkrankung,
- Leberzirrhose,
- intrahepatischer Cholestase.

Knochen-Isoenzym erhöht bei
- Knochenmetastasen,
- Osteomalazie,
- M. Paget etc.

Plazenta-Isoenzym erhöht
- physiologischerweise in der 2. Schwangerschaftshälfte.

Tumor-Isoenzym erhöht bei
- Bronchial-Ca.,
- Hypernephrom,
- gastrointestinalen Tumoren.

Cholinesterase

Vorkommen

Die CHE wird in der Leber synthetisiert, ins Blut sezerniert und kommt in fast allen Organen vor. Im menschlichen Serum kommen neben zwei ausschließlich Azetylcholin spaltenden Esterasen (Azetylcholinesterasen) noch weitere 11 Cholinester spaltende Enzyme vor, die als **Pseudocholinesterasen** bezeichnet werden.
Die im Serum meßbare CHE-Aktivität besteht nahezu ausschließlich aus der Aktivität der Pseudocholinesterasen. Neben dem Azetylcholin werden durch die CHE deshalb z. B. auch Butyryl- oder Benzoylcholine gespalten.
Klinisch relevant ist die Charakterisierung der Cholinesterasen nur bei Patienten mit Hinweisen für eine verlängerte neuromuskuläre Blockade nach Gabe von Muskelrelaxanzien vom Succinylcholintyp.

Indikationen

Lebererkrankungen, Verdacht auf Insektizidvergiftungen, vor der Gabe von Muskelrelaxanzien, wenn anamnestisch der Hinweis auf einen Leberschaden oder eine Cholinesterasevariante vorliegt

Referenzbereiche

3000–8500 U/l

Erniedrigte Werte bei
- hereditärem CHE-Mangel (teilweise Bildung einer atypischen CHE),
- chronischen Lebererkrankungen (chron. aktive Hepatitis, Leberzirrhose),
- Lebertumoren,
- akut toxischem Zellschaden (z. B. Knollenblätterpilzvergiftung),
- Vergiftungen mit Insektiziden (organische Phosphorsäureester, wie z. B. E 605, sind irreversible CHE-Hemmstoffe),
- ulzerativer Kolitis,
- Therapie mit Endoxan

Erhöhte Werte (die Ursachen für die Erhöhungen sind nicht genau bekannt) bei
- Diabetes mellitus,
- Fettleber,
- Hyperlipoproteinämie,
- nephrotischem Syndrom,
- koronarer Herzkrankheit

Vergiftungen mit Thiophosphat-Insektiziden (z. B. E 605) werden erst dann klinisch sichtbar, wenn die CHE schon auf 60% des unteren Referenzwertes abgesunken ist.
Der **hereditäre CHE-Mangel** macht sich nur beim Homozygoten bemerkbar, Muskelrelaxanzien vom Succinylcholin-Typ werden von diesen Personen nur verlangsamt abgebaut, es besteht die Gefahr einer relativen Überdosierung mit Atemlähmung.
Da eine *Erniedrigung der CHE* ansonsten nahezu immer leberbedingt (durch eine reduzierte Syntheserate infolge eines Leberschadens) ist, eignet sich ihre Bestimmung zum **Screening auf Leberschäden**.

Gallenfarbstoffe und Gallensäuren (GK Kap. 14.2.2)

Bilirubin entsteht beim Abbau des Hämoglobins in Leber, Milz und Knochenmark, wird in den Blutkreislauf abgegeben und dort an Serumeiweiß (speziell an Albumin) gebunden. Dieses an das Serumeiweiß gebundene Bilirubin ist nicht nierengängig und wird **freies** oder **indirektes Bilirubin** genannt.
Nach der Aufnahme in die Leberzelle wird das Bilirubin mit Glukoronsäure verestert. Die dabei entstehende wasserlösliche Form (Bilirubindiglukuronid) wird **direktes** oder **konjugiertes Bilirubin** genannt.
Das direkte Bilirubin wird über die Galle in den Darm ausgeschieden und erfährt dort einen Abbau zu den farblosen Produkten Mesobilirubin, Urobilinogen und Sterkobilinogen (s. Abb. 29). Ein Teil des Uro- und Sterkobilinogens wird im Dünndarm rückresorbiert und der Leber zugeführt, geringste Mengen werden über den Darm ausgeschieden.

Gallenfarbstoffe im Urin

Zur Erinnerung zunächst einige grundlegende Tatsachen:
Indirektes (nichtkonjugiertes) Bilirubin ist nicht wasserlöslich, es kann deshalb nicht mit dem Urin ausgeschieden werden.
Direktes (konjugiertes) Bilirubin ist wasserlöslich und kann bei Abflußstörungen in der Leber bzw. in den Gallenwegen über die Nieren in den Harn ausgeschieden werden.
Urobilinogen entsteht durch intestinale Bakterien im Darm aus dem konjugierten Bilirubin, das über

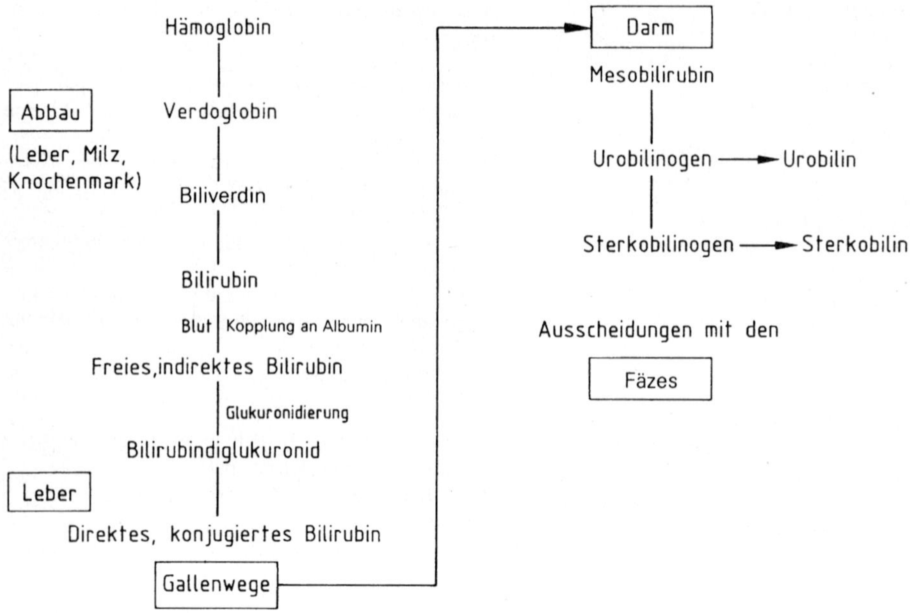

Abb. 29 Hämoglobinabbau

die Gallenwege in den Darm ausgeschieden wird. Es wird über den enterohepatischen Kreislauf zu etwa 70% resorbiert. Die tägliche physiologische Ausscheidung von Urobilinogen im Harn beträgt 2–4 mg.
Bei vermehrtem Anfall von Bilirubin erhöht sich die Ausscheidung um das 2- bis 3fache, bei Leberparenchymschäden können die Werte um das 4- bis 10fache über der Norm liegen.
Mit Hilfe von **Teststreifen** lassen sich Bilirubin und Urobilinogen im Urin nachweisen.

Teststreifenmethode zum Nachweis einer Bilirubinurie

Prinzip

$$\text{Diazoniumsalz} + \text{Bilirubin} \xrightarrow{H^+} \text{Azofarbstoff}$$

2,6-Dichlorbenzoldiazoniumtetrafluoroborat (Diazoniumsalz) reagiert mit Bilirubin im sauren pH-Bereich zu einem rotvioletten Azofarbstoff.

Untersuchungsmaterial: Morgenurin

Empfindlichkeit

Positive Reaktionen können schon ab 2 mg/l erzielt werden; die praktische Nachweisgrenze liegt jedoch bei 5 mg/l.

Bewertung

Wenn die Konzentration des direkten (konjugierten) Bilirubins den Wert von 0,5 mg/dl (8,5 µmol/l) übersteigt, dann kommt es zur Ausscheidung in den Harn, der – in Abhängigkeit von der Konzentration – eine bräunlichgelbe oder typisch „bierbraune" Farbe annimmt.
Da das indirekte (unkonjugierte) Bilirubin nicht über die Nieren ausgeschieden wird, kann der Test zur Differentialdiagnose zwischen hämolytischem Ikterus einerseits und Leberparenchymschaden (intrahepatischer Ikterus) oder extrahepatischem Verschlußikterus andererseits herangezogen werden.

Erhöhte Werte finden sich
- bei allen Leber- oder Gallenwegserkrankungen, die mit einer Erhöhung des direkten (konjugierten) Bilirubins einhergehen.

Eine *fehlende Bilirubinurie trotz Hyperbilirubinämie* läßt sich demnach beobachten bei
- hämolytischem Ikterus,
- Neugeborenenikterus,
- M. Gilbert-Meulengracht,
- Crigler-Najjar-Syndrom.

Einflußgrößen

Falsch-negative Resultate:
- Harnprobe älter als 4 h oder im Sonnenlicht gestanden (Oxidation von Bilirubin zu Biliverdin);
- große Mengen Askorbinsäure (Vitamin-C-haltige Präparate) oder Nitrit (Harnwegsinfektion) im Harn setzen die Nachweisempfindlichkeit herab.

Falsch-positive Resultate:

- durch Medikamente wie z.B. Phenazopyridin (rote Eigenfärbung),
- hoher Urobilinogengehalt (bräunlichrote Verfärbung des Harns)

Teststreifenmethode zum Nachweis einer Urobilinogenurie

Prinzip

Der Teststreifen enthält Ehrlich-Reagens, welches weitgehend spezifisch mit Urobilinogen unter der Bildung eines roten Azofarbstoffes reagiert.

Untersuchungsmaterial: Morgenurin

Bewertung

Erhöhte Urobilinogenausscheidung bei
- vermehrtem Anfall von konjugiertem Bilirubin,
- Leberparenchymschäden,
- Leberzirrhose

Fehlende Urobilinogenausscheidung bei
- komplettem Verschlußikterus

Einflußgrößen

Falsch-negative Werte treten auf, wenn der Urin nicht frisch untersucht wird (Oxidation des Urobilinogens), falsch-niedrige Werte werden bei hohen Nitritkonzentrationen gemessen.
Abschließend gibt Tabelle 40 eine Übersicht über das Verhalten von Bilirubin und Urobilinogen im Urin bei den verschiedenen Ikterusformen.

Tab. 40 Verhalten von Bilirubin und Urobilinogen im Urin bei den verschiedenen Ikterusformen

	Bilirubin im Urin	**Urobilinogen**
Prähepatischer Ikterus	0	normal oder ↑
Hepatischer Ikterus	(+)	normal oder ↑
Posthepatischer Ikterus	+	normal oder ↓

Bestimmung der Bilirubinzentration im Serum (Plasma)

1. *Direkte Messung*
Die direkte Bestimmung des Bilirubingehalts aufgrund der Gelbfärbung von verdünntem Plasma ist nur beim Neugeborenen (noch keine störenden Karotine vorhanden!) möglich.

2. *Bestimmung als Azobilirubin*
Bilirubin ergibt mit diazotierter p-Aminobenzosulfonsäure (Sulfanilsäure) einen Azofarbstoff, der Indikatoreigenschaften aufweist (in alkalischer Lösung blau, in neutraler Lösung rot).
Konjugiertes Bilirubin wird direkt an das Diazoniumsalz gekoppelt, während freies Bilirubin nur in Anwesenheit von Koffein (als Akzelerator) reagiert.
Deshalb bestimmt man das Gesamtbilirubin mit dem Zusatz von Koffein, direktes Bilirubin dagegen ohne Koffein.

Durch die Subtraktion der Ergebnisse
Gesamtbilirubin – direktes Bilirubin
erhält man den Wert: Indirektes Bilirubin.

Referenzbereiche

Gesamtbilirubin

Erwachsene		bis 1,1 mg/dl
Säuglinge ab 2. Monat, Kinder		bis 1,0 mg/dl
Neugeborene	24 h	bis 4,0 mg/dl
	24–48 h	bis 9,0 mg/dl
	bis 5. Tag	bis 13,5 mg/dl

Direktes Bilirubin

Ist normalerweise nicht vorhanden, wird durch das Nachweisverfahren jedoch bis zu 0,3 mg/dl vorgetäuscht.

Indirekte Hyperbilirubinämie

Bei der indirekten Hyperbilirubinämie liegt ein vermehrtes Bilirubinangebot vor, die Glukuronidierungskapazität der Leber ist überfordert.
Erkrankungen, die mit einer **Erhöhung des indirekten (unkonjugierten oder freien) Bilirubins** einhergehen:

• Hämolytische Anämien	Die Hyperbilirubinämie tritt erst auf, wenn die Hämolyserate über 5% beträgt (normal 0,8%), Werte über 5 mg/dl sind selten.
• Icterus neonatorum	Für Neugeborene ist ein Ikterus vom 2. bis 3. Lebenstag an physiologisch. Pathologisch sind ein Ikterus schon am 1. Tag (Icterus praecox), Werte über 14 mg/dl in den ersten 5 Lebenstagen (Icterus gravis) und ein prolongierter oder spät auftretender Ikterus.
• Morbus haemolyticus neonatorum, z.B. bei – Rhesus-inkompatibilität – AB0-Inkompatibilität	Kennzeichen sind Icterus praecox und Icterus gravis, Ursache ist eine Zerstörung der kindlichen Erythrozyten durch diaplazentar von der Mutter auf das Kind übertragene IgG-Antikörper.
• Gilbert-Syndrom	Hereditäre Störung: Icterus juvenilis Meulengracht und Crigler-Najjar des Erwachsenen.

Direkte (konjugierte) Hyperbilirubinämien

Die konjugierten Hyperbilirubinämien können intra- oder posthepatisch verursacht werden. Erkrankungen, die mit einer **Erhöhung des direkten (konjugierten) Bilirubins** einhergehen:

• Akute Virushepatitis	Die unkomplizierten Verläufe gehen mit Werten bis 20 mg/dl einher, die Dauer beträgt im Mittel 3 Wochen.
• Leberzirrhosen	Wechselnde Werte
• Fettleber	Leicht erhöhte Werte
• Lebertumoren, -metastasen, -abszeß	
• Intrahepatische Cholestase	Medikamente wie Azathioprin, Retinoide, Steroide, Methimazol, Indometazin, Phenothiazine u. a. können eine cholestatische Hepatose verursachen. Bakterielle Infektionen wie Salmonellosen, Leptospirosen können eine Stase verursachen.
• Extrahepatische Cholestase, z. B. durch intraluminalen Gallengangsverschluß (Stein, Tumor), Kompression des Ductus choledochus (Pankreastumoren, Pankreatitis), Cholangitis	Behinderung des Gallenabflusses. Beim totalen Verschluß kommt es nach einer Latenzzeit von 3–7 Tagen zum Bilirubinanstieg, die Werte nehmen dann zunächst täglich um 1 bis 3 mg/dl zu. Ein Plateau liegt dann bei etwa 15 bis 30 mg/dl.
• Dubin-Johnson-Syndrom	Autosomal-rezessive Erkrankung, Ausscheidungsstörung für Bilirubin, wird erst zwischen dem 10. und 25. Lebensjahr evident.

In Tabelle 41 und 42 sind die Laborbefunde für die Differentialdiagnostik des Ikterus zusammengestellt.

Tab. 41 Bilirubinstatus bei Ikterus

	Pathophysiologie	Direktes Bilirubin	Indirektes Bilirubin	Gesamtbilirubin	Erkrankung
Prähepatischer Ikterus	Kapazität der Leber zur Glukuronidierung reicht nicht aus	↔	↑	↑	Hämolyt. Anämie
Hepatischer Ikterus	Bilirubinverwertungsstörung der Leber	↑	↑	↑	Hepatitis
Posthepatischer Ikterus	Abflußbehinderung des direkten Bilirubins	↑	↔	↑	Cholestase

↑ = erhöht ↔ = normal

Tab. 42 Laborbefunde für die Differentialdiagnose des Ikterus

	Prähepatischer Ikterus	Hepatischer Ikterus	Posthepatischer Ikterus
Ursachen	Hämolyse	Hepatitis Alkohol-Fettleber Drogenikterus Biliäre Zirrhose	Cholelithiasis Cholangitis Tumor, Striktur Pankreatitis
Bilirubin, direktes	∅	+ bis + +	+ bis + +
Bilirubin, indirektes	+	∅ bis +	∅
GOT	(+)	+ + +	(+) bis + +
GPT	∅	+ + +	(+) bis + +
Alkalische Phosphatase	∅	(+) bis + +	+ + +
γ-GT	∅	+ bis + +	+ + bis + + +
GLDH	∅	+ bis + +	+
LDH	+ bis + +	+ bis + +	+
Bilirubin (Urin)	–	+	+
Urobilinogen (Urin)	+	+	∅ bis –

∅ = normal (+) = schwach erhöht + + = stark erhöht
– = fehlt + = erhöht + + + = sehr stark erhöht

Störungen der Bilirubinbestimmung

Hämolyse führt zu niedrigen Werten, da Hämoglobin die Nachweisreaktion hemmt.
Sonnenlicht führt zu einem oxidativen Zerfall des Bilirubins (bis zu 30% pro h), deshalb müssen die Proben lichtgeschützt verwahrt werden.
Medikamente, z. B. Chloramphenicol, Tetrazyklin, p-Aminosalizylsäure, Antibiotika, können das Ergebnis verfälschen.

Neugeborene weisen durch die Unreife des Glukuronidierungsenzyms oft einen physiologischen Icterus neonatorum auf, der am ersten Tag beginnt, am dritten Tag sein Maximum erreicht und normalerweise Werte von 10 mg Bilirubin/100 ml Serum nicht überschreitet.

Plasma-/Serumproteine (GK Kap. 14.2.3)

Die Indikationen zur Untersuchung von Plasma-/Serumproteinen und Immunglobulinen sowie die Interpretation der Befunde sind in Kap. 4.2.2 beschrieben.

Beurteilung der Leberfunktion (GK Kap. 14.2.4)

Neben den in Kap. 14.2.1 und 14.2.2 dargestellten Möglichkeiten zur Beurteilung der Leberfunktion mit Hilfe der Leberenzyme und der Gallenfarbstoffe bestehen weitere – z.T. nur selten angewandte – Methoden, die eine genauere Beschreibung der Exkretions- und Syntheseleistung der Leber ermöglichen sollen.

Bromsulphthaleinprobe (BSP)

Die BSP dient der Prüfung der Exkretionsfunktion bzw. Entgiftungsfähigkeit der Leber. Aufgrund der möglichen Nebenwirkungen (z. B. anaphylaktische Reaktion) wird der Test nur noch sehr selten durchgeführt.

Testprinzip

Bromsulphthalein verhält sich im Stoffwechsel der Leber wie Bilirubin. Es wird nach Injektion in der Blutbahn an Serumproteine gebunden transportiert, von den Leberzellen aufgenommen, dort mit Glutathion, Glyzin oder Zystein konjugiert und anschließend in die Gallenkapillaren sezerniert.

Testdurchführung

Es gibt verschiedene Methoden der Testdurchführung; hier sei nur die nach *Rosenthal und White* erwähnt:
Es werden 5 mg BSP/kg Körpergewicht injiziert. Dann wird die BSP-Konzentration im Serum nach 3 min und nach 45 min gemessen. Der 3-min-Wert wird mit 100% veranschlagt, der 45-min-Wert wird dazu in Relation gesetzt.

Referenzbereich

Beim Gesunden ist der 45-min-Wert $< 5\% \triangleq < 0{,}2$ mg BSP/100 ml Serum.

Bewertung

Die Bromsulphthaleinretention kann man als Maß zur groben Orientierung über die Leberexkretionsfunktion verwenden.
Die Resultate sind zumeist eindeutig *positiv* bei:

Leberzirrhose,
Hepatitis,
Gilbert-Syndrom (= hereditäre konstitutionelle Hyperbilirubinämie),
Crigler-Najjar-Syndrom (= kongenitaler nichthämolytischer Ikterus),
Cholestase

Störfaktoren

- Veränderte Durchblutungsverhältnisse der Leber (und damit auch veränderte Farbstoffeliminationskapazität) nach Mahlzeiten und Änderungen der Körperlage (Stehen, Gehen)
  Daher ist der Test grundsätzlich beim nüchternen und liegenden Patienten durchzuführen!
- Tolbutamid-, Sulfonamideinnahme
- Morphingabe
- Verminderte Serumalbuminkonzentration
- Leberstauung

Kontraindikationen

Bilirubinkonzentrationen über 2 mg/100 ml,
vorherige Kontrastmittelinjektion mit lebergängigen Kontrastmitteln (z. B. Cholezystographie oder Urographie)
In beiden Fällen wird die BSP-Ausscheidung kompetitiv gehemmt!
Allergien, da die Gefahr einer anaphylaktischen Reaktion besteht (z. B. bei Asthma bronchiale)

Galaktosebelastungstest

Mit dem Galaktosebelastungstest wird eine *Syntheseleistung der Leber* erfaßt: der NAD-abhängige

Umbau von Galaktose zu Glukose, der nach folgender Reaktionsgleichung verläuft:

Galaktose + ATP $\rightarrow$ Galaktose-1-phosphat $\rightleftharpoons$ UDP-Galaktose $\overset{\otimes}{\rightleftharpoons}$ UDP-Glukose $\rightleftharpoons$ Glukose-1-phosphat $\rightleftharpoons$ Glukose-6-phosphat $\rightarrow$ Glukose

$\otimes$ NAD-abhängige UDP-Galaktose-4-Epimerase

Testvorbereitung	Der Patient soll nüchtern und mit entleerter Blase antreten.
Testdurchführung	Es werden 40 g Galaktose in 200 ml Wasser oder Tee oral verabreicht.
1. Methode	Bestimmung der Galaktosekonzentration *im Blut* nach 90 min. Diese beträgt normalerweise nach Belastung bis zu 25 mg/100 ml.
2. Methode	Bestimmung der Galaktosekonzentration *im Harn* nach 2 h und 3 h. Normalerweise: Ausscheidung unter 2 g; nach 3 h Zuckernachweis negativ.
Störfaktoren	Nieren- und Pankreaserkrankungen, Pylorusstenosen, Resorptionsstörungen, Hyper- und Hypothyreose
Positives Testergebnis bei	Leberzirrhose, akuter und abklingender Hepatitis, Gallenwegserkrankungen mit Leberbeteiligung
Negatives Testergebnis bei	hämolytischem Ikterus, akutem mechanischem Ikterus, Fettleber

Plasma- und Serumproteine als Indikatoren der Proteinsyntheseleistung der Leber

Da die Leber das Hauptsyntheseorgan für die meisten Plasmaproteine und für viele Eiweißfraktionen (ausgenommen γ-Globuline) darstellt, können sich Lebererkrankungen in einer Verschiebung des quantitativen Verhältnisses einzelner Proteinfraktionen zueinander ausdrücken. Geeignete Kenngrößen sind die Plasmaproteine (vorwiegend Albumin), Gerinnungsfaktoren und die Cholinesteraseaktivität.

Eine **Verminderung des Albumins** findet sich bei chronischer Hepatitis und aktiver Zirrhose. Die Synthesestörung läßt sich jedoch wegen der langen Halbwertszeit des Albumins (17 – 23 Tage) erst spät am Plasmaspiegel ablesen.

Gerinnungsfaktoren

Faktor V

Der Gerinnungsfaktor V ist vor allem bei schwerer Hepatitis und Coma hepaticum erniedrigt. Aufgrund der kurzen Halbwertszeit (1 Tag) ist er zur Erfassung akuter Veränderungen gut geeignet.

Faktor I

Eine Verringerung des Faktors I (Fibrinogen) kann als Hinweis auf Leberparenchymschäden im Sinne einer Hepatitis oder einer Zirrhose gewertet werden.

Weitere Faktoren, deren Absinken bei einer verminderten Syntheseleistung der Leber durch Zellschädigung oder Reduktion der Zahl funktionstüchtiger Zellen beobachtet werden kann, sind die **Faktoren II (Prothrombin), VII und X.**

Cholinesterase

Die Cholinesterase weist eine lange Halbwertszeit (8 – 12 Tage) auf, ein Abfall bei schwerem Leberzellschaden erfolgt deshalb erst innerhalb mehrerer Tage.

Immunglobuline

Lebererkrankungen, die mit einer mesenchymalen Reaktion der Leber einhergehen, führen zu Veränderungen der Ig-Konzentrationen und des Ig-Musters im Serum.

IgM, IgG

Eine *isolierte IgM-Erhöhung* kann der Ausdruck einer akuten, frischen Infektion der Leber (z. B. akute Hepatitis) sein.

Ein *Rückgang der IgM-Werte* mit einem *gleichzeitigen Anstieg der IgG-Werte* deutet auf eine chronische Hepatitis hin.

Persistierende erhöhte IgM- und IgG-Werte finden sich beim Bestehen einer chronisch-persistierenden bzw. chronisch-aggressiven Hepatitis.

IgA

Schwere Leberparenchymschäden (z. B. Intoxikationen) und alle Zirrhosen sind durch einen deutlichen Anstieg des IgA charakterisiert.

Generell bietet sich in der Leberdiagnostik eine Vielzahl von möglichen Bestimmungsparametern an.

Will man ungezielt eine Lebererkrankung erfassen, so bestimmt man γ-GT, GOT, GPT, CHE.

Hat man hingegen bereits einen Verdacht auf eine bestimmte Lebererkrankung, verfährt man wie folgt:

Verdachtsdiagnose	Enzymbestimmung
Akute Virushepatitis	GPT und GOT
Alkoholischer Leberschaden	GOT und γ-GT
Fettleber	GPT und CHE
Chronische Leberentzündung	GOT und CHE
Verschlußikterus	GPT, GLDH, AP
Lebertumoren	GOT, GLDH, γ-GT

Weitere Untersuchungen (GK Kap. 14.2.5)

Bestimmung des α_1-Fetoproteins s. S. 118

Hepatitisdiagnostik

Neben der *Mononukleose*, der *Zytomegalie*, der *Lues* und der *Leptospirose* stehen bei der Suche nach der Ursache für eine infektiöse Hepatitis die durch *Viren* verursachten Hepatitisformen im Vordergrund.

Eine Übersicht über die Hepatitistypen und ihre wichtigsten Merkmale wird in Tabelle 43 gegeben. Eine schematische Übersicht über den Verlauf der verschiedenen serologischen Parameter bei den verschiedenen Hepatitisformen wird in Tabelle 44 a + b gegeben.

Tab. 43 Übersicht über die Hepatitistypen und ihre wichtigsten Merkmale

Hepatitistyp	A	B	C	D	E
Synonyme	Infektiöse „Short-incubation-Hepatitis“	„Long-incubation-Hepatitis“	„NANB“-Posttransfusionshepatitis	„Delta“-Hepatitis, nur mit HBV-assoziiert	„Enterale NAND“
Abkürzung	HAV	HBV	HCV	HDV	HEV
Inkubationszeit	15–45 Tage	90–180 Tage	6–12 Wo.	3–15 Wo.	≈ 6 Wo.
Virus	RNA-, Picornavirus	Hepadna-Virus DNA-Virus	RNA-, C-Virus	defektes RNA-Virus, Delta-Virus	E-Virus, RNA-Virus
Übertragungsweg	Fäkal-oral	Parenteral Sexuell Perinatal	Parenteral	Parenteral Sexuell Perinatal	Fäkal-oral
Serologie	Anti-HAV-IgM Anti-HAV-IgG	Hbs-Ag/AK HBc-Ag/AK HBe-Ag/AK HBV-DNA HBV-DNA-Polymerase	Anti-HCV HCV-RNA	Anti HDV-IgM HBs-Ag/AK HD-Ag HDV-RNA	Anti-HEV
Verlauf	Ausheilung	HBV-Träger	HCV-Träger		
Fulminant	0,1–0,2%	1–3%	2%	HBV + HDV > 2%	Bei Schwangeren ↑
Chronizität	Nein	Ja, 10–15%	Ja, bis 75%	Ja, 10–20%	Nein

Tab. 44a Schematischer Verlauf der serologischen Marker bei Hepatitis A und Hepatitis B

	Schematischer Verlauf	**Immunität**
Antikörpernachweis bei Hepatitis-A- und Hepatitis-B-Infektion: (aus Pietsch et al.: Memorix Laboratoriumsmedizin, Chapman & Hall, Weinheim, 1996)		
Hepatitis A	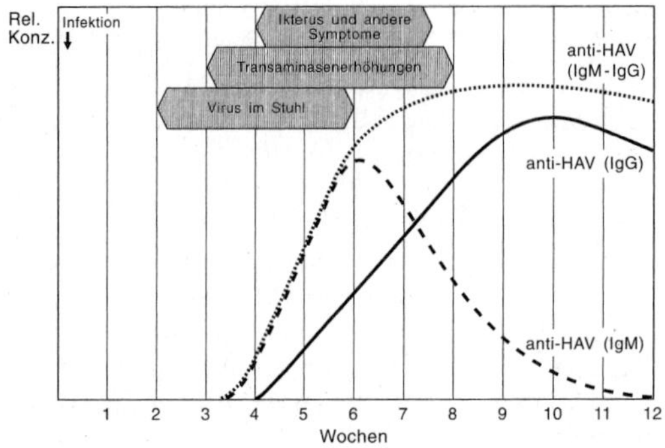	Lebenslang, Rezidive sehr selten, kein Übergang in eine chronische Hepatitis
Hepatitis B	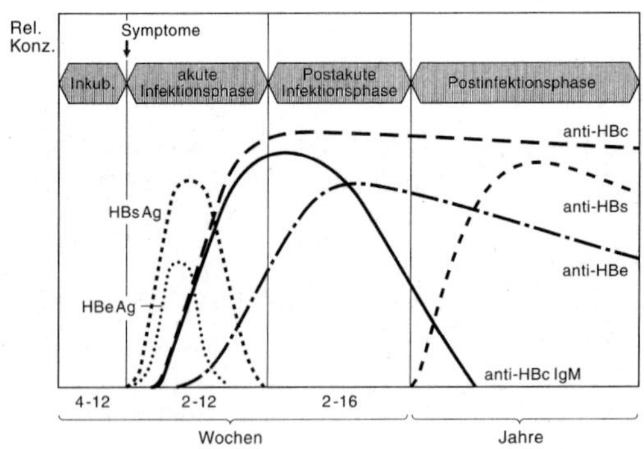	Lebenslang, ca. 5–10% Übergang in chronische Hepatitis

Die Non-A-Non-B-Hepatitis macht ca. 50% aller Hepatitiden aus, die Erreger sind noch nicht identifiziert. Inkubationszeit ca. 2–24 Wochen, Übertragung vorwiegend parenteral, Übergang in chronische Hepatitis möglich

Tab. 44b Schematischer Verlauf der serologischen Marker bei Hepatitis D (HDV) und Hepatitis C (HCV)

HDV

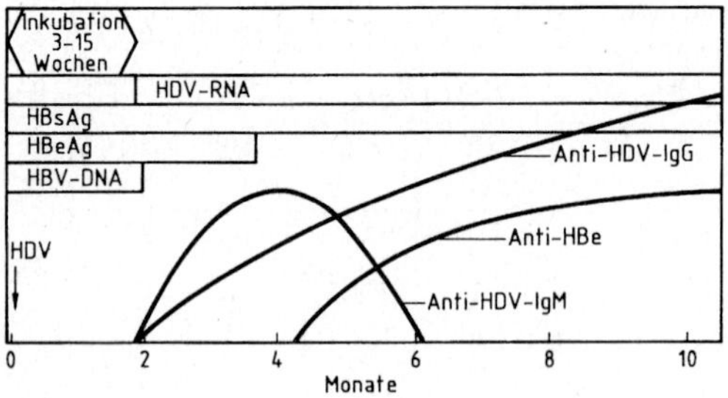

HCV

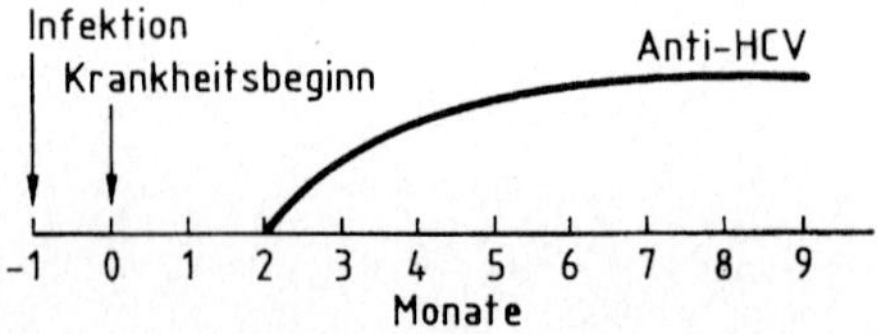

Ein **Hepatitis-Suchprogramm** sollte folgende Parameter beinhalten: Anti-HAV, HBs-AG, Anti-HBs, Anti-HBc, Anti-HCV.

Je nach Ergebnis können weitere **Ergänzungsuntersuchungen** sinnvoll sein:

für Hepatitis A:

Basisuntersuchung Anti HAV	**Ergänzung durch Anti-HAV (IgM)**	**Beurteilung**
∅	nicht erforderlich	keine Hepatitis
+	erforderlich	
+	∅	abgelaufene Hepatitis A
+	+	akute Hepatitis A

für Hepatitis B:

Basisuntersuchung			**Ergänzungen**			**Beurteilung**
HBsAG	Anti-HBs	Anti-HBc	Anti-HBc (IgM)	HBeAg	Anti-HBe	
∅	∅	∅	nicht erforderlich			keine Hepatitis B
∅	+	+	nicht erforderlich			abgelaufene Hepatitis B
+	∅	+	zur Beurteilung ist die zusätzl. Bestimmung von Anti-HBc (IgM), HBeAg und Anti-HBe erforderlich			
+	∅	+	+	+	∅	akute Hepatitis B
+	∅	+	∅	+	∅	chron. aggressive Hepatitis B
+	∅	+	∅	∅	+	chron. persistierende Hepatitis B

Anm: Bei Hepatitis B sind weitere Konstellationen möglich. Die entsprechende Beurteilung – auch hinsichtlich Infektiosität, Immunität und Prognose – erfolgt in der Regel auf dem Befundbericht des Labors.

für Hepatitis C:

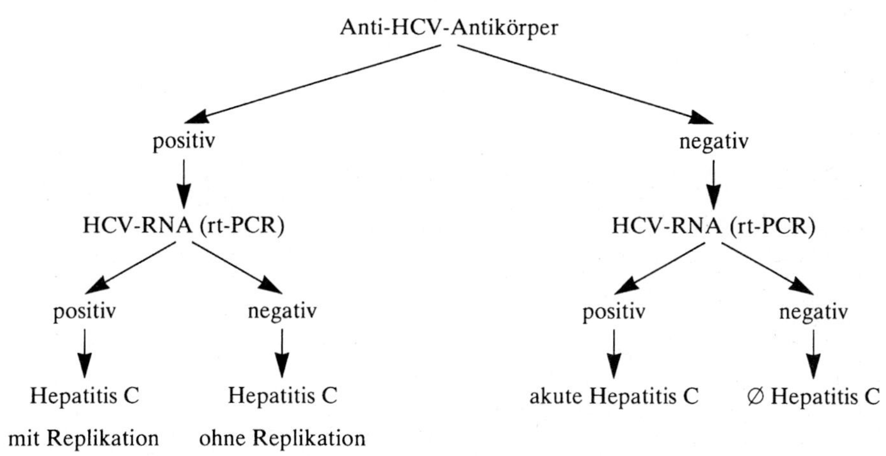

Abb. 30 Diagnostisches Vorgehen bei Verdacht auf Hepatitis C.

Herz (GK Kap. 15)

Diagnostik (GK Kap. 15.6)

Laboratoriumsuntersuchungen (GK Kap. 15.6.2)

Die idealen Kenngrößen für die Diagnostik des Myokardinfarkts sollten die folgenden Kriterien erfüllen:

- Sie müssen infarkt- oder wenigstens myokardspezifisch sein.
- Ihre Konzentration im Myokard muß die Serumkonzentration um ein Vielfaches überschreiten.
- Ihre Sensitivität und Präzision müssen bereits kleine Änderungen der Serumkonzentration sicher erfassen.
- Das diagnostische „Zeitfenster" muß sowohl eine Früh- als auch eine Spätdiagnostik ermöglichen.
- Die Methode muß in einem Notfallaboratorium durchführbar sein.

Keine der üblicherweise eingesetzten Kenngrößen (s. Tabelle 45) kann alle diese Kriterien erfüllen, weswegen immer eine Kombination der verschiedenen laborchemischen Parameter, ergänzt durch die klinischen Daten und EKG-Befunde, erforderlich ist.

Der zeitliche Verlauf typischer Veränderungen von Laborparametern nach akutem Myokardinfakt läßt sich, wie in Abb. 31 gezeigt, darstellen.

CK und CK-MB

CK

Vorkommen

Die CK ist ein muskelspezifisches Enzym, das sich in abnehmender Konzentration in Skelettmuskulatur, Herzmuskel, glatter Muskulatur finden läßt.

Indikationen

Verdacht auf Herzinfarkt, Erkrankungen der Skelettmuskulatur

Tab. 45 Kenngrößen zur Diagnostik des Myokardinfarkts

Kenngröße	Beginn verwertbarer Aktivitätsveränderungen nach	Durchschnittl. Erhöhung (Vielfaches der Norm)	Maximum d. Aktivitätsveränderung nach	Bedeutung
CK	4–8 h	7	16–36 h	Frühdiagnose
CK-MB	4–8 h	7	16–32 h	Therapiekontrolle
LDH	6–12 h	3,3	24–60 h	Spätdiagnose
LDH_1 (HBDH)	6–12 h	3,5	30–72 h	Spätdiagnose
GOT	4–8 h	7	16–48 h	Spätdiagnose
Myoglobin	2 h		6–10 h	Frühdiagnose
Troponin T	3 h			Frühdiagnose (myokardspezifisch)

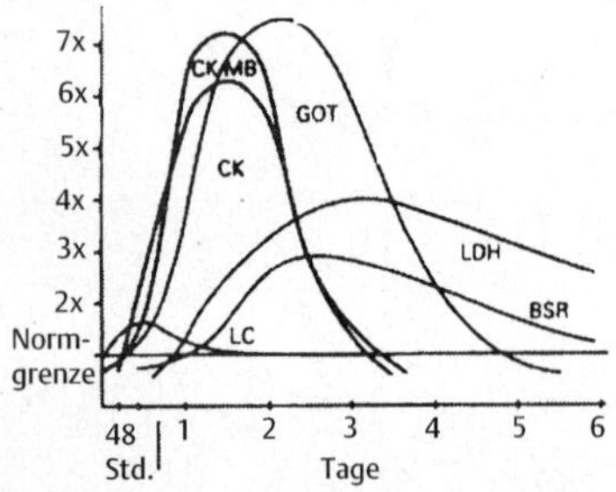

CK	Kreatinphosphokinase
CK-MB	Isoenzym von CK (Herztyp) (Hinweis für Infarkt. CK-MB >6% des Gesamt-CK)
GOT	Glutamat-Oxalacetat-Transaminase
LDH	Lactatdehydrogenase
LC	Leukozyten
BSR	Blutsenkungsreaktion

Abb. 31 Zeitlicher Verlauf typischer Veränderungen von Laborparametern nach akutem Myokardinfarkt. (Aus: Droste C, von Planta M: Memorix, Edition Medizin, VCH, Weinheim, 1993.)

Meßprinzip

Durch die CK wird die Reaktion

$$\text{Kreatinphosphat} + \text{ADP} \xrightarrow{\text{CK}} \text{Kreatin} + \text{ATP}$$

katalysiert.

In einer Hilfsreaktion wird das entstandene ATP verbraucht:

$$\text{ATP} + \text{Glukose} \xrightarrow{\text{Hexokinase}} \text{Glukose-6-Phosphat} + \text{ADP}$$

Das entstandene Glukose-6-Phosphat wird in der Indikatorreaktion unter Katalyse der Glukose-6-Phosphatdehydrogenase (G-6-PDH) zur 6-Phosphoglukonat umgewandelt:

$$\text{Glukose-6-Phosphat} + \text{NADP}^{+} \xrightarrow{\text{G-6-PDH}} \text{6-Phosphoglukonat} + \text{NADPH} + \text{H}^{+}$$

Mittels Photometer wird die Zunahme der NADPH-Konzentration gemessen.

Referenzbereich

10–80 U/l

Erhöhte Werte lassen sich finden bei

- Herzmuskelerkrankungen
  - Myokardinfarkt: Anstieg 4–8 h nach dem Infarktereignis, Maximum nach 16–36 h, Abfall in den Normalbereich nach 3–6 Tagen (Cave: Ca. 10% aller gesicherten Herzinfarkte haben normale CK-Werte!)
  - Myokarditis
- Skelettmuskelerkrankungen
  - progressive Muskeldystrophie Duchenne
  - Polymyositis
  - Dermatomyositis
- Muskelverletzungen
  - Traumen
  - i. m. Injektionen

CK-MB

Die Kreatinkinase (CK) kann durch 3 verschiedene Gene synthetisiert werden, deren Genprodukte CK-M, CK-B und CK-Mi genannt werden. Die im Serum meßbare Gesamtaktivität der CK setzt sich aus den Aktivitäten der dimeren **Isoenzyme CK-MM, CK-MB und CK-BB** zusammen.

CK-MM	(Skelettmuskel)
CK-MB	(vorwiegend Herzmuskel)
CK-BB	(Zentralnervensystem und glatte Muskulatur)

Beim Gesunden findet sich praktisch nur die **CK-MM** im Serum, die anderen Isoenzyme sind nur in Spuren oder überhaupt nicht nachweisbar.

Von klinischer Bedeutung ist die Bestimmung des Isoenzyms **CK-MB**, da man seine Herkunft hauptsächlich dem Herzmuskel zuschreibt und es damit bei der Diagnose des Herzinfarkts eine wichtige Rolle spielt.

Die am meisten verwendete Methode zur Bestimmung der CK-Isoenzyme ist der **Immuninhibitionstest.**

Dabei werden durch die Zugabe von Anti-CK-M-Antikörpern zum Serum zunächst alle CK-M-Einheiten vollständig inhibiert, anschließend wird die verbleibende Non-CK-M-Aktivität kinetisch gemessen. Sie entspricht dann der verbleibenden CK-B-Aktivität der CK-MB (CK-BB kommt praktisch nicht vor). Durch Multiplikation dieser Restaktivität mit dem Faktor 2 erhält man dann rechnerisch die CK-MB-Aktivität der Probe.

Die **CK-MB** ist das Leitenzym zur Diagnostik des **akuten Herzinfarkts.** Ihre Bestimmung ist jedoch erst dann sinnvoll, wenn die Gesamt-CK 100 U/l und höher ist (aus meßtechnischen Gründen).

Der Anteil der CK-MB an der Gesamt-CK beträgt beim Herzinfarkt 6 bis 22%. Da sich die CK-MB auch in geringen Konzentrationen im Magen-Darm-Trakt findet, können in seltenen Fällen, z. B. bei destruierenden abdominellen Prozessen sowie gewissen Karzinomen und Myositiden der Skelettmuskulatur, auch ohne das Vorliegen eines Myokardinfarktes erhöhte CK-MB-Werte gemessen werden.

Referenzbereich

< 10 U/l

Erhöhte Werte lassen sich finden bei

- Myokardinfarkt: Anstieg 4–8 h nach dem Infarktereignis, Maximum nach 12–18 h, Abfall in den Normalbereich nach 2–3 Tagen.

LDH und HBDH

Vorkommen

Die **LDH** ist ein zytoplasmatisches Enzym und kommt ubiquitär in allen Zellen vor. Besonders hohe Konzentrationen findet man im Skelettmuskel, in der Leber und in der Herzmuskulatur, beträchtliche Mengen finden sich auch in Erythrozyten und Thrombozyten.

Man kann **5 Isoenzyme** unterscheiden, deren Untereinheiten nach ihrer Herkunft bezeichnet werden.

H-Untereinheit = Herz

M-Untereinheit = Skelettmuskel

Enzymmuster:

LDH_1:	H H H H	Herzmuskeltyp, Erythrozytentyp = α-HBDH
LDH_2:	H H H M	
LDH_3:	H H M M	(bei Lungenerkrankungen erhöht)
LDH_4:	H M M M	
LDH_5:	M M M M	Lebertyp, Skelettmuskeltyp

Meßprinzip

Durch die LDH wird die Reaktion

$$\text{Pyruvat} + \text{NADH} + \text{H}^+ \xrightarrow{\text{LDH}} \text{Laktat} + \text{NAD}^+$$

katalysiert.

Mittels Photometer wird die Abnahme der NADH-Konzentration gemessen.
Zwei Isoenzyme der LDH, nämlich LDH_1 und LDH_2, setzen nicht nur Laktat, sondern auch 2-Oxobutyrat zu 2-Hydroxybutyrat um, sie werden auch als α-Hydroxybutyrat-Dehydrogenasen **(HBDH)** bezeichnet.

$$\text{2-Oxobutyrat} + \text{NADH} + \text{H}^+ \xrightleftharpoons{\alpha\text{-HBDH}} \text{2-Hydroxybutyrat} + \text{NAD}^+$$

Referenzbereiche

LDH
Erwachsene 120 – 240 U/l

HBDH
Erwachsene < 140 U/l

LDH/HBDH-Quotient 1,38 – 1,64

Beurteilung
- LDH steigt 6 – 12 h nach einem Infarktereignis an; das Maximum wird nach 24 – 60 h erreicht (2 – 8fache der Norm), Abfall in den Normalbereich nach 7 – 15 Tagen.
- HBDH steigt 6 – 12 h nach einem Infarktereignis an. Das Maximum wird nach 30 – 72 h erreicht (2 – 8fache der Norm), Abfall in den Normbereich nach 10 – 20 Tagen.
- Für die Infarktdiagnostik ist der Quotient LDH/HBDH wichtig:
  LDH/HBDH unter 1,30 – Herzinfarkt
  LDH/HBDH über 1,64 – Leberzellschaden
- Ein wichtiges Kriterium zur Abgrenzung einer Lungenembolie ist der im Normbereich liegende LDH/HBDH-Quotient (1,38 – 1,64) bei erhöhter LDH und evtl. auch HBDH.
- Weitere Erkrankungen, die zu einer LDH-Vermehrung führen: Myokarditis, Lungenembolie, Leber- und Gallenwegserkrankungen, Muskelerkrankungen, hämolytische Anämie, megaloblastische Anämie, Malignome

Störmöglichkeiten/Fehlerquellen

Hämolytische Seren ergeben erhöhte LDH- und HBDH-Werte.

Glutamat-Oxalacetat-Transaminase (GOT)

Die Bestimmungsmethoden und die Referenzbereiche sind in Kap. 14.2.1 aufgeführt. Bei der Diagnostik des Myokardinfarkts müssen die folgenden Punkte berücksichtigt werden:

- 4 – 8 h nach einem Infarktereignis beginnt der Anstieg der GOT, 16 – 48 h später wird das Maximum erreicht (2 – 25fache der Norm), 3 – 6 Tage später wird wieder der Normbereich erreicht.
- Liegt der Quotient GOT/GPT über 2, ist dies ein Hinweis auf einen Infarkt.
- Die GOT-Aktivität hängt von der Größe des Infarkts ab; Werte über 180 U/l haben eine erhebliche Letalitätsrate.
- Auch entzündliche Herzmuskelerkrankungen können erhöhte Werte aufweisen.
- Auch Skelettmuskelerkrankungen bzw. -schäden können erhöhte Werte aufweisen.
- Auch bei Leber- und Gallenwegserkrankungen können erhöhte Werte bzw. hohe Werte auftreten.

Myoglobin s. S. 159

Troponin s. S. 42

Niere (GK Kap. 17)

Laboratoriumsuntersuchungen (GK Kap. 17.2)

Die Erfassung von Erkrankungen der Niere und der ableitenden Harnwege kann im wesentlichen mit wenigen labordiagnostischen Basisuntersuchungen erfolgen:

Serum:	Kreatinin
	Harnstoff
Harn:	Protein
	Zellausscheidung (Erythrozyten, Leukozyten)
	Zylinder
	Keimzahlbestimmung

Kreatinin in Plasma/Serum und Urin, Kreatinin-Clearance (GK Kap. 17.2.1)

Zur Abschätzung der Nierenfunktion ist die Kreatininkonzentration im Serum ein besserer Parameter als die Harnstoffkonzentration. **Kreatinin,** das als Endprodukt aus dem Muskelstoffwechsel hervorgeht, gelangt ins Plasma und wird durch glomeruläre Filtration über die Nieren ausgeschieden. Der Serumkreatininwert steht also in direkter Relation zur Höhe des Glomerulumfiltrates und ist ein Indikator zur Abschätzung der glomerulären Funktion bei Nierenerkrankungen. Hierbei ist jedoch zu berücksichtigen, daß der Kreatininwert erst bei einer Verminderung der GFR um mehr als 50% pathologisch wird, also nicht zur Abschätzung diskreter Veränderungen der Nierenfunktion herangezogen werden kann. Zudem müssen **Gewicht** und **Alter** des Patienten in die Beurteilung einbezogen werden, da sowohl Zunahme der Muskelmasse als auch ansteigendes Alter zu einer Erhöhung des Serumkreatinins führen.
Andererseits zeigt der Serumkreatininspiegel bei Normalpersonen über lange Zeiträume nur geringe Schwankungen und ist deshalb ein empfindlicherer Parameter zur Diagnostik und Verlaufskontrolle von Nierenfunktionsstörungen als der Harnstoff.

Indikationen

Erfassen einer eingeschränkten GFR,
Verlaufs- und Nachkontrolle bei Patienten mit Nierenerkrankungen,
Medikation nierengängiger Pharmaka, die bei zu hoher Dosierung potentiell toxisch wirken

Untersuchungsmaterial

Serum, Plasma (Heparin-, EDTA-, Zitrat-),
24-h-Sammelurin

Bestimmungsmethoden

1. **Jaffé-Reaktion**
Kreatinin bildet in alkalischer Lösung bei Zugabe von Pikrinsäure einen gelborange gefärbten Komplex, dessen Farbintensität der Kreatininkonzentration proportional ist und der photometrisch bei einer Wellenlänge von 546 nm gemessen wird.

2. **Enzymatische Bestimmung**

Prinzip

$$\text{Kreatinin} + H_2O \xrightarrow[\text{aminohydrolase}]{\text{Kreatinin-}} \text{Kreatin}$$

$$\text{Kreatin} + \text{ATP} \xrightarrow[\text{kinase}]{\text{Kreatin-}} \text{Kreatinphosphat} + \text{ADP}$$

$$\text{ADP} + \text{PEP} \xrightarrow{\text{PK}} \text{ATP} + \text{Pyruvat}$$

$$\text{Pyruvat} + \text{NADH} + H^+ \xrightarrow{\text{LDH}} \text{Laktat} + \text{NAD}^+$$

Die NADH-Abnahme, die der Kreatininmenge proportional ist, wird über die Extinktionsänderung bei 340 nm gemessen. Das Verfahren ist ohne vorherige Enteiweißung für Serum, Plasma und Urin geeignet.

Referenzbereiche

Die Referenzbereiche sind von **Alter, Geschlecht, Körpergewicht** und **Untersuchungsmethode** abhängig.

Serum (mg/dl):			
Jaffé-Reaktion mit Enteiweißung		Enzymatische Reaktion	
Frauen	0,57 – 1,17	Frauen	0,47 – 0,90
Männer	0,67 – 1,36	Männer	0,55 – 1,10
Urin (mg/dl):			
Frauen	0,40 – 1,60		
Männer	0,50 – 2,20		

Erkrankungen und Zustände, die eine *Erhöhung des Serumkreatinins* verursachen:

- akutes Nierenversagen,
- Niereninsuffizienz,
- akuter Muskelzerfall (z. B. Quetschungen),
- potentiell nephrotoxische Pharmaka

Erkrankungen und Zustände, die eine *Erniedrigung des Serumkreatinins* verursachen:

- Abnahme der Muskelmasse,
- Diabetes mellitus bei Jugendlichen (ausgelöst durch die glomeruläre Hyperperfusion),
- Schwangerschaft (ausgelöst durch eine renale Hyperperfusion)

Kreatinin-Clearance

Kreatinin wird in bestimmter Relation zur Muskelmasse von exogenen und endogenen Faktoren weitgehend unabhängig gebildet und in nahezu konstanten Mengen pro kg Körpergewicht ausgeschieden.
Da Kreatinin beim Gesunden normalerweise ausschließlich glomerulär filtriert und von den Tubuluszellen weder rückresorbiert noch sezerniert wird, eignet es sich als Clearance-Substanz zur Bestimmung des Glomerulumfiltrates.
Unter der **Clearance** einer Substanz X versteht man das Plasmavolumen, aus dem X in einer Minute durch die Nierentätigkeit befreit wird.

Berechnung

$$C_x = \frac{U_x \cdot V}{P_x}$$

C_x = Clearance der Substanz (ml/min)
U_x = Konzentration der Substanz im Urin (mg/ml)
V = Harnvolumen (ml/min)
P_x = Konzentration der Substanz im Plasma (mg/ml)

Indikationen

Abklärung eines leicht pathologischen Serumkreatininwertes,
Nierenfunktionskontrolle nach akuten Nierenerkrankungen,
Verlaufskontrollen bei chronischen Nierenerkrankungen,
Erfassen einer klinisch noch nicht in Erscheinung tretenden Nierenfunktionseinschränkung bei: Hypertonie, Diabetes, Gicht, Nierensteinen

Testdurchführung

Vor der Untersuchung müssen alle die Nierenfunktion beeinflussenden Medikamente abgesetzt werden.
Dann ist es wichtig, daß der Harn während eines definierten Zeitraumes **zuverlässig** und **vollständig** gesammelt wird.
Zu Beginn der Sammelperiode, die 24 h (oder 2 · 2, 3 oder 4 h) betragen soll, muß die Blase vollständig entleert werden – dieser Harn wird verworfen. Dann wird der Harn über z. B. 24 h gesammelt. Die am Ende der Sammelperiode nochmals entleerte Harnmenge nimmt man hinzu.
Vor und während der Untersuchung muß für eine ausreichende Flüssigkeitszufuhr gesorgt werden, um die Diurese anzuregen.
Am Anfang einer oder in der Mitte zweier Sammelperioden wird Blut zur Kreatininbestimmung entnommen.
Am Ende des Tests wird die Kreatininkonzentration des Sammelurins bestimmt.
Aus diesen beiden Parametern und dem Harnvolumen läßt sich die Clearance nach obenstehender Formel berechnen.
Clearance-Resultate werden auf eine Körperoberfläche von 1,73 m^2 bezogen, um sie unabhängig von individuellen Unterschieden in den Körpermaßen interpretieren zu können. Die Körperoberfläche des Patienten wird anhand seiner Größe und seines Gewichtes aus einem Nomogramm entnommen und geht mit in die Berechnung ein.
Obige Formel wird demzufolge um den KO-Faktor

$\left(\frac{1,73}{KO}\right)$ erweitert.

Die vollständige Berechnungsformel lautet dann:

$$C_{kreat.} = \frac{U_{kreat.} \cdot V}{P_{kreat.}} \cdot \frac{1,73}{KO}$$

KO = Körperoberfläche (in m^2)

Referenzbereiche

♀: 95 – 160 ml Plasmin/min
♂: 98 – 156 ml Plasmin/min

Extrarenale Einflußgrößen auf die Kreatininkonzentration im Plasma

Die Kreatininkonzentration im Plasma ist vom Alter, Geschlecht und Körpergewicht (Muskelmasse) abhängig. Sowohl durch Zunahme der Muskelmasse als auch mit ansteigendem Alter kommt es zur Erhöhung des Kreatinins im Plasma. Ist die Muskelmasse reduziert, wird Kreatinin vermindert gebildet. In diesem Fall kann eine stärkere Funktionseinschränkung mit normalem Serumwert einhergehen.
Bei starker körperlicher Belastung finden sich erhöhte Werte.

Störfaktoren

Da das Kreatinin mit der Jaffé-Reaktion bestimmt wird (s. o.), können andere chromogene Substanzen zu einem Anstieg des Kreatininwertes im Serum und Urin führen; dadurch werden die Clearance-Werte ungenau.
Hauptfehlerquelle bei der Bestimmung der Kreatinin-Clearance ist *unvollständige Urinsammlung.* Auch zu kurze Harnsammelperioden, nicht ausreichende Flüssigkeitszufuhr und ungenügende Blasenentleerung täuschen zu niedrige Clearance-Werte vor.
Beim Gesunden stimmen Kreatinin-Clearance und Inulin-Clearance ungefähr überein. Bei eingeschränkter Nierenfunktion jedoch wird (bei hohen Serumkreatininwerten) **Kreatinin** nicht mehr nur ausschließlich glomerulär filtriert, sondern **zusätzlich tubulär sezerniert.** Die endogene Kreatinin-Clearance liefert dann im Verhältnis zur Inulin-Clearance falsch-hohe Werte.

Bewertung

Die Bestimmung der endogenen Kreatinin-Clearance ist wegen der Einfachheit der Methode in der Klinik beliebt und dient der routinemäßigen Verlaufskontrolle von Nierenerkrankungen.
Ist eine genauere Analyse erforderlich, so muß die Inulin- bzw. PAH-Clearance hinzugezogen werden.

Die *Kreatininkonzentration im Plasma* ist *erniedrigt:*
- bei Reduktion der Muskelmasse (Amputationen, generalisierter Muskelatrophie, progressiver Muskelatrophie),
- bei Myopathien.

Die *Kreatininkonzentration im Plasma* ist *erhöht* und die *Kreatinin-Clearance erniedrigt:*

- bei akuten und chronischen Nierenerkrankungen,
- bei extrarenalen Erkrankungen wie Durchfall, Erbrechen, profuses Schwitzen, Diuretikaüberdosierung, Dursten, Herzinsuffizienz, Eiweißmangelsyndrom.

Erhöhte Plasmakreatininwerte findet man zudem:

- bei akutem Muskelzerfall (Quetschungen, Verbrennungen),
- bei Akromegalie.

Beziehung zwischen Plasmakreatininspiegel und Kreatinin-Clearance

Die Höhe des Plasmakreatinins verhält sich umgekehrt zur Höhe der Kreatinin-Clearance, d.h. der Kreatininwert im Plasma steigt um so stärker an, je weniger Kreatinin über die Nieren ausgeschieden wird (je kleiner also die Kreatinin-Clearance ist). Ein Anstieg des Plasmakreatinins ist in der Regel erst bei einer Reduktion der Kreatinin-Clearance auf unter 60 ml/min zu beobachten.

Mit Hilfe einer Formel wird versucht, einen direkten Bezug zwischen dem Serumkreatininwert und der Kreatinin-Clearance herzustellen.
Da die Kreatininausscheidung von Alter, Geschlecht und Gewicht abhängig ist, gehen diese Größen in die Formel ein.

Die **Formeln zur Berechnung der Clearance aus dem Serumkreatinin** lauten:

Kinder

$$C_{kreat.} = \frac{\text{Größe (cm)} \times 0{,}55}{\text{Serumkreatinin (mg/dl)}} \text{ (ml/min)}$$

Erwachsene

$$C_{kreat.} = \frac{(140 - \text{Alter}) \times \text{Gewicht (kg)}}{72 \times \text{Serumkreatinin (mg/dl)}} \text{ (ml/min)}$$

Die obengenannten Formeln finden vor allem in der Pädiatrie, in der normale Clearance-Verfahren oft schwierig durchzuführen sind (Urinsammlung etc.), Anwendung.

Harnstoff in Plasma/Serum und Urin (GK Kap. 17.2.2)

Die Begriffe Harnstoff und Harnstoff-N werden in der medizinischen Diagnostik nebeneinander verwendet, wobei der Harnstoffgehalt aus dem Harnstoff-N-Wert durch Multiplikation mit dem Faktor 2,14 errechnet wird (oder umgekehrt der Harnstoff-N-Gehalt aus dem Harnstoff durch Multiplikation mit dem Faktor 0,46).
Harnstoff, Endprodukt des Eiweiß- und Aminosäurestoffwechsels, wird in den Mitochondrien der Leber gebildet. Täglich fallen 12–25 g Harnstoff an, die über die Nieren ausgeschieden werden. 40–60% des glomerulär filtrierten Harnstoffes diffundieren im proximalen Tubulus ins Blut zurück. Der Serumharnstoffspiegel ist also abhängig von der Größe des Glomerulumfiltrates und der Harnstoffrückdiffusion, die von 40% bei Diurese auf 70% bei Antidiurese ansteigen kann. Auch die tägliche Eiweißzufuhr beeinflußt den Serumharnstoffwert in entscheidendem Maße.

So wird die Harnstoffbestimmung durch

1. den komplizierteren renalen Ausscheidungsmechanismus und
2. die extrarenale Beeinflussung durch die Nahrungszusammensetzung als wenig spezifischer und unempfindlicher Indikator bei der Diagnostik von Nierenschädigung angesehen.

Enzymatische Harnstoffbestimmung

Eine gebräuchliche Methode, Harnstoff im Serum zu bestimmen, ist die enzymatische Hydrolyse mittels Urease und die anschließende Bestimmung des entstandenen Ammoniaks nach Berthelot.

$$CO(NH_2)_2 + H_2O \xrightarrow{\text{Urease}} 2\ NH_3 + CO_2$$

Harnstoff wird durch Urease in Ammoniak und Kohlendioxid gespalten. Das entstandene Ammoniak ergibt mit Phenol und Hypochlorit (und Natriumnitroprussid als Katalysator) einen blauen Farbstoff, dessen Extinktion photometrisch bestimmt wird. Die Intensität ist der Ammoniak- und somit der Harnstoffkonzentration proportional.

Harnstoffbestimmung mit Teststreifen

Das Teststreifenverfahren beruht ebenfalls auf dem Ureaseverfahren und wird semiquantitativ zur orientierenden Konzentrationsbestimmung eingesetzt.
Auf dem Streifen befindet sich gepufferte Urease, durch die Harnstoff in Ammoniak und Kohlendioxid gespalten wird. Ammoniak wird durch Alkali freigesetzt und diffundiert durch die den Teststreifen umgebende Luftschicht in eine Indikatorzone, die je nach Menge des aus der Reaktion hervorgegangenen Ammoniaks unterschiedlich weit verfärbt wird.

Referenzbereiche

Die Referenzbereiche sind von der Eiweißzufuhr abhängig:

Eiweißzufuhr (g/Tag pro kg Körpergewicht)	*Harnstoff (mg/100 ml)*
0,5	13 – 23
1,5	24 – 52
2,5	31 – 59

Allgemein liegt die Angabe für den Referenzbereich bei:
10 – 50 mg Harnstoff/100 ml Serum
(20 – 35 g Harnstoff/24-h-Harn).

Erhöhte Harnstoffwerte findet man:
- bei allen Zirkulationsstörungen (Schock, kardiale Insuffizienz), die die Niere sekundär in Mitleidenschaft ziehen,
- bei Prozessen, die zu einem verstärkten Proteinabbau führen (Fieber, nekrotisierende Tumoren, Strahlentherapie, Zytostatikabehandlung, Hunger, Mangelernährung),
- bei renalen Erkrankungen (akute und chronische Glomerulonephritis, Pyelonephritis, Nephrosklerose, Vergiftung, Harnstauung, NNR-Insuffizienz, Amyloidose der Nieren),
- bei hoher Eiweißzufuhr (> 200 g/d).

Erniedrigte Harnstoffwerte findet man:
- bei akutem Leberversagen,
- bei Anorexie,
- in der Schwangerschaft.

Proteine in Serum und Urin (GK Kap. 17.2.3)

Für die **Proteine im Serum** sind die Indikationen zur Untersuchung und die Interpretation der Befunde in Kap. 4.2.2 dargestellt.

Qualitativer Proteinnachweis im Harn

1. Nachweis durch Eiweißfällung – Sulfosalizylsäure-Probe
Zentrifugierter Harn wird mit Sulfosalizylsäure (20%ig) versetzt. Sind Proteine in der Probe vorhanden, so werden diese irreversibel gefällt.

Störmöglichkeiten

Falsch-positive Resultate können bedingt sein durch:
Röntgenkontrastmittel, Antibiotika (Sulfonamide, Penizillin), Salizylate, Kalziumsalze, Metabolite oral applizierter Antidiabetika sowie durch Ausfällung von Albumosen und Peptonen.

2. Nachweis durch Teststreifen
Das Prinzip des Teststreifenverfahrens ist eine pH-bedingte Farbstoffänderung bestimmter Indikatorstoffe (nicht dissoziierte Moleküle eines bestimmten Stoffes ändern ihre Farbe, wenn sie aufgrund einer pH-Änderung in den Ionenzustand übertreten). Beim Teststreifenverfahren hält man jedoch den pH-Wert konstant bei 3,0; die Farbänderung tritt hier durch Bindung des Indikators an Protein ein. Man spricht vom „Eiweißfehler" der Indikatoren. Verwendet man als Indikatorfarbstoff z. B. *Tetrabromphenolblau,* so bleibt beim Eintauchen des Teststäbchens in eiweißfreien Harn bei einer konstant gehaltenen Pufferzone mit dem pH 3 die gelbe Farbe bestehen, in Anwesenheit von Protein schlägt die Indikatorfarbe hingegen, je nach Proteinkonzentration unterschiedlich stark, in den grünblauen Bereich um.

Die Intensität der Farbe ist ein Maß für die Eiweißmenge im Harn (die Farbstufen auf der Vergleichsskala entsprechen den Werten negativ, 0,25, 0,75 und 5 g/l).

Störmöglichkeiten

Falsch-positive Resultate findet man bei:
- stark alkalischen Harnen (pH > 9), z. B. durch bakterielle Infektion; hier kann man die Probe durch Ansäuern mit Essigsäure wieder verwendbar machen;
- Behandlung mit Chinin, Chinidin, Chloroquin, Phenazopyridin,
- Polyvinylpyrrolidoninfusionen (Blutersatzmittel),
- Resten von Desinfektionsmitteln mit quartären NH_4-Gruppen oder Chlorhexidin im Uringefäß.

Falsch-negative Resultate findet man bei:
- stark saurem Urin.

Bence-Jones-Proteine werden nicht angezeigt!

Die **Empfindlichkeit** der beiden qualitativen Proteinnachweisverfahren liegt bei ca. 0,1 – 0,2 g Protein/l Urin.
Ein positiver Nachweis erfordert weitere diagnostische Abklärung.

Quantitativer Proteinnachweis im Harn: Biuret-Reaktion

Im Harn enthaltene Proteine werden zunächst mit eiskalter Perchlorsäure ausgefällt, abzentrifugiert und in Biuret-Reagenz gelöst. Anschließend wird die Extinktion des gebildeten Farbkomplexes gemessen.

Prinzip der Biuret-Reaktion

Zwischen Cu^{++}-Ionen und 4 Peptid-N-Atomen bildet sich in alkalischem pH-Bereich ein rötlich-violetter Komplex. Die Cu^{++}-Ionen werden durch Tartratkomplex in Lösung gehalten.
Die Farbintensität ist der Zahl der Peptidbindungen und damit auch der Proteinkonzentration direkt proportional.
Man führt den quantitativen Proteinnachweis im 24-h-Sammelurin durch.

Referenzbereich

45–75 mg/24 h

Verfahren zur Differenzierung einer Proteinurie

1. *Nachweis von Bence-Jones-Proteinen*
   a) *Methode nach Snapper:*
   Urin wird mit Sulfosalizylsäure versetzt. Erfolgt eine Präzipitation, so wird die *Kochprobe* durchgeführt.
   Beim Erhitzen des Harns auf 60 °C werden die thermolabilen BJP ausgefällt, bei 100 °C gehen sie wieder in Lösung. Kühlt man sie erneut ab auf 60 °C, fallen sie wieder aus.
   b) *Azetatfolienelektrophorese*
   - Nachweis einer monoklonalen Leichtkettenproteinurie
   c) *Immunologischer Nachweis*
   - Nachweis freier Leichtketten mittels Doppel-Immundiffusion nach Ouchterlony
2. *Auftrennung von Urinproteinen nach Molekulargewichten*
   Unterscheidung zwischen glomerulärer und tubulärer Proteinurie
3. *Protein-Clearance*
   Bestimmung der Clearance mehrerer Plasmaproteine und Nachweis der Selektivität einer Proteinurie

Proteinurien lassen sich einteilen in:
Glomeruläre Proteinurien: Es treten höhermolekulare Plasmaproteine in den Harn über.

Selektiv:
nur Albumin und Transferrin passieren die Basalmembran (dies spricht für eine gute Steroidempfindlichkeit).

Nicht *selektiv:*
Neben Albumin und Transferrin passieren auch Proteine wie die Immunglobuline mit einem Molekulargewicht bis 150 000 und höher die Basalmembran (dies spricht für eine Steroidunempfindlichkeit).

Tubuläre Proteinurien: Es erscheinen hauptsächlich niedermolekulare Proteine im Urin.

Prärenale und Überlaufproteinurien: Proteine werden abnorm gebildet oder fallen verstärkt an, so daß es zu einer Erschöpfung der tubulären Rückresorptionskapazität und zum „Überlaufen" dieser Proteine kommt.

Renal-parenchymatöse und postrenale Proteinurien: Niereneigene Proteine und bei Infekten der ableitenden Harnwege auftretende Proteine erscheinen im Harn.

Diagnostische Hinweise

Physiologische Proteinurie:	bei Neugeborenen, nach Orthostase mit Hyperlordose, nach schweren körperlichen Anstrengungen, in der Schwangerschaft
Orthostatische Proteinurie:	Albumin, Transferrin, α_1-, γ-Globuline
Nephrotisches Syndrom:	vorwiegend Albuminausscheidung (5 bis 40 g/24 h!)
Chronische Pyelonephritis:	vor allem α_1-, β- und γ-Globuline
Entzündliche Erkrankungen:	α_1-Globulin-Ausscheidung
Chylurie:	hoher Albumingehalt und Fibrinogenvermehrung

Osmolalität und spezifisches Gewicht des Urins (GK Kap. 17.2.4)

Prüfung der Urinkonzentrierungsfähigkeit

Prinzip der Funktionsprüfung

Die Konzentrierungsfähigkeit der Nieren wird durch 24stündiges Dursten geprüft. Der Harn wird tagsüber in Zeitintervallen von 2 h und nachts in 4–6stündigen Abständen gesammelt. Neben der Harnmenge werden Osmolalität und spezifisches Gewicht in jeder Einzelportion bestimmt.
Der Versuch wird abgebrochen, wenn die Harnosmolalität einen Wert von mehr als 900 mosmol/kg erreicht hat oder das spezifische Gewicht des Harns den unteren Grenzwert von 1026 übersteigt. Dursten über 24 h hinaus bringt meist keine wesentliche Steigerung des Konzentrierungsvermögens.

Patientenvorbereitung

Drei Tage vor Testbeginn erhält der Patient eine Diät, die pro Tag aus mindestens 70 g Protein und 6–8 g NaCl besteht. Vom Abend des 3. Tags an darf der Patient keine Flüssigkeit mehr zu sich nehmen (auch keine wasserhaltigen Nahrungsmittel wie z. B. Obst und Kartoffeln), sondern nur Trockenkost (Zwieback, Knäckebrot, Toast, Eier etc.).

Bestimmungsmethoden

Osmolalität

Prinzip: Messung der Gefrierpunkterniedrigung mittels Osmometer

Spezifisches Gewicht

Prinzip: Die Messung mit dem Urometer basiert auf der Bestimmung des Auftriebs (Archimedisches Prinzip). Die Ablesung erfolgt an der Skaleneinteilung der Spindel in Höhe des unteren Meniskusrandes.
Da Urometer bei + 15 °C geeicht sind, müssen Korrekturen angebracht werden, wenn bei davon abweichenden Temperaturen gemessen wird.

Referenzbereiche der Konzentrierungsfähigkeit

Osmolalität

800 – 1000 mosmol/kg	(fraglich)
1000 – 1100 mosmol/kg	(vermutlich normale Nierenfunktion)
> 1100 mosmol/kg	(sicher normale Nierenfunktion)

Spezifisches Gewicht

> 1026 (unterster Grenzwert einer guten Konzentrationsleistung)

Einflußgrößen

Alter: Mit zunehmendem Alter nimmt die Konzentrierungsfähigkeit der Nieren ab.

Temperatur: Je nach Harntemperatur werden mit der Urometermethode falsch-hohe oder falsch-niedrige Angaben für das spezifische Gewicht erhalten.
Korrekturmöglichkeit: Für je 3 °C Temperaturunterschied muß das Urometerergebnis um 0,001 Skalenteile korrigiert werden (Addition bei Harntemperatur > + 15 °C, Subtraktion bei Harntemperaturen < + 15 °C).

Störungen der Meßtechnik: Bei der Messung ist darauf zu achten, daß das Urometer frei schwimmt (kein Wandkontakt). Harnschaum an der Oberfläche ist mit Filterpapier zu beseitigen.

In-vivo-Einflüsse: Enthält der Harn größere Mengen an Glukose oder Protein, werden falsch-hohe Werte für das spezifische Gewicht gemessen. Korrekturmöglichkeit: Für je 1 g/dl Glukose sind 0,0037 Skalenteile und für je 1 g/dl Protein 0,0026 Skalenteile vom gemessenen spezifischen Gewicht abzuziehen.

Medikamente: Falsch-hohe spezifische Gewichte (bis 1060) werden bei Ausscheidung von Röntgenkontrastmitteln (Urografin), nach Infusion von Blutersatzstoffen (Dextrane) und nach Applikation osmotischer Diuretika gefunden. Eine Korrekturmöglichkeit besteht nicht.

Störgrößen: Extrarenale Fehlerquellen (Herz-, Nebenniereninsuffizienz, Leberschäden, Funktionsstörungen der Schilddrüse, latente Ödeme, Adipositas, Diabetes insipidus centralis) müssen ausgeschlossen werden.

Diagnostische Bewertung

Bei Absinken der Konzentrierungsfähigkeit auf Werte von 730 – 830 mosmol/kg (spez. Gew. 1022 – 1025) fehlen meist eindeutige Hinweise auf eine renale Insuffizienz.
Bei Werten um 500 mosmol/kg (spez. Gew. 1015) ist eine ausgeprägte Niereninsuffizienz anzunehmen.
Bei stärkerer Azotämie kommt es zu osmotischer Diurese mit Isosthenurie (< 330 mosmol/kg, spez. Gew. < 1010).
Weitere Ursachen für eine Verminderung der Konzentrierungsfähigkeit sind:

- Pyelonephritis, chron. Glomerulonephritis, Zystennieren, Nephrosklerose, Plasmozytomniere;
- Hyperkalzämie, chron. Hyperkaliämie, Alkalose, Hypoxie;
- Hypothermie, Hyperhydratation, Diuretika.

Urinstatus (GK Kap. 17.2.5)

Mit Hilfe von Teststreifenuntersuchungen lassen sich ohne großen zeitlichen und apparativen Aufwand orientierende Aussagen über den Zustand von Niere und ableitenden Harnwegen machen.
Die gängigen Harnteststreifen (z. B. Combur 9) enthalten gleich mehrere Reaktionszonen, die quantitative Bestimmungen ermöglichen, z. B. von

- Erythrozyten,
- Leukozyten,
- Glukose,
- Nitrit,
- Proteinen,
- Ketonkörpern,
- ph-Wert,
- Urobilinogen,
- Bilirubin.

Streifentest zum Nachweis von Erythrozyten

Die Teststreifenmethode zum qualitativen Nachweis von Blut im Urin beruht auf folgendem *Prinzip:* Der Testbezirk enthält ein organisches Hydroperoxid, einen Farbindikator und ein Puffergemisch. Durch die Peroxidasewirkung von **Hämoglobin** und **Myoglobin** wird der Farbindikator in Gegenwart eines Peroxids zu einem blaugrünen Farbstoff

oxidiert, der auf dem gelben Testpapier einen Farbumschlag nach grün bewirkt.
Der Test reagiert auf Hämoglobin und Myoglobin spezifisch, zelluläre Harnbestandteile haben keine Wirkung.
Die praktische Empfindlichkeit (positiver Befund in mehr als 90% aller Fälle) liegt bei 0,03 mg/dl Hb und bei 0,05 mg/dl Myoglobin.
Durch eine hohe Askorbinsäurekonzentration im Harn sind falsch-negative Ergebnisse möglich.

Streifentest zum Nachweis von Leukozyten

Prinzip

Die Reaktionszone des Teststreifens enthält einen Indoxylester, der bei Anwesenheit von Granulozytenesterase gespalten wird. Das dabei entstehende Indoxyl wird unter Einwirkung von Luftsauerstoff zu Indigoblau oxidiert, auf dem Testfeld erfolgt ein Farbumschlag von beige nach blau.

Streifentest zum Nachweis von Glukose

s. Kap. 5.2.2.

Streifentest zum Nachweis von Nitrit

Nitrit entsteht durch die reduzierende Tätigkeit von Bakterien (E. coli, Proteus, Klebsiellen, Aerobacter, Zitrobacter, Salmonellen, Enterokokken, Staphylokokken, Pseudomonas) als Reaktionsprodukt der physiologischerweise im Harn vorhandenen Nitrate.
Ist die Nitritreaktion positiv, so sollte man, um den Erreger zu identifizieren, eine Kultur anlegen.
Man führt den Nitritnachweis mittels Teststreifen durch, auf dem als Reagenzien Sulfanilsäure und α-Naphthylamin aufgebracht sind. Diese bilden mit Nitrit einen *roten Farbstoff.*

Störmöglichkeiten

Nur nitritbildende Bakterien zeigen ein positives Testergebnis, d.h. wenn der Test negativ ausfällt, ist damit eine Bakteriurie noch nicht ausgeschlossen!

Falsch-negative Testergebnisse:
- bei Polyurie und Pollakisurie, da hier die Verweildauer des Harnes in der Blase zu kurz ist,
- bei Behandlung mit hohen Vitamin-C-Dosen

Falsch-positive Testergebnisse:
- bei abgestandenem Harn (durch das In-vitro-Wachstum der Bakterien und Kontamination durch Sekundärkeime),
- bei Therapie mit phenazopyridinhaltigen Medikamenten (durch Urinverfärbung).

Streifentest zum Nachweis von Proteinen

s. Kap. 17.2.3 (S. 148).

Streifentest zum Nachweis von Urobilinogen

s. Kap. 14.2.2 (S. 135).

Streifentest zum Nachweis von Bilirubin

s. Kap. 14.2.2 (S. 134).

Harnsediment

Um den Harn auf Zellen und Formelemente untersuchen zu können, wird die mikroskopische Beurteilung des Harnsedimentes herangezogen.
Man verwendet frisch gelassenen Morgen-Mittelstrahl-Urin. Um die zumeist nur in geringem Maße vorhandenen zelligen Bestandteile anzureichern, wird dieser (ca. 10 ml) etwa 5 min bei 2000–3000 U/min zentrifugiert und der Überstand nahezu vollständig dekantiert. Das verbleibende Sediment wird mit der geringen Urinrestmenge, die sich noch im Röhrchen befindet, aufgeschüttelt und ein kleiner Tropfen davon auf einen Objektträger gebracht und mit einem Deckglas versehen.
Das Harnsediment wird nun unter dem Mikroskop zunächst mit dem 10 : 1 Objektiv grob durchmustert, anschließend mit dem 40 : 1 Objektiv betrachtet. (*Es soll dabei ständig mit der Mikrometerschraube gespielt werden!*)
Die Häufigkeit der einzelnen Bestandteile gibt man als Mittelwert aus 20–30 ausgezählten Gesichtsfeldern an.

Normalbefunde pro Gesichtsfeld:

Erythrozyten	0–1
Leukozyten	1–4
Plattenepithelien	bis 15
Hyaline Zylinder	vereinzelt

Kalziumoxalate Urate Tripelphosphate Harnsäurekristalle	in geringen Mengen

Pathologische Bestandteile:
(s. Farbabb. 49, 50 im Anhang)

1. Zellige und organische Bestandteile:

- Erythrozyten (vermehrt bei chron. Nierenleiden, Entzündungen der Blase und des Nierenbeckens; ausgesprochene Hämaturie bei akuten Nierenentzündungen und mechanischen Verletzungen der Harnwege [Steine, Katheter])
- Leukozyten (vermehrt bei Zystitis, Urethritis, Pyelitis, Pyelonephritis, Prostatitis, Nephrolithiasis, Nieren- und Blasentuberkulose, Tumoren)
- Plattenepithelien (vermehrt bei Harnwegsinfektionen)

- Nierenepithelien (vermehrt bei Nephritis, Pyelonephritis, nephrotischem Syndrom, akuter Niereninsuffizienz, teilweise bei Amyloidose)
- Harnzylinder (werden im allgemeinen bei rein entzündlichen Prozessen der Niere angetroffen; treten auch bei sekundär die Niere beeinflussenden Krankheiten vorübergehend auf)
- Hyaline Zylinder (vermehrt bei stark fieberhaften Infekten, Herzinsuffizienz, Ikterus, Proteinurie)
- Erythrozytenzylinder (nach schwerer körperlicher Anstrengung und bei renaler Hämaturie)
- Leukozytenzylinder (findet man selten, und zwar bei Pyelonephritis und verschiedenen Nierenerkrankungen)
- Epithelzylinder (bei pathologischen Veränderungen distaler Tubulusabschnitte, Pyelonephritis, akuter tubulärer Insuffizienz und Glomerulonephritis)
- Granulierte Zylinder (bei degenerativen Nierenerkrankungen)
- Wachszylinder (bei fortgeschrittenen Nephropathien und amyloider Entartung der Niere)
- Fettzylinder (bei schwerer Proteinurie und nephrotischem Syndrom)
- Külz-Komazylinder (beim Coma diabeticum)
- Pseudozylinder
  - Zylindroide Uratzylinder (haben keine wesentliche klinische Bedeutung)
  - Harnsäurezylinder (bei Harnsäureinfarkt der Niere)
  - Bakterienzylinder (bei Pyelonephritis)
  - Fibrinzylinder (bei Nierenblutungen)
- Bakterien (massenhaft bei Bakteriurien)
- Hefezellen (nach Antibiotikatherapie – Zerstörung der normalen Bakterienflora)
- Filamente mit Einlagerung von Leukozyten und Epithelien (bei Harnröhrenentzündungen und Gonorrhö)
- Trichomonaden und andere Parasiten (bei infiziertem Harn)
- Genitaldrüsenbestandteile
  - Spermien, Hodenzylinder, Lezithinkörperchen (bei fieberhaften Zuständen, Epilepsie und Erkrankungen der Genitalorgane)
- Fetttröpfchen (bei Chylurie)

2. Kristalline Bestandteile:

Cholesterin (bei Leberzirrhose, Nephrosen, Hypercholesterinämien)
Zystin, Leucin, Tyrosin (bei Zystinurie, Leucinurie, Tyrosinurie, Leberzerfall)
Salze
Urate, Ammoniumurat, Harnsäure, Kalziumoxalat, amorphe Erdalkaliphosphate, Tripelphosphat (sog. Sargdeckelform) u. a. (massenhaft bei sich auflösenden Konkrementen)

Aussehen einiger Harnsedimentbestandteile
(s. Farbabb. 49, 50 im Anhang)

Erythrozyten	kleine runde, gelb-grüne, flache, scharf begrenzte Scheiben, die beim Drehen an der Mikrometerschraube eine Doppelkonturierung zeigen
Leukozyten	wesentlich größer als Erys; rund oder polygonal, unscharfe Zellkontur
Plattenepithelien	groß, kleiner Zellkern, viel Zytoplasma; polymorph
Nierenepithelien	rund, polygonal mit großem, bläschenförmigem Kern; häufig eingelagerte lichtbrechende Fettkörnchen im Zytoplasma
Hefezellen	oval, ungleich groß, aneinandergelagert; keine Doppelkonturierung
Hyaline Zylinder	kurz, gerade, durchscheinend, homogen; manchmal Riesenformen
Bakterien	starke Eigenbeweglichkeit, Größe 1 – 2 mm
Kalziumoxalate	Briefumschlagform, unterschiedlich groß, stark lichtbrechend, farblos
Urate	amorph, gelblich-rötlich, sandähnliche Haufen; größere Mengen fallen bei Raumtemperatur als makroskopisch sichtbarer Niederschlag aus (Ziegelmehlsediment)
Tripelphosphate	farblose, stark lichtbrechende Prismen, sargdeckelförmig
Harnsäure	Kristalle unterschiedlicher Größe und Form; gelblich-rotbraune Farbe

Methodik der quantitativen Bestimmung von Erythrozyten und Leukozyten im Harn (Addis-Count)

Es werden die während einer definierten Sammelperiode (2 – 3 h) ausgeschiedenen organisierten Harnbestandteile bestimmt. Das Volumen des Harns wird genau gemessen. Man entnimmt von dem gesammelten Harn 10 ml und zentrifugiert diese; 9 ml des Überstandes werden abgesaugt. Nach Resuspendieren des Sediments in dem noch verbliebenen Milliliter sind die Sedimentbestandteile also 10fach angereichert.
Diese Suspension verwendet man zur Füllung der Neubauer-Zählkammer, in der die Zellzahl pro mm^3 bestimmt wird.
Anschließend wird die Zellausscheidung pro Minute rechnerisch ermittelt:

Zellausscheidung pro Minute =

$$\frac{\text{Zellzahl/ml} \cdot \text{Urinvolumen(ml)}}{\text{Sammelzeit (min)}}$$

Referenzbereiche

bis 2000 Erythrozyten/min
bis 4000 Leukozyten/min

Unterscheidung von Hämaturie und Hämoglobinurie

Hämaturie – Ausscheidung intakter Erythrozyten im Harn
Hämoglobinurie – Ausscheidung des roten Blutfarbstoffes infolge intravasaler Hämolyse

Eine Differenzierung zwischen diesen beiden Formen ist durch Zentrifugation des bluthaltigen Harns möglich.
Bei der *Hämaturie* findet man nach Zentrifugation einen Bodensatz intakter Erythrozyten und einen klaren, normalgefärbten Überstand.

Bei der *Hämoglobinurie* hingegen bleibt der Überstand auch nach Zentrifugation rotbraun gefärbt. Im Sediment findet man keine Erythrozyten, häufig aber Hämoglobinzylinder.

Auftreten einer Hämaturie:
bei hämorrhagischen Diathesen (Thrombopenie, Hämophilie, Antikoagulanzienüberdosierung), bei Nierenbecken- und Blasensteinen, bei Blasen- und Nierentumoren, bei Tbc, Nephritis, Pyelonephritis, Zystitis

Auftreten einer Hämoglobinurie:
bei Vergiftungen durch hämolysierende Stoffe (Medikamente wie Chinin, Chinidin, Phenazetin, Penizillin, Sulfonamide, α-Methyldopa; Bakterientoxine, Pilz-, Schlangen-, Bienengifte; Anilin, Nitrobenzol, Phenylhydrazin, H_2S, AsH_3, Chlorate); als paroxysmale nächtliche Hämoglobinurie

Konkrementanalyse (GK Kap. 17.2.6)

Erkrankungen an Nieren- oder Blasensteinen erfordern Laboruntersuchungen (s. Tabelle 46), die die Identifizierung der metabolischen Risikofaktoren für die Entwicklung des Steinleidens ermöglichen. Die makroskopische und mikroskopische Beurteilung von Kristallen im Urin ist deshalb nur von untergeordneter Wichtigkeit, ermöglicht aber im Einzelfall die ersten konkreten Hinweise zur Entstehungsgeschichte der Konkremente.
Neben den im folgenden aufgeführten makroskopischen Charakterisierungsmöglichkeiten von Harnsteinen sowie den älteren Verfahren zur chemischen Analyse der Steine existieren heutzutage modernere Verfahren wie die **Infrarotspektroskopie,** die **Thermoanalyse** und insbesondere die **Röntgendiffraktion.**

Tab. 46 Klinisch-chemische Meßgrößen zur Beurteilung metabolischer Besonderheiten bei Steinleiden

Serum	Urin
Kalzium	Kalzium
Gesamteiweiß	Anorgan. Phosphor
Anorgan. Phosphor	Magnesium
Alkal. Phosphatase	Ammoniak
Harnsäure	pH-Wert
Magnesium	Zystin
Bikarbonat	Oxalsäure
pH-Wert	Zitronensäure
Chlorid	

Arten von Harnsteinen und deren Nachweisreaktionen
(vgl. Farbabb. 50 im Anhang)

Arten von Harnsteinen

Die Steine des Harntraktes werden nach ihrem überwiegenden Bestandteil benannt. Man unterscheidet Urat-, Oxalat-, Phosphat-, Karbonat-, Zystin-, Xanthin-, Cholesterin-, Eiweiß- und Fettsteine.

Uratsteine

Sind die häufigsten Harnsteine und immer gefärbt (gelbgrau, gelbrot, gelbbraun, dunkelbraunrot).
Die Oberfläche ist glatt, kleinhöckerig und manchmal feinkörnig. Nach den Oxalatsteinen sind sie die härtesten Steine. Sie bestehen aus Harnsäure und Uraten sowie Kalziumoxalat.
In stark saurem Harn scheiden sich die Urate beim Abkühlen ab und gehen beim Erhitzen des Harns wieder in Lösung.

Oxalatsteine

Bestehen aus Kalziumoxalat und sind nach den Uratsteinen die häufigsten Konkremente. Kleine Steine sind glatt und von heller Farbe (hanfsamenfarbig); große Steine sind höckerig, maulbeerförmig, stachlig und meist dunkelbraun (Hb!). Der Bruch ist kristallinisch. Sie bilden sich bei einem Harn-pH-Wert von 6.

Phosphatsteine

Bestehen aus sekundärem Kalziumphosphat, Tri-Kalzium- und Tri-Magnesiumphosphat, Di-Magnesiumphosphat und Ammonium-Magnesiumphosphat (Tripelphosphat).
Sind farblos oder weißlich grau gefärbt, teilweise stark lichtbrechend. Rauhe Oberfläche, nahezu kreidig, blätternd, weich. Der Kern besteht meist aus Kalziumoxalat. Bilden sich im alkalischen oder schwach sauren Harn.

Kalziumkarbonatsteine

Sind meist Gemische aus Karbonaten und Phosphaten mit Kalziumoxalat (reine $CaCO_3$-Steine selten). Vorwiegend kleine sandkornähnliche Steine. Farblos bis grauweiß, weich. Bilden sich im schwach sauren oder alkalischen Harn.

Zystinsteine

Sind sehr selten und kommen nur bei Zystinämie und Zystinurie vor, besitzen glatte wachsartige Oberfläche und weiche Konsistenz.
Blaßgelbe Farbe, meist klein (können auch hühnereigroß werden).

Xanthinsteine

Sind ebenfalls sehr selten. Hell- bis zimtbraun, mäßig hart, nehmen beim Reiben Wachsglanz an. Bruchfläche amorph oder leicht abblätternde Schichten.

Anhang: Prostata (KG Kap. 17.2.7)

Dreigläserprobe

Indikationen

Grobe Orientierung über die Ursache einer Makrohämaturie.

Durchführung

Der Urin einer Miktion wird während des Harnlassens auf 3 Portionen verteilt.

Beurteilung
- Ist nur die 1. Portion blutig, so spricht dies für eine Blutung aus dem Urethralbereich.
- Sind die 1. und die 2. Portion blutig, so spricht dies für eine Blutung aus dem Blasenbereich.
- Sind alle 3 Portionen blutig, so spricht dies für eine Blutung aus dem Nierenbeckenbereich.

Saure Phosphatase und prostataspezifische saure Phosphatase (PAP)

(s. auch Kap. 12.2.1)

Die **saure Phosphatase (SP)** kommt in fast allen Geweben vor.
Die gemessene SP ist ein Gemisch von 5 Isoenzymen, die in unterschiedlichen Konzentrationen aus
Thrombozyten,
Erythrozyten,
Knochen,
Zellen des retikuloendothelialen Systems,
Prostata (höchste Konzentration),
Niere, Pankreas (geringe Konzentrationen)
stammen.

Von klinischer Bedeutung ist das Isoenzym 2, die **Prostata-SP,** die zur Differenzierung von den übrigen Isoenzymen mit Hilfe der **Tartrathemmung** (Tartrat-labile SP) bestimmt werden kann. (Das Isoenzym 2 ist jedoch nicht identisch mit der Tartrat-labilen SP, da auch andere Isoenzyme der SP in geringerem Umfang Tartrat-hemmbar sind, eine exakte Bestimmung der Prostataphosphatase ist deshalb nur immunchemisch möglich.)

Indikationen

Prostataerkrankungen, insbesondere Verdacht auf Prostatakarzinom

Referenzbereiche

Gesamtaktivität der SP
Kinder unter 14 J. < 20 U/l
Kinder 15–16 J. < 14 U/l
Männer < 4,70 U/l
Frauen < 3,70 U/l
PAP
< 4,30 (abhängig von Bestimmungsmethode)

Folgende Erkrankungen und Erscheinungen können zu einer *Erhöhung der sauren Phosphatase* führen:

- Prostatakarzinom, Prostatitis;
  Zustände nach Manipulation an der Prostata wie Palpation, Massage der Prostata, Blasenkatheterisierung, Zystoskopie u. a.
- Erkrankungen des Skelettsystems,
  Morbus Paget, Hyperparathyreoidismus, Knochentumoren, Metastasen des Prostatakarzinoms sowie anderer maligner Tumoren
- Thrombosen, Embolien, Thrombozythämien, megaloblastäre Anämien (durch Freisetzung der SP aus Blutzellen, insbesondere aus Thrombozyten)
- In-vitro-Hämolyse (die SP aus den Erythrozyten wird mitgemessen).

Prostataspezifisches Antigen (PSA)

(s. Kap. 12.2.1 S. 120).

Binde- und Stützgewebe (GK Kap. 19)

Laboratoriumsuntersuchungen (GK Kap. 19.2)

Kalzium, Phosphat und Phosphatasen (GK Kap. 19.2.1)

Kalzium

Ungefähr 1% des Körperkalziums wird täglich erneuert, wobei die Absorption aus der Nahrung überwiegend im Duodenum und oberen Jejunum durch ein Kalzium-bindendes Proteinsystem der Schleimhaut erfolgt.
Die Bildung dieses Proteins wird durch den Vitamin-D-Metaboliten 1,25-Dihydroxy-Vitamin-D_3 induziert.
Die Ausscheidung des Kalziums erfolgt über die Nieren (das glomerulär filtrierte Kalzium wird zu 94–96% tubulär rückresorbiert) und in geringen Mengen über den Darm. Die Regulation der Plasmakonzentration des Kalziums geschieht über das in der Nebenschilddrüse gebildete Parathormon, welches eine Mobilisierung von Kalzium und Phosphat aus dem Skelettsystem und eine verstärkte Rückresorption von Kalzium in der Niere sowie eine erhöhte Ausscheidung von Phosphat verursacht.
Die Wirkung des Parathormons am Knochen wird durch das 1,25-Dihydroxy-Vitamin-D_3 vermittelt, das wiederum als wirksamster Metabolit des Vitamin D im 1. Schritt in der Leber und im 2. Schritt in der Niere gebildet wird.
Der größte Teil des **Körperkalziums** (ca. 98%) ist **in den Knochen** deponiert; im Plasma befindet sich also nur ein Bruchteil. Das Kalzium liegt im Plasma zu 55% ionisiert, zu 40% an Protein gebunden und zu 5% als Komplex an Phosphat, Bikarbonat und Zitrat gebunden vor. Das ionisierte Kalzium ist die biologisch aktive Fraktion, die vorwiegend an den Membranen der Nerven- und Muskelzelle wirkt.

Bestimmung des Kalziums im Serum

Indikationen

Osteroporose-Screening ab dem 50. Lebensjahr;
Abklärung von tetanischen Syndromen;
Abklärung von Spontanfrakturen, Knochenschmerzen;
Nephro-, Urolithiasis;
neuromuskuläre Erkrankungen

Untersuchungsmaterial

Gesamtkalzium: Serum
Ionisiertes Kalzium: Heparinisiertes Vollblut oder Plasma

Bestimmungsmethoden

Das **Gesamtkalzium** im Serum wird durch Atomabsorptionsflammenphotometrie oder emissionsflammenphotometrisch bestimmt.
Ionisiertes Kalzium kann mit der Ca-Ionen-selektiven-Elektrode bestimmt werden.

Referenzbereiche

Gesamtkalzium		
Alter	mg/dl	mmol/l
Erwachsene	8,8–10,6	2,20–2,65
Kinder		
1. Tag bis 4. Woche	7,1–10,8	1,75–2,70
ab 2. Monat	8,2–10,8	2,05–2,70
< 1–20 Jahre	8,6–10,6	2,14–2,65
Ionisiertes Kalzium		
Erwachsene		
Ca ionisiert/Ca	4,5–5,3	
gesamt*	47–57%	1,12–1,32

* gemessen mit der Atomabsorptionsspektroskopie

Einflußgrößen

Alter: Die Serumkalziumwerte sinken bei Männern mit zunehmendem Alter ab (nicht bei Frauen).

Geschlecht: Die Kalziumausscheidung im Urin ist geschlechtsabhängig. Die oberen Referenzwerte sind bei Frauen niedriger als bei Männern.

Biorhythmen: Die Kalziumausscheidung im Urin weist einen zirkadianen Rhythmus und jahreszeitliche Schwankungen auf.

Ernährung: Postprandial steigen die Serumwerte um 0,13 mmol/l (0,26 mval/l) an. Auch die Kalziumausscheidung im Urin ist nahrungsabhängig.
Trotz konstanter Nahrungszufuhr treten erhebliche intraindividuelle Variationen auf.

In-vivo-Einflüsse: Die Gesamtkalziumkonzentration ist von der Proteinkonzentration (insbesondere Albumin) abhängig. Proteinverminderung führt zu erhöhtem nichtgebundenem Kalzium, während bei steigendem Proteingehalt der Anteil nichtgebundenen Kalziums abnimmt. Die Kalziumbindung an Plasmaproteine ist pH-abhängig. Bei hoher H^+-Ionenkonzentration (Azidose) nimmt der Anteil des nichtgebundenen Kalziums zu (verminderte Bindung); bei niedriger H^+-Ionenkonzentration (Alkalose) ist die Konzentration des nichtgebundenen Kalziums gering (vermehrte Bindung).

Malterialgewinnung: Längerer Venenstau und orthostatische Körperhaltung führen zu falsch-erhöhten Werten (Anstieg bis 10%).
Bei nicht anaerober Blutgewinnung steigen die Werte für nichtgebundenes Kalzium an (CO_2-Verluste und pH-Verschiebung in den sauren Bereich).

Erhöhte Werte lassen sich finden bei
- Osteolyse bei Neoplasmen (multiples Myelom, Leukosen, Metastasen von z.B. Mamma-Ca., Bronchial-Ca., Pankreas-Ca.),
- primärem Hyperparathyreoidismus,
- Einnahme bestimmter Medikamente (z.B. Vitamin-D-Überdosierung, Vitamin-A-Überdosierung, Östrogentherapie),
- Hyperthyreose,
- M. Addison.

Erniedrigte Werte lassen sich finden bei
- sekundärem Hyperparathyreoidismus,
- Kalziumabsorptionsstörung (z.B. durch Sprue, Zöliakie, chron. Pankreatitis),
- chron. Niereninsuffizienz,
- Nephrosen,
- Hypoparathyreoidismus,
- Pseudohypoparathyreoidismus,
- Leberzirrhose,
- osteoblastischen Metastasen,
- akuter Pankreatitis,
- NNR-Hyperplasie,
- Antiepileptikamedikation.

Bestimmung der Kalziumausscheidung im Urin

Man teilt die Hyperkalzurien bezüglich ihrer Pathogenese in absorptive und resorptive Formen ein.
Einer **absorptiven Hyperkalzurie** liegt eine vermehrte enterale Kalziumaufnahme zugrunde. Man kann sie daher durch Ca-Entzug bzw. -Belastung diagnostizieren.
Einer **resorptiven Hyperkalzurie** liegt eine vermehrte Ca-Mobilisation aus den Knochen zugrunde. Bei dieser Form führt eine diätetische Ca-Einschränkung nicht zur Normalisierung der Ca-Ausscheidung im Urin.
Um ein verwertbares und vergleichbares Ergebnis zu erzielen, ist es notwendig, dem Patienten eine standardisierte Kost mit bestimmtem Ca-Gehalt zu verabreichen oder ihn mindestens 3 Tage lang kalziumarm zu ernähren, da die Ca-Ausscheidung von der Nahrungszufuhr abhängig ist.

Indikationen

Beurteilung des Kalziumhaushalts, wenn erniedrigte oder erhöhte Serumkalziumwerte vorliegen;
Knochenschmerzen,
Steinleiden,
Zeichen einer Niereninsuffizienz,
chron. Durchfälle

Untersuchungsmaterial

Als Untersuchungsmaterial dient der 24-h-Sammelurin. Um ungelöstes Kalziumoxalat in Lösung zu bringen, ist es notwendig, vor der Kalziumanalyse den pH mittels 10 ml konz. Salzsäure auf 1,8 zu bringen, und die Probe 30 min auf 60 °C zu erhitzen.
Da im Harn auch Phosphat in größeren Mengen vorliegen kann, muß durch die Zugabe von Komplexbildnern, deren Affinität größer ist als die des Phosphats, die Bildung von Kalziumphosphat verhindert werden – und damit ein falsch-niedriger Kalziumwert.

Bestimmungsmethoden

Atomabsorptionsflammenphotometrie
Flammenphotometrie

Referenzbereiche

im 24-h-Urin	
Männer	< 250 mg/24 h
Frauen	< 300 mg/24 h

Erhöhte bzw. erniedrigte Kalziumwerte im Urin kommen durch die gleichen Ursachen zustande wie erhöhte bzw. erniedrigte Kalziumwerte im Serum (s.o.).

Anorganisches Phosphat (anorganischer Phosphor) im Serum

Der Phosphor findet sich im erwachsenen Organismus vorwiegend (zu 70–80%) in den Knochen und Zähnen. Zu 20–30% liegt er intrazellulär, zumeist als organisch gebundener Phosphor, vor. Nur ca. 1% findet man als anorganisches Phosphat in den Körperflüssigkeiten. Es dient als Puffersystem und ist vor allem von den Nebenschilddrüsen abhängig.
Die Aufrechterhaltung eines konstanten Phosphatspiegels wird durch das Zusammenspiel von Wachstumshormon, Östrogen und Parathormon kontrolliert (Wachstumshormon erhöht, Östrogen erniedrigt den Phosphatspiegel, Parathormon mobilisiert Phosphat aus den Knochen und steigert die renale Phosphatausscheidung).

Indikationen

Knochenerkrankungen,
chron. Nierenerkrankungen,
nach Schilddrüsenoperationen,
Erkrankungen der Nebenschilddrüse,
Nierensteine

Untersuchungsmaterial: Serum

Referenzbereiche

Erwachsene	Kinder
2,6–4,5 mg/dl	3,6–5,9 mg/dl
0,84–1,45 mmol/l	1,16–1,91 mmol/l

Erhöhte Werte lassen sich finden bei
- Niereninsuffizienz
- Hypoparathyreoidismus
- Akromegalie
- Knochentumoren
- Knochemetastasen

Erniedrigte Werte lassen sich finden bei
- primärem Hyperparathyreoidismus
- intestinaler Malabsorption
- Vitamin-D-Mangelrachitis

Einflußgrößen

Die Probennahme muß am nüchternen Patienten vorgenommen werden, da der Phosphatgehalt des Serums nach *Nahrungszufuhr* signifikant ansteigt.
Hämolytische Seren sind unbrauchbar, da anorganisches Phosphat aus den Erythrozyten austritt und einen falsch-hohen Wert verursacht. Dies gilt auch für längeres Stehen der Probe, wo zudem die Phosphatester durch im Serum vorhandene Phosphatasen gespalten werden, so daß falsch-hohe Werte entstehen.
Phosphat weist einen *zirkadianen Rhythmus* (morgens niedrig, abends hoch) auf.

Anorganisches Phosphat (anorganischer Phosphor) im Urin

Die *Indikationen* sind dieselben wie zur Bestimmung des Phosphats im Serum (s.o.).

Untersuchungsmaterial: 24-h-Urin

Bestimmungsmethoden: s. Phosphatbestimmung im Serum

Referenzbereich

0,5 – 1,4 g/d

Beurteilung

s. Phosphatbestimmung im Serum.
Da die alleinige Bestimmung der Phosphatausscheidung im Urin zur Beurteilung des Phosphathaushalts oft nicht ausreicht, können in Abhängigkeit von der klinischen Fragestellung noch weitergehende Untersuchungen (z.B. Phosphat-Clearance, prozentuale tubuläre Phosphatrückresorption und tubuläres Maximum der Phosphatrückresorption) hinzugezogen werden.
Abschließend gibt Tabelle 47 eine Übersicht über das Verhalten der Elektrolyte Kalzium und Phosphat im Serum und im Harn bei verschiedenen Erkrankungen.

Alkalische Phosphatase

s. Kap. 14.2.1, S. 132.

Tab. 47 Verhalten der Elektrolyte Kalzium und Phosphat im Serum und im Harn bei verschiedenen Erkrankungen

Erkrankung	Serumwerte		Renale Ausscheidung	
	Ca	P	Ca	P
Hyperparathyreoidismus	↑	↓-n	↑-n	n
Hypoparathyreoidismus und Pseudohypoparathyreoidismus	↓	↑	↓	n
Vitamin-D-Überdosierung	↑	n-↑	n-↑	n
Vitamin-D-Mangelrachitis Vitamin-D-refraktäre Rachitis	n	↓	n	↓
Osteoporose	n-↓	n	↑	n
Osteomalazie	n	↓	↓	↑
Malabsorptionssyndrom (Sprue, Zoeliakie, chron. Pankreatitis)	↓	↓	↓-n	↓
Milch-Alkali-Syndrom	↑	n-↑	n-↑	n-↑
Akute Pankreatitis	↓	n	n-↓	n
Renale tubuläre Azidose	n	↓	n	↑-↓
Chron. Niereninsuffizienz	↓	↑	↓	↓
Nephrotisches Syndrom	↓	n	↓	n
NNR-Hyperplasie Kortikoidmedikation	↓	↓	n-↑	↑
Leberzirrhose	↓	n	n-↓	n
Neoplastische Syndrome/Knochenmetastasen a) osteolytisch	↑	↑-n	↑	↑-n
b) osteoblastisch	↓-n	↓-n	↓-n	↓-n

n = Werte im Normbereich ↑ = erhöhte Werte ↓ = erniedrigte Werte

Weitere Untersuchungen (GK Kap. 19.2.2)

Parathormon (Nebenschilddrüsenhormon)

Die Epithelkörperchen sezernieren sowohl intaktes Hormon (Polypeptidkette aus 84 Aminosäuren) als auch Fragmente davon. Auch in der Blutbahn wird das intakte Hormon in verschiedene Fragmente gespalten. Der C-terminale Teil (Fragment 53–84) hat eine höhere diagnostische Aussagekraft als der N-terminale Teil (Fragment 1–34) und der mittel-regionale Teil (Fragment 44–68). Die Konzentration des intakten Hormons ist extrem niedrig.

Indikationen

Differenzierung von Hyper- und Hypokalzämie,
Niereninsuffizienz, Nephrolithiasis,
V.a. primären Hyperparathyreoidismus

Untersuchungsmaterial

Serum (innerhalb von 2 h nach Gewinnung tiefgefrieren!)
EDTA-Plasma

Bestimmungsmethoden

Immunradiometrischer Assay oder immunoluminometrischer Assay

Referenzbereich

0,40–1,40 ng/ml

Erhöhte Werte lassen sich finden bei
- primärem Hyperparathyreoidismus:
  - Nebenschilddrüsenhyperplasie,
  - Nebenschilddrüsenadenom,
  - Nebenschilddrüsenkarzinom,
- sekundärem Hyperparathyreoidismus:
  - renal (Niereninsuffizienz),
  - intestinal (Malabsorptionssyndrom),
- Nierensteinen.

Erniedrigte Werte lassen sich finden
- bei Hypoparathyreoidismus,
- autoimmun,
- hereditär,
- postoperativ (nach Schilddrüsenoperation).

D-Hormone

Der Stoffwechsel der D-Hormone läuft wie folgt ab:
1. Provitamine werden mit der Nahrung aufgenommen.
2. Die Provitamine werden in der Haut unter dem Einfluß der UV-Strahlung in die beiden wichtigsten Vitamine D_3 und D_2 umgewandelt (wobei D_3 auch von der Leber gebildet werden kann).
3. In der Haut gebildetes oder mit der Nahrung aufgenommenes D_3 und D_2 wird zur Leber transportiert und dort zu 25-Hydroxy-Vitamin-D_3 **(Calcidiol)** bzw. 25-Hydroxy-Vitamin-D_2 hydroxyliert.
4. Im Serum läßt sich normalerweise nur das 25-Hydroxy-Vitamin-D_3 nachweisen, welches an ein Transportprotein gebunden und zur Niere transportiert wird.
5. In der Niere findet eine weitere Hydroxylierung zu 1,25-Dihydroxy-Vitamin-D_3 **(Calcitriol)** statt, welches nun das echte, die Kalziumhomöostase beeinflussende Hormon darstellt.

25-Hydroxy-Vitamin-D_3 (Calcidiol)

Indikationen

Verdacht auf Vitamin-D-Mangel

Untersuchungsmaterial

Serum oder Plasma, Blut unbedingt nüchtern entnehmen, Serum sofort tiefgefrieren!

Bestimmungsmethode

Kompetitive Proteinbindungsanalyse
Hochdruckflüssigkeitschromatographie

Referenzbereiche

50,0–300 mmol/l im Sommer
25,0–120 mmol/l im Winter

Erhöhte Werte lassen sich finden bei
- Vitamin-D-Überdosierung.

Erniedrigte Werte lassen sich finden bei
- mangelnder Vitamin-D-Zufuhr,
- Rachitis,
- Malabsorptionssyndrom,
- prim. Hyperparathyreoidismus,
- Vitamin-D-Verlust, z.B. bei Nephrose.

1,25-Dihydroxy-Vitamin-D_3 (Calcitriol)

Indikationen

Hyperkalzämie,
Therapiekontrolle bei Zufuhr von Vitamin D_3

Untersuchungsmaterial

Serum oder Plasma, Blut unbedingt nüchtern entnehmen, Serum sofort tiefgefrieren!

Bestimmungsmethode

Radioimmunoassay

Referenzbereich

15,0–49,0 pg/ml

Erhöhte Werte lassen sich finden bei
- Vitamin-D-Überdosierung,
- Hypophosphatämie,
- Hyperkalzämie,
- prim. Hyperparathyreoidismus,
- Sarkoidose.

Erniedrigte Werte lassen sich finden bei
- Vitamin-D-abhängiger Rachitis,
- Niereninsuffizienz.

Skelettmuskel (GK Kap. 20)

Laboratoriumsuntersuchungen (GK Kap. 20.2)

Basisdiagnostik (GK 20.2.1)

Liegt der Verdacht auf eine Erkrankung der Skelettmuskulatur vor, so sollten zumindest die folgenden Laborparameter bestimmt werden:
CK und ihre Isoenzyme (insbesondere **CK-MB**),
LDH und ihre Isoenzyme (insbesondere **LDH 5**),
Myoglobin.
Ergeben sich Hinweise auf eine hereditäre oder entzündliche Myopathie, können weitere diagnostische Anhaltspunkte erhalten werden durch die Bestimmung von:

- Autoantikörpern gegen die quergestreifte Muskulatur,
- Autoantikörpern gegen die Azetylcholinrezeptoren,
- antinukleären Antikörpern (ANA).

CK

Die ausführliche Beschreibung der CK findet sich auf S. 142.
Bei den *Erkrankungen der Skelettmuskulatur* ist insbesondere die *progressive Muskeldystrophie* durch erhöhte CK-Werte gekennzeichnet. Beim Typ Duchenne findet man oft schon Jahre vor dem Beginn der klinischen Symptomatik erhöhte Werte, die im Verlauf der Erkrankung auf einige tausend U/l ansteigen und in fortgeschrittenen Stadien bereits wieder fast im Normbereich liegen können.
Eine *erhöhte CK-Aktivität* tritt auch bei Dermatomyositis, Polymyositis, Muskeltraumen und schweren körperlichen Belastungen auf.

LDH

Die ausführliche Beschreibung der LDH findet sich auf S. 143.
Bei Schäden der Skelettmuskulatur ist das *Isoenzym 5 der LDH* stärker am Anstieg beteiligt als die anderen Anteile.

Myoglobin

Myoglobin ist ein sauerstoffbindendes Hämoprotein, das in der *quergestreiften Muskulatur* (Skelett- und Herzmuskel) gebildet wird. Es ist aufgrund seiner Fähigkeit, Sauerstoff reversibel zu binden, für den Transport und die Speicherung von Sauerstoff in der quergestreiften Muskulatur verantwortlich.
Das *im Serum* nachweisbare Myoglobin stammt aus der Skelett- oder Herzmuskulatur. *Im Urin* nachweisbares Myoglobin stammt fast ausschließlich aus der Skelettmuskulatur.

Indikationen

Verdacht auf Herzinfarkt,
Therapiebeurteilung bei Thrombolysetherapie des Herzinfarkts,
Rhabdomyolysen,
hereditäre Muskelerkrankungen,
Leistungsbeurteilung in der Sportmedizin

Untersuchungsmaterial: Serum, Plasma, Urin

Bestimmungsmethoden: Latex-Agglutinationstest, Turbidimetrie, Immunnephelometrie

Referenzbereiche

Erwachsene	Serum	Männer	7 – 64 µg/l
		Frauen	16 – 76 µg/l
	Urin		< 20 ng/ml

Erhöhte Werte lassen sich finden bei
- Herzinfarkt (Erhöhung im Serum spätestens 2 h nach Schmerzbeginn),
- Skelettmuskelschäden,
- Elektrolytstörungen,
- Intoxikationen durch bestimmte Medikamente,
- bestimmten fieberhaften Infektionen.

Weitere Untersuchungen (GK Kap. 20.2.2)

1. **Autoantikörper gegen Azetylcholinrezeptoren**
   Die **Myasthenia gravis** ist eine Erkrankung, bei der es durch das Vorhandensein von Autoantikörpern gegen die Azetylcholinrezeptoren der postsynaptischen Membran zu einer Störung der muskulären Erregungsübertragung kommt. Die Folge sind schnelle Ermüdbarkeit und Schwäche der Skelettmuskulatur.
   Bei generalisierter akuter Myasthenia gravis werden in 85–95% der Fälle Autoantikörper gegen die Azetylcholinrezeptoren gefunden. Laborchemisch lassen sich bei der Myasthenia gravis in einem Teil der Fälle auch Antikörper gegen die quergestreifte Muskulatur sowie antinukleäre Antikörper (ANA) nachweisen.
2. **Antikörper gegen die quergestreifte Muskulatur**
   Diese treten bei ca. 50–60% der Patienten mit Myasthenia gravis auf.
3. **Antinukleäre Antikörper (ANA)** s. S. 116.

Nervensystem und Sinnesorgane (GK Kap. 21)

Laboratoriumsuntersuchungen (GK Kap. 21.2)

Liquorgewinnung und -inspektion (GK Kap. 21.2.1)

Indikationen zur Untersuchung des Liquors

Diagnostik und Verlaufskontrolle von Erkrankungen des ZNS, insbesondere Entzündungen, zerebrovaskuläre Schädigungen, Tumoren (mit und ohne meningeale Beteiligung), Liquorzirkulationsstörungen, Demyelinisierung

Gewinnung von Liquor

Man gewinnt Liquor entweder durch *Subokzipital- oder Lumbalpunktion*; die Subokzipitalpunktion soll jedoch wegen des Risikos einer Gefäß- oder Medulla-oblongata-Verletzung nur bei strengster Indikationsstellung erfolgen.
Die bevorzugte **Lumbalpunktion** nimmt man am nüchternen Patienten in sitzender Position bei gebeugtem Rücken oder in Seitenlage **zwischen dem 3. und 4. Lendenwirbelkörper** vor.
Grundsätzliche *Kontraindikation* für eine Liquorentnahme ist jede Hirndrucksteigerung (Gefahr der Einklemmung von Hirnteilen infolge des Druckabfalles), insbesondere bei raumfordernden Prozessen.
(Der Vollständigkeit halber sei als dritte Form der Liquorentnahme noch die Ventrikelpunktion genannt, die aber nur in Notfällen zur Druckminderung angewandt wird, da sie eine Trepanation des Schädels erforderlich macht.)

Ein quantitativer Unterschied des Liquors je nach Entnahmestelle besteht in nennenswertem Umfang nur im *Eiweißgehalt:* dieser schwankt je nach Entnahmestelle zwischen 5 und 45 mg/100 ml bzw. 0,05 und 0,45 g/l.

Patientenvorbereitung: Die Lumbalpunktion sollte grundsätzlich am nüchternen Patienten vorgenommen werden.

Methodik (Lumbalpunktion): Nach Punktion mit einer Einwegkanüle (wichtig: die Punktionsstelle gründlich desinfizieren!) werden die ersten 5 Tropfen verworfen und der Lumballiquor in einem sterilen und beschrifteten Einwegplastikröhrchen, das anschließend verschlossen wird, gesammelt.

Sammelmenge: 5–10 ml beim Erwachsenen, 3–5 ml bei Kindern

Stabilität: Da die Liquorzellen in vitro bei längerer Verwahrung (> 2 h) zur Zytolyse neigen, sollte der Liquor innerhalb 1 h nach der Gewinnung untersucht werden. Zellfreies Material ist bei + 4 °C zu verwahren.

Beurteilung von Farbe und Transparenz

Der erste Schritt in der Liquordiagnostik besteht in der makroskopischen Betrachtung:

Der normale Liquor ist *klar, durchsichtig, farblos!*
Eine **Trübung** ist durch eine Leukozytenvermehrung bedingt:

leichte Trübung ≙ 100–300 Zellen/ml
starke Trübung ≙ 2000–10 000 Zellen/ml

Eine **blutige Verfärbung** kann
1. artifiziell durch Verletzen eines Gefäßes bei der Punktion (dann ist der Liquor aber meist nur in der 1. Portion blutig und nach dem Zentrifugieren der Überstand farblos!) oder
2. durch Blutungen in den Liquorraum (alle Portionen sind gleichmäßig erythrozytenhaltig!) bedingt sein.

Eine **gelbbraune Verfärbung** findet man
1. bei länger zurückliegenden Blutungen. Hier ist der Überstand nach dem Abzentrifugieren der Erythrozyten gelblich = xanthochrom (Hämoglobin › Bilirubin).
2. bei starkem Ikterus, wo Bilirubin in den Liquor übertritt.

Eine **grüngelbe Verfärbung** gibt einen Hinweis auf Bakterienabbaustoffe bei Meningitis.
Eine **dunkelbraune bis schwärzliche Verfärbung** findet man bei Melanoblastose des ZNS (durch Melanin).
Gerinnung kann einsetzen, wenn der Eiweißgehalt sehr hoch ist.
Ein **Spinnengewebsgerinnsel** tritt auf, wenn bei entzündlichen Prozessen Fibrinogen in den Liquor übertritt. Es bildet sich dann ein zartes Fibrinnetz, wenn man den Liquor 12–24 h erschütterungsfrei stehen läßt.
Dieses Phänomen findet sich besonders bei *tuberkulöser Meningitis.*

Normaler Liquor:	Aussehen:	wasserklar, farblos
	Zellen:	bis 5 Leukos/μl
	Eiweiß:	bis 45 mg/100 ml
	Glukose:	etwa 60% des Blutglukosewertes

Untersuchung von Zellzahl und -verteilung im Liquor (GK Kap. 21.2.2)

Indikationen

Im Rahmen des Liquorstatus bei
entzündlichen Erkrankungen des ZNS,
neurologischen Auffälligkeiten bezüglich des ZNS (Suchtest),
Verdacht auf Hirn- oder Subarachnoidalblutungen,
Tumorinfiltration des ZNS

Teststreifenmethode

Erythrozyten und Leukozyten lassen sich im nativen Liquor semiquantitativ mit Hilfe von Teststreifen bestimmen.

Bestimmung der Zellzahl in der Zählkammer

Es soll **frischer Liquor** (längstens 60 min nach der Punktion) verwendet werden, da in vitro Zytolyse einsetzt.

Testprinzip: Durch Eisessig werden die Leukozyten und die Erythrozyten hämolysiert.

Testdurchführung: Man verwendet eine Leukozytenpipette und zieht diese bis zur Marke 1 mit Eisessig auf und füllt sie dann bis zur Marke 11 mit Liquor auf. Das Ganze gründlich durchmischen, die ersten Tropfen verwerfen und anschließend die Fuchs-Rosenthal-Kammer mit 1 Tropfen des Gemisches beschicken.

Die Zählkammer besteht aus 16 Quadraten, von denen jedes in 16 kleine Quadrate unterteilt ist.

Es werden nun alle erkennbaren Leukozyten im gesamten Netzbereich der 16 großen Quadrate ausgezählt.
Aus historischen Gründen wird oft die ermittelte Zellzahl in der ganzen Fuchs-Rosenthal-Kammer nicht durch 3 (dieser Wert ist gerundet) geteilt, wie es notwendig wäre, da das Kammervolumen ungefähr diesen Wert (in μl) hat, sondern das Ergebnis wird einfach als n/3 Zellen angegeben.
Diese Angabe bezieht sich korrekt ausgedrückt also auf 3 μl Liquor (= Kammervolumen).

Referenzbereiche

(Lumballiquor)

Neugeborene	0–15 Leukozyten/μl
Erwachsene	0–5 Leukozyten/μl, keine Erythrozyten (oder bis zu 12/3 Zellen)

Bewertung

Leukozyten/μl	Befund
Bis 20 000	Akute bakterielle Meningitis
Bis 2000	Akute abakterielle Meningitis
Wenige Hundert	Chronische Meningitiden, Neurolues, tuberkulöse Meningitis
Bis 100	Subakute sklerosierende Panenzephalitis
Bis 30	Polyneuritis, MS, intraspinaler Tumor

Erythrozyten finden sich bei
- akuter Meningitis,
- Hirn-, Meningeal- und Subarachnoidalblutungen,
- tuberkulöser Meningitis,
- Hirn- und Rückenmarktumoren,
- Toxoplasmose,
- artifizieller Blutung.

In Tab. 48 sind die typischen Liquorbefunde bei verschiedenen Meningitiden dargestellt.

Einflußgrößen

Alter: Die Leukozytenzahl ist bei Neugeborenen und besonders bei Frühgeborenen in den ersten Lebenswochen deutlich erhöht und fällt dann zur Erwachsenennorm ab.

Probenbezogene Faktoren: Fehlerhafte Ergebnisse bei Verwendung von nicht frisch gewonnenem Liquor, bei Verwahrungszeiten > 60 min und bei ungleichmäßiger Zellverteilung in der Probe (unzureichend aufgeschüttelt)

Störfaktoren: Nicht ausreichende Mischung von Liquor und Verdünnungsreagenz in der Verdünnungspipette; unvollständige Kammerfüllung

Zelldifferenzierung

Zur Diagnostik bestimmter Erkrankungen (z. B. MS; Meningitiden) ist die Zelldifferenzierung von Nutzen.
Eine grobe Abschätzung ist für den erfahrenen Untersucher bereits bei der Zählkammermethode möglich.
Präzisere Methoden sind die Untersuchung des Aufstrichs von Nativpräparat auf farbbeschichtete Objektträger (Testsimplets) oder von zellreichem Sediment nach Anreicherung in der Zytozentrifuge, Ausstreichen auf einem Objektträger und Färbung nach Pappenheim.

Proteine im Liquor (GK Kap. 21.2.3)

Gesamtprotein

Indikationen

Im Rahmen des Liquorstatus zur Diagnose und Verlaufskontrolle von

- entzündlichen Erkrankungen,
- Schrankenstörungen,
- Zirkulationsstörungen,
- im ZNS lokalisierter pathologischer Proteinsynthese

Untersuchungsmaterial: Frisch gewonnener und zellfreier (zentrifugierter) Liquor

Qualitative Proteinnachweismethoden im Liquor

1. Pandy-Reaktion

Testprinzip: Eiweißfällung durch Phenollösung (Pandy-Reagenz)

Testdurchführung: Es werden 2 – 3 ml Pandy-Reagenz in ein Uhrglasschälchen gegeben. Man läßt vom Rand her einige Tropfen Liquor zufließen und betrachtet gegen einen dunklen Untergrund bei seitlicher Beleuchtung, ob eine Trübung entsteht.

Man unterteilt in
leichte Trübung +
starke Trübung + +
Niederschlag + + +

2. Teststreifenmethode

Das Reaktionsprinzip beruht auf dem sog. Eiweißfehler einiger Indikatoren. Das Testfeld reagiert mit Albumin stärker als mit Globulinen. Die untere Nachweisgrenze liegt bei 0,1 – 0,2 g/l.

Diese Methode ist aufgrund der großen Praktikabilität als *Suchtest* geeignet.
Die qualitativen Tests dienen jedoch nur der groben Orientierung. Um eine differenziertere Aussage zu erhalten, sollte eine quantitative Proteinbestimmung vorgenommen werden.

Quantitativer Proteinnachweis (Biuret-Methode)

Testprinzip: Mittels Biuret-Reagenz entsteht ein Farbkomplex, dessen Intensität der Anzahl der Peptidbedingungen und damit der Proteinkonzentration proportional ist.

Testdurchführung: Ausfällung der in 1 ml Liquor enthaltenen Proteine mit eiskalter Perchlorsäurelösung. Der Überstand wird abzentrifugiert und der Niederschlag mit Biuret-Reagenz versetzt. Die Extinktion des gebildeten Farbkomplexes wird mit dem Photometer bestimmt.

Referenzbereich

Erwachsene 15 – 45 mg/dl

Erhöhte Werte findet man bei
- bakterieller Meningitis (bis 2000 mg/dl),
- Virusmeningitis (bis 100 mg/dl),
- Tbc-Meningitis (bis 500 mg/dl),
- Enzephalitis (bis 400 mg/dl),
- Kompressionssyndrom (bis 4000 mg/dl),
- Polyradikulitis (bis 2000 mg/dl).

Eine erhöhte Gesamtproteinkonzentration im Liquor ist fast immer auf eine **Störung der Blut-Hirn- bzw. Blut-Liquor-Schranke** zurückzuführen!
Insgesamt ist die Liquoreiweißerhöhung ein unspezifischer Befund, der eher als Verlaufsparameter als für die Differentialdiagnostik geeignet ist. Bei unklarer Pathogenese muß die Schrankenstörung mittels Liquorelektrophorese und Bestimmung von Albumin und Immunglobulinen eingehender untersucht werden.

Einflußgröße

Alter: Die Gesamtproteinkonzentration steigt mit zunehmendem Lebensalter an.

Liquorelektrophorese, Bestimmung von Albumin und Immunglobulinen

Indikationen

Differentialdiagnose von Schrankenstörung und Proteinsynthesesteigerung im ZNS (bei erhöhtem Liquoreiweiß),
Diagnostik von Immunglobulin-produzierenden Tumoren,
grundsätzlich alle neurologischen und schweren psychischen Erkrankungen

Liquorelektrophorese

Die Liquorelektrophorese erfolgt analog zur Serumelektrophorese (s. S. 15). Die Anfärbung der geringen Eiweißmengen im Liquor erfolgt mit dem außerordentlich empfindlich reagierenden Farbstoff Nigrosin.

Referenzbereiche (methodenabhängig)

Präalbumin	3,9 - 8,3%
Albumin	51,8 - 65,2%
α_1-Globulin	3,1 - 5,9%
α_2-Globulin	3,2 - 6,0%
β-Globulin	10,1 - 22,2%
γ-Globulin	7,1 - 11,9%

Insgesamt ist die differentialdiagnostische Aussagekraft begrenzt, da bei allen akut entzündlichen Prozessen die α-Globuline und bei allen chronisch entzündlichen Prozessen die γ-Globuline erhöht sind.
Zur Quantifizierung von Schrankenstörungen bestimmt man den Liquor/Serum-Quotienten des Albumins und eines größeren Proteins – α_2-Makroglobulin oder IgG.

Bestimmung von Albumin in Liquor und Serum

Die Albuminkonzentration in Liquor und Serum wird normalerweise mit turbidimetrischen, nephelometrischen oder anderen immunologischen Methoden bestimmt.
Der Liquor/Serum-Quotient von Albumin gibt Auskunft über eine Schrankenstörung, da Albumin nicht lokal im ZNS gebildet werden kann, sondern ausschließlich in der Leber.

Referenzbereich

Quotient Liquor/Serum 0,002 - 0,008

Der Quotient ist bei Permeabilitäts- und Zirkulationsstörungen der Liquorräume *erhöht* (z.B. durch mechanische Obstruktion, Polyneuritis, Meningitis).

Differenzierung von Blut-Liquor-Schrankenstörung und autochthoner IgG-Produktion im Zentralnervensystem

[Reiber H, Felgenhauer K (1987) Protein transfer at the blood cerebrospinal fluid barrier and the quantitation of the humoral immune response within the central nervous system. Clin Chim Acta 163 : 319 - 328]

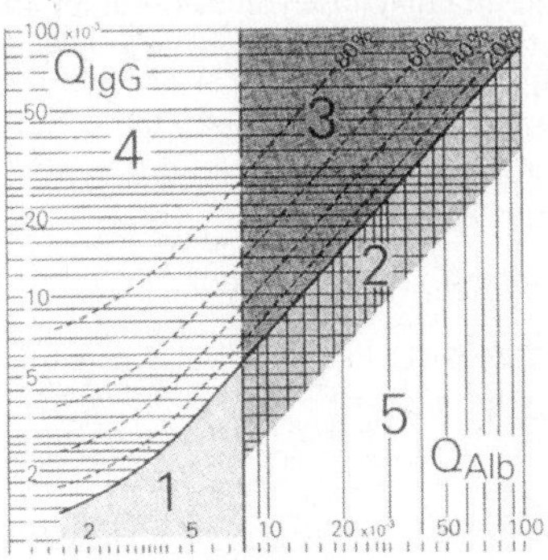

Zur Charakterisierung der Blut-Liquor-Schrankenfunktion wird der Quotient aus Liquor- und Serumkonzentration von Alumin (Q_{Alb}) bestimmt. Der Liquor-Serum-Quotient für IgG wird als Funktion des Albuminquotienten im Schema eingetragen und erlaubt so die Unterscheidung von 5 verschiedenen Fällen:

1. Normalbereich;
2. reine Schrankenstörung ohne lokale IgG-Synthese;
3. Schrankenfunktionsstörung mit zusätzlicher IgG-Synthese im ZNS;
4. reine IgG-Synthese im ZNS ohne Schrankenfunktionsstörung;
5. in diesem Bereich finden sich aus empirisch gesichertem Zusammenhang keine Werte, bzw. sind diese auf Fehler bei der Blutentnahme oder auf Analytikfehler zurückzuführen.

Generell liegen Fälle mit lokaler IgG-Synthese im ZNS oberhalb der dick gezeichneten Linie (Hyperbelfunktion). Werte darunter repräsentieren meist Liquor-Serum-Quotienten für IgG, die durch passive Diffusion vom Serum-IgG in den Liquor zustande kommen. Eine isoelektrische Fokussierung kann in diesem Bereich aber aufgrund der höheren Empfindlichkeit noch lokal im ZNS synthetisierte Fraktionen identifizieren (oligoklonales IgG). Die %-Linien in den Bereichen 3 und 4, die in der logarithmischen Darstellung zur Differenzierungslinie verlaufen, geben an, wieviel % des gemessenen Gesamt-IgG im Liquor aus dem ZNS stammen.

Einflußgröße

Alter: Bei Neugeborenen und bei alten Leuten liegen die Liquor/Serum-Quotienten etwas höher.

Bestimmung von IgG in Liquor und Serum

Bestimmungsmethoden s. Albumin.

Referenzbereich

Quotient Liquor/Serum 0,001 – 0,003

Der Quotient kann nicht nur aufgrund einer Schrankenstörung, sondern auch durch eine zerebral lokalisierte (intrathekale) IgG-Produktion (z. B. bei multipler Sklerose, subakuter sklerosierender Panenzephalitis, entzündlichen Erkrankungen des ZNS) *erhöht* sein.

Einflußgröße s. Albumin.

Bestimmt man den **Liquor/Serum-Quotienten von α_2-Makroglobulin**, so erhält man einen zusätzlichen Parameter für die Funktion der Blut-Liquor-Schranke, der im Vergleich zu Albumin eine Durchlässigkeit der Schranke für noch größere Moleküle anzeigt. Eine Erhöhung dieses Quotienten findet sich also bei Schrankenfunktionsstörungen, insbesondere bei bakterieller Meningitis, Enzephalitis, Tumoren des ZNS, Polyradikulitis und Polyneuropathien.

Nachweis oligoklonaler Immunglobuline (IgG-Subklassen) im Liquor

Prinzip

Trennt man Liquorproteine im elektrischen Feld unter Verwendung von Agargel, so werden hierdurch nach Färbung (z. B. im Amidoschwarz 10 B oder Paragonblau) im Bereich der γ-Fraktion definierte Banden, die jeweils das Produkt eines Plasmazellklons darstellen, nachweisbar.
Von besonderer diagnostischer Bedeutung ist die Bestimmung des sog. $\varkappa/\lambda$-Verhältnisses.

Referenzbereich

$\varkappa/\lambda$-Verhältnis von IgG	0,4 – 2,8
Oligoklonale Banden	keine

Bei pathologisch gesteigerter Proteinsynthese im ZNS treten **oligoklonale Immunglobuline** auf, und die $\varkappa/\lambda$-Relation ist zu höheren Werten verschoben.
Oligoklonale Immunglobuline treten nicht im Serum auf und sind von den monoklonalen Immunglobulinen, die beim Plasmozytom oder bei M. Waldenström produziert werden, zu unterscheiden. Letztere können bei entsprechender Schrankenstörung im Serum und Liquor nachgewiesen werden.
Oligoklonale Immunglobuline entstammen selektiv vermehrten B-Lymphozyten-Klonen im ZNS.
Der Nachweis oligoklonaler Banden und die Verschiebung der $\varkappa/\lambda$-Relation geben Hinweise auf entzündliche und degenerative Erkrankungen des ZNS und dienen vor allem der **Frühdiagnostik der multiplen Sklerose.**

Glukose und Laktat im Liquor (GK Kap. 21.2.4)

Die Glukosekonzentration im Liquor ist von der im Blut abhängig. Erhöhte Werte finden sich demnach bei einer Hyperglykämie, aber auch bei Glukoseverwertungsstörungen der Hirnzellen (z. B. bei Enzephalitis).
Erniedrigte Glukosewerte kommen durch einen vermehrten Glukoseverbrauch, z. B. bei bakteriellen Entzündungen des ZNS, oder verminderte Blutversorgung zustande.
Da ein Teil der Glukose zu Laktat abgebaut wird und dieses nur teilweise durch die Blut-Hirn-Schranke abgegeben werden kann, erscheinen geringere Mengen des Laktats im Liquor.
Vermutlich durch eine Verminderung der Laktat-Clearance und einen verstärkten Abbau von Glukose kommt es bei Störungen der zerebralen Blutversorgung und bei akuten bakteriellen Meningitiden zu einem Laktatanstieg.

Indikationen

Akute und chronische Entzündungen des ZNS, insbesondere Differentialdiagnose von bakterieller und viraler Meningitis,
intrazerebrale Blutungen,
Tumoren des ZNS,
Durchblutungsstörungen des ZNS,
Intoxikationen des ZNS

Untersuchungsmaterial: frischer Liquor

Bestimmungsmethoden

Glukose s. Kap. 5.2.1, S. 44.
Laktat s. Kap. 7.2.3, S. 61.

Referenzbereiche

Glukose	ab 5. Lebensjahr	50 – 70 mg/dl
	Blut/Liquor-Quotient	1,1 – 1,65
Laktat	< 15. Lebensjahr	10,8 – 18,9 mg/dl
	16.– 30. Lj.	10,8 – 16,2 mg/dl
	31.– 50. Lg.	9,9 – 17,1 mg/dl
	51.– 75. Lj.	11,7 – 23,4 mg/dl

Bewertung

Die Laktat- und Glukosespiegel im Liquor verhalten sich gegenläufig, wobei die diagnostische Aussagekraft des Laktats der Aussage der Glukose überlegen ist.
Erkrankungen oder Zustände, die zu *erhöhten Laktat- und erniedrigten Glukosekonzentrationen* im Lumballiquor führen, sind

- akute bakterielle (unbehandelte) Meningitis (Abgrenzung gegen virale Formen),
- frische subarachnoidale oder intrazerebrale Blutungen (im Unterschied zu artefiziellen Blutungen),
- transitorisch-ischämische Attacken und ischämische Insulte (Anstieg abhängig vom Ausmaß des infarzierten Gebiets),
- primäre oder sekundäre Tumoren des ZNS,
- Intoxikationen des ZNS (in ca. 10% der Fälle).

Hinweise

Kommt es unter einer antibiotischen Meningitistherapie zu einem Laktatanstieg, so besteht der Verdacht auf ein Rezidiv bzw. auf Antibiotikaresistenz.

Liquorproben mit erhöhten Laktatwerten und erhöhter Erythrozytenzahl weisen auf eine intrazerebrale Blutung hin.

Erhöhte Laktatkonzentrationen und mäßig erhöhte Leukozytenzahlen sprechen für Tumoren des ZNS.

Erhöhte Glukosewerte können auftreten bei Poliomyelitis, Myelitis und Enzephalomyelitis disseminata, Enzephalitis epidemica.

Abschließend gibt Tabelle 48 einen Überblick über wichtige Liquorbefunde bei verschiedenen Erkrankungen.

Tab. 48 Charakteristische Liquorbefunde bei verschiedenen Erkrankungen

Erkrankung	**Liquorbefunde**				
	Aussehen	**Zellzahl Zellart**	**Gesamteiweiß**	**Glukose**	**Weitere Befunde, Bemerkungen**
Eitrige (bakterielle) Meningitis	Trüb, oft gelblich	3000 – 20 000/μl, überwiegend Granulozyten	Stark erhöht, 100 – 1000 mg/dl	Stark vermindert, meist < 20 mg/dl	Bakteriennachweis (z. B. Meningo- oder Pneumokokken), Laktatanstieg
Tuberkulöse Meningitis	Klar oder ganz leicht getrübt	20 – 500/μl überwiegend Lymphozyten (nur anfangs Granulozyten)	Erhöht	Stark vermindert, meist < 20 mg/dl	Bakteriennachweis, Spinnengewebsgerinnsel, Lakatatanstieg
Virusmeningitis	Klar	10 –mehrere 100/ μl, überwiegend Lymphozyten	Normal bis gering erhöht	Normal	Oft Begleiterkrankung bei Virusinfektionen (Herpes, Mumps u. a.)
Subarachnoidalblutung	Blutig	Nicht verwertbar	Nicht verwertbar	Nicht verwertbar	Überstand nach Zentrifugieren xanthochrom
Multiple Sklerose	Klar	Meist 5 – 30/ μl, Lymphozyten	Normal bis gering erhöht	Normal	γ-Globuline und IgG erhöht, oligoklonale Banden nachweisbar
Polyradikulitis (Guillain-Barré-Syndrom)	Klar	Normal = „Albuminozytologische Dissoziation“	Stark erhöht	Normal	

Bestimmung von Pharmakakonzentrationen im Plasma (Drug monitoring) und klinisch-toxikologische Analytik (GK Kap. 22)

Laboratoriumsuntersuchungen (GK Kap. 22.2)

Gewinnung und Asservierung des Untersuchungsmaterials (GK Kap. 22.2.1)

Probennahme für das Drug monitoring

Der Zeitpunkt der Blutentnahme ist abhängig von der klinischen Fragestellung und von der Pharmakokinetik des jeweils zu analysierenden Medikaments.

Bei einer **Dauertherapie** sollte die Blutentnahme im Steady state erfolgen, d.h. nach Behandlung mit einer konstanten Dosis über mindestens 4 Halbwertszeiten. Die Entnahme der Probe wird dann, je nach klinischer Fragestellung, zum Zeitpunkt der *maximalen Serumkonzentration* und/oder unmittelbar vor Verabreichung der nächsten Dosis *(minimale Serumkonzentration)* durchgeführt. Bei Medikamenten mit einem engen therapeutischen Bereich und einer kurzen Halbwertszeit, z.B. Theophyllin, Gentamicin und bestimmten Antiarrhythmika, sind Blutentnahmen zur Messung der minimalen und maximalen Serumkonzentration wichtig.

Bei einzelnen Medikamenten dagegen ist der Zeitpunkt der Blutentnahme nicht relevant, da die Unterschiede zwischen minimaler und maximaler Serumkonzentration im Steady state nur gering sind. Beispiele dafür sind Phenytoin und Phenobarbital.

Nach **intravenöser Applikation** muß bei den meisten Medikamenten die Blutentnahme nach etwa 1–2 h, bei Digoxin und Digitoxin nach 6–12 h erfolgen.

Probennahme für klinisch-toxikologische Untersuchungen

Bei Verdacht auf oder für den Nachweis von akuten Vergiftungen ist die Asservierung geeigneter Untersuchungsmaterialien Vorbedingung für eine erfolgreiche toxikologisch-analytische Untersuchung.

In diesem Zusammenhang gelten folgende Regeln:

- geeignetes Material asservieren,
- rechtzeitige Entnahme des Materials, in jedem Fall vor Beginn der therapeutischen Verabreichung von Medikamenten, eventuell auch wiederholte Entnahme,
- Vermeidung jeglicher Kontamination bei der Abnahme,
- Identität der Probe sichern (Beschriftung: Patientenname, Asservatart, Abnahmezeitpunkt, Identitätskennzeichen),
- sachgemäße Aufbewahrung und Versendung.

Je nachdem, welche Art der Vergiftung vermutet wird bzw. unter welchen Umständen toxikologische Untersuchungen erforderlich sind, sollten folgende **Untersuchungsmaterialien** asserviert werden:

- Venenblut (10 ml Nativblut ohne Zusatz und 10–20 ml mit Gerinnungshemmern wie EDTA oder Heparin versetztes Blut).
- Harn (soviel wie möglich, mindestens aber 100 ml).
- Mageninhalt, Magenspülwasser (200 ml), Erbrochenes, Fäzes.
- Giftreste (wenn möglich in den Orginalbehältnissen), verschmutzte Kleidung.
- Atemluft (15–20 l in einem Plastiksack, bei Bewußtlosen aus dem Auslaßventil des Beatmungsgeräts).
- Unter Umständen (Verdacht auf länger zurückliegende Vergiftung mit Arsen oder Thallium, Verdacht auf Opiatvergiftung) auch Haare.

Als **Asservatgefäße** sind gut verschließbare Einmalgefäße aus Glas oder Kunststoff zu verwenden, auf keinen Fall Gefäße, in denen vorher Arzneimittel oder -lösungen aufbewahrt wurden.

Die **Aufbewahrung** von Asservaten kann in weniger dringlichen Fällen kurzfristig, d.h. Stunden bis wenige Tage, in einem abschließbaren Kühlschrank erfolgen.

Die nach der Durchführung der klinisch-toxikologischen Untersuchung noch verbleibenden Reste der Untersuchungsmaterialien müssen mindestens 4 Wochen lang aufbewahrt werden, für den Fall, daß Nachuntersuchungen notwendig werden.

Besonderheiten bei der Probennahme für die Alkoholbestimmung

Für die Bestimmung von Ethylalkohol im Blut muß die Blutentnahme unter alkoholfreien Kriterien erfolgen, d.h. für die Desinfektion der Haut an der Stichstelle darf kein Alkohol verwendet werden, statt dessen sind z.B. Sublimat oder Oxycyanat geeignet.

Entweder führt man die Blutentnahme gleich mit einem geschlossenen System (z.B. Vacutainer) durch, oder die Blutprobe muß für den Transport luftdicht verschlossen werden.

Qualitative Untersuchungen (GK Kap. 22.2.2)

Als Giftstoffe spielen beim Erwachsenen Psychopharmaka, Schlafmittel und Schmerzmittel, häufig in Verbindung mit Alkohol und in suizidaler Absicht eingenommen, die größte Rolle. Bei Kindern sind Intoxikationen mit Medikamenten, Haushaltsgiften und Giftpflanzen von Bedeutung.
Um lebenswichtige therapeutische Maßnahmen ergreifen zu können, die über die Akutversorgung des Vergiftungsnotfalls hinausgehen, ist in erster Linie der rasche toxikologische Nachweis notwendig. Zur raschen Groborientierung werden **qualitative Tests** oder **Schnellverfahren** durchgeführt.
(Da Vergiftungen mit Funktionsstörungen einhergehen, auch an ein Labor-Basisprogramm denken: Blutbild, Thrombozyten, PTT, Quick-Test, Thrombinzeit, Gerinnungsfaktoren, Serumelektrolyte, Glukose, harnpflichtige Stoffe, Parameter des Säure-Basen-Haushalts, Laktat, Enzyme.)
Bei der qualitativen klinisch-toxikologischen Analytik müssen die Suchtests ein möglichst breites Spektrum von Gift- oder Arzneimittelgruppen erkennen lassen.

Als **Schnell- oder Gruppentests** kommen in Frage:
- Teststreifen (Teststäbchen) und einfache Farbreaktionen (die jedoch alleine zu Fehlinterpretationen führen können),
- chromometrische Gasanalyse mittels Prüfröhrchen und Gasspürgeräten,
- Dünnschichtchromatographie der extrahierten Giftstoffe (mit Fertigplatten) in Kombination mit UV-Spektroskopie,
- Immunoassays (Enzymimmunoassay, nephelometrischer Immunoassay, RIA).

In Tabelle 49 finden sich Beispiele für qualitative Verfahren im Rahmen der klinisch-toxikologischen Vorfelddiagnostik.

Beispiele für Schnelltests aus der Atemluft

Mit Hilfe der entsprechenden Dräger-Röhrchen lassen sich Schnelltests aus der Atemluft durchführen, z.B. bei Vergiftungen mit Alkohol, Methanol, Blausäure, Phosgen, Kohlenmonoxid, Schwefelwasserstoff, Lösungsmitteln.

Bewertung

Toxikologische Untersuchungsergebnisse dürfen grundsätzlich nur in Verbindung mit dem klini-

Tab. 49 Beispiele für qualitative Verfahren für die klinisch-toxikologische Vorfelddiagnostik

Substanzen	Prinzip	Nachweisgrenze
	Qualitative Farbtests im Urin	
Phenothiazine	FPN-Test	5 mg/l
Salizylate	FeCl3-Lösung	500 mg/l
Phenacetin	p-Aminophenol-Nachweis	50 mg/l
Paracetamol	p-Aminophenol-Nachweis	50 mg/l
Paraquat	Dithionit	1 mg/l
Basische Drogen	Tetrabromphenolphthalein (TBP)	0,5–10 mg/l
CCl_4, CH_2Cl_2, $CHCl_3$	Trichloressigsäurenachweis	5 mg/l
Ketonkörper	Teststreifen	50 mg/l
Nitrit	Teststreifen	10 mg/l
pH	Teststreifen	0,1
	Qualitative enzymimmunologische Tests im Serum (Plasma) und Urin	
Serum (Plasma)		
Barbiturate		6 mg/l (Secobarbital)
Benzodiazepine		0,5 mg/l (Diazepam)
Trizyklische Antidepressiva		0,5 mg/l (Nortryptilin
Urin		
Barbiturate		0,5 mg/l (Secobarbital)
Methaqualon		0,7 mg/l (Methaqualon)
Benzodiazepine		0,5 mg/l (Oxazepam)
Amphetamine		0,7 mg/l (Amphetamin)
Opiate		0,5 mg/l (Morphin)
Cannabinoide		0,2 mg/l (Hauptmetabolit)

schen Bild (Symptomatik, Verlauf) interpretiert werden. Stoffdaten (chemische Eigenschaften, Stoffwechsel, Toxizität) sowie analytische Daten (Nachweismethoden und ihre Spezifität und Nachweisgrenze) sind zu berücksichtigen.

Für qualitative Untersuchungen gilt:

Erhält man bei einer toxikologischen Untersuchung im Blut ein *negatives Resultat*, so läßt sich eine akute Vergiftung mit der entsprechenden Substanz normalerweise mit großer Wahrscheinlichkeit ausschließen.
Liegt ein *qualitativer Nachweis eines Giftes im Blut* vor, ist die Wahrscheinlichkeit, daß diese Substanz einen toxikologischen Effekt hervorruft, größer als wenn sie nur im Harn gefunden wird.
Ist das Ergebnis einer Harnuntersuchung negativ, so muß berücksichtigt werden, daß *Metaboliten* oft nicht miterfaßt werden und die Ausscheidungsrate durch einen stärker sauren oder alkalischen Harn reduziert sein kann.

Bei *schweren Medikamentenvergiftungen* wird fast immer so viel nicht metabolisierte Substanz im Harn ausgeschieden, daß sie mit qualitativen Verfahren nachgewiesen werden kann.
Bei leichten Vergiftungen dagegen muß bei negativem Urinbefund die Analytik evtl. auf den Nachweis von Metaboliten ausgedehnt werden (Beispiel: Benzodiazepine).
Erhält man durch qualitative toxikologische Untersuchungen ein *positives Ergebnis*, so ist das ein wichtiger Faktor, um die klinische Diagnose einer akuten Vergiftung zu bestätigen. Sind gleichzeitig *mehrere Gifte* inkorporiert worden, ist an Summations-, Potenzierungs- oder Subtraktionseffekte zu denken!
Zur weiteren Absicherung der Ergebnisse und beim Nachweis mehrerer Gifte werden quantitative und gezielte toxikologische Untersuchungen angeschlossen.

Quantitative Untersuchungen (GK Kap. 22.2.3)

Zu den bevorzugten quantitativen Verfahren klinisch-toxikologischer Analytik gehören u.a. Immunoassays (Enzymimmunoassay, Fluoreszenz-Polarisations-Immunoassay), Spektralphotometrie, Gaschromatographie, Hochdruckflüssigkeitschromatographie sowie Atomabsorptionssepktralphotometrie (AAS).
Beispiele für gängige quantitative Verfahren für die klinisch-toxikologische Diagnostik gibt Tabelle 50.

Tab. 50 Beispiele für quantitative klinisch-toxikologische Bestimmungsmethoden im Blut (Serum, Plasma)

Substanzen	Prinzip	Nachweisgrenze
Ethanol	enzymatisch (ADH), 340 oder 365 nm	50 mg/l
Kohlenmonoxid	546, 578 nm	5–10%
Paracetamol	$NaNO_2$, 405 nm	10–50 mg/l
Salizylate	$Fe(NO_3)_3$, 546 nm	50 mg/l
Bromid	Phenolrot, 578 nm	10 mg/l
Eisen	Bathophenantrolin	0,1 mg/l
Insektizide (Carbamate, Organophosphate)	Cholinesterase, 365 nm	< 1 kU/l
Kumarine	Prothrombinzeit	< 1%

Untersuchung von CO-Hämoglobin im Vollblut

Indikationen

Kohlenmonoxidvergiftung

Bestimmungsmethode: Spektrophotometrie

Referenzbereiche

Nichtraucher < 1,2%
Raucher bis 8,2%

Die CO-Hb-Konzentration des Blutes ist wesentlich von den Lebensgewohnheiten und von Umwelteinflüssen abhängig. Neben Rauchen führt langdauernde CO-Exposition, z.B. im Straßenverkehr (Taxifahrer), zu einem Anstieg des Kohlenmonoxidgehalts im Blut.
Vergiftungssymptome machen sich bei **20–50% CO-Hb** bemerkbar, bei Werten zwischen **50 und 70%** kommt es zu Krämpfen, Bewußtlosigkeit, Atemlähmung.
Die häufigsten Quellen der CO-Vergiftungen sind die Abgase von Verbrennungsmotoren sowie falsch oder defekt installierte Heiz- und Kochgeräte auf Verbrennungsbasis.

Untersuchung von Methämoglobin im Vollblut

Indikationen

Verdacht auf toxisch-hämolytische Anämie, hereditäre Methämoglobinämie

Bestimmungsmethode: Spektrophotometrie

Referenzbereich

0,2–1% (Angabe in % des Gesamt-Hb)

Erhöhte Werte finden sich bei

- hereditärer Methämoglobinämie (autosomal-rezessiv vererbtes Leiden, bei dem ein Mangel der NADH-abhängigen Methämoglobinreduktase vorliegt),
- toxischer Methämoglobinämie (durch sog. Methämoglobinbildner wie Phenacetin, Sulfonamide, Chinin, PAS, Nitrite, Stickoxide, Arsenwasserstoff, aromatische Nitro- und Aminoverbindungen, Chlorate, Bromate sowie Schädlingsbekämpfungsmittel verursacht).

Bei Werten **über 15%** kommt es zu Zyanose, Kopfschmerz, Benommenheit, bei Werten **über 40%** zu Übelkeit, Schwindel, Kopfschmerz, Atemnot; Werte **über 70%** sind gewöhnlich tödlich.

Bestimmung der Cholinesteraseaktivität im Plasma/Serum

(s. auch S.138)

Indikationen

Intoxikation durch Alkylphosphate oder chlorierte Kohlenwasserstoffe,
Leberdiagnostik (am besten in Verbindung mit der Bestimmung anderer Leberenzyme wie GPT, γ-GT),
beabsichtigte Anwendung von Muskelrelaxanzien

Achtung:
Desinfektion der Haut vor der Blutentnahme nicht mit quaternären Ammoniumverbindungen wie Zephirol, da es sich um Cholinesterasehemmstoffe handelt!

Bestimmungsmethode: Kinetische Messung unter Anwendung der Substrate Butyrylthiocholinjodid oder Azetylthiocholinjodid

Referenzbereiche

3,0–8,0 kU/l

Die im Serum meßbare CHE-Aktivität besteht nahezu ausschließlich aus **Pseudocholinesterase**, die in der Leber gebildet wird.

Pathologische Serumaktivitäten findet man bei

- Lebererkrankungen,
- atypischer CHE,
- Vergiftungen mit Substanzen, die die CHE-Aktivität hemmen, also Vergiftungen mit Alkylphosphaten (Insektizide vom Thiophosphorsäureestertyp wie z.B. Nitrostigmin = E 605, Paraoxon = E 600) und Vergiftungen mit chlorierten Kohlenwasserstoffen (z.B. CCl_4- oder Knollenblätterpilzvergiftungen).

Bestimmung der δ-Aminolävulinsäure-Ausscheidung im Urin

Die δ-ALS ist in Kap. 9.2.4, S.92 ausführlich abgehandelt.
An dieser Stelle soll lediglich nochmals ein Überblick über die Beurteilung der δ-ALS-Ausscheidung im Urin gegeben werden (Tabelle 51).
Die Bestimmung der δ-ALS im Urin ist zur Erfassung und Überwachung bleiexponierter Personen geeignet (im Zusammenhang mit der Bestimmung der Koproporphyrinausscheidung, der Konzentration des Erythrozytenprotoporphyrins und der Aktivität der δ-ALS-Dehydratase in den Erys). Mit Hilfe dieser Parameter läßt sich eine **subklinische chronische Bleivergiftung** frühzeitig erkennen.

Bestimmung der Bleiausscheidung im Urin

Indikationen

Abschätzung der Bleibelastung des Organismus, Überwachung von bleiexponierten Personen (Gewerbe, Straßenverkehr), Verdacht auf Bleivergiftung

Tab. 51 Beurteilung der δ-ALS-Ausscheidung im Urin

Erkrankung	Beurteilung
Akute hepatische Porphyrien	Sehr hohe Werte bei klinischer Manifestation, hohe Werte in der Remissionsphase, meistens erhöhte Werte in den Latenzphasen
Akute Bleivergiftung	Sehr hohe Werte bei akuter Bleivergiftung, hohe Werte bei chronischer Bleivergiftung, erhöhte Werte bei subklinischer Bleiintoxikation
Hereditäre Tyrosinämie	Hohe Werte
Alkoholabusus, Alkoholismus, Alkohol-Leber-Syndrome, chronische hepatische Porphyrie, Arzneimittelnebenwirkung oder Arzneimittelschädigung der Leber, Einwirkung von Fremdchemikalien, Anämien verschiedener Genese, Hunger, Gravidität etc.	Erhöhte Werte möglich

(akute Bleivergiftung: Gastroenteritis, Koliken, Atemstörungen, Lähmungen; chronische Bleivergiftung: schleichender Beginn mit Kopfschmerzen, Müdigkeit, Reizbarkeit, Appetitlosigkeit, später Anämie, Koliken, Bleisaum, Lähmungen)

Bestimmungsmethode: Atomabsorptionsspektralphotometrie (AAS)

Untersuchungsmaterial: 24-h-Sammelurin

Referenzbereiche

Kinder und Erwachsene unter 70 µg/l (0,35 mol/l)

Werte von **70 – 150 µg/l** sind tolerierbar, Werte von **151 – 250 µg/l** sind erheblich erhöht, Werte **über 250 µg/l** sind gefährlich!

Vergiftungen treten vorwiegend durch anorganisches Blei auf, das als Staub, Rauch oder Dampf eingeatmet und verschluckt wird. Die Diagnose der Bleivergiftung ist stets in Zusammenhang mit der klinischen Symptomatik zu stellen!
Die akute Bleivergiftung ist selten.
Als Suchtest für eine chronische Bleivergiftung wird die δ-ALS-Ausscheidung im Urin (s. o.) eingesetzt. Weitere Parameter, die diesbezügliche Anhaltspunkte geben können: Ausscheidung von Koproporphyrin im Urin und Anstieg der Erythrozytenprotoporphyrinkonzentration. Beweisend ist die Feststellung einer erhöhten Bleikonzentration im Blut und Bleiausscheidung im Urin.
Einen Überblick über die **Laborbefunde bei chronischer Bleivergiftung** gibt Tabelle 52.

Tab. 52 Laborbefunde bei chronischer Bleivergiftung

Untersuchung	Befund
Blutbild	Hypochrome Anämie, Anisozytose, Poikilozytose, Tüpfelzellen über 100 auf 1 Mio. Erythrozyten
δ-Aminolävulinsäure-Ausscheidung im Harn	Über 20 mg/l
Koproporphyrin-III-Ausscheidung im Harn	Über 0,5 mg/l
δ-Aminolävulinsäure-Dehydratase der Erythrozyten	Gehemmt auf unter 10 % der normalen Aktivität
Erythrozytenprotoporphyrin	Über 500 µg/l Vollblut

Einflußgrößen und Störfaktoren

Unvollständige Harnsammlung, Kontamination, Ablagerung von Bleisalzen im Harn,
Absorption von Blei an Sammelgefäßwänden mit polaren Eigenschaften

Pharmakakonzentrationen im Serum (Drug monitoring)

Indikationen für ein therapeutisches Drug monitoring

Verwendung von Pharmaka mit geringer therapeutischer Breite (Gefahr der Überdosierung!),
Verdacht auf mangelnde Compliance des Patienten,
Beobachtung von toxischen Nebenwirkungen,
Ausbleiben des therapeutischen Effekts,
Störungen oder interindividuelle Unterschiede in der Pharmakokinetik (verminderte Bioverfügbarkeit, Verteilungsstörungen, eingeschränkte Ausscheidung, Verdacht auf Arzneimittelinteraktionen),
Anwendung von Pharmaka bei lebensbedrohlichen Erkrankungen,
häufige Anwendung von Pharmaka bzw. Langzeittherapie
Empfohlen wird die **Kontrolle der Serumkonzentrationen folgender Pharmaka:**

- **Antiepileptika:**
  Carbamazepin (Sirtal, Tegretal, Timonil)
  Ethosuximid (Petnidan, Pyknolepsinum, Suxinutin)
  Phenobarbital (Luminal, Phenaemal)
  Barbexaclon (Maliasin)
  Phenytoin = Diphenylhydantoin (Epanutin, Phenhydan, Zentropil)
  Primidon (Liskantin, Mylepsinum, Resimatil)
  Valproinsäure (Convulex, Ergenyl, Leptilan, Mylproin, Orfiril)
  Clonazepam (Rivotril)
- **Lithium**
- **Herzglykoside:**
  Digoxin (z. B. Novodigal, Lanitop, Lanicor)
  Digitoxin (z. B. Digimerck, Tardigal)
- **Antiarrhythmika:**
  Lidocain (z. B. Xylocain)
  Procainamid
  Chinidin (z. B. Chinidin-Duriles, Optochinidin)
  Disopyramid (z. B. Norpace, Rythmodul)
- **Theophyllin** (z. B. Euphyllin)
- **Methotrexat**
- **Aminoglykoside:**
  Amikacin (Biklin)
  Gentamicin (z. B. Refobacin, Sulmycin)
  Netilmicin (Certomycin)
  Tobramycin (Gernebcin)
- **Vancomycin**
- **Chloramphenicol**
- **Ciclosporin**

Probennahme

s. Kap. 22.2.1.

Bestimmungsmethoden

Fluoreszenz-Polarisations-Immunoassay, Enzymimmunoassay, turbidimetrischer Immunoassay, nephelometrischer Immunoassay, Fluoreszenzimmunoassay, Radioimmunoassay, chromatographische Verfahren (Gaschromatographie, Hochdruckflüssigkeitschromatographie).

Bewertung

Bei der Interpretation der Serumkonzentration eines Arzneimittels sind neben dem therapeutischen Bereich unbedingt zu berücksichtigen:

- Zeitpunkt der Blutentnahme,
- Form der Applikation,
- Auftreten von pharmakologisch aktiven Metaboliten (bei manchen Arzneimitteln),
- Vorliegen einer ausreichenden Wirkung,
- das gesamte klinische Bild!

Es muß ferner überprüft werden, ob folgende **Voraussetzungen** erfüllt sind:

- Nimmt der Patient das Medikament in der verordneten Dosis ein?
- Ist die Blutentnahme zum richtigen Zeitpunkt erfolgt (s. Kap. 22.2.1)?
- Wird das Medikament optimal resorbiert (Malabsorption?)?
- Ist die Bioverfügbarkeit des verwendeten Medikaments ausreichend?
- Können Arzneimittelinteraktionen ausgeschlossen werden?
- Ausschluß von
  Nierenerkrankungen,
  Lebererkrankungen,
  fieberhaften Infekten,
  Änderungen der Konzentration bestimmter Serumproteine,
  genetisch bedingten Unterschieden im Metabolismus.

Lassen sich die Ursachen, die zu subtherapeutischen oder toxischen Serumkonzentrationen eines Medikaments geführt haben, nicht beseitigen, muß eine **Dosisänderung** vorgenommen werden. Folgende Formel kann angewandt werden:

$$\text{neue Dosis} = \text{alte Dosis} \times \frac{\text{gewünschte Serumkonzentration}}{\text{alte Serumkonzentration}}$$

Abschließend noch einige Beispiele, die die Notwendigkeit einer **kritischen Beurteilung der Befunde** verdeutlichen sollen.

- Ein im therapeutischen Bereich liegender Digoxinwert kann für einen Patienten mit Hypokaliämie und Hyperkalzämie bereits toxisch sein.
- Die obere Grenze des therapeutischen Bereichs kann bei einem Patienten mit Langzeitbehandlung (z. B. mit Phenobarbital) höher liegen (gesteigerte Toleranz).
- Andere Pharmaka können synergistische oder auch antagonistische Wirkung haben.
- Schwankungen von Albumin-, Lipoprotein- und α_1-Glykoproteinkonzentrationen können die Wirksamkeit beeinflussen.

Farbabbildungen

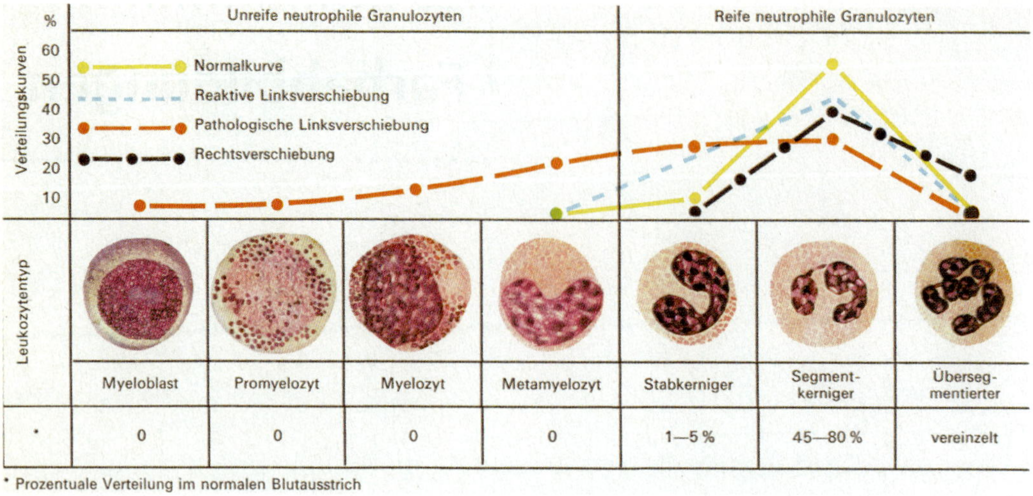

Abb. 32 Häufigkeitsverteilung der neutrophilen Granulozytenformen im Blutausstrich (nach Wendt)

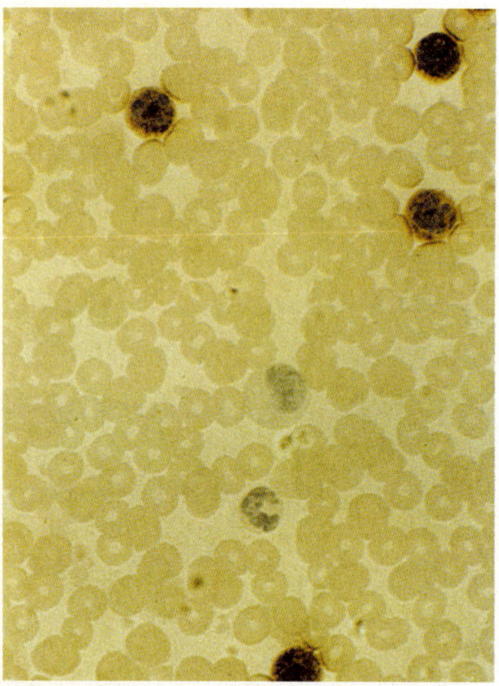

Abb. 33 Alkalische Neutrophilen-Phosphatase

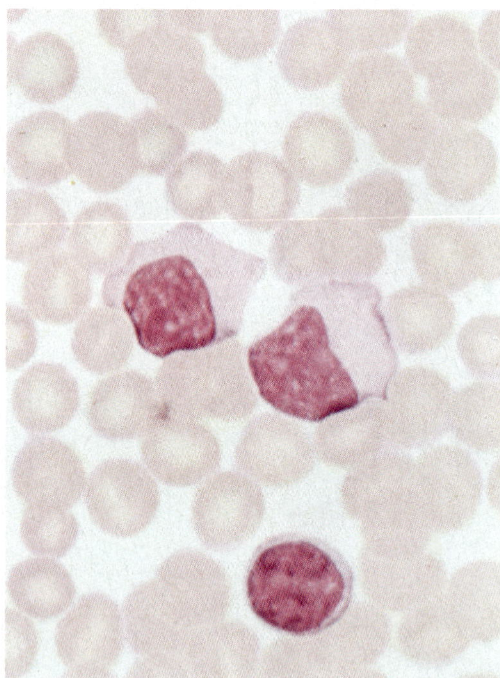

Abb. 34 Infektiöse Mononukleose

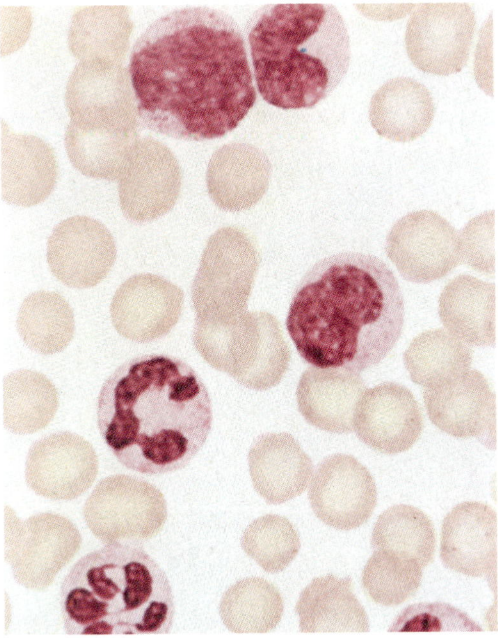

Abb. 35 Chronisch-myeloische Leukämie (peripheres Blut)

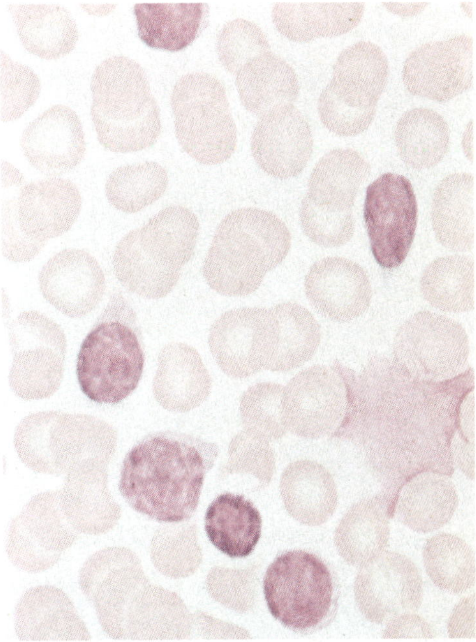

Abb. 36 Chronisch-lymphatische Leukämie (peripheres Blut)

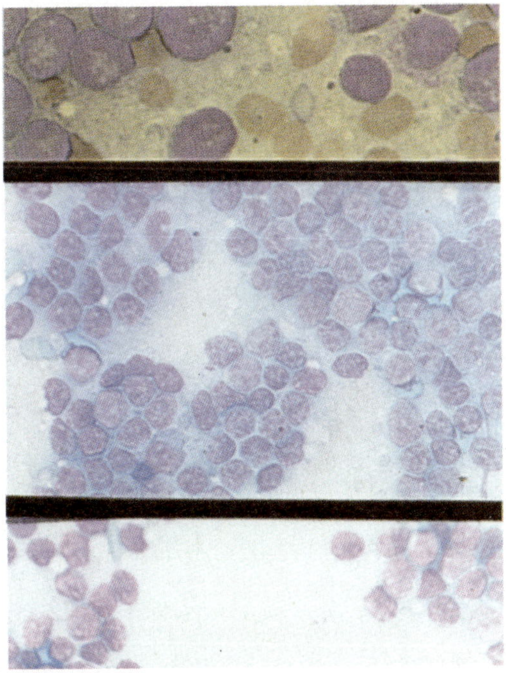

Abb. 37 Unreifzellige Leukosen. Von unten nach oben: Myeloblastentyp, Lymphoblastentyp, Monozytentyp (Mikrophoto)

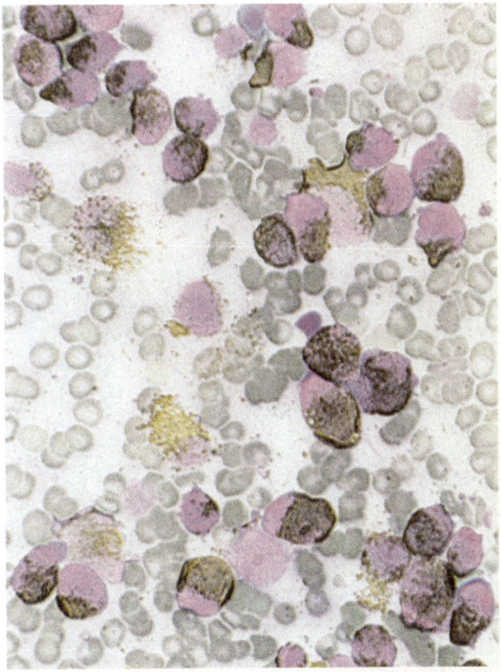

Abb. 38 Promyelozytenleukose (Peroxydasetyp 3)

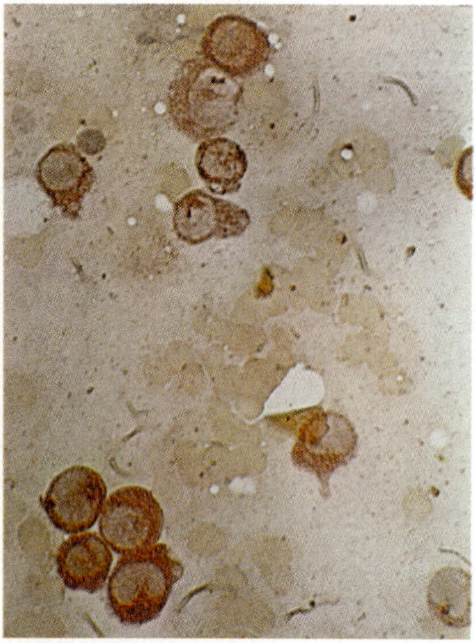

Abb. 39 Monozytenleukose (Esterasetyp)

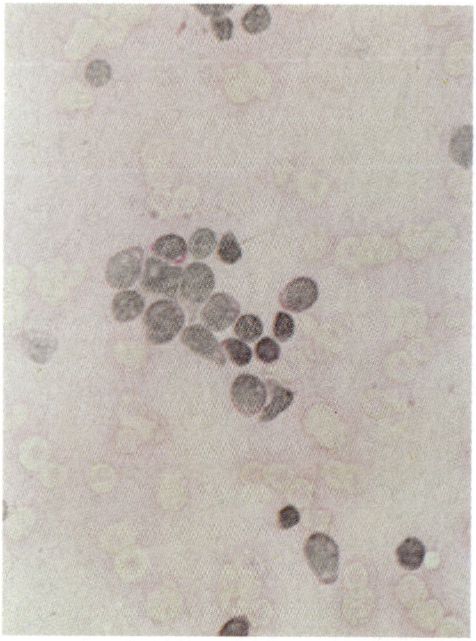

Abb. 40 Lymphoblastenleukose (PAS-Typ)

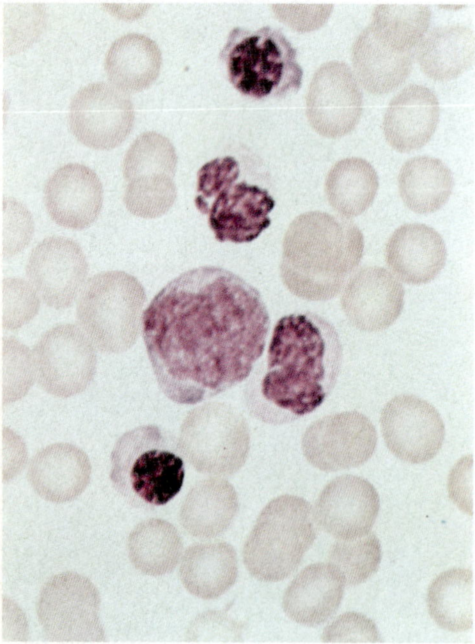

Abb. 41 Erythroleukämie (peripheres Blut)

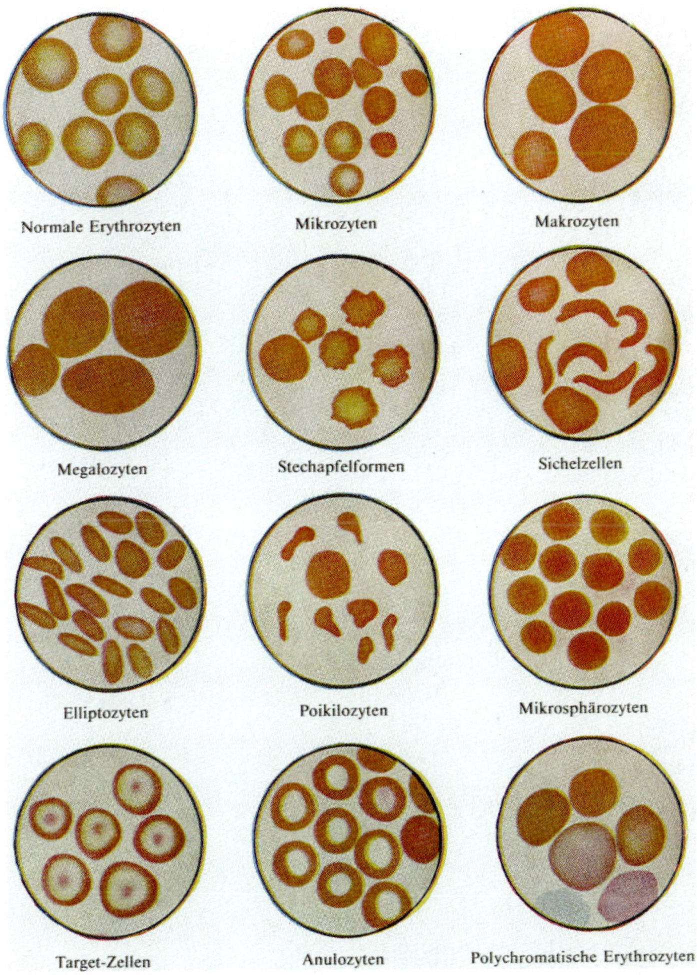

Abb. 42 Pathologische Formvarianten des roten Blutbilds

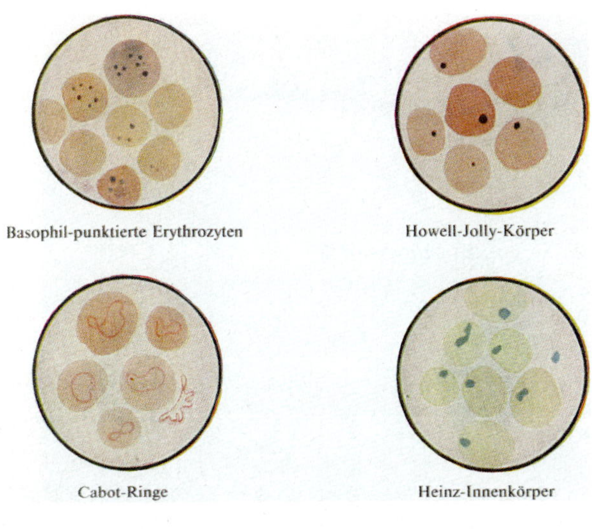

Abb. 43 Pathologische Formvarianten des roten Blutbilds

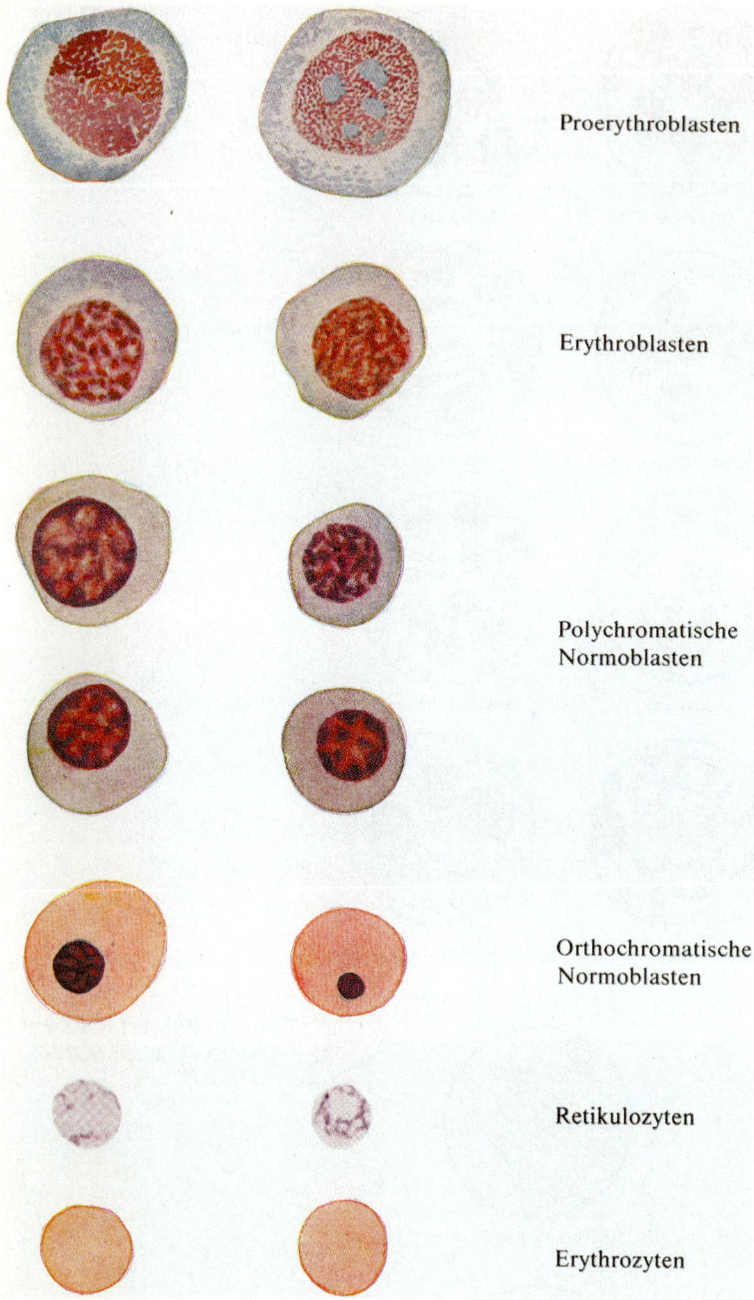

Abb. 44 Zellen der Erythropoese

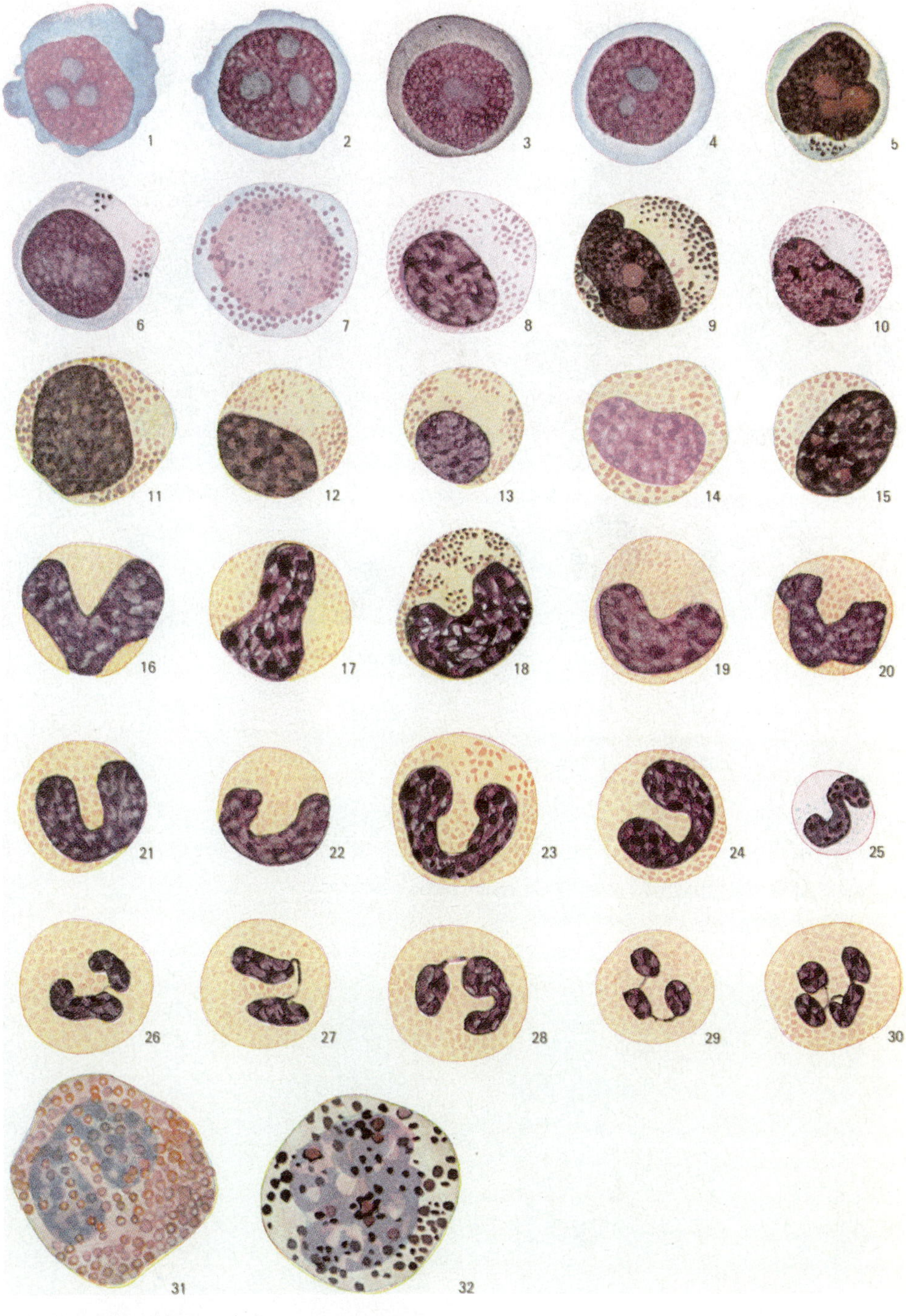

Abb. 45 Zellen der Granulopoese
1 – 5 Myeloblasten; 6 – 10 Promyelozyten; 11 – 15 Neutrophile Myelozyten; 16 – 20 Neutrophile Metamyelozyten; 21 – 25 neutrophile Stabkernige; 26 – 30 Neutrophile Segmentkernige; 31 Eosinophiler Segmentkerniger*; 32 Basophiler Segmentkerniger*

* Stärker vergrößert

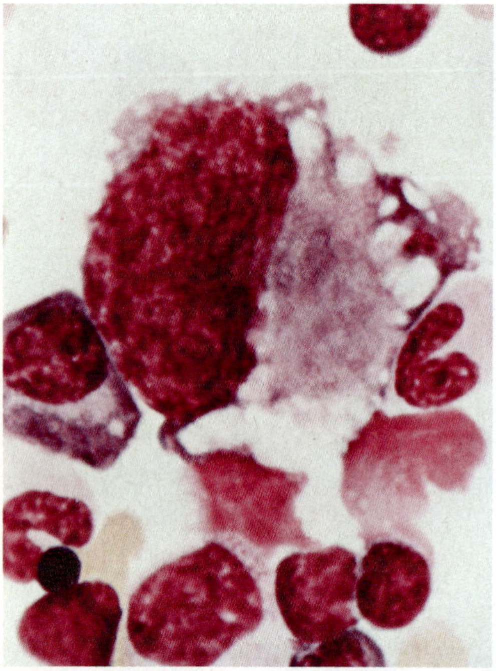

Megakaryoblast

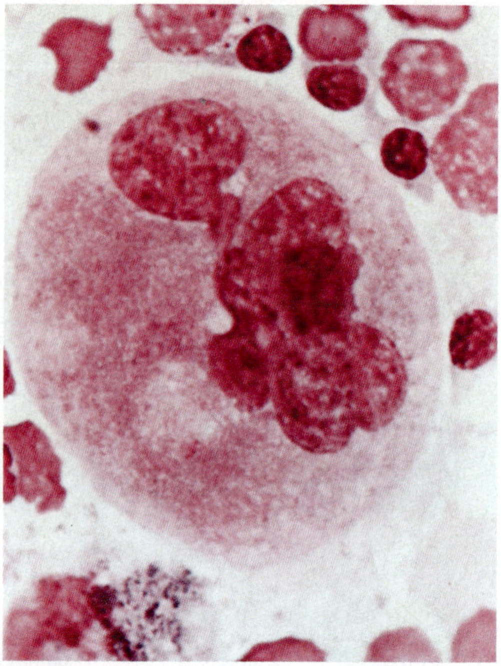

Megakaryozyt

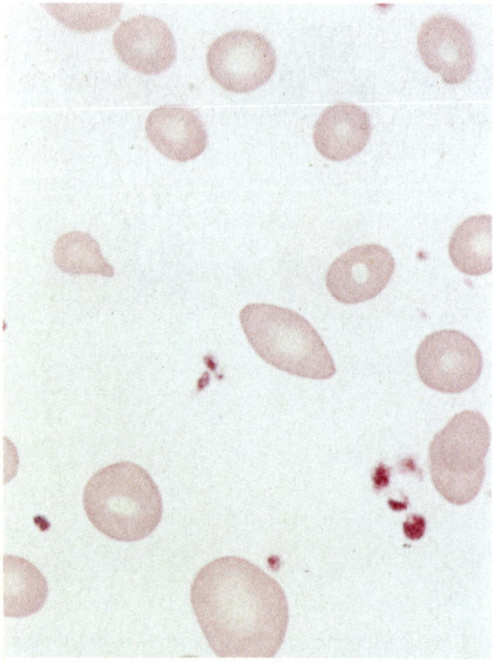

Thrombozyten mit Erythrozyten

Abb. 46 Zellen der Thrombopoese

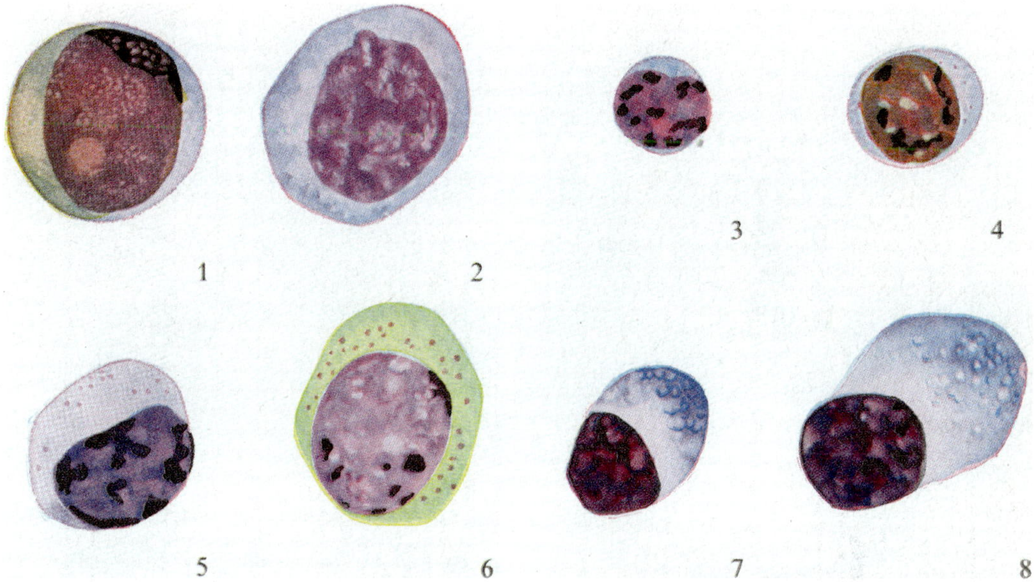

Abb. 47 Zellen des lymphatischen Systems
1/2 Lymphoblasten; 3/4 Kleine Lymphozyten; 5/6 Große Lymphozyten; 7/8 Plasmazellen

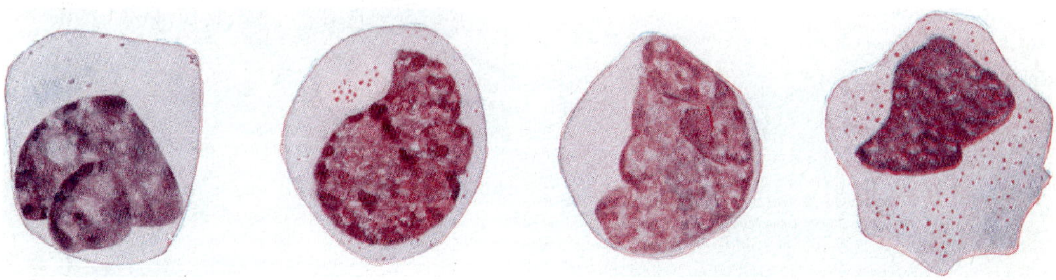

Abb. 48 Monozyten

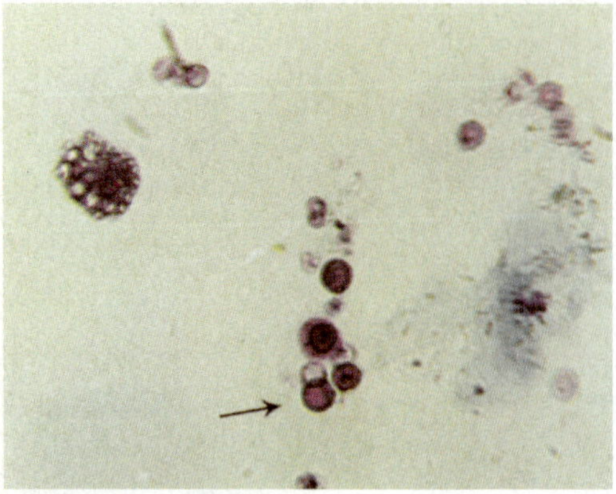

Erythrozyten

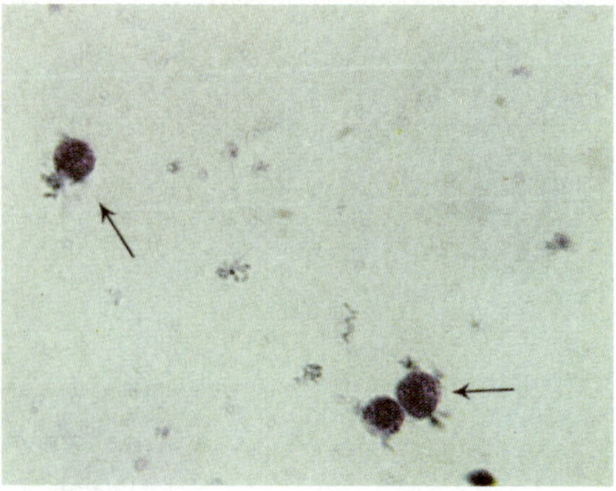

Leukozyten

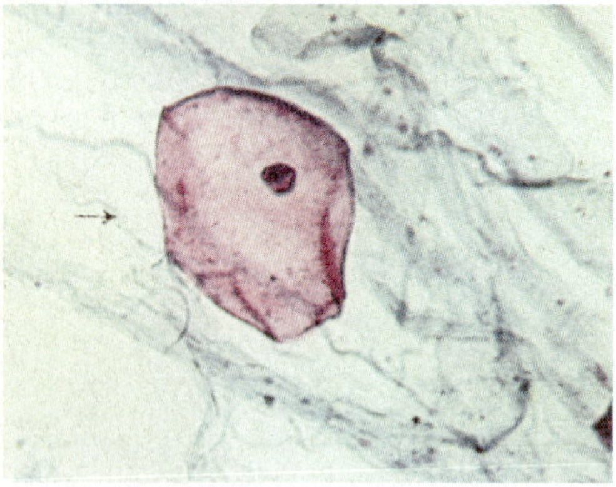

Plattenepithel

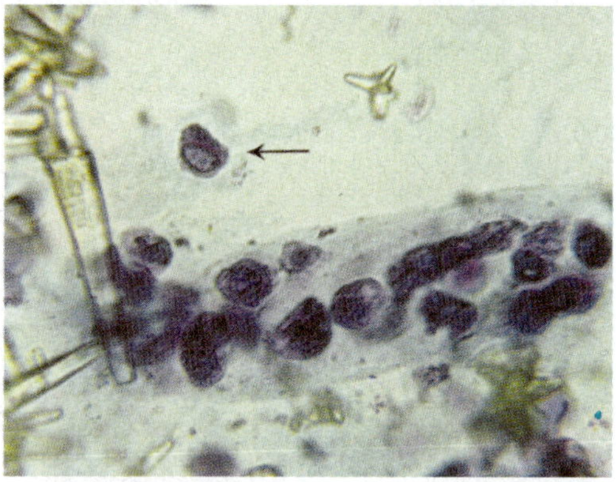

Nierenepithel

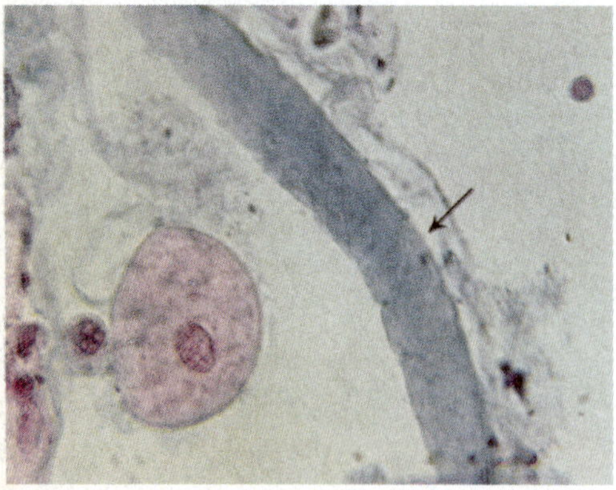

Hyaliner Zylinder

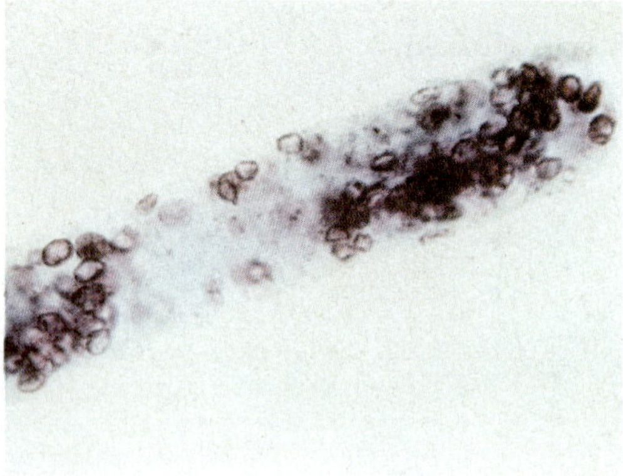

Erythrozytenzylinder

Abb. 49 Zellige und organische Bestandteile des Harnsediments

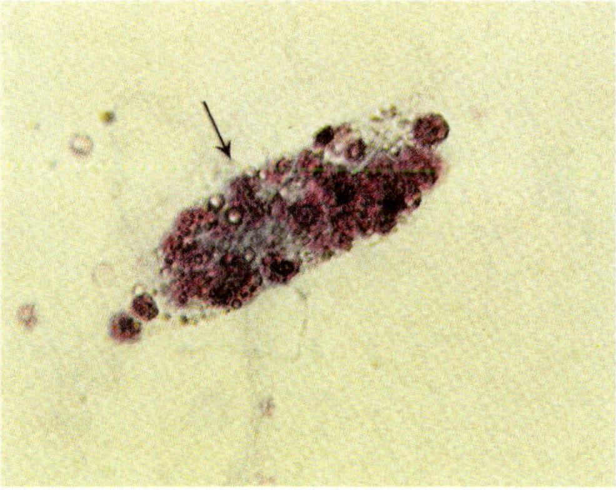

Leukozytenzylinder

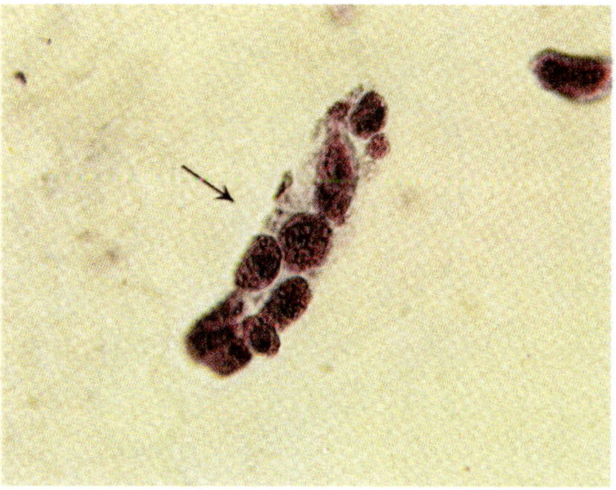

Epithelzylinder

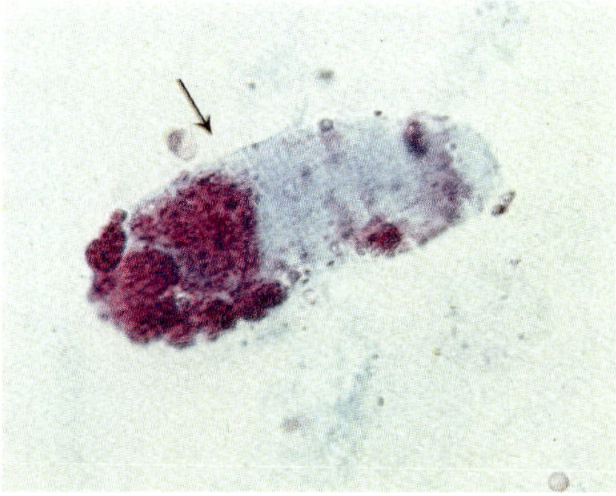

Granulierter Zylinder

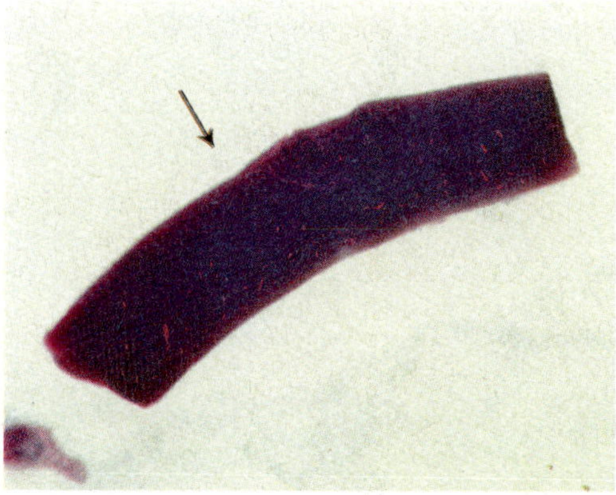

Wachszylinder

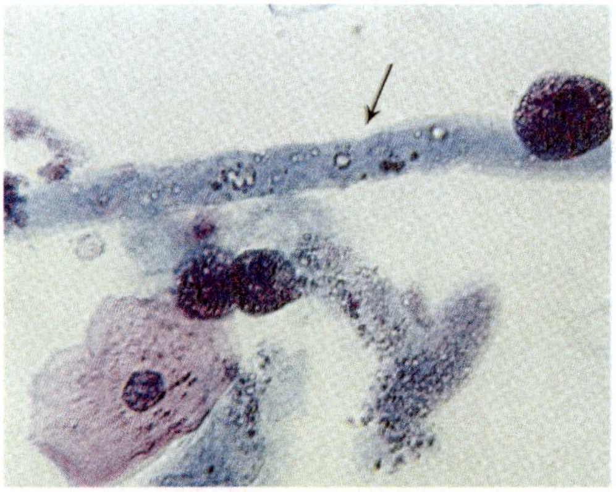

Fettzylinder

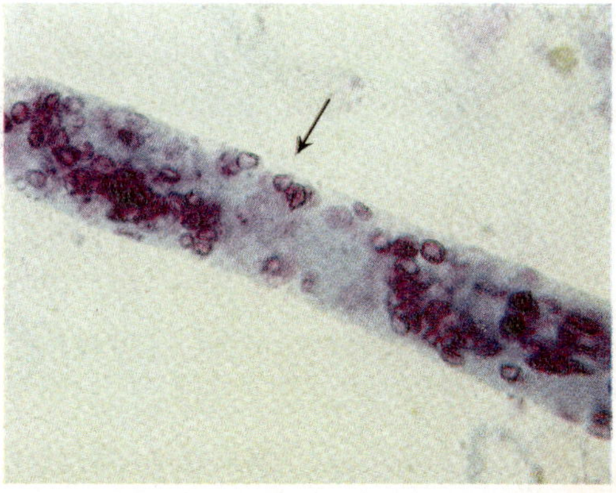

Gemischter Zylinder

Abb. 49 Zellige und organische Bestandteile des Harnsediments

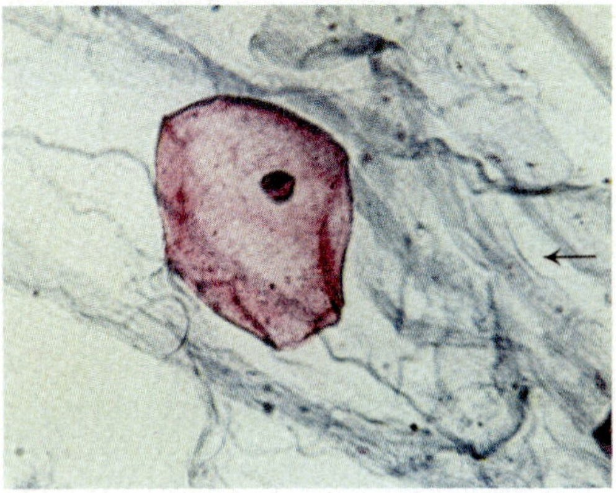

Muzin

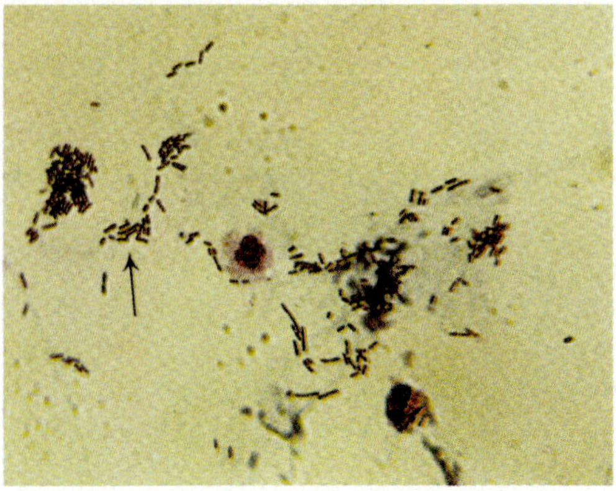

Bakterien

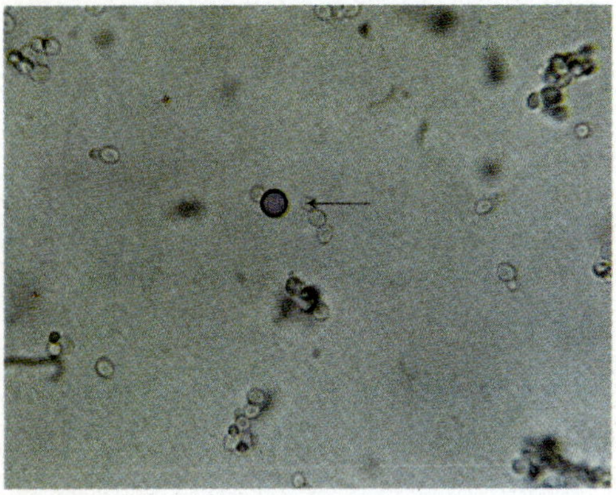

Hefezellen

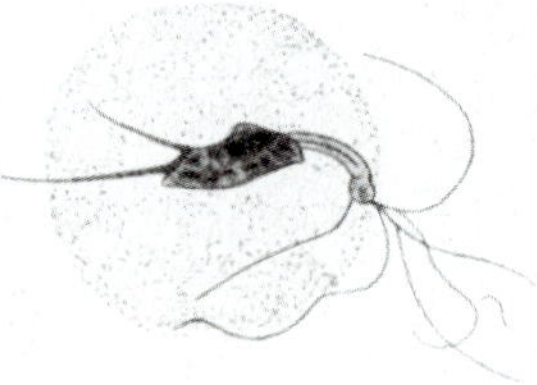

Trichomonaden

Abb. 49 Zellige und organische Bestandteile des Harnsediments

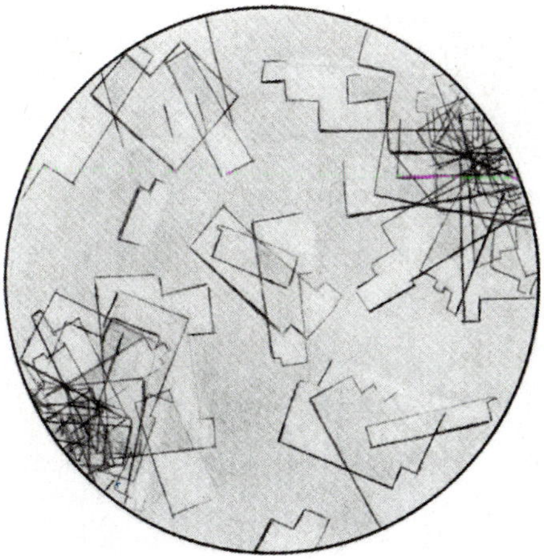

Cholesterin

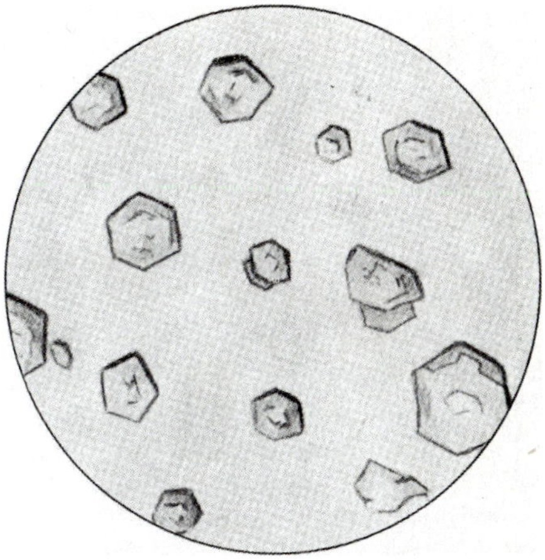

Zystin

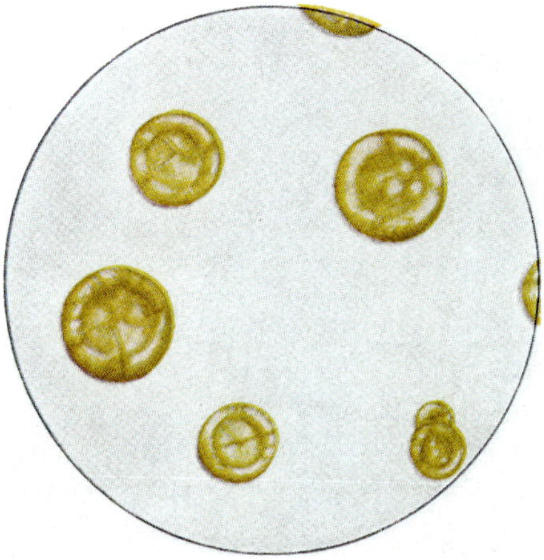

Leuzin

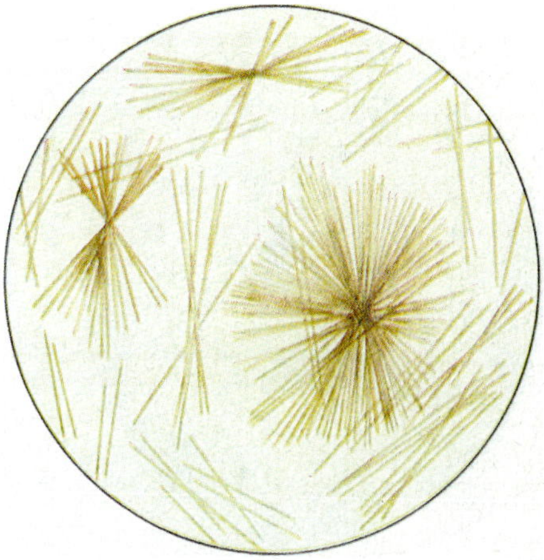

Tyrosin

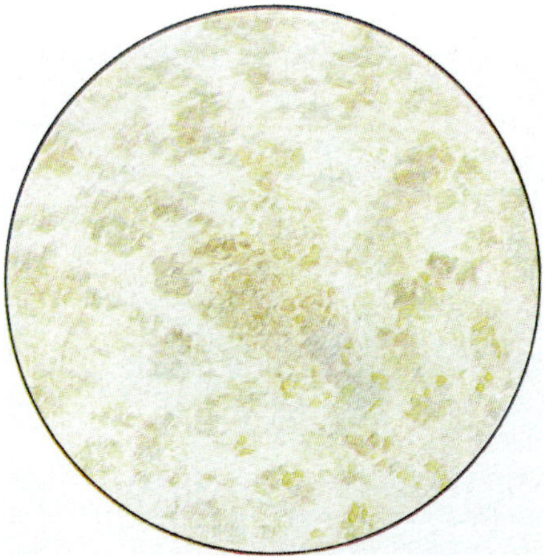

Urate

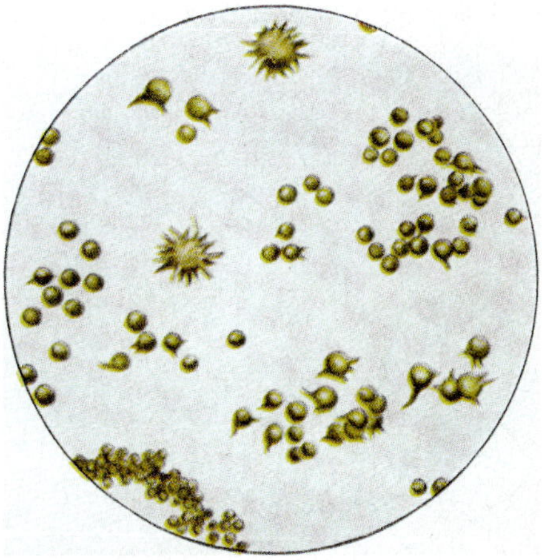

Ammoniumurat

Abb. 50 Kristalline Bestandteile des Harnsediments

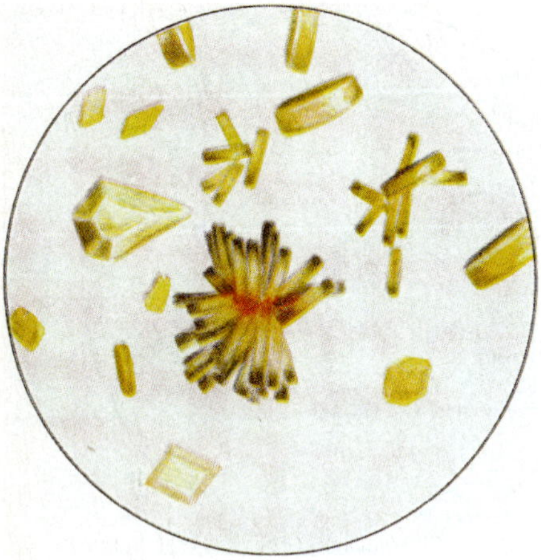

Harnsäure

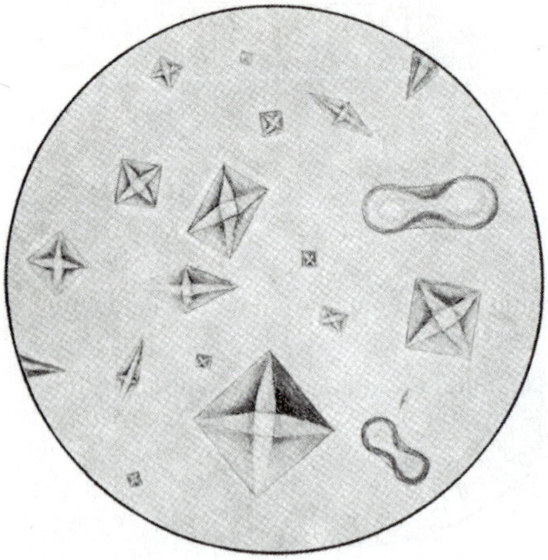

Kalziumoxalat

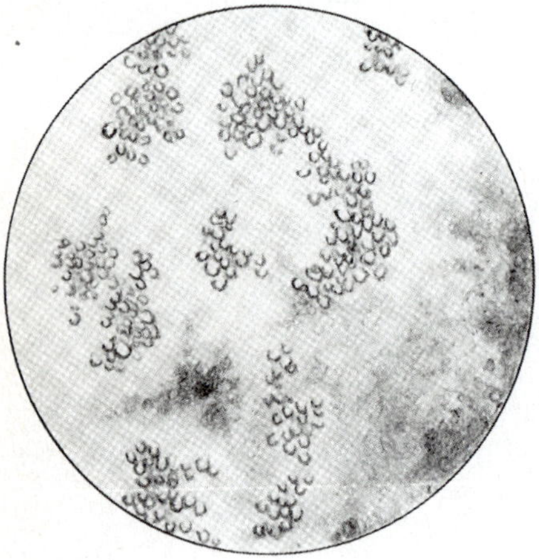

Erdalkaliphosphate

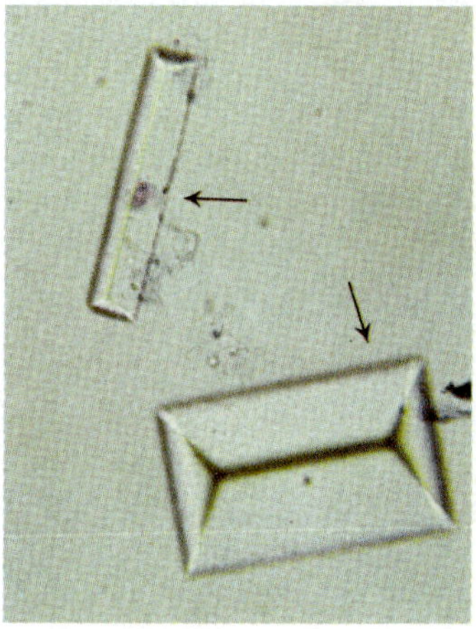

Tripelphosphat

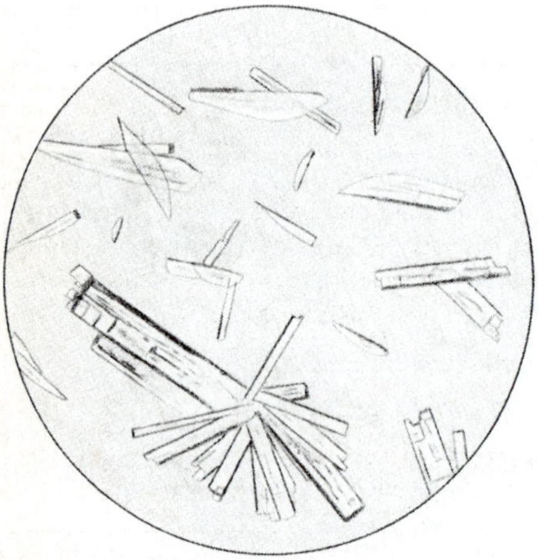

Sekundäres Kalziumphosphat

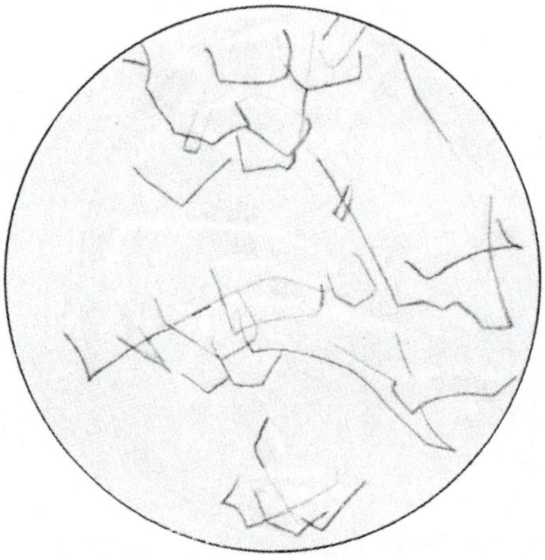

Sekundäres Magnesiumphosphat

Abb. 50 Kristalline Bestandteile des Harnsediments

Fragen

Anmerkung der Redaktion

Zur besseren Übersicht über die Schwerpunkte des umfangreichen Prüfungswissens wurden Fragen und Kommentare mit Ausrufezeichen gekennzeichnet. Diese gehören Stoffgebieten an, zu denen wiederholt in verschiedener Form Fragen gestellt werden.

! = wiederholt geprüfter Stoff

!! = sehr wichtiger, häufig geprüfter Stoff

In diesem Band wurde die Kennzeichnung ab Examen Herbst 1998 durchgeführt.

1 Allgemeine Pathobiochemie und Pathophysiologie

Dieses Kapitel wird im Fachband GK2 Pathophysiologie/Pathobiochemie abgehandelt.

2 Allgemeine Klinische Chemie

2.1 Der klinisch-chemische Befund

2.1.1 Allgemeines

F91

2.1 Welche Aussage trifft **nicht** zu?

Folgende Schritte sind Bestandteil der medizinischen Beurteilung von Analyseergebnissen:

(A) Beurteilung der Plausibilität
(B) Beurteilung von verschiedenen Parametern als Befundmuster
(C) Beurteilung der analytischen Präzision
(D) Vergleich der Analysenergebnisse mit dem individuellen klinischen Krankheitsbild
(E) Korrelation der Analysenergebnisse mit Ergebnissen anderer Untersuchungen (z. B. EKG, Röntgen u. a.)

2.1.2 Einflussgrößen mit Auswirkungen auf die In-vivo-Konzentrationen klinisch-chemischer Messgrößen

H91

2.2 Bei welcher der nachstehenden klinisch-chemischen Kenngrößen wird die Plasma- bzw. Serumkonzentration durch Wechsel der Körperlage (Stehen-Liegen) am stärksten beeinflusst?

(A) Cholesterin
(B) Kalium
(C) Chlorid
(D) Natrium
(E) Kreatinin

F88

2.3 Welche der folgenden Aussagen zur venösen Blutabnahme für klinisch-chemische Untersuchungen trifft **nicht** zu?

(A) Der Druck der Staubinde soll den diastolischen Blutdruck nicht überschreiten.
(B) Es ist gleichgültig, ob der Patient sitzt oder liegt.
(C) Blut darf nicht durch die Kanüle aus der Spritze in das Probengefäß entleert werden.
(D) Für gerinnungsphysiologische Untersuchungen müssen nach Einstich in die Vene die ersten Bluttropfen verworfen werden.
(E) Am wenigsten werden Kenngrößen verfälscht, wenn das Blut frei fließen kann.

F92

2.4 Welche der folgenden klinisch-chemischen Kenngrößen in Blut, Plasma oder Serum werden durch die Körperlage beeinflusst?

(1) Reninaktivität
(2) Chlorid
(3) Hämoglobin

(A) keine der Kenngrößen 1 – 3
(B) nur 2 ist richtig
(C) nur 1 und 2 sind richtig
(D) nur 1 und 3 sind richtig
(E) nur 2 und 3 sind richtig

H95

2.5 Die stärkste Abhängigkeit von der Uhrzeit der Blutabnahme (die deutlichste 24 h-Rhythmik) zeigt die Serumkonzentration der/des

(A) Aspartataminotransferase (ASAT, GOT)
(B) Kreatinins
(C) Alkalischen Phosphatase (AP)
(D) α-Amylase
(E) Eisens

2.1 (C) 2.2 (A) 2.3 (B) 2.4 (D) 2.5 (E)

F96

2.6 Bei welchen beiden der vier genannten Enzyme ist eine erhöhte Aktivität im Serum mehrere Stunden nach starker körperlicher Belastung untrainierter Personen am wahrscheinlichsten?

(1) Kreatinkinase (CK)
(2) Alkalische Phosphatase
(3) γ-GT
(4) Aspartat-Aminotransferase (ASAT, GOT)

(A) nur 1 und 2 sind richtig
(B) nur 1 und 3 sind richtig
(C) nur 1 und 4 sind richtig
(D) nur 2 und 4 sind richtig
(E) nur 3 und 4 sind richtig

H94

2.7 Bei welchen beiden der genannten klinisch-chemischen Kenngrößen (Serum) ist eine mögliche Beeinflussung in vivo durch Einnahme von Östrogenen, z.B. in Ovulationshemmern, besonders zu beachten?

(1) Caeruloplasmin
(2) Harnstoff
(3) Gesamt-Thyroxin
(4) Natrium

(A) nur 1 und 2 sind richtig
(B) nur 1 und 3 sind richtig
(C) nur 1 und 4 sind richtig
(D) nur 2 und 4 sind richtig
(E) nur 3 und 4 sind richtig

H94

2.8 Die Serumkonzentration des Gesamtkalziums ist beim stehenden Patienten niedriger als beim liegenden,

weil

das Gesamtkalzium des Serums beim Wechsel vom Liegen zum Stehen vermehrt in den extravasalen Raum diffundiert.

2.1.3 Störfaktoren auf die In-vitro-Konzentrationen klinisch-chemischer Messgrößen

H94

2.9 Durch eine artifizielle Hämolyse bei der Blutentnahme, beim Probentransport oder bei der Probenverwahrung wird im Serum relativ am stärksten erhöht die

(A) Konzentration von Glukose
(B) Konzentration von Chlorid
(C) Aktivität der Laktat-Dehydrogenase
(D) Konzentration von Harnstoff
(E) Konzentration von Cholesterin

H99 **!**

2.10 Bei welchem der Enzyme ist das Verhältnis seiner Aktivität im Erythrozyten zu der im Serum normal am höchsten, so dass die Serumaktivität dieses Enzyms durch Hämolyse am deutlichsten erhöht wird?

(A) Alanin-Aminotransferase (GPT)
(B) Alkalische Phosphatase (AP)
(C) Aspartat-Aminotransferase (GOT)
(D) γ-Glutamyltransferase (γ-GT)
(E) Lipase

F97

2.11 Mit Ammonium-Heparinat versetztes Vollblut war 12 Stunden bei etwa 24 °C an lichtgeschützter Stelle in einem verschlossenen Gefäß gelagert worden, bevor daraus durch Zentrifugation Blutplasma gewonnen wurde.

Aufgrund der Lagerung ist am stärksten verfälscht die Plasmakonzentration bzw. -aktivität von

(A) Glukose
(B) Natrium
(C) Bilirubin
(D) α-Amylase
(E) Gesamtkalzium

2.6 (C) 2.7 (B) 2.8 (E) 2.9 (C) 2.10 (C) 2.11 (A)

F99 !!

2.12 Die Serumaktivität welches Enzyms wird durch Hämolyse als Störfaktor am deutlichsten erhöht, weil es normal im Erythrozyten in viel höherer Aktivität als im Plasma vorkommt?

(A) AP (Alkalische Phosphatase)
(B) γ-GT (Gamma-Glutamyl-Transferase)
(C) GLDH (Glutamat-Dehyrogenase)
(D) LDH (Lactat-Dehydrogenase)
(E) Lipase

H92

2.13 In hämolytischem Serum (freies Hämoglobin im Serum ca. 100 mg/dl) ist die Serumkonzentration oder -aktivität folgender klinisch-chemischer Kenngrößen diagnostisch relevant verändert:

(1) LDH
(2) CK
(3) ASAT (GOT)
(4) Kalium

(A) nur 1 und 2 sind richtig
(B) nur 1 und 4 sind richtig
(C) nur 2 und 3 sind richtig
(D) nur 1, 2 und 4 sind richtig
(E) nur 1, 3 und 4 sind richtig

H88

2.14 Deutlich hämolytisches Probenmaterial führt bei folgenden Serumparametern zu einer klinisch-chemisch relevanten Verfälschung des Ergebnisses:

(1) Creatin-Kinase
(2) Laktat-Dehydrogenase
(3) α-Hydroxybutyrat-Dehydrogenase
(4) Aspartat-Aminotransferase (ASAT = GOT)

(A) nur 1 und 2 sind richtig
(B) nur 1, 2 und 3 sind richtig
(C) nur 1, 3 und 4 sind richtig
(D) nur 2, 3 und 4 sind richtig
(E) 1 – 4 = alle sind richtig

F96

2.15 Welche Aussage trifft **nicht** zu?

Zur Hemmung der Blutgerinnung in vitro sind folgende Zusätze geeignet:

(A) Kalium-EDTA
(B) Kumarin-Derivate
(C) Natriumoxalat
(D) Natriumzitrat
(E) Heparin-Natriumsalz

F88

2.16 Welche Aussage zur Analysenvorbereitung trifft **nicht** zu?

Wenn Serum bzw. Plasma und Blutzellen nicht voneinander getrennt werden,

(A) tritt Kalium aus den Erythrozyten aus
(B) steigt die Natrium-Konzentration im Serum bzw. Plasma an
(C) diffundiert Chlorid aus dem Plasma in die Erythrozyten
(D) steigt die Laktatdehydrogenase-Aktivität im Serum bzw. Plasma an
(E) wird Glukose von den Erythrozyten verbraucht

H93

2.17 Die Lagerung einer Vollblutprobe über mehr als 3 Stunden führt zu erhöhten Messwerten für Glukose,

weil

bei Lagerung einer Vollblutprobe durch die nachlassende Vitalität der Erythrozyten zunehmend Glukose ins Plasma übertritt.

2.12 (D) 2.13 (E) 2.14 (D) 2.15 (B) 2.16 (B) 2.17 (E)

H89

2.18 Klinisch-chemisch relevante Unterschiede zwischen arteriellem und venösem Blut bestehen bei folgenden Kenngrößen:

(1) Glukose
(2) Laktat
(3) Blutgase
(4) Natrium, Kalium, Chlorid
(5) Gesamteiweiß

(A) nur 1 ist richtig
(B) nur 3 ist richtig
(C) nur 4 und 5 sind richtig
(D) nur 1, 2 und 3 sind richtig
(E) 1 – 5 = alle sind richtig

H93

2.19 Welche Aussagen zu biologischen Halbwertszeiten treffen zu?

(1) Die Halbwertszeit der ASAT (GOT) im Plasma ist in der Regel länger als die der ALAT (GPT).
(2) Die Halbwertszeit der zur Diagnostik verwendeten Enzyme im Plasma weicht in der Regel um nicht mehr als ein Drittel von der des Albumins ab.
(3) Die Halbwertszeit von Albumin im Plasma beträgt in der Regel etwa 3 Tage.

(A) Keine der Aussagen 1 – 3 ist richtig
(B) nur 1 ist richtig
(C) nur 2 ist richtig
(D) nur 1 und 3 sind richtig
(E) nur 2 und 3 sind richtig

GOT = 17h
GPT - 47h
Album = 19 Tage

2.1.5 Beurteilung der gewonnenen Untersuchungsergebnisse und Interpretation der Befunde

F95

2.20 Welche Aussagen zu Kriterien der diagnostischen Leistungsfähigkeit von Laboratoriumsuntersuchungen treffen zu?

(1) diagnostische Empfindlichkeit (Sensitivität) = Anzahl der **Kranken** mit **positivem** Testergebnis durch Gesamtzahl **aller** Untersuchten
(2) diagnostische Spezifität = Anzahl der **Nicht-Kranken** mit **negativem** Testergebnis durch Gesamtzahl der untersuchten **Nicht-Kranken**
(3) positiver Vorhersagewert (positiver prädiktiver Wert) = Anzahl der **Kranken** mit **positivem** Testergebnis durch Gesamtzahl der untersuchten **Kranken**

(A) nur 1 ist richtig
(B) nur 2 ist richtig
(C) nur 3 ist richtig
(D) nur 1 und 3 sind richtig
(E) 1 – 3 = alle sind richtig

F88

2.21 Durch die Longitudinalbeurteilung von Laboratoriumsbefunden lassen sich Änderungen der Stoffwechsellage am ehesten erkennen,

weil

bei der Longitudinalbeurteilung die individualen Patientenresultate mit früheren Ergebnissen desselben Patienten verglichen werden (unabhängig vom jeweiligen Referenzbereich).

2.18 (D) 2.19 (A) 2.20 (B) 2.21 (A)

H93

Ordnen Sie jedem Begriff für die diagnostische Leistungsfähigkeit eines Tests aus Liste 1 den zugehörigen Term aus Liste 2 zu, wobei folgende Vierfeldertafel zugrundeliegt (z.B. ist $T\overline{K}$ die Häufigkeit falsch-positiver Testergebnisse):

	positives Testergebnis (T)	negatives Testergebnis ($\overline{T}$)
Krankheit vorhanden (K)	TK	$\overline{T}K$
Krankheit nicht vorhanden ($\overline{K}$)	$T\overline{K}$	$\overline{TK}$

Liste 1

2.22 prädiktiver Wert des positiven Tests (positiver Vorhersagewert)

2.23 diagnostische Spezifität

Liste 2

(A) $\frac{TK}{TK + T\overline{K}}$

(B) $\frac{TK}{TK + \overline{T}K}$

(C) $\frac{TK}{TK + \overline{TK}}$

(D) $\frac{\overline{TK}}{\overline{TK} + T\overline{K}}$

(E) $\frac{\overline{TK}}{\overline{TK} + \overline{T}K}$

2.2 Klinisch-chemische Analytik

2.2.2 Prinzipien von Trenn- und Analysenverfahren

H88

2.24 Zur Ermittlung der Leukozytenzahl in der Zählkammer wird Blut verdünnt mit

(A) Hayemscher Lösung
(B) Giemsa-Lösung
(C) May-Grünwald-Lösung
(D) verdünnter Essigsäure
(E) Methylenblau-Lösung

F94

2.25 Zur quantitativen Bestimmung von Na^+ und K^+ sind in der Labormedizin zwei der folgenden Analysenmethoden gebräuchlich:

(1) Nephelometrie
(2) Turbidimetrie
(3) ionenselektive Membranelektroden
(4) Flammenemissions-Spektrometrie (Flammenphotometrie)

(A) nur 1 und 2 sind richtig
(B) nur 1 und 3 sind richtig
(C) nur 1 und 4 sind richtig
(D) nur 3 und 4 sind richtig
(E) nur 3 und 4 sind richtig

F89

Ordnen Sie den in Liste 1 aufgeführten Kenngrößen das für ihre Bestimmung geeignete Untersuchungsmaterial (Liste 2) zu!

Liste 1

2.26 partielle Thromboplastinzeit (PTT)

2.27 Blutkörperchensenkungsgeschwindigkeit

Liste 2

(A) Vollblut + Uranylacetat-Lösung (1 + 10)
(B) Vollblut + Trichloressigsäure
(C) Zitratplasma (Natriumzitrat-Lösung 38 g/l + Vollblut, 1 + 9)
(D) Natriumzitrat-Lösung 38 g/l + Vollblut, 1 + 4
(E) Vollblut mit EDTA (10 mg/ml)

F88

2.28 Welche Aussage trifft **nicht** zu?

(A) Systematische Fehler werden durch die Richtigkeitskontrolle entdeckt.
(B) Zufällige Fehler sind unvermeidbar.
(C) Grobe Fehler können durch Plausibilitätskontrollen aufgedeckt werden.
(D) Zufällige Fehler beeinflussen die Größe der Standardabweichung.
(E) Systematische Fehler vermindern die Präzision der mit einer Methode erhaltenen Messwerte.

2.22 (A) 2.23 (D) 2.24 (D) 2.25 (E) 2.26 (C) 2.27 (D) 2.28 (E)

H93

2.29 Welche Aussagen zum Prinzip von Untersuchungsmethoden des sog. kleinen Labors treffen zu?

(1) Bei der Zyanhämoglobinmethode wird zweiwertiges Häm-Eisen zu dreiwertigem oxidiert und mit Zyanid komplexiert.
(2) Zur Bestimmung der Thromboplastinzeit (Quick-Test) wird rekalzifiziertem Zitratplasma Thrombin zugesetzt.
(3) Bei der Bestimmung der Glukosekonzentration mit der GOD-POD-Methode wird Glukose zu Gluconolacton/Gluconsäure oxidiert und das dabei entstehende H_2O_2 zu H_2O reduziert.

(A) nur 2 ist richtig
(B) nur 1 und 2 sind richtig
(C) nur 1 und 3 sind richtig
(D) nur 2 und 3 sind richtig
(E) 1 – 3 = alle sind richtig

H91

2.30 Welche Aussage zur Qualitätskontrolle im medizinischen Laboratorium (Richtlinien der Bundesärztekammer zur Qualitätssicherung in medizinischen Laboratorien) trifft **nicht** zu?

(A) Die Unterlagen über die Qualitätskontrolle müssen für einen bestimmten Zeitraum aufbewahrt werden.
(B) In jeder Serie ist eine Präzisionskontrollprobe zu analysieren.
(C) Zu jeder 4. Serie ist eine Richtigkeitskontrollprobe zu analysieren.
(D) Ein Labor, das quantitative medizinische Analysen durchführt, muss zweimal im Jahr erfolgreich an Ringversuchen teilnehmen.
(E) Die Richtlinien der Bundesärztekammer zur Qualitätssicherung haben lediglich empfehlenden Charakter.

F92

2.31 Welche der folgenden Aussagen zur Qualitätskontrolle sind zutreffend?

(1) Die Richtigkeit einer Methode ist ein Maß für die Wiederholbarkeit des Analysenergebnisses.
(2) Die Präzision einer Methode ist ein Maß für Übereinstimmung von Ist- und Sollwert.
(3) Der Ringversuch ist die dritte Stufe der internen Qualitätskontrolle.

(A) Keine der Aussagen 1 – 3 trifft zu.
(B) nur 1 und 2 sind richtig
(C) nur 1 und 3 sind richtig
(D) nur 2 und 3 sind richtig
(E) 1 – 3 = alle sind richtig

F92

2.32 Bei Untersuchungsproben (Serum) mit starker Trübung werden die photometrischen Bestimmungen gestört,

weil

ein erhöhter Cholesteringehalt im Serum (z. B. 280 mg/dl) eine Trübung im Reaktionsansatz verursacht.

F90

2.33 Welche der folgenden Aussagen zur Probennahme und Probenverwahrung für Untersuchungen des Gerinnungssystems treffen zu?

(1) Zu lange venöse Stauung bewirkt eine lokale Aktivierung der Fibrinolyse.
(2) Blasen- und Schaumbildung führt zur Gerinnungsaktivierung.
(3) Ein zu hoher Anteil von Zitratlösung kann zu falsch niedrigen Ergebnissen führen.
(4) Bei Hämolyse werden durch gerinnungsaktive Bestandteile der Erythrozyten die Ergebnisse verfälscht.

(A) nur 1 und 3 sind richtig
(B) nur 1, 2 und 3 sind richtig
(C) nur 1, 2 und 4 sind richtig
(D) nur 2, 3 und 4 sind richtig
(E) 1 – 4 = alle sind richtig

2.29 (C) 2.30 (E) 2.31 (A) 2.32 (C) 2.33 (E)

H98

2.34 Welche Substanzen werden beim Western blotting nach elektrophoretischer Auftrennung auf eine feste Phase transferiert?

(A) DNA-Fragmente
(B) mRNA-Moleküle
(C) rRNA-Moleküle
(D) Steroidhormone
(E) Proteine

2.3 Fragen aus Examen Herbst 2000

H00

2.35 Ein Sandwich-Immunoassay zur Antigenbestimmung beruht auf folgendem Prinzip:

(A) Es wird ein einziger spezifischer Antikörper eingesetzt, der auf unterschiedlichen Ebenen eines Trägermaterials fixiert ist.
(B) Es wird ein einziger spezifischer Antikörper eingesetzt, der in einem definierten Verhältnis mit zwei unterschiedlichen Markersubstanzen markiert ist.
(C) Es werden zwei spezifische Antikörper eingesetzt, die unterschiedliche Epitope desselben Analyten erkennen, wobei der eine Antikörper an ein Trägermaterial gebunden, der andere markiert ist.
(D) Es werden zwei spezifische Antikörper eingesetzt, die unterschiedliche Epitrope desselben Analyten erkennen, wobei der eine Antikörper mit einer Markersubstanz A, der andere mit einer Markersubstanz B markiert ist.
(E) Es werden zwei spezifische Antikörper eingesetzt, die unterschiedlich markiert sind, wodurch in der Probe gleichzeitig sowohl Analyt A als auch Analyt B quantifiziert werden können.

3 Nukleinsäuren, Nukleotide und Metabolite

3.2 Laboratoriumsuntersuchungen

3.2.1 Nucleinsäuren

F99

3.1 Welche Aussage trifft **nicht** zu?

Bei der Polymerase-Ketten-Reaktion (PCR)

(A) werden Oligonukleotide als Primer eingesetzt
(B) werden Fragmente definierter Länge mit Restriktionsendonuklease erzeugt
(C) wird eine thermostabile (hitzestabile) DNA-Polymerase verwendet
(D) kann durch die Wahl der Primer festgelegt werden, welche Sequenzen aus einem gesamten Genom amplifiziert werden
(E) können DNA-Sequenzen um mehr als den Faktor 10^5 amplifiziert werden

3.2.2 Harnsäure

F89

3.2 Zu Erhöhungen der Harnsäurekonzentration im Blut kann es kommen bei

(1) Niereninsuffizienz
(2) akuter Leukämie
(3) Strahlentherapie maligner Tumoren

(A) Keine der Aussagen 1 – 3 ist richtig.
(B) nur 1 und 2 sind richtig
(C) nur 1 und 3 sind richtig
(D) nur 2 und 3 sind richtig
(E) 1 – 3 = alle sind richtig

F00

3.3 Einer primären Hyperurikämie kann zugrunde liegen ein genetisch bedingter Mangel an

(A) Glucose-6-phosphat-Dehydrogenase
(B) Phosphoribosyl-Pyrophosphat-Synthetase
(C) Hypoxanthin-Guanin-Phosphoribosyl-Transferase
(D) Xanthinoxidase
(E) Adenosindesaminase

2.34 (E) 2.35 (C) 3.1 (B) 3.2 (E) 3.3 (C)

F97

3.4 Welche Aussage trifft **nicht** zu?

Die renale Harnsäureausscheidung ist beeinträchtigt

(A) unter Einnahme von Thiazid-Diuretika
(B) bei Alkoholexzess
(C) bei Laktatazidose
(D) bei Ketoazidose
(E) beim Lesch-Nyhan-Syndrom

H98 **!**

3.5 Welche Aussage trifft **nicht** zu?

Eine Hyperurikämie kann ausgelöst oder verstärkt werden durch

(A) vermehrte Proteinzufuhr (z.B. milcheiweißreiche normokalorische Ernährung)
(B) Polycythaemia vera
(C) hohen Ethanol-Konsum
(D) chronische myeloische Leukämie
(E) mehrtägige völlige Nahrungskarenz

4 Aminosäuren, Proteine und Enzyme

4.2 Laboratoriumsuntersuchungen

4.2.1 Aminosäuren

H93

4.1 Gründe für das Neugeborenen-Screening auf Phenylketonurie sind:

(1) frühzeitige Ausbildung irreversibler Hirnschäden bei inadäquater Therapie
(2) Verfügbarkeit einer wirksamen diätetischen Behandlung
(3) Verfügbarkeit wirksamer gentherapeutischer Maßnahmen
(4) Schwierigkeiten in der Diagnostik im Kleinkindalter aufgrund variabler Enzymexpression

(A) nur 1 und 2 sind richtig
(B) nur 1 und 3 sind richtig
(C) nur 1 und 4 sind richtig
(D) nur 2 und 4 sind richtig
(E) nur 3 und 4 sind richtig

F93

4.2 Der optimale Zeitpunkt für die Untersuchung von Phenylalanin im Blut mit dem mikrobiologischen Hemmtest nach Guthrie (Screening u.a. auf klassische Phenylketonurie) liegt im allgemeinen im Bereich von 4–7 Tagen nach der Geburt,

weil

zum Zeitpunkt der Geburt alle Kinder erhöhte Phenylalaninkonzentrationen im Blut aufweisen und erst der ausbleibende physiologische Konzentrationsabfall die Erkennung einer pathologischen Hyperphenylalaninämie erlaubt.

F00

4.3 Der vermehrten renalen Cystinausscheidung bei der Cystinurie liegt zugrunde:

(A) Störung des Abbaus von Cystin zu Pyruvat und Sulfat
(B) überhöhte Synthese von Cystin aus Methionin
(C) Störung des Cystin-Transports durch Plasmamembranen
(D) Störung der Reduktion von Glutathion-Disulfiden
(E) Diabetes insipidus

4.2.2 Proteine

H98 **!**

4.4 Ein junger Mann leidet an einem schweren Lungenemphysem.

Ein Mangel an welchem der Proteine könnte am ehesten zugrunde liegen?

(A) α_1-Proteaseninhibitor (α_1-Antitrypsin)
(B) α_2-Antiplasmin (α_2-Plasmininhibitor)
(C) C1-Inhibitor (C1-Esterase-Inhibitor)
(D) Caeruloplasmin (Zöruloplasmin)
(E) Transferrin

3.4 (E) 3.5 (A) 4.1 (A) 4.2 (C) 4.3 (C) 4.4 (A)

F91

4.5 Welche Aussagen zu α_1-Antitrypsin (α_1-Proteinaseinhibitor) treffen zu?

(1) Bei entzündlichen Prozessen kann es zu einer Konzentrationserhöhung kommen.
(2) Der genetische Polymorphismus ist durch isoelektrische Fokussierung nachweisbar.
(3) Hereditäre Mangelzustände sind mit chronischen pulmonalen Erkrankungen assoziiert.
(4) Bei hereditärem Defekt kommt es zur Ausbildung von angioneurotischen Ödemen.

(A) nur 1 und 2 sind richtig
(B) nur 2 und 3 sind richtig
(C) nur 3 und 4 sind richtig
(D) nur 1, 2 und 3 sind richtig
(E) nur 1, 2 und 4 sind richtig

H88

4.6 Für α_1-Antitrypsin (α_1-Proteinase-Inhibitor) treffen folgende Aussagen zu:

(1) α_1-Antitrypsin ist ein wichtiger Bestandteil der α_1-Fraktion in der Serumelektrophorese.
(2) α_1-Antitrypsin ist ein wichtiger Inhibitor der aus polymorphkernigen Leukozyten freigesetzten Elastase.
(3) Der hereditäre homozygote α_1-Antitrypsin-Mangel führt zu einer frühkindlichen Osteoporose.
(4) Bei akuten Entzündungen kommt es zu einem ausgeprägten Abfall der α_1-Antitrypsin-Konzentration im Blut.

(A) nur 1 und 2 sind richtig
(B) nur 1 und 4 sind richtig
(C) nur 2 und 3 sind richtig
(D) nur 3 und 4 sind richtig
(E) nur 1, 2 und 4 sind richtig

H89

4.7 Morbus Waldenström ist charakterisiert durch:

(A) Bence-Jones-Proteine im Urin
(B) polyklonale Gammopathien
(C) transitorische Hypogammaglobulinämie
(D) monoklonale Gammopathie vom Typ IgM
(E) Doppelparaproteinämie

F99

4.8 Welche Aussage zu den Immunoglobulinen trifft **nicht** zu?

(A) Der angeborene selektive IgA-Mangel ist häufiger als der angeborene selektive IgM-Mangel.
(B) Gesunde drei Monate alte Säuglinge haben höhere Serumkonzentrationen von IgG als gesunde 40jährige Erwachsene.
(C) Bei der X-chromosomal gebundenen Agammaglobulinämie vom Typ Bruton sind die IgG, IgA und IgM im Serum vermindert oder fehlen.
(D) Einer verminderten Serumkonzentration von IgG kann ein nephrotisches Syndrom zugrunde liegen.
(E) Einer verminderten Serumkonzentration von IgG kann eine exsudative Gastroenteropathie (z.B. intestinale Lymphangiektasie) zugrunde liegen.

H94

4.9 Bei der sogenannten Bence-Jones-Proteinurie handelt es sich um die Ausscheidung im Urin von

(A) Bisalbumin
(B) intakten Immunglobulinen bei Nierenerkrankungen
(C) Immunglobulin-Leichtketten
(D) Immunglobulin-Schwerketten
(E) F_{ab}-Fragmenten von Immunglobulinen

H96

4.10 Im Urin eines Patienten wird vermehrt Protein gefunden, wobei es sich im wesentlichen um Bence-Jones-Protein handelt.

Für welche Art der Proteinurie spricht dies in erster Linie?

(A) prärenale Proteinurie
(B) selektive glomeruläre Proteinurie
(C) unselektive glomeruläre Proteinurie
(D) tubuläre Proteinurie
(E) postrenale Proteinurie (z.B. bei bakterieller Zystitis)

4.5 (D) 4.6 (A) 4.7 (D) 4.8 (B) 4.9 (C) 4.10 (A)

H90

4.11 Das dargestellte Elektropherogramm und die angegebene Konzentration des Gesamteiweißes im Serum werden am eindeutigsten erklärt durch das Vorliegen folgender Erkrankung:

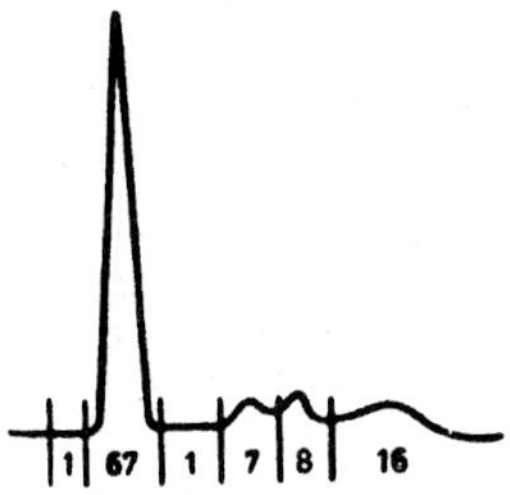

Präalbumin	1 Rel. %
Albumin	67 Rel. %
α_1-Globulin	1 Rel. %
α_2-Globulin	7 Rel. %
β-Globulin	8 Rel. %
γ-Globulin	16 Rel. %
Gesamteiweiß	7,8 g/dl

(A) Sepsis
(B) Antitrypsinmangelsyndrom
(C) akute Pyelonephritis
(D) Verbrennung
(E) Leberzirrhose

H96

4.12 Bei einem erwachsenen Patienten mit einer Gesamtproteinkonzentration im Serum von 80 g/l ergibt die Serumproteinelektrophorese:

		Referenzbereich
Albumin	50,1%	(55,0 – 70,0%)
α_1-Globulin	6,5%	(1,8 – 4,5%)
α_2-Globulin	16,4%	(5,0 – 11,0%)
β-Globulin	10,6%	(8,0 – 12,0%)
γ-Globulin	16,5%	(11,0 – 22,0%)

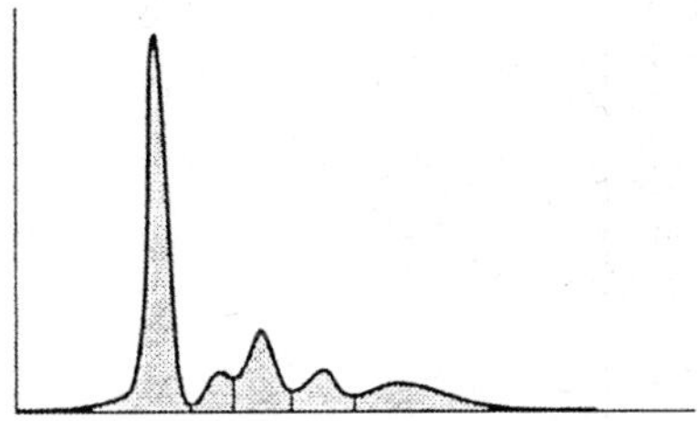

Dies ist am ehesten vereinbar mit

(A) chronischer Osteomyelitis
(B) akuter Pneumonie
(C) Leberzirrhose
(D) Hypertransferrinämie bei Eisenmangelanämie
(E) nephrotischem Syndrom

4.11 (B) 4.12 (B)

F88

4.13 Das dargestellte Elektropherogramm und die angegebene Konzentration des Gesamteiweißes im Serum werden am eindeutigsten erklärt durch das Vorliegen folgender Erkrankungen:

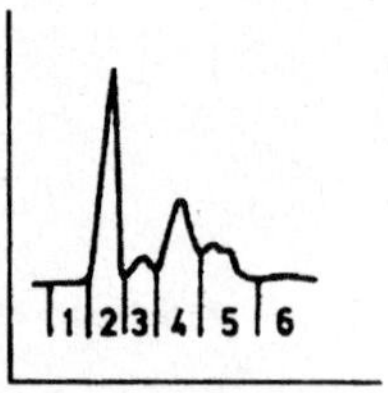

(1)	Präalbumin	2 Rel. %
(2)	Albumin	37 Rel. %
(3)	α_1-Globulin	6 Rel. %
(4)	α_2-Globulin	26 Rel. %
(5)	β-Globulin	18 Rel. %
(6)	γ-Globulin	11 Rel. %
	Gesamteiweiß	4,2 g/dl

(A) alkoholische Leberzirrhose
(B) metastasierendes Magen-Ca
(C) nephrotisches Syndrom
(D) Sepsis
(E) Verbrennungen

H98 **!!**

4.14 Mit welcher der Erkrankungen ist das Serumprotein-Elektropherogramm eines Erwachsenen am ehesten vereinbar?

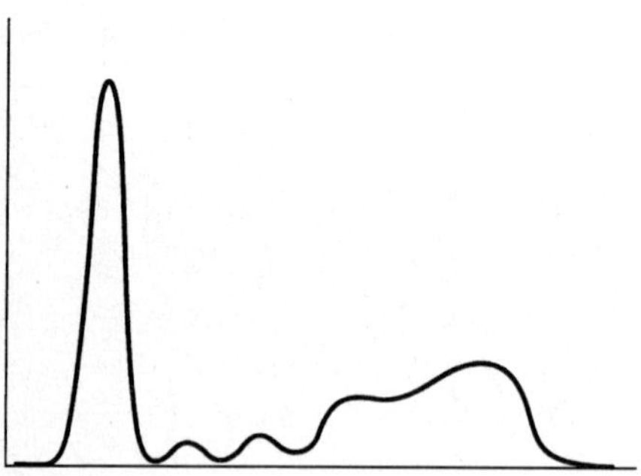

(A) Leberzirrhose
(B) akute Pneumonie im Frühstadium
(C) Hyperlipoproteinämie Typ IV (vermehrt VLDL)
(D) Agammaglobulinämie
(E) nephrotisches Syndrom

F90

4.15 Monoklonale Gammopathien, z.B. bei Plasmozytom, rufen eine typische Konstellation des Serumeiweißelektropherogramms hervor.

Hierzu gehört:

(A) breitbasige Vermehrung der Gammaglobulinfraktion
(B) α_2-Globulinfraktion vermehrt aufgrund einer Konzentrationserhöhung des α_2-Makroglobulins
(C) Verminderung aller Proteinfraktionen aufgrund Proteinsekretion im Gastrointestinaltrakt
(D) breitbasige Vermehrung der Gammaglobulinfraktion mit Ausbildung einer β-γ-Brücke
(E) schmalbasiger Gipfel, vorwiegend in der Gammaglobulinfraktion

F00

4.16 Bei der akuten systemischen Entzündungsreaktion tritt ein Konzentrationsanstieg der Akute-Phase-Proteine im Plasma auf.

Bei welchem der folgenden Akute-Phase-Proteine ist der relative Anstieg am stärksten?

(A) Coeruloplasmin
(B) Fibrinogen
(C) Haptoglobin
(D) C-reaktives Protein
(E) α_1-Antitrypsin (α_1-Protease-Inhibitor)

F93

4.17 Die Konzentration von welchem der folgenden Serumproteine ist im Verlauf der Akute-Phase-Reaktion typischerweise vermindert?

(A) C-reaktives Protein
(B) Fibrinogen
(C) saures α_1-Glycoprotein
(D) α_1-Proteinase-Inhibitor (α_1-Antitrypsin)
(E) Transferrin

4.13 (C) 4.14 (A) 4.15 (E) 4.16 (D) 4.17 (E)

F88

4.18 Welches der folgenden Serumproteine gehört **nicht** zu den sog. Akutphasenproteinen?

(A) Haptoglobin
(B) α_1-Antitrypsin (α_1-Proteinase-Inhibitor)
(C) C-reaktives Protein
(D) Präalbumin
(E) Fibrinogen

H95

4.19 Welche Aussage zum C-reaktiven Protein (CRP) trifft zu?

(A) Ein starker Anstieg der Serumkonzentration von CRP weist auf eine akut entzündliche Reaktion hin.
(B) CRP wird im Rahmen der Insulinsynthese freigesetzt.
(C) Das CRP im Plasma stammt überwiegend aus Granulozyten, Monozyten und Gewebemakrophagen.
(D) Virale Infekte verändern die Serumkonzentration von CRP um vieles stärker als bakterielle Infekte.
(E) CRP ist ein bakterielles Exotoxin, das durch Bindung von Protein C thrombotisch wirkt.

F99 **!!**

4.20 Welche Aussage zum C-reaktiven Protein (CRP) trifft **nicht** zu?

(A) CRP wird in der Leber synthetisiert.
(B) Nach komplikationslosen großen operativen Eingriffen ist die CRP-Serumkonzentration vorübergehend erhöht.
(C) CRP gehört zu den frühen und empfindlichen Reaktanten der Akute-Phase-Reaktion.
(D) Bei der Differenzialdiagnose zwischen akutem bakteriellem und viralem Infekt spricht eine stark erhöhte CRP-Serumkonzentration für einen viralen Infekt.
(E) Die Polymyalgia rheumatica führt zu einer deutlichen Erhöhung der CRP-Serumkonzentration.

H99 **!**

4.21 Der Nachweis einer deutlich verminderten Haptoglobin-Konzentration im Serum eines Erwachsenen dient der Untermauerung des Verdachts auf

(A) akutes rheumatisches Fieber
(B) nephrotisches Syndrom
(C) intravasale Hämolyse
(D) Eisenmangelanämie
(E) Verschlussikterus

H92

4.22 Deutlich sichtbare Hämolyse führt bei der Protein-Bestimmung mit der Biuret-Methode zu falsch-niedrigen Ergebnissen,

weil

Hämoglobin die Ausbildung des Biuret-Protein-Komplexes hemmt.

F88

4.23 Ursachen einer verminderten Proteinkonzentration im Serum können sein:

(1) exsudative Enteropathie
(2) Gravidität
(3) einheimische Sprue

(A) Keine der Aussagen 1 – 3 ist richtig.
(B) nur 1 und 2 sind richtig
(C) nur 1 und 3 sind richtig
(D) nur 2 und 3 sind richtig
(E) 1 – 3 = alle sind richtig

H95

4.24 Bei Patienten mit hepatolentikulärer Degeneration (Morbus Wilson) sind typischerweise erhöht:

(1) Kupferausscheidung im Urin
(2) Kupfergehalt des Lebergewebes
(3) Zäruloplasminkonzentration im Serum

(A) nur 1 ist richtig
(B) nur 2 ist richtig
(C) nur 3 ist richtig
(D) nur 1 und 2 sind richtig
(E) 1 – 3 = alle sind richtig

4.18 (D) 4.19 (A) 4.20 (D) 4.21 (C) 4.22 (E) 4.23 (E) 4.24 (D)

F91

4.25 Welche Ursachen kommen für eine Erhöhung der intravasalen Gesamtproteinmenge in Frage?

(1) dekompensierte Leberzirrhose
(2) monoklonale Gammopathie
(3) exsudative Enteropathie
(4) hypertone Dehydratation

(A) nur 2 ist richtig
(B) nur 1 und 3 sind richtig
(C) nur 1 und 4 sind richtig
(D) nur 3 und 4 sind richtig
(E) 1–4 = alle sind richtig

H96

4.26 Kryoglobuline

(1) sind nach Ausfallen nicht mehr in Lösung zu bringen
(2) können monoklonalen Ursprungs sein
(3) sind α-Globuline

(A) nur 1 ist richtig
(B) nur 2 ist richtig
(C) nur 3 ist richtig
(D) nur 1 und 2 sind richtig
(E) nur 2 und 3 sind richtig

F00

4.27 Welche Aussage zu Kryoglobulinen trifft **nicht** zu?

(A) Sie bleiben bei 37 °C in Lösung.
(B) Bei länger dauernder Abkühlung auf 0 °C sind sie unlöslich.
(C) Sie sind α-Globuline.
(D) Sie können im Rahmen eines Morbus Waldenström auftreten.
(E) Sie können im Rahmen einer chronischen Virushepatitis auftreten.

H92

4.28 Welche der folgenden Aussagen über den Nachweis von Eiweiß im Urin mit Teststreifen treffen zu?

(1) Der Nachweis basiert auf einer enzymatischen Reaktion.
(2) Der Nachweis basiert auf einer Eiweißfällung.
(3) Der Nachweis basiert auf den Ioneneigenschaften von Eiweiß.
(4) Aufgrund des „Eiweißfehlers" der Indikatoren kann fälschlich zu wenig Eiweiß angezeigt werden.
(5) Der Test reagiert besonders empfindlich auf Albumin.

(A) nur 1 ist richtig
(B) nur 2 ist richtig
(C) nur 3 und 4 sind richtig
(D) nur 3 und 5 sind richtig
(E) nur 4 und 5 sind richtig

4.2.3 Enzyme im Plasma/Serum

H88

4.29 Welche der genannten Bedingungen wird in einem Testansatz zur Enzymaktivitätsbestimmung nicht optimiert, sondern definiert?

(A) pH-Wert
(B) Temperatur
(C) Coenzym-Konzentration
(D) Substrat-Konzentration
(E) Konzentration an Aktivatoren

F89

4.30 Nachstehend sind Organe und Enzyme entsprechend dem klinisch-chemischen Kriterium der „Organspezifität" einander gegenübergestellt.

Welche Zuordnung trifft **nicht** zu?

(A) Leber – Alanin-Aminotransferase (ALAT = GPT)
(B) Prostata – Saure Phosphatase (tartrathemmbar)
(C) Pankreas – Lipase
(D) Herzmuskel – Creatinin-Kinase MB (CK-MB)
(E) Skelettmuskel – Lactatdehydrogenase (LDH)

4.25 (A) 4.26 (B) 4.27 (C) 4.28 (D) 4.29 (B) 4.30 (E)

F90

4.31 Bei der Bestimmung von Enzymaktivitäten im photometrischen Test ist eine exakte Einhaltung der Reaktionstemperatur erforderlich,

weil

bei der photometrischen Bestimmung von Enzymaktivitäten schon Temperaturabweichungen von 1°C das Messergebnis um 10% verändern können.

F88

4.32 Welche Aussagen zur Enzymdiagnostik treffen zu?

(1) Die Messung von Enzymmustern im Serum kann die Lokalisation und Beurteilung von Schädigungen verschiedener Organe ermöglichen.
(2) Das Auftreten mitochondrialer Enzyme im Plasma deutet auf einen leichten, reversiblen Organschaden hin.
(3) Die Zuordnung zum Herkunftsorgan kann durch Isoenzymbestimmung ermöglicht werden.
(4) Aufgrund der verschiedenen Halbwertszeiten der Enzyme kann sich das Enzymmuster im Laufe der Krankheit ändern.

(A) nur 1 und 2 sind richtig
(B) nur 2 und 3 sind richtig
(C) nur 3 und 4 sind richtig
(D) nur 1, 3 und 4 sind richtig
(E) 1 – 4 = alle sind richtig

H94

4.33 Welche beiden der folgenden Organe haben einen hohen Gehalt pro Gramm an Aspartat-Aminotransferase (ASAT = GOT)?

(1) Knochen
(2) Leber
(3) Herzmuskel
(4) Prostata

(A) nur 1 und 2 sind richtig
(B) nur 1 und 3 sind richtig
(C) nur 2 und 3 sind richtig
(D) nur 2 und 4 sind richtig
(E) nur 3 und 4 sind richtig

F96

4.34 Welche Aussagen über Isoenzyme der Laktat-Dehydrogenase (LDH) treffen zu?

(1) Die Isoenzyme LDH_1 bis LDH_5 sind Tetramere, die aus den Untereinheiten H bzw. M gebildet werden.
(2) LDH_1 herrscht im Skelettmuskel und LDH_5 im Herzmuskel vor.
(3) Die Halbwertzeit von LDH_1 im Plasma in vivo ist länger als die von LDH_5.

(A) nur 2 ist richtig
(B) nur 3 ist richtig
(C) nur 1 und 2 sind richtig
(D) nur 1 und 3 sind richtig
(E) nur 2 und 3 sind richtig

H95

4.35 Welche Aussagen zum LDH_1, einem Isoenzym der Laktatdehydrogenase, treffen zu?

(1) LDH_1 ist ein Dimer aus den Untereinheiten H und M.
(2) Die Halbwertszeit von LDH_1 im Serum ist die kürzeste aller LDH-Isoenzyme.
(3) LDH_1 kommt in relativ hoher Konzentration in der Herzmuskulatur vor.

(A) nur 1 ist richtig
(B) nur 2 ist richtig
(C) nur 3 ist richtig
(D) nur 1 und 2 sind richtig
(E) nur 2 und 3 sind richtig

F94

4.36 Welche der Enzyme kommen intrazellulär nur oder zum großen Teil in den Mitochondrien vor?

(1) Glutamatdehydrogenase (GLDH)
(2) Aspartat-Aminotransferase (ASAT, GOT)
(3) γ-Glutamyltransferase (γ-Glutamyltranspeptidase, -GT)
(4) Laktatdehydrogenase (LDH)

(A) nur 1 und 2 sind richtig
(B) nur 1 und 3 sind richtig
(C) nur 1 und 4 sind richtig
(D) nur 2 und 4 sind richtig
(E) nur 3 und 4 sind richtig

4.31 (A) 4.32 (D) 4.33 (C) 4.34 (D) 4.35 (C) 4.36 (A)

4.3 Fragen aus Examen Herbst 2000

H00 !

4.37 Bei einem Neugeborenen wird am 5. Tag das übliche Neugeborenen-Screening auf angeborene Stoffwechselstörungen und Endokrinopathien durchgeführt.

Zur Früherkennung der Phenylketonurie wird hierbei untersucht auf:

(A) Hyperhydroxyphenylpyruvatämie
(B) Hyperhydroxyphenylpyruvaturie
(C) Hyperphenylalaninämie
(D) Hyperphenylalaninurie
(E) Hypophenylalaninämie

H00 !!

4.38 Bei der systemischen Entzündungsreaktion (Akute-Phase-Reaktion) sind die Blutplasmakonzentrationen bestimmter Proteine im typischen Fall vermindert (Anti-Akute-Phase-Proteine, Negativ-Reaktanten).

Zu diesen gehört:

(A) Interleukin-6
(B) α_1-Antichymotrypsin
(C) Albumin
(D) C-reaktives Protein
(E) Coeruloplasmin

5 Kohlenhydrate

5.2 Laboratoriumsuntersuchungen

5.2.1 Glukose im Blut bzw. Plasma/Serum

F92

5.1 Durch welche der folgenden Zusätze kann bei der Bestimmung der Glukose aus Vollblut die Glykolyse wirkungsvoll gehemmt bzw. verhindert werden?

(1) Perchlorsäure
(2) Uranylacetat
(3) Kalium-EDTA
(4) Natriumfluorid
(5) Natriumzitrat

(A) nur 1 und 2 sind richtig
(B) nur 3 und 5 sind richtig
(C) nur 1, 2 und 4 sind richtig
(D) nur 1, 4 und 5 sind richtig
(E) nur 3, 4 und 5 sind richtig

H94

5.2 Die Glukosekonzentration ist im Kapillarblut aus der Fingerbeere

(1) geringer als im Blut aus einer Extremitätenvene
(2) beim Gesunden nüchtern etwa 210 – 430 mg/dl (12 – 24 mmol/l)
(3) beim Gesunden etwa zehnfach höher als im Liquor cerebrospinalis

(A) Keine der Aussagen 1 – 3 ist richtig.
(B) nur 1 ist richtig
(C) nur 2 ist richtig
(D) nur 3 ist richtig
(E) nur 1 und 2 sind richtig

4.37 (C) 4.38 (C) 5.1 (C) 5.2 (A)

H88

5.3 Welche der folgenden Krankheiten kann/können zu einer Erhöhung der Blut-Glukosekonzentration führen?

(1) Hypothyreose
(2) Phäochromozytom
(3) Nebenniereninsuffizienz

(A) Keine der Krankheiten 1 – 3
(B) nur 1 ist richtig
(C) nur 2 ist richtig
(D) nur 2 und 3 sind richtig
(E) 1 – 3 = alle sind richtig

F91

5.4 Welche Aussage trifft **nicht** zu?

Hypoglykämien treten auf bei

(A) Überdosierung von Sulfonylharnstoffen
(B) Nebennierenrinden-Hypertrophie
(C) Fruktoseintoleranz
(D) Glykogenose Typ I
(E) Alkoholintoxikation

5.2.2 Glukose im Urin

F92

5.5 Ein Teststreifen für Glukose zeigt fälschlich eine zu hohe Konzentration im Urin an, wenn

(A) pH > 8
(B) deutliche Ketonurie vorliegt
(C) Bakteriurie vorliegt (Nitrit positiv)
(D) eine hohe Askorbinsäurekonzentration vorliegt
(E) Keine der Antworten (A)–(D) trifft zu.

FN: Vit C, Harnsäure, Homogentisinsäure, 5-OH-Indol-3-Essigsäure, Salicylate, pH < 5
FP: oxid. Reinigungsm.

F94

5.6 Bei einer Glukosekonzentration von 13,9 mmol/l (250 mg/100 dl) Blut besteht bei einem Patienten entgegen der Regel keine (pathologische) Glukosurie.

Welche der Aussagen erklärt am wahrscheinlichsten diesen Befund?

(A) Es liegt ein Diabetes insipidus vor.
(B) Es besteht eine Antidiurese.
(C) Der Nierenplasmadurchfluss (RPF) ist stark gesteigert.
(D) Das tubuläre Transportmaximum von Glukose (T_mG) ist herabgesetzt.
(E) Die glomeruläre Filtrationsrate (GFR) ist erheblich reduziert.

H95

5.7 Auf dem Urinteststreifen reagiert das „Glukosefeld“ deutlich positiv.

Welche Ursachen kann dies haben?

(1) Fruktosurie
(2) Ausscheidung von Ascorbinsäure im Urin
(3) renaler Diabetes insipidus

(A) Keine der Aussagen 1 – 3 ist richtig.
(B) nur 2 ist richtig
(C) nur 1 und 3 sind richtig
(D) nur 2 und 3 sind richtig
(E) 1 – 3 = alle sind richtig

F91

5.8 Eine Glukosurie kann auch bei Personen ohne manifesten oder latenten Diabetes mellitus auftreten,

weil

es infolge von degenerativen Veränderungen der Glomerula zu einer vermehrten Ausscheidung von Glukose über die Nieren kommen kann.

5.3 (C) 5.4 (B) 5.5 (E) 5.6 (E) 5.7 (A) 5.8 (C)

5.2.4 Funktionsprüfungen des Kohlenhydratstoffwechsels

F88

5.9 In welchen Fällen wird die Glukosetoleranz derart beeinflusst, dass die Interpretation des oralen Glukosetoleranz-Tests (oGTT) erschwert wird?

(1) Bestehen einer Schwangerschaft
(2) Einnahme von Ovulationshemmern
(3) Therapie mit Kortikosteroiden
(4) Bestehen einer Leberzirrhose
(5) körperliche Aktivität unmittelbar vor oder während der Testphase

(A) nur 1 und 2 sind richtig
(B) nur 2 und 3 sind richtig
(C) nur 3, 4 und 5 sind richtig
(D) nur 1, 2, 3 und 5 sind richtig
(E) 1–5 = alle sind richtig

5.2.5 Weiterführende Untersuchungen

H89

5.10 Für die Diagnose welcher der folgenden Erkrankungen ist die Kenntnis des Seruminsulinspiegels notwendig?

(A) Diabetes mellitus
(B) Inselzelladenom (Insulinom)
(C) subklinischer Diabetes mellitus
(D) Akromegalie
(E) Cushing-Syndrom

F90

Zur Kontrolle der Stoffwechseleinstellung bei Diabetes mellitus können unter anderem die in Liste 1 genannten Parameter bestimmt werden. Über welchen Zeitraum (Liste 2) geben diese Parameter retrospektiv Auskunft über die Stoffwechselsituation?

Liste 1

5.11 glykosyliertes Hämoglobin (HbA_{1c})

5.12 glykosylierte Serumproteine (Fruktosamine)

Liste 2

(A) 24 Stunden
(B) 2–6 Tage
(C) 1–3 Wochen
(D) 4–8 Wochen
(E) mehr als 4 Monate

5.3 Fragen aus Examen Herbst 2000

H00

5.13 Einer Hypoglykämie kann **nicht** zugrunde liegen:

(A) Insulinom
(B) vermehrte Adrenalinausschüttung
(C) Nebennierenrindeninsuffizienz
(D) Alkoholismus
(E) Glykogenose Typ I (von Gierke)

5.9 (E) 5.10 (B) 5.11 (D) 5.12 (C) 5.13 (B)

6 Lipide und Lipoproteine

6.2 Laboratoriumsuntersuchungen

6.2.2 Triglyzeride im Serum/Plasma

H91

6.1 Welche Aussage trifft **nicht** zu?

Die enzymatische Bestimmung der Triglyzeridkonzentration im Serum wird durch folgende Faktoren beeinflusst:

(A) Hämolyse
(B) hoher Serum-ATP-Spiegel
(C) Nahrungsaufnahme
(D) hohe Konzentration von freiem Glyzerin im Reaktionsansatz
(E) längeres Stehen des Serums auf dem Blutkuchen

F90

6.2 Welche Aussagen zur quantitativen Bestimmung der Triglyzeride im Serum treffen zu?

(1) Einleitender Reaktionsschritt bei der „enzymatischen UV-Methode" ist eine hydrolytische Spaltung der Esterbindung.
(2) Bei der hydrolytischen Spaltung entstehen ein Molekül Glyzerin und drei Moleküle Fettsäuren.
(3) Zur Erfassung des freigesetzten Glyzerins bedient man sich enzymatischer Verfahren wie der sogenannten „enzymatischen UV-Methode".
(4) Glyzerin kommt unter Normalbedingungen im Serum nicht in freier Form vor, sodass der Gesamtglyzeringehalt aus den Triglyzeriden stammt.

(A) nur 1 und 2 sind richtig
(B) nur 2 und 3 sind richtig
(C) nur 1, 2 und 3 sind richtig
(D) nur 1, 3 und 4 sind richtig
(E) 1–4 = alle sind richtig

6.2.3 Cholesterin und Cholesterinfraktionen im Serum

H98

6.3 Welche Aussage trifft **nicht** zu?

Zu den Ursachen der erhöhten Cholesterinkonzentration im Serum zählen:

(A) Abetalipoproteinämie
(B) primäre Hypothyreose
(C) nephrotisches Syndrom
(D) Cholestase
(E) Hypercortisolismus

6.2.4 Lipoproteine

F88

6.4 Bei welchem der folgenden Hyperlipoproteinämie-Phänotypen (Einteilung nach Fredrickson) liegt eine isolierte Erhöhung der Beta-Lipoproteine (LDL-Fraktion) vor?

(A) Phänotyp I
(B) Phänotyp IIa
(C) Phänotyp IIb
(D) Phänotyp III
(E) Phänotyp IV

H99 **!!**

6.5 Welche der Befundkonstellationen im Serum ist bei der Hyperlipoproteinämie Typ IIa nach Fredrickson (z.B. bei LDL-Rezeptor-Defekt) am wahrscheinlichsten?

(A) Nüchternserum klar, Cholesterin- und Triglycerid-Konzentration normal
(B) Nüchternserum klar, Cholesterin-Konzentration erhöht, Triglycerid-Konzentration normal
(C) Nüchternserum milchig-trüb, Cholesterin- und Triglycerid-Konzentration erhöht
(D) Nüchternserum milchig-trüb ohne Aufrahmen, Cholesterin-Konzentration normal, Triglycerid-Konzentration erhöht
(E) rahmiger Überstand bei ansonsten klarem Nüchternserum, Cholesterin-Konzentration normal, Triglycerid-Konzentration erhöht

6.1 (B) 6.2 (C) 6.3 (A) 6.4 (B) 6.5 (B)

F90

6.6 Bei welcher der folgenden Hyperlipoproteinämien findet man stets ein klares Blutserum?

(A) Hyperchylomikronämie (= Typ I nach Fredrickson)
(B) Hypercholesterinämie (= Typ IIa nach Fredrickson)
(C) Hypercholesterin- und Hypertriglyzeridämie (= Typ III nach Fredrickson)
(D) kohlenhydratinduzierte Hypertriglyzeridämie (= Typ IV nach Fredrickson)
(E) kalorisch induzierte Hypertriglyzeridämie (= Typ V nach Fredrickson)

F91

6.7 Welche Aussage trifft **nicht** zu?

Sekundäre Hyperlipoproteinämien kommen vor bei

(A) Cholestase
(B) Corticoidtherapie
(C) chronischen Infekten
(D) chronischem Alkoholismus
(E) Schwangerschaft

H96

6.8 Welche Aussage trifft **nicht** zu?

Zu den typischen Ursachen sekundärer Hyperlipoproteinämien gehören:

(A) Diabetes mellitus
(B) Hypothyreose
(C) nephrotisches Syndrom
(D) Lungenfibrose
(E) Alkoholismus

F96

6.9 Welche der aufgeführten Erkrankungen ist **am wenigsten** wahrscheinlich Ursache einer Hyperlipoproteinämie?

(A) Diabetes mellitus
(B) (zunehmende) Adipositas
(C) Hypothyreose
(D) Alkoholismus
(E) chronische Infekte (insbesondere Lungentuberkulose)

F99 !!

6.10 Welche der Erkrankungen/Veränderungen verursacht **am wenigsten** wahrscheinlich eine sekundäre Hyperlipidämie?

(A) chronische Niereninsuffizienz mit Urämie
(B) extrahepatische Cholestase (Gallenwegsobstruktion)
(C) Hypoparathyreoidismus
(D) Hypothyreose
(E) nephrotisches Syndrom

7 Salz-, Wasser- und Säure-Basen-Haushalt

7.2 Laboratoriumsuntersuchungen

7.2.1 Natrium, Chlorid und Osmolalität

F93

7.1 Bei einem Patienten werden folgende Befunde erhoben:

Hämatokrit, Zahl der Erythrozyten/mm^3 Blut und mittleres Erythrozytenvolumen (MCV) erhöht; mittlere Hämoglobin-Konzentration in den Erythrozyten (MCHC) erniedrigt; Natrium-Konzentration im Serum 125 mmol/l; Proteinkonzentration im Serum 9 g/100 ml.

Es liegt wahrscheinlich vor eine

(A) hypotone Dehydratation
(B) hypertone Dehydratation
(C) isotone Dehydratation
(D) hypotone Hyperhydratation
(E) hypertone Hyperhydratation

6.6 (B) 6.7 (C) 6.8 (D) 6.9 (E) 6.10 (C) 7.1 (A)

F96

7.2 Einer Hyponatriämie können zugrunde liegen:

(1) schwere Herzinsuffizienz
(2) primäre Nebennierenrindeninsuffizienz
(3) Diabetes insipidus

(A) nur 1 ist richtig
(B) nur 1 und 2 sind richtig
(C) nur 1 und 3 sind richtig
(D) nur 2 und 3 sind richtig
(E) 1 – 3 = alle sind richtig

F91

7.3 Die Serumosmolalität kann über eine empirische Formel abgeschätzt werden.

Dazu müssen bekannt sein die Serumkonzentrationen von

(1) Natrium
(2) Harnstoff
(3) Kalium
(4) Glukose

(A) nur 1 und 2 sind richtig
(B) nur 1 und 3 sind richtig
(C) nur 2 und 4 sind richtig
(D) nur 1, 2 und 4 sind richtig
(E) nur 1, 3 und 4 sind richtig

7.2.2 Kalium

F00

7.4 Eine Abnahme der Kaliumkonzentration im Plasma ist typischerweise zu erwarten aufgrund:

(A) Hypoaldosteronismus
(B) parenteraler Gabe von Insulin und Glucose
(C) Einnahme von Triamteren
(D) Rhabdomyolyse
(E) akuter intravasaler Hämolyse

H96

7.5 Zu den typischen Ursachen der Hypokaliämie gehört:

(A) primärer Hyperaldosteronismus
(B) Akutstadium einer intravasalen Hämolyse
(C) respiratorische Azidose
(D) Morbus Addison
(E) Akutstadium bei ausgedehnten Muskelfasernekrosen (z.B. Crush-Syndrom)

F94

7.6 Einer Hypokaliämie kann **nicht** zugrunde liegen:

(A) Bartter-Syndrom
(B) primärer Hyperaldosteronismus
(C) respiratorische Azidose (akut)
(D) rezidivierendes Erbrechen bei Pylorusstenose
(E) Therapie mit Schleifendiuretika

H98

7.7 Welche Aussage trifft **nicht** zu?

Eine Hypokaliämie kann verursacht sein durch:

(A) Steroid-11β-Hydroxylase-Mangel
(B) metabolische Alkalose
(C) Abusus von Aldosteronantagonisten-Diuretika
(D) Abusus von Laxanzien
(E) Insulingabe beim Coma diabeticum

H99 **!**

7.8 Eine Hyperkaliämie kann am ehesten auftreten aufgrund

(A) von Laxantienabusus
(B) eines (unbehandelten) ketoazidotischen diabetischen Komas
(C) eines (unbehandelten) Conn-Syndroms (primärer Hyperaldosteronismus)
(D) von Thiaziddiuretikaeinnahme
(E) eines (unbehandelten) Erbrechens mit Magensaftverlusten

F99 **!**

7.9 Welche Aussage trifft **nicht** zu?

Mögliche Ursachen einer Hyperkaliämie sind:

(A) massive intravasale Hämolyse
(B) ausgedehnte Muskelquetschungen mit Rhabdomyolysen
(C) chronisches Magensafterbrechen
(D) Morbus Addison
(E) Einnahme von Triamteren

7.2 (B) 7.3 (D) 7.4 (B) 7.5 (A) 7.6 (C) 7.7 (C) 7.8 (B) 7.9 (C)

7.2.3 Differenzierung von Störungen des Säure-Basen-Haushalts

F94

7.10 Welche der folgenden Aussagen zur „Anionenlücke" im Plasma trifft typischerweise zu?

Bei Azidose durch intestinale HCO_3^--Verluste

(A) wird die Anionenlücke größer, weil die Chloridkonzentration im Plasma ansteigt
(B) bleibt die Anionenlücke unverändert, weil die Chloridkonzentration im Plasma ansteigt
(C) bleibt die Anionenlücke unverändert, weil die Chloridkonzentration im Plasma gleich bleibt
(D) bleibt die Anionenlücke unverändert, weil die Chloridkonzentration im Plasma abfällt
(E) wird die Anionenlücke kleiner, weil die Chloridkonzentration im Plasma abfällt

F97

7.11 Eine metabolische Azidose mit deutlichem „Anionendefizit" (erhöhter „Anionenlücke") tritt typischerweise auf

(A) bei Diarrhö
(B) bei Pankreasfistel
(C) infolge Ureterosigmoidostomie
(D) im hämorrhagischen Schock
(E) bei Hypoaldosteronismus

H89

7.12 Subtraktion der Summe der Chlorid- und Bikarbonatkonzentration von der Natriumkonzentration im Serum (jeweils in mmol/l) ergibt einen (oftmals als Anionenlücke bezeichneten) Wert.

Dieser ist typischerweise vergrößert bei

(A) Pankreasfistel
(B) medikamentöser Carboanhydrasehemmung
(C) Laktatazidose
(D) chronischer Durchfallerkrankung
(E) Renal-tubulärer Azidose

F88

7.13 Welche Befundkonstellation im arteriellen Blut passt zur Diagnose „vollständig kompensierte respiratorische Azidose"?

	PO_2	P_{CO_2}	pH
(A)	6,0 kPa (45 mmHg)	5,7 kPa (43 mmHg)	7,40
(B)	6,0 kPa (45 mmHg)	4,5 kPa (34 mmHg)	7,40
(C)	7,0 kPa (53 mmHg)	4,8 kPa (36 mmHg)	7,40
(D)	7,0 kPa (53 mmHg)	8,0 kPa (60 mmHg)	7,40
(E)	10,0 kPa (75 mmHg)	4,0 kPa (30 mmHg)	7,52

F99 **!!**

7.14 Welche der Aussagen zum CO_2-Partialdruck und zur Pufferbasen- und Bicarbonatkonzentration im arteriellen Blut trifft **nicht** zu?

(A) Bei rein nichtrespiratorischen Azidosen sind die Pufferbasen- und Bicarbonatkonzentrationen erniedrigt.
(B) Ein erhöhter CO_2-Partialdruck führt zu einer metabolischen Azidose.
(C) Bei einer kompensierten metabolischen Alkalose sind der CO_2-Partialdruck und die Bicarbonatkonzentration erhöht.
(D) Bei einer kompensierten respiratorischen Azidose sind der CO_2-Partialdruck und die Bicarbonatkonzentration erhöht.
(E) Eine erhöhte Pufferbasenkonzentration im Blut findet man bei der metabolischen Alkalose und der kompensierten respiratorischen Azidose.

H94

7.15 Bei einem Patienten werden folgende Werte im arteriellen Blut gemessen:

pH = 7,33
Basenüberschuss (BE) = + 4 mmol/l
P_{CO_2} = 7,3 kPa (55 mmHg)

Dieser Befundkonstellation kann typischerweise zugrunde liegen:

(A) Ketoazidose bei Diabetes mellitus
(B) Endstadium der chronischen Niereninsuffizienz (Urämie)
(C) chronisches Magensafterbrechen
(D) chronische alveoläre Hypoventilation
(E) chronische Diarrhö

F96

7.16 Bei einem Patienten wurden folgende Werte für den Säure-Basen-Status im arteriellen Blut gemessen:

pH = 7,47
CO_2-Partialdruck = 6,7 kPa (50 mmHg)
BE (base excess, Basenabweichung) = + 13 mmol/l

Welches Krankheitsbild könnte diesem Befund am besten entsprechen?

(A) chronische Hyperventilation
(B) Lungenfunktionsstörung mit alveolärer Hypoventilation
(C) Diabetes mellitus mit Ketoazidose
(D) chronisches Magensafterbrechen bei Pylorusstenose
(E) akutes Nierenversagen mit Urämie

H99 **!!**

7.17 Bei einem Patienten ergeben sich folgende Werte für den Säure-Basen-Status im arteriellen Blut:

pH	7,33
CO_2-Partialdruck	8,8 kPa (66 mmHg)
Standardbicarbonat	30 mmol/l
Basenüberschuss (BE)	+ 7 mmol/l

Welche der Interpretationen trifft am ehesten zu?

(A) normaler Blutgasstatus
(B) teilkompensierte nichtrespiratorische Alkalose
(C) teilkompensierte respiratorische Alkalose
(D) teilkompensierte nichtrespiratorische Azidose
(E) teilkompensierte respiratorische Azidose

F00

7.18 Die Konstellation

Blut-pH-Wert deutlich vermindert,
arterieller CO_2-Partialdruck deutlich erhöht,
(aktuelle) HCO_3^--Konzentration deutlich vermindert

spricht für:

(A) teilweise kompensierte respiratorische Alkalose
(B) teilweise kompensierte respiratorische Azidose
(C) teilweise kompensierte nichtrespiratorische Alkalose
(D) teilweise kompensierte nichtrespiratorische Azidose
(E) kombinierte respiratorische und nichtrespiratorische Azidose

F88

7.19 Das Hyperventilationssyndrom ist charakterisiert durch

(1) respiratorische Alkalose
(2) metabolische Alkalose
(3) respiratorische Azidose
(4) Normokalzämie
(5) Hypokalzämie

(A) nur 1 und 4 sind richtig
(B) nur 1 und 5 sind richtig
(C) nur 2 und 4 sind richtig
(D) nur 2 und 5 sind richtig
(E) nur 3 und 4 sind richtig

H90

7.20 Bei welcher der nachfolgenden Befundkonstellationen für den Säure-Basen-Status im arteriellen Blut handelt es sich um eine vollständig kompensierte nichtrespiratorische Azidose?

	pH-Wert	P_{CO_2}	Basenabweichung
(A)	7,37	3,7 kPa (28 mmHg)	– 8 mmol/l
(B)	7,56	5,1 kPa (38 mmHg)	+ 10 mmol/l
(C)	7,34	8,7 kPa (65 mmHg)	+ 5 mmol/l
(D)	7,32	4,4 kPa (33 mmHg)	– 8 mmol/l
(E)	7,58	2,7 kPa (20 mmHg)	± 0 mmol/l

7.16 (D) 7.17 (E) 7.18 (E) 7.19 (A) 7.20 (A)

F91

7.21 Welcher der mit A–E gekennzeichneten Punkte gibt die aktuellen Messwerte im arteriellen Blut richtig wieder, die zur Diagnose einer kombinierten respiratorischen und metabolischen Azidose passen?

(8,0 kPa = 60 mmHg; 5,3 kPa = 40 mmHg; 2,7 kPa = 20 mmHg)

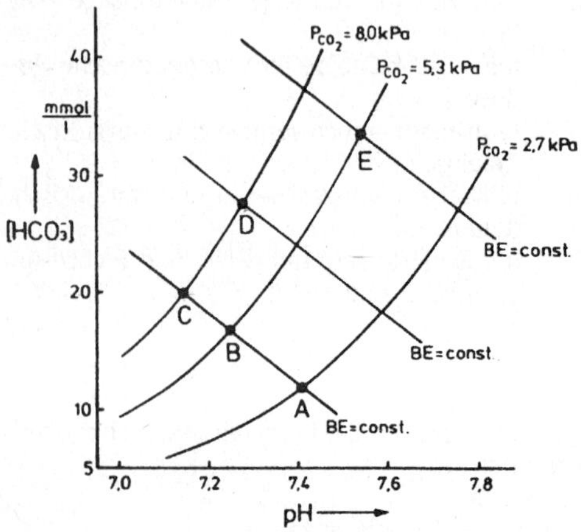

H92

7.22 Folgende im arteriellen Blut eines Patienten erhobenen Werte werden Ihnen übermittelt:

pH: 7,21
CO_2-Partialdruck: 4,7 kPa (35 mmHg)
base excess (Basen-Abweichung): + 2 mmol/l

Aus diesen Daten schließen Sie auf das Vorliegen

(A) einer akuten respiratorischen Azidose
(B) einer respiratorischen Alkalose mit nichtrespiratorischer Kompensation
(C) einer nichtrespiratorischen Azidose mit respiratorischer Kompensation
(D) einer nichtrespiratorischen Alkalose mit respiratorischer Kompensation
(E) eines nicht plausiblen Befundes (z.B. durch einen Fehler bei der Übermittlung der Labordaten)

H98

7.23 Zur Azidose bei terminaler chronischer Niereninsuffizienz trägt am meisten bei:

(A) eingeschränkte Fähigkeit zur renalen Ausscheidung von Ammonium-Ionen
(B) vermehrte Ausscheidung von Bicarbonat im Urin
(C) verminderte Ausscheidung von Lactat im Urin
(D) verminderte Bildung von Glutamin in der Niere
(E) verminderte Synthese von Harnstoff in der Niere

F97

7.24 Welche Aussage trifft **nicht** zu?

Bei einer länger dauernden nicht-respiratorischen Azidose ohne Einschränkung der respiratorischen Funktion

(A) kann der pH-Wert des Plasmas im unteren Bereich der Norm liegen
(B) ist die Birkarbonatkonzentration im Plasma erniedrigt
(C) ist der arterielle CO_2-Partialdruck vermindert
(D) ist der Basenüberschuss negativ (Basendefizit)
(E) wird in der Leber regulatorisch vermehrt Harnstoff statt Glutamin gebildet

H90

7.25 Für die Bestimmung des pH-, pO_2- und pCO_2-Wertes sowie der aktuellen Bikarbonat-Konzentration muss die Blutprobe bis zur Messung bei 37 °C aufbewahrt werden,

weil

die Parameter pH, pO_2, pCO_2 und die aktuelle Bikarbonat-Konzentration von der Temperatur abhängen.

7.21 (C) 7.22 (E) 7.23 (A) 7.24 (E) 7.25 (D)

F90

Ordnen Sie jedem/jeder der in Liste 1 genannten klinischen Symptome/Erkrankungen den dabei jeweils am wahrscheinlichsten Zustand des Säure-Basen-Haushalts aus Liste 2 zu!

Liste 1

7.26 normokalzämische Tetanie B

7.27 chronisches Erbrechen bei Pylorusstenose D

7.28 fortgeschrittene chronische Niereninsuffizienz C

Liste 2

(A) respiratorische Azidose
(B) respiratorische Alkalose
(C) nichtrespiratorische Azidose
(D) nichtrespiratorische Alkalose
(E) keine Veränderung

H88

7.29 Geben Sie an, welche(r) der genannten Kompensationsmechanismen bei einer respiratorischen Azidose wirksam sind (ist).

(1) vermehrte Ausscheidung von Säuren durch die Nieren √
(2) verminderte Ausscheidung von Säuren durch die Nieren
(3) vermehrte Ausscheidung von Basen durch die Nieren
(4) verminderte Ausscheidung von Basen durch die Nieren √
(5) verminderte Bildung von Säuren im Stoffwechsel

(A) nur 1 ist richtig
(B) nur 1 und 3 sind richtig
(C) nur 1 und 4 sind richtig
(D) nur 2 und 5 sind richtig
(E) nur 1, 4 und 5 sind richtig

H89

7.30 Welche der folgenden Forderungen sollten erfüllt sein, um eine zuverlässige Bestimmung von pCO_2 und pO_2 im Blut zu gewährleisten?

(1) Messung innerhalb 30 min nach der Blutentnahme.
(2) Sofortige Zentrifugation der Probe und Aufbewahrung des Plasmas im Kühlschrank bis zur Messung.
(3) Blutentnahme aus ungestauter Vene.
(4) Luftzutritt zur Probe muss verhindert werden, um Veränderungen des pO_2 oder pCO_2 zu vermeiden.
(5) Kann nicht sofort gemessen werden, so ist die Blutprobe bei 37 °C aufzubewahren.

(A) nur 1 und 3 sind richtig
(B) nur 1 und 4 sind richtig
(C) nur 2 und 3 sind richtig
(D) nur 2 und 4 sind richtig
(E) nur 3 und 5 sind richtig

F94

7.31 Welche Aussage trifft **nicht** zu?

Aufgrund einer schweren chronischen Niereninsuffizienz kommt es im Blut zu

(A) einem Anstieg der Kreatinin-Konzentration √
(B) einer Abnahme der Erythropoetin-Konzentration √
(C) einer Abnahme der Calcitriol-Konzentration √
(D) einem Anstieg der Bikarbonat-Konzentration –
(E) einem Anstieg der Parathormon-Konzentration

F93

7.32 Bei einem Patienten werden folgende Werte im arteriellen Blut gemessen: pH = 7,30 ↓
Basenabweichung = –11 mmol/l ↓
CO_2-Partialdruck = 4,1 kPa (31 mmHg) ↓ resp. met. Azid

Welche der folgenden Störungen würde diesen Befund am ehesten erklären?

(A) chronische Hyperventilation
(B) Lungenfunktionsstörung mit alveolärer Hypoventilation
(C) Diabetes mellitus mit Ketoazidose
(D) chronisches Erbrechen bei Magenausgangsstenose
(E) Hyperaldosteronismus

7.26 (B) 7.27 (D) 7.28 (C) 7.29 (C) 7.30 (B) 7.31 (D) 7.32 (C)

7.3 Fragen aus Examen Herbst 2000

H00

7.33 Bei einem jungen, lungen- und nierengesunden Mann liegt ein entgleister Diabetes mellitus vor.

Welches der nachfolgenden Wertetripel für den Säuren-Basen-Status im arteriellen Blut ist hierbei am ehesten typisch? (BE = base excess, Basenüberschuss, Basenabweichung)

	pH	BE	CO_2-Partialdruck
(A)	7,30	– 3 mmol/l	6,3 kPa (47 mmHg)
(B)	7,30	– 11 mmol/l	4,0 kPa (30 mmHg)
(C)	7,40	+ 5 mmol/l	6,4 kPa (48 mmHg)
(D)	7,50	+ 8 mmol/l	5,3 kPa (40 mmHg)
(E)	7,50	+ 14 mmol/l	6,4 kPa (48 mmHg)

H00 **!**

7.34 Ein Absinken der Kaliumkonzentration im Blutplasma ist typischerweise zu erwarten aufgrund

(A) parenteraler Gabe von Insulin und Glukose
(B) Gabe eines Aldosteron-Antagonisten
(C) Gabe von Triamteren
(D) massiver traumatischer Muskelnekrosen
(E) oligurischer Niereninsuffizienz

8 Innere Sekretion

8.2 Laboratoriumsuntersuchungen

8.2.1 Allgemeines

H88

8.1 Welche der folgenden klinisch-chemischen Kenngrößen weist die ausgeprägteste Tagesrhythmik der Serumkonzentration auf?

(A) Adrenalin
(B) Cortisol
(C) Kalium
(D) Testosteron
(E) Thyroxin

8.2.2 Hypophysenhormone und HCG

H92

8.2 Ursachen einer erhöhten HCG-Konzentration im Urin können sein:

(1) Hodentumoren
(2) Menopause
(3) Extrauteringravidität

(A) nur 1 ist richtig
(B) nur 2 ist richtig
(C) nur 1 und 2 sind richtig
(D) nur 1 und 3 sind richtig
(E) nur 2 und 3 sind richtig

8.2.3 Schilddrüsenhormone

H94

8.3 Wenn im Serum die Konzentration von Thyreotropin (TSH), die von freiem Trijodthyronin (FT3) und die von freiem Thyroxin (FT4) erhöht ist, spricht dies für:

(A) autonomes Adenom der Schilddrüse
(B) Autoimmunhyperthyreose vom Typ Basedow
(C) Adenom der Hypophyse
(D) chronische Überdosierung einer Jodprophylaxe
(E) chronisch überdosierte Substitution mit Schilddrüsenhormonen

H96

8.4 Welche Befundkonstellation der Serumkonzentrationen von Trijodthyronin (T_3), Thyroxin (T_4) sowie des Thyreotropins (TSH) entspricht am ehesten einer sekundären Hypothyreose?

Konzentration im Serum an

(A) T_3 und T_4 erniedrigt, TSH erhöht
(B) T_3, T_4 und TSH erniedrigt
(C) T_3 und T_4 erniedrigt, TSH normal
(D) T_3 und T_4 erhöht, TSH erniedrigt
(E) T_3, T_4 und TSH erhöht

7.33 (B) 7.34 (A) 8.1 (B) 8.2 (D) 8.3 (C) 8.4 (B)

H95

8.5 Welche Aussage zu den Schilddrüsenhormonen und deren Bindung an Plasmaproteine trifft **nicht** zu?

(A) In der Schwangerschaft nimmt die Konzentration des Thyroxin-bindenden Globulins zu.
(B) Eine erhöhte Konzentration des Thyroxin-bindenden Globulins kann durch orale Kontrazeption verursacht sein.
(C) T_3 und T_4 sind sowohl in freier als auch in gebundener Form biologisch aktiv.
(D) Weniger als 2% von T_3 und T_4 liegen im Plasma in freier Form vor.
(E) Die Bindung erfolgt außer an Thyroxin-bindendes Globulin auch an Präalbumin und Albumin.

H92

8.6 Beurteilen Sie folgende Aussagen:

(1) Thyreoglobulin ist nur im Serum von Patienten mit differenziertem Schilddrüsenkarzinom nachweisbar.
(2) Beim C-Zellkarzinom der Schilddrüse beobachtet man erhöhte Serumkonzentrationen von Kalzitonin.
(3) Schilddrüsenkarzinome sind überwiegend hormonell aktiv und können so labordiagnostisch erkannt werden.

(A) Keine der Aussagen 1 – 3 ist richtig.
(B) nur 1 ist richtig
(C) nur 2 ist richtig
(D) nur 3 ist richtig
(E) 1 – 3 = alle sind richtig

F89

8.7 Welche klinisch-chemischen Kenngrößen können im Serum im Falle einer Hypothyreose erniedrigt sein?

(1) Trijodthyronin (T_3)
(2) Cholesterin
(3) Thyroxin (T_4)
(4) Alkalische Phosphatase

(A) nur 1 und 3 sind richtig
(B) nur 1, 2 und 3 sind richtig
(C) nur 1, 2 und 4 sind richtig
(D) nur 1, 3 und 4 sind richtig
(E) nur 2, 3 und 4 sind richtig

H89

8.8 Welche der folgenden Aussagen über Schilddrüsenhormone und -funktionstests treffen zu?

(1) Außerhalb der Schilddrüse wird T_4 (Thyroxin) zu T_3 (Trijodthyronin) und „reversem" T_3 (3,3′,5′-Trijodthyronin) metabolisiert.
(2) „Reverses" T_3 ist biologisch ebenso wirksam wie T_3.
(3) Thyroxin (T_4) wird in der Blutbahn nicht nur an Thyroxin-bindendes Globulin (TBG), sondern auch an Thyroxin-bindendes Präalbumin (TBPA) und Albumin gebunden transportiert.
(4) Ein TRH-Stimulationstest kann intravenös, oral oder nasal durchgeführt werden.

(A) nur 1 und 2 sind richtig
(B) nur 3 und 4 sind richtig
(C) nur 1, 2 und 3 sind richtig
(D) nur 1, 3 und 4 sind richtig
(E) nur 2, 3 und 4 sind richtig

F99

8.9 Welche Aussage trifft **nicht** zu?

Beim typischen Fall eines Morbus Basedow

(A) ist die Konzentration von Triiodthyronin im Plasma erhöht
(B) ist die Konzentration von freiem Thyroxin im Plasma erhöht
(C) ist die Gesamt-Thyroxin-Konzentration im Plasma erhöht
(D) ist die Konzentration von Thyreotropin (TSH) im Plasma erhöht
(E) liegen Autoantikörper vor

8.2.4 Sexualhormone

H98 **!**

8.10 Beim kongenitalen adrenogenitalen Syndrom durch 21-Hydroxylasemangel (klassischer Fall) ist die

(A) Urinausscheidung von Pregnandiol vermindert
(B) Plasmakonzentration von ACTH vermindert
(C) Plasmakonzentration von Testosteron vermindert
(D) Plasmakonzentration von Cortisol erhöht
(E) Plasmakonzentration von 17-Hydroxyprogesteron erhöht

8.5 (C) 8.6 (C) 8.7 (D) 8.8 (D) 8.9 (D) 8.10 (E)

8.2.5 Nebennierenrindenhormone

F88

8.11 Welche Aussage trifft **nicht** zu?

Zur Bestimmung des Cortisols und anderer Steroidhormone kommen heute für das Laboratorium folgende Verfahren in Betracht:

(A) Flüssigkeitschromatographie
(B) Gaschromatographie
(C) Flammenphotometrie
(D) Radioimmunoassays
(E) Fluoreszenzimmunoassays

8.12 Geben Sie an, welches der genannten Untersuchungsverfahren die größte Aussagekraft zur Sicherung der Verdachtsdiagnose „Nebennierenrindeninsuffizienz" besitzt. Bestimmung der

(A) Leukozyten im Blut
(B) Natriumkonzentration im Serum
(C) Kaliumkonzentration im Serum
(D) Kortisolkonzentration im Plasma vor und nach ACTH-Stimulation
(E) Kreatininkonzentration im Serum

8.13 Für welche der folgenden Hormone erwarten Sie in der Regel beim Cushing-Syndrom erhöhte Werte im Urin?

(1) Kortisol
(2) 17-Hydroxykortikosteroide
(3) Östradiol-17β
(4) Androgene
(5) 3-methoxy-4-hydroxy-Mandelsäure

(A) nur 1 und 2 sind richtig
(B) nur 1 und 3 sind richtig
(C) nur 2 und 4 sind richtig
(D) nur 1, 2 und 4 sind richtig
(E) nur 2, 3 und 5 sind richtig

8.2.6 Biogene Amine, Renin-Angiotensin

F93

8.14 Bei Verdacht auf Dünndarmkarzinoid wird im Urin untersucht auf vermehrte Ausscheidung des Stoffwechselprodukts

(A) Porphobilinogen
(B) Vanillinmandelsäure
(C) Indoxylschwefelsäure
(D) 5-Hydroxyindolessigsäure
(E) Urobilinogen

H99 **!**

8.15 Ein 45jähriger Patient leidet unter anfallsweise auftretendem Erythem im Bereich Gesicht, Hals und oberen Rumpfpartien mit Bronchospasmus sowie Diarrhöen mit krampfartigen Bauchschmerzen. Auskultatorisch ist ein Systolikum mit Punctum maximum im 3./4. Interkostalraum parasternal links zu hören.

Welche der folgenden Untersuchungen ist am ehesten indiziert?

Die Bestimmung von

(A) Hydroxyindolessigsäure im Urin
(B) Katecholaminen im Urin
(C) Metanephrinen im Urin
(D) Tryptophan im Serum
(E) Vanillinmandelsäure im Urin

H95

8.16 Die Befundkonstellation im Plasma

Kaliumkonzentration	erniedrigt
Reninkonzentration	erhöht
Aldosteronkonzentration	erhöht

passt am besten zu:

(A) Conn-Syndrom
(B) Einnahme von Furosemid
(C) Morbus Addison
(D) 11-β-Hydroxylase-Mangel
(E) Einnahme von Amilorid

8.11 (C) 8.12 (D) 8.13 (A) 8.14 (D) 8.15 (A) 8.16 (B)

H99

8.17 Welche der Veränderungen verursacht am ehesten eine erniedrigte Reninaktivität im Blutplasma?

(A) Hypovolämie
(B) verminderte Natriumaufnahme
(C) arterielle Hypotonie
(D) Nierenarterienstenose
(E) primärer Hyperaldosteronismus

H89

8.18 Welche Aussage trifft **nicht** zu?

Beim primären Hyperaldosteronismus besteht häufig eine

(A) Hypervolämie
(B) Hypernatriämie
(C) Hypokaliämie
(D) gesteigerte Aktivität des Renin-Angiotensin-Systems
(E) Alkaloseneigung

H93

8.19 Prüfen Sie die Zuordnungen von Analyt und Erkrankung auf ihre Richtigkeit!

(1) 5-Hydroxyindolessigsäure im Urin ↔ Phäochromozytom
(2) Reninaktivität im Nierenvenenblut ↔ Nierenarterienstenose
(3) Homovanillinsäure im Urin ↔ Neuroblastom

(A) nur 1 ist richtig
(B) nur 1 und 2 sind richtig
(C) nur 1 und 3 sind richtig
(D) nur 2 und 3 sind richtig
(E) 1 – 3 = alle sind richtig

H98 !!

8.20 Aufgrund eines Phäochromozytoms werden im Urin typischerweise vermehrt ausgeschieden:

(1) Hydroxyindolessigsäure
(2) Vanillinmandelsäure
(3) Hydroxyprolin
(4) Katecholamine

(A) nur 1 und 3 sind richtig
(B) nur 1 und 4 sind richtig
(C) nur 2 und 3 sind richtig
(D) nur 2 und 4 sind richtig
(E) nur 3 und 4 sind richtig

8.3 Fragen aus Examen Herbst 2000

H00 !!

8.21 Bei einem Patienten mit (aktivem) Morbus Basedow (Graves' disease) ist welcher der folgenden Befunde im Serum **am wenigsten** wahrscheinlich?

(A) freies Triiodthyronin (FT3) erhöht
(B) freies Thyroxin (FT4) erhöht
(C) Thyreotropin (TSH) erhöht
(D) Thyreoidea-Rezeptor-Antikörper (TRAK, TSH-R AK, TSI) nachweisbar
(E) Gesamt-Thyroxin (TT4) erhöht

8.17 (E) 8.18 (D) 8.19 (D) 8.20 (D) 8.21 (C)

9 Blut und Blut bildende Organe

9.2 Laboratoriumsuntersuchungen

9.2.1 Untersuchungsmaterial

F91

Ordnen Sie den angegebenen Erythrozytenindizes (Liste 1) die zugehörige rechnerische Größe (Liste 2) zu!

Liste 1

9.1 MCV (mittleres Zellvolumen der Erythrozyten) [μm^3]

9.2 MCH (mittlerer Hämoglobingehalt der Erythrozyten) [pg]

9.3 MCHC (mittlere Hämoglobinkonzentration der Erythrozyten) [g/dl]

Liste 2

(A) $\frac{\text{Hb im Vollblut (g/dl)} \times 10}{\text{HK (\%)}}$

(B) $\frac{\text{Hb im Vollblut (g/dl)} \times 10}{\text{Erythrozytenzahl } (10^6/\mu l)}$

(C) $\frac{\text{Hb im Vollblut (g/dl)} \times 100}{\text{Erythrozytenzahl } (10^6/\mu l)}$

(D) $\frac{\text{Hb im Vollblut (g/dl)} \times 100}{\text{HK (\%)}}$

(E) $\frac{\text{HK (\%)} \times 10}{\text{Erythrozytenzahl } (10^6/\mu l)}$

F89

9.4 Welche Aussage trifft **nicht** zu?

Ein erhöhter MCV-Wert (mittleres korpuskuläres Volumen) kann zu der folgenden Verdachtsdiagnose führen:

(A) Eisenmangel
(B) Folsäuremangel
(C) Leukämie
(D) Vitamin-B_{12}-Mangel
(E) Leberparenchymschaden

9.2.2 Erythrozyten

H91

9.5 Welche Zuordnung der unter (A) bis (E) aufgeführten Anämietypen zum Hämoglobingehalt des Einzelerythrozyten trifft **nicht** zu?

	Anämietyp	Hämoglobingehalt des Einzelerythrozyten (MCH)
(A)	aplastische bzw. hypoplastische Anämie	normal
(B)	Eisenmangelanämie	herabgesetzt
(C)	chronische Blutungsanämie	normal
(D)	Folsäuremangelanämie	erhöht
(E)	bei hämolytischen Erkrankungen	normal

H98 **!**

9.6 Bei einer 25-jährigen Frau beträgt die Hämoglobin-Konzentration im Blut 8,7 g/dl (Referenzbereich: 12,0 – 16,0 g/dl) und die Aktivität der Lactat-Dehydrogenase im Serum 670 U/l (Referenzbereich: 120 – 240 U/l).

Welche der Untersuchungen ist unter der differenzialdiagnostischen Fragestellung, ob eine (intravasale) Hämolyse vorliegt, am sinnvollsten?

Bestimmung der Konzentration von

(A) Myoglobin im Urin
(B) C-reaktivem Protein im Serum
(C) Thyroxin im Serum
(D) Haptoglobin im Serum
(E) Komplementfaktor C4 im Serum

F00

9.7 Bei einem Patienten mit Anämie ist die Erythropoetinkonzentration im Plasma vermindert.

Welche der genannten Ursachen kann dieser Anämie typischerweise zugrunde liegen?

(A) Niereninsuffizienz
(B) Eisenmangel
(C) Mangel an Vitamin B_{12}
(D) Glucose-6-Phosphat-Dehydrogenase-Mangel
(E) Thalassämie

9.1 (E) 9.2 (B) 9.3 (D) 9.4 (A) 9.5 (C) 9.6 (D) 9.7 (A)

F99 !

9.8 Bei welcher Anämie-Form ist der mittlere Hämoglobingehalt des einzelnen Erythrozyten (MCH) erhöht?

(A) Eisenmangelanämie
(B) Infektanämie
(C) Blutungsanämie
(D) Thalassämie
(E) Folsäuremangelanämie

H99 !

9.9 Welche der Veränderungen ist bei durch Eisenmangel verursachter Anämie **am wenigsten** wahrscheinlich?

(A) verminderte Ferritinkonzentration im Plasma
(B) verminderte mittlere Erythrozyten-Hämoglobinmasse (MCH)
(C) vermindertes mittleres Erythrozyten-Volumen (MCV)
(D) Fragmentozytose (Schistozytose, Vorherrschen von Eierschalen-Erythrozyten im Blut)
(E) verminderte Transferrinsättigung (Eisensättigung des Transferrins) im Plasma

H88

9.10 Eine normozytäre und normochrome Anämie (MCV, MCH und MCHC innerhalb des Referenzbereichs) ist ein kennzeichnender Befund bei

(1) akutem Blutverlust
(2) mechanischer Hämolyse
(3) chronischen Lebererkrankungen
(4) Alkoholismus

(A) nur 1 ist richtig
(B) nur 1 und 2 sind richtig
(C) nur 1 und 4 sind richtig
(D) nur 2 und 3 sind richtig
(E) nur 3 und 4 sind richtig

F00

9.11 Ein schwerer Folsäuremangel bewirkt **nicht:**

(A) erhöhtes MCV (mittleres Volumen des einzelnen Erythrozyten)
(B) Thrombozytopenie
(C) Leukozytose
(D) Hypersegmentierung der neutrophilen Granulozyten
(E) verringerte Hämoglobinkonzentration im Blut

F93

9.12 Für eine ausgeprägte Eisenmangelanämie sind typisch:

(1) Anulozytose
(2) Sphärozytose
(3) Megalozytose

(A) nur 1 ist richtig
(B) nur 2 ist richtig
(C) nur 3 ist richtig
(D) nur 1 und 3 sind richtig
(E) nur 2 und 3 sind richtig

F94

9.13 Bei der durch Tumoren oder chronische Entzündungen verursachten Tumor- bzw. Infektanämie ist im typischen Fall

(1) die Serumkonzentration von Eisen vermindert
(2) das MCH erhöht
(3) die Serumkonzentration von Ferritin im Referenzintervall oder höher

(A) Keine der Aussagen 1 – 3 ist richtig.
(B) nur 1 und 2 sind richtig
(C) nur 1 und 3 sind richtig
(D) nur 2 und 3 sind richtig
(E) 1 – 3 = alle sind richtig

9.8 (E) 9.9 (D) 9.10 (B) 9.11 (C) 9.12 (A) 9.13 (C)

H93

9.14 Welche der folgenden Befunde ist **nicht** typisch für den akuten Schub einer intravasal-hämolytischen Anämie?

(A) erhöhte LDH-Aktivität im Serum
(B) verminderte Ferritinkonzentration im Serum
(C) erhöhte Gesamtbilirubinkonzentration im Serum
(D) verminderte Haptoglobinkonzentration im Serum
(E) Hämoglobinurie

H92

9.15 Bei der manifesten Eisenmangelanämie ist typischerweise

(1) das MCH erniedrigt
(2) die Transferrinkonzentration im Serum erniedrigt
(3) die Ferritinkonzentration im Serum erhöht

(A) Keine der Aussagen 1–3 ist richtig.
(B) nur 1 ist richtig
(C) nur 2 ist richtig
(D) nur 3 ist richtig
(E) 1–3 = alle sind richtig

F89

9.16 Bei ausgeprägter intravasaler Hämolyse kommt es zur Erhöhung folgender klinisch-chemischer Kenngrößen im Serum:

(1) Laktatdehydrogenase (LDH)
(2) freies Hämoglobin
(3) Haptoglobin

(A) Keine der Aussagen 1–3 ist richtig.
(B) nur 1 und 2 sind richtig
(C) nur 1 und 3 sind richtig
(D) nur 2 und 3 sind richtig
(E) 1–3 = alle sind richtig

H90

9.17 Eine ausgeprägte intravasale Hämolyse führt zu

(1) einem Anstieg der Konzentration nicht-glukuronidierten Bilirubins im Serum
(2) einem starken Abfall der Haptoglobinkonzentration im Serum
(3) einem Anstieg der Konzentration des Kalziums im Serum

(A) Keine der Aussagen 1–3 ist richtig.
(B) nur 1 und 2 sind richtig
(C) nur 1 und 3 sind richtig
(D) nur 2 und 3 sind richtig
(E) 1–3 = alle sind richtig

H98

9.18 Welche Aussage zur Thalassämie trifft **nicht** zu?

(A) Es kann eine Störung der Synthese von β-Ketten des Hb zugrunde liegen.
(B) Es kann die Erythrozytenlebensdauer verkürzt sein.
(C) Bei β-Thalassaemia minor ist im Regelfall das MCV (mittleres Volumen des Erythrozyten) vermindert.
(D) Bei β-Thalassaemia minor ist im Regelfall HbA_2 erhöht.
(E) Bei α-Thalassämie ist im Regelfall HbF erhöht.

H89

9.19 Welche Aussage zur Sichelzellanämie trifft **nicht** zu?

(A) Die homozygote Form ist aufgrund des Synthesedefekts der β-Ketten des Hämoglobins durch das weitgehende oder vollständige Fehlen von HbA gekennzeichnet.
(B) Bei der homo- und heterozygoten Form wird vermehrt HbF gebildet.
(C) Die typische Sichelzellform der Erythrozyten kommt nur im oxygenierten Blut vor.
(D) Die Häufigkeit der Erkrankung ist in Malaria-Endemiegebieten erhöht.
(E) HbS lässt sich von HbA elektrophoretisch trennen.

9.14 (B) 9.15 (B) 9.16 (B) 9.17 (B) 9.18 (E) 9.19 (C)

F93

9.20 Bei der β-Thalassaemia major ist im typischen Fall

(1) die Hämoglobinkonzentration im Blut deutlich vermindert (< 9 g/dl)
(2) das MCV (mittleres Erythrozytenvolumen) erhöht
(3) eine ausgeprägte Poikilozytose im gefärbten Blutausstrich nachzuweisen

(A) nur 2 ist richtig
(B) nur 1 und 2 sind richtig
(C) nur 1 und 3 sind richtig
(D) nur 2 und 3 sind richtig
(E) 1 – 3 = alle sind richtig

H90

9.21 Bei einer Bleivergiftung ist basophile Tüpfelung der Erythrozyten typisch,

weil

das bei der Bleivergiftung aufgenommene Blei in den Erythrozyten gespeichert wird und sich bei der Pappenheim-Färbung als basophile Tüpfelung darstellt.

H91

9.22 Welche der folgenden Aussagen zur morphologischen Untersuchung des Blutbildes sind richtig?

(1) Der pyknotische Kern oxyphiler Normoblasten wird Heinzscher Innenkörper genannt.
(2) Retikulozyten werden mit der Brillant-Kresylblaufärbung zur Darstellung gebracht.
(3) Poikilozytose nennt man das Vorliegen von Erythrozyten mit unterschiedlich starkem Hämoglobingehalt.

(A) nur 1 ist richtig
(B) nur 2 ist richtig
(C) nur 3 ist richtig
(D) nur 1 und 2 sind richtig
(E) nur 1 und 3 sind richtig

H92

9.23 Welche der folgenden Aussagen zur Erythrozytenmorphologie sind richtig?

(1) Als Anisozytose bezeichnet man das Auftreten sehr verschieden großer Erythrozyten im peripheren Blut.
(2) Das Vorkommen von deformierten Erythrozyten sowie Erythrozytenfragmenten wird als Poikilozytose bezeichnet.
(3) Das Plasma von polychromatischen Erythrozyten enthält noch RNA, die sich mit basischen Farbstoffen anfärbt.

(A) nur 1 ist richtig
(B) nur 1 und 2 sind richtig
(C) nur 1 und 3 sind richtig
(D) nur 2 und 3 sind richtig
(E) 1 – 3 = alle sind richtig

9.2.4 Hämoglobinsynthese

F96

9.24 Welche Aussage trifft **nicht** zu?

Zu einer Vitamin-B_{12}-Mangel-Anämie passen:

(A) verminderte Hämoglobinkonzentration im Blut
(B) verminderter Hämatokritwert
(C) verminderte Erythrozytenzahl pro µl Blut
(D) vermindertes MCH (verminderter mittlerer Hämoglobingehalt des Erythrozyten)
(E) erhöhtes MCV (erhöhtes mittleres Volumen des Erythrozyten)

H96

9.25 Welche Aussage trifft **nicht** zu?

Typische Befunde aufgrund einer (ausgeprägten) intravaskulären Hämolyse sind:

(A) Haptoglobinkonzentration im Serum vermindert
(B) Aktivität der Laktatdehydrogenase (LDH) im Serum erhöht
(C) Retikulozytenzahl im Blut vermehrt
(D) Aktivität der Glutamatdehydrogenase (GLDH) erhöht → Leber!
(E) Urobilinogenkonzentration im Urin vermehrt

9.20 (C) 9.21 (C) 9.22 (B) 9.23 (E) 9.24 (D) 9.25 (D)

H91

9.26 Bei der Akutform einer akuten intermittierenden Porphyrie sind folgende Kenngrößen in stark erhöhter Konzentration oder Aktivität nachweisbar:

(A) Porphobilinogen (Urin) und δ-Aminolävulinsäure (Urin)
(B) Porphyrine (Erythrozyten) und δ-Aminolävulinsäure (Erythrozyten)
(C) Porphyrine (Erythrozyten) und Porphobilinogen (Urin)
(D) Porphyrine (Erythrozyten) und γ-Glutamyl-Transferase (Serum)
(E) Porphyrine (Erythrozyten) und α-Amylase (Serum)

F88

9.27 Die Porphyrinbiosynthese verläuft über folgende Reaktionskette:

$$\delta\text{-Aminolävulinsäure} \xrightarrow{(1)} \text{Porphobilinogen} \xrightarrow{(2)} \text{Uroporphyrinogen} \xrightarrow{(3)} \text{Koproporphyrinogen} \xrightarrow{(4)} \text{Protoporphyrin} \xrightarrow{(5)} \text{Häm}$$

Bei akuter intermittierender Porphyrie (AIP) liegt der partielle Enzymdefekt, der zur Störung der Hämsynthese führt

(A) bei (1)
(B) bei (2)
(C) bei (3)
(D) bei (4)
(E) bei (5)

F92

9.28 Welche der folgenden Aussagen zur labormedizinischen Diagnostik von Porphyrien treffen zu?

(1) Bei den akuten Porphyrien ist während eines Anfalls die Ausscheidung des Porphobilinogens im Urin deutlich erhöht.
(2) Zur quantitativen Bestimmung von Porphobilinogen im Urin wird der Watson-Schwartz- oder Hoesch-Test verwendet.
(3) Bei der kongenitalen erythropoetischen Porphyrie werden hohe Mengen von Uroporphyrin I im Urin nachgewiesen.

(A) Keine der Aussagen 1–3 ist richtig.
(B) nur 1 und 2 sind richtig
(C) nur 1 und 3 sind richtig
(D) nur 2 und 3 sind richtig
(E) 1–3 = alle sind richtig

H94

9.29 Bei einem 25-jährigen Mann finden sich folgende Befunde:

Kenngröße	Messwert	Referenzbereich
Hämoglobin im Blut	10 g/dl	14–18 g/dl
MCH	21 pg	26–32 pg
Serum-Eisen	200 μg/dl	80–150 μg/dl
Serum-Transferrin	1,9 g/l	2,0–4,0 g/l
Serum-Ferritin	1020 μg/l	2,0–300 μg/l

(Anmerkung: MCH = mittlerer Hämoglobingehalt des Einzelerythrozyten)

Wie lautet die Verdachtsdiagnose?

(A) chronische Blutungsanämie
(B) Eisenmangelanämie
(C) Tumor-/Infekt-Anämie
(D) sideroachrestische Anämie
(E) hyperchrome Megaloblastenanämie

H90

9.30 Eine Verminderung der Ferritinkonzentration bei erhöhter Transferrinkonzentration im Serum ist typisch für

(A) Infekt-Anämie
(B) hämolytische Anämie
(C) Vitamin-B_{12}-Mangel
(D) Eisenmangel
(E) sideroachrestische Anämie

9.26 (A) 9.27 (B) 9.28 (E) 9.29 (D) 9.30 (D)

H98 !!

9.31 Bei einem Patienten mit Parästhesien, motorischer Schwäche und Störungen der Tiefensensibilität ist die Hämoglobinkonzentration im Blut erniedrigt, das mittlere Erythrozytenvolumen (MCV) erhöht, die Retikulozytenzahl im Blut vermindert und die Bilirubinkonzentration im Serum leicht erhöht.

Dieses Krankheitsbild kann am besten erklärt werden durch:

(A) hereditäre Sphärozytose
(B) Folsäuremangel
(C) erythropoetische Protoporphyrie
(D) Eisenmangel
(E) Cobalamin-Mangel

F97

9.32 Eine Sichelzellenanämie kann (grundsätzlich) diagnostiziert werden durch

(1) Nachweis einer verminderten Glukose-6-Phosphat-Dehydrogenase-Aktivität in Erythrozyten
(2) Nachweis des abnormen Hämoglobins mittels Hämoglobin-Elektrophorese
(3) Nachweis der zugrunde liegenden Mutation mittels Polymerase-Ketten-Reaktion (PCR) und Hybridisierungs-Analyse

(A) nur 1 ist richtig
(B) nur 1 und 2 sind richtig
(C) nur 1 und 3 sind richtig
(D) nur 2 und 3 sind richtig
(E) 1 – 3 = alle sind richtig

F96

9.33 Welche Aussage trifft **nicht** zu?

(Mit-)Ursachen einer Verminderung der Serumeisenkonzentration können sein:

(A) Schwangerschaft
(B) chronische Infekte
(C) Morbus Crohn
(D) Idiopathische Hämochromatose
(E) nephrotisches Syndrom

H92

9.34 Welcher Befund spricht **nicht** für das Vorliegen einer Eisenmangelanämie?

(A) Verminderung des Erythrozytendurchmessers
(B) Verminderung des Hämatokrits
(C) Verminderung der Ferritinkonzentration im Serum
(D) Verminderung der Aktivität der Ferroxidase I (Zäruloplasmin)
(E) Erhöhung der totalen Eisenbindungskapazität

H95

9.35 Bei Eisenmangelanämie finden sich im typischen Fall folgende Befunde:

(1) Ferritinkonzentration im Serum erniedrigt
(2) Transferrinkonzentration im Serum erniedrigt
(3) mittleres Volumen der Einzelerythrozyten (MCV) erhöht
(4) Anulozyten im Blutausstrich

(A) nur 2 ist richtig
(B) nur 1 und 2 sind richtig
(C) nur 1 und 4 sind richtig
(D) nur 1, 2 und 4 sind richtig
(E) 1 – 4 = alle sind richtig

F93

9.36 Die Bestimmung von glykiertem (glykosyliertem) Hämoglobin (z. B. HbA_{1c}) im Blut wird eingesetzt bei

(A) Dysproteinämien
(B) Diabetes mellitus Typ 2
(C) Störungen der Glykolyse
(D) Glykogenosen
(E) Hämoglobinopathien

9.31 (E) 9.32 (D) 9.33 (D) 9.34 (D) 9.35 (C) 9.36 (B)

9.2.5 Leukozyten; morphologische Beurteilung des Blutausstrichs

H88

9.37 Eine Leukozytose wird beobachtet bei

(1) akuter Pyelonephritis
(2) Coma diabeticum
(3) Polycythaemia vera

(A) Keine der Aussagen 1–3 ist richtig.
(B) nur 1 und 2 sind richtig
(C) nur 1 und 3 sind richtig
(D) nur 2 und 3 sind richtig
(E) 1–3 = alle sind richtig

F89

9.38 Welche Aussage trifft **nicht** zu?

Leukopenien können vorkommen bei

(A) Typhusinfektionen
(B) Virusinfektionen (z.B. Masern, Röteln, Grippe)
(C) toxischer Schädigung des Knochenmarks (z.B. durch Benzol)
(D) akutem Blutverlust
(E) Medikamentenallergie (z.B. durch Chloramphenicol)

F93

9.39 Eine erhöhte Leukozytenkonzentration im Blut kann **nicht** verursacht sein durch:

(A) Pankreatitis
(B) Coma diabeticum
(C) Hypersplenismus
(D) chronische myeloische Leukämie
(E) schwere Verbrennungen

F97

9.40 Welche Aussage trifft **nicht** zu?

Einer Eosinophilie (vermehrt eosinophile Granulozyten im Blut) kann zugrunde liegen:

(A) Hypercortisolismus
(B) chronische myeloische Leukämie
(C) Echinokokkose
(D) Asthma bronchiale
(E) Befall mit Ascaris lumbricoides

H92

9.41 Welche der folgenden Zustände kommen als Ursache einer Eosinophilie (Vermehrung der eosinophilen Granulozyten) im Blut in Betracht?

(1) Erholungsphase nach bakteriellen Infektionen
(2) allergische Erkrankungen
(3) Infektionen mit Parasiten
(4) Nebennierenrindeninsuffizienz

(A) nur 1 und 2 sind richtig
(B) nur 2 und 3 sind richtig
(C) nur 1, 2 und 3 sind richtig
(D) nur 1, 3 und 4 sind richtig
(E) 1–4 = alle sind richtig

F95

9.42 Welche der Aussagen zur morphologischen Beurteilung des Blutausstrichs treffen zu?

(1) Auerstäbchen sind bei Leukämien beweisend für die Zuordnung von Blasten zur myeloischen (statt lymphatischen) Reihe.
(2) Gumprecht-Kernschatten treten bei chronisch-lymphatischer Leukämie auf.
(3) Bei der Pelger-Huët-Kernanomalie liegt eine Übersegmentierung der neutrophilen segmentkernigen Granulozyten vor.

(A) nur 1 ist richtig
(B) nur 3 ist richtig
(C) nur 1 und 2 sind richtig
(D) nur 1 und 3 sind richtig
(E) nur 2 und 3 sind richtig

H95

9.43 Welche Aussagen zur chronisch-myeloischen Leukämie treffen im typischen Fall zu?

(1) Die Zahl der basophilen Granulozyten im Blut ist erhöht.
(2) Zahlreiche Gumprecht-Kernschatten finden sich im Blutausstrich.
(3) Die Zahl der Leukozyten im Blut ist im Referenzbereich oder leicht erniedrigt.
(4) Myelozyten fehlen im Blutausstrich (Hiatus leucaemicus).

(A) nur 1 ist richtig
(B) nur 1 und 2 sind richtig
(C) nur 2 und 4 sind richtig
(D) nur 2, 3 und 4 sind richtig
(E) 1–4 = alle sind richtig

9.37 (E) 9.38 (D) 9.39 (C) 9.40 (A) 9.41 (E) 9.42 (C) 9.43 (A)

F92

9.44 Eine bei der morphologischen Differenzierung der Leukozyten des peripheren Blutes festgestellte pathologische Linksverschiebung ist vereinbar mit dem Vorliegen einer

(1) Polycythaemia vera
(2) chronisch-myeloischen Leukämie (CML)
(3) Osteomyelofibrose

(A) Keine der Aussagen 1–3 ist richtig.
(B) nur 1 und 2 sind richtig
(C) nur 1 und 3 sind richtig
(D) nur 2 und 3 sind richtig
(E) 1–3 = alle sind richtig

9.2.6 Thrombozyten

F88

9.45 Welche der folgenden Methoden scheint Ihnen am aussagekräftigsten zur Erkennung einer Thrombasthenie?

(A) Thromboplastinzeit
(B) partielle Thromboplastinzeit
(C) Plasmathrombinzeit
(D) Thrombozytenzahl
(E) Blutungszeit

9.3 Fragen aus Examen Herbst 2000

H00 **!**

9.46 Welcher der Befunde passt **nicht** zur Eisenmangelanämie?

(A) erniedrigte Ferritinkonzentration im Serum
(B) Mikrozytose
(C) Anulozytose
(D) zahlreiche basophil getüpfelte Erythrozyten im Blut
(E) erniedrigte Transferrinsättigung im Serum

10 Hämostase

10.2 Laboratoriumsuntersuchungen

H94

10.1 Wozu passt die Befundkonstellation

Prothrombinzeit (nach Quick):	verlängert
Thrombozytenfunktion:	normal
Thrombozytenzahl:	normal

am besten?

(A) von-Willebrand-Erkrankung
(B) Urämie
(C) Hämophilie A
(D) Einnahme von Vitamin-K-Antagonisten
(E) ausgeprägter Tumorbefall des Knochenmarks

F94

10.2 Zu welcher/welchem der Erkrankungen/Zustände passt folgende Befundkonstellation am besten?

Prothrombinzeit (nach Quick):	normal
Blutungszeit:	normal
partielle Thromboplastinzeit (PTT):	verlängert

(A) schwere Leberzirrhose
(B) Urämie
(C) Hämophilie A
(D) von-Willebrand-Erkrankung
(E) ausgeprägte Verbrauchskoagulopathie

F97

10.3 Bei der klassischen von-Willebrand(-Jürgens)-Erkrankung (Typ I) ist am ehesten zu erwarten:

(A) verlängerte Blutungszeit
(B) verlängerte Prothrombinzeit (nach Quick)
(C) vermehrte Ristocetin-induzierte Thrombozytenaggregation
(D) vermehrte Thrombozytenretention an Glasperlen
(E) erhöhte Aktivität des Gerinnungsfaktors VIII

9.44 (E) 9.45 (E) 9.46 (D) 10.1 (D) 10.2 (C) 10.3 (A)

H99 **!!**

10.4 Welcher der Gerinnungsfaktoren wird durch die (aktivierte) partielle Thromboplastinzeit (APTT, PTT) **nicht** erfasst?

(A) Faktor VII
(B) Faktor VIII
(C) Faktor IX
(D) Faktor XI
(E) Faktor XII

H94

10.5 Welche Aussage trifft **nicht** zu?

Die Prothrombinzeit (nach Quick) hängt ab von der Aktivität der Faktoren:

(A) II
(B) V
(C) VII
(D) VIII
(E) X

H88

10.6 Von entscheidendem Einfluss für die Blutstillung, gemessen mit Hilfe der Blutungszeit, ist:

(A) Faktor XIII
(B) Kapillarfragilität
(C) Thrombozytenfunktion
(D) Hämatokrit
(E) Thromboplastin

F95

10.7 Mit der partiellen Thromboplastinzeit (PTT) werden folgende Gerinnungsfaktoren erfasst:

(1) Plättchenfaktor III
(2) Faktor XII
(3) Faktor X
(4) Faktor VIII
(5) Faktor VII

(A) nur 1 und 3 sind richtig
(B) nur 4 und 5 sind richtig
(C) nur 2, 3 und 4 sind richtig
(D) nur 1, 2, 3 und 4 sind richtig
(E) nur 1, 2, 3 und 5 sind richtig

F96

10.8 Bei welchem der folgenden Gerinnungsfaktoren wird Vitamin K **nicht** zur Biosynthese benötigt?

(A) Faktor I (Fibrinogen)
(B) Faktor II (Prothrombin)
(C) Faktor VII (Proconvertin)
(D) Faktor IX (Christmas-Faktor)
(E) Faktor X (Stuart-Prower-Faktor)

F00 F96

10.9 Bei welchem der folgenden Gerinnungsfaktoren wird Vitamin K **nicht** zur Biosynthese benötigt?

(A) Faktor I (Fibrinogen)
(B) Faktor II (Prothrombin)
(C) Faktor VII (Proconvertin)
(D) Faktor IX (Christmas-Faktor)
(E) Faktor X (Stuart-Prower-Faktor)

F99 **!**

10.10 Zu den Blutgerinnungsfaktoren, deren Biosynthese bei Mangel an Vitamin K durch mangelnde γ-Carboxylierung von Glutamylseitenketten gestört ist, gehört **nicht**:

(A) Faktor II (Prothrombin)
(B) Faktor VII (Proconvertin)
(C) Faktor IX (Christmas-Faktor)
(D) Faktor X (Stuart-Prower-Faktor)
(E) Faktor XII (Hageman-Faktor)

F89

10.11 Eine verlängerte Thrombinzeit kann folgende Ursachen haben:

(1) Heparinisierung des Patienten
(2) Fibrinolysetherapie
(3) Prothrombinmangel
(4) Fibrinogenspaltprodukte im Plasma

(A) nur 1 ist richtig
(B) nur 3 ist richtig
(C) nur 2 und 4 sind richtig
(D) nur 1, 2 und 4 sind richtig
(E) 1 – 4 = alle sind richtig

10.4 (A) 10.5 (D) 10.6 (C) 10.7 (C) 10.8 (A) 10.9 (A) 10.10 (E) 10.11 (D)

F90

10.12 Bei einer Gerinnungsanalyse spricht die Befundkombination

Thromboplastinzeit (Quick-Test):	normal
partielle Thromboplastinzeit (PTT):	verlängert
Thrombinzeit:	verlängert

für

(A) Heparinämie von weniger als 0,5 IE Heparin/ml Blut
(B) Vitamin K-Mangel
(C) Hämophilie A
(D) angeborenen Faktor V-Mangel
(E) Faktor VII-Mangel

H98 **!!**

10.13 Wozu passt die Befundkonstellation –

(aktivierte) partielle Thromboplastinzeit:	verlängert
Prothrombinzeit (Thromboplastinzeit, Quick-Wert):	normal
Thrombozytenfunktion:	normal
Thrombozytenzahl:	normal –

am besten?

(A) Urämie
(B) Hämophilie A
(C) primär biliäre Zirrhose
(D) Tumorbefall des Knochenmarks
(E) Einnahme von Vitamin-K-Antagonisten

F92

10.14 Bei schwerer Schädigung des Leberparenchyms ist die Thromboplastinzeit pathologisch,

weil

bei schwerer Schädigung des Leberparenchyms u. a. die Synthese von Gerinnungsfaktor VIII eingeschränkt ist.

F93

10.15 Eine Verlängerung der Thromboplastinzeit (Abnahme des Quick-Wertes) findet man bei einem Mangel an Faktor

(A) VII (Proconvertin)
(B) VIII (Antihämophiler Faktor A)
(C) IX (Antihämophiler Faktor B, Christmas-Faktor)
(D) XI (Plasma thromboplastin antecedent, (PTA))
(E) XII (Hageman-Faktor)

F88

10.16 Den Gerinnungsfaktoren II, VII, IX und X ist gemeinsam:

(1) Sie werden bei Defizit an Vitamin K mangelhaft gebildet.
(2) Ihre Wirksamkeit ist Ca^{2+}-abhängig.
(3) Sie unterscheiden sich von anderen Gerinnungsfaktoren durch ihren Gehalt an γ-Carboxyglutaminsäure.
(4) Auch in vitro werden sie durch orale Antikoagulantien gehemmt.

(A) nur 1 ist richtig
(B) nur 1 und 3 sind richtig
(C) nur 2 und 4 sind richtig
(D) nur 1, 2 und 3 sind richtig
(E) 1 – 4 = alle sind richtig

H90

10.17 Welche der folgenden Aussagen zu gerinnungsphysiologischen Untersuchungen treffen zu?

(1) Die Kontrolle der Therapie mit Kumarinen kann über die Bestimmung der partiellen Thromboplastinzeit (PTT) erfolgen.
(2) Die Bestimmung der Konzentration des Fibrinogens ist in der Diagnostik einer Hyperfibrinolyse von Bedeutung.
(3) Die Bestimmung der Blutungszeit deckt vor allem Störungen des plasmatischen Gerinnungssystems auf.

(A) Keine der Aussagen 1 – 3 ist richtig.
(B) nur 1 ist richtig
(C) nur 2 ist richtig
(D) nur 3 ist richtig
(E) 1 – 3 = alle sind richtig

10.12 (A) 10.13 (B) 10.14 (C) 10.15 (A) 10.16 (D) 10.17 (C)

H96

10.18 Welche Aussage trifft **nicht** zu?

Bei Hämophilie A sind folgende Laborbefunde zu erwarten:

(A) verlängerte (aktivierte) partielle Thromboplastinzeit
(B) Thrombozytenzahl (pro Liter Blut) im Referenzbereich
(C) verminderte Aktivität von Faktor VIII (F VIII C) im Blutplasma
(D) Thromboplastinzeit (Prothrombinzeit, Quick-Wert) im Referenzbereich
(E) verminderte Ristocetin-induzierte Thrombozytenaggregation

F00

10.19 Welcher der Laborbefunde ist bei Hämophilie B am wahrscheinlichsten?

(A) verminderte Plasma-Aktivität von Faktor VIII (F VIII C)
(B) verminderte Thrombozytenzahl (pro Liter Blut)
(C) verminderte Ristocetin-induzierte Thrombozytenaggregation
(D) verlängerte (aktivierte) partielle Thromboplastinzeit
(E) verlängerte Thromboplastinzeit (Prothrombinzeit)

F92

10.20 Welche der folgenden Aussagen treffen für Antithrombin III (AT III) zu?

(1) Die Bindung von AT III an Thrombin wird durch Heparin und Proteoglykane gehemmt.
(2) Ein AT III-Mangel ist eine mögliche Ursache spontan auftretender thromboembolischer Ereignisse.
(3) Eine Verminderung der AT III-Konzentration und -Aktivität ist häufig bei einer disseminierten intravasalen Koagulopathie nachzuweisen.

(A) nur 2 ist richtig
(B) nur 1 und 2 sind richtig
(C) nur 1 und 3 sind richtig
(D) nur 2 und 3 sind richtig
(E) 1 – 3 = alle sind richtig

H99 **!**

10.21 Das Risiko für eine Venenthrombose wird **nicht** erhöht durch:

(A) Mangel an Antithrombin III
(B) Mangel an Plasminogen-Aktivator-Inhibitor
(C) Mangel an Protein S
(D) Mangel an Protein C
(E) Resistenz des Gerinnungsfaktors Va gegenüber aktiviertem Protein C

F99

10.22 Welcher der folgenden Zustände bewirkt **am wenigsten** wahrscheinlich eine Thromboseneigung?

(A) Mangel an Protein C oder Resistenz von Faktor Va gegenüber aktiviertem Protein C
(B) Mangel an Protein S
(C) Mangel an Antithrombin III
(D) Überschuss an Plasminogen-Aktivator-Inhibitor
(E) Makroamylasämie

10.3 Fragen aus Examen Herbst 2000

H00 **!**

10.23 Eine 20-jährige Frau weist seit Jahren eine Neigung zu Schleimhautblutungen sowie Menorrhagien auf. Die Blutungszeit (nach Duke) ist verlängert, die Thromboplastinzeit (Prothrombinzeit, „Quick-Wert") und die Thrombozytenzahl sind normal.

Am wahrscheinlichsten liegt vor ein(e)

(A) Hämophilie A (Faktor-VIII-Mangel)
(B) Hämophilie B (Faktor-IX-Mangel)
(C) Mangel an funktionsfähigem Von-Willebrand-Faktor
(D) Mangel an Vitamin K
(E) Afibrinogenämie

10.18 (E) 10.19 (D) 10.20 (D) 10.21 (B) 10.22 (E) 10.23 (C)

11 Entzündung

11.2 Laboratoriumsuntersuchungen

H88

11.1 Rheumafaktoren können auf verschiedene Weise bestimmt werden.

Ein verbreitetes Verfahren basiert auf:

(A) Neutralisation von Streptolysin 0
(B) Komplementbindungsreaktion
(C) Agglutination von tanninbehandelten und mit Streptokokkenantigen beladenen Erythrozyten
(D) Flockung von Ig-beladenen Latex-Partikeln
(E) Konsumption eines bekannten Antiserums

H91

11.2 Das C-reaktive Protein (CRP)

(A) ist identisch mit dem Rheumafaktor von Arthritispatienten
(B) gehört zur Gruppe der Reagine im Serum von Allergiepatienten
(C) ist ein Antikörper gegen die C-Substanz bei Streptokokken der Gruppe A
(D) gehört zu den Reaktanten der akuten Phase bei entzündlichen Reaktionen
(E) ist ein Indikator von Fettstoffwechselstörungen

F89

11.3 Welche der folgenden Aussagen über die Blutkörperchensenkungsgeschwindigkeit (BSG) treffen zu?

(1) Die BSG zeigt in spezifischer Weise rheumatische Erkrankungen an.
(2) Ursache einer erhöhten BSG ist häufig eine Störung der Blutgerinnung.
(3) Eine erhöhte BSG kann auf Entzündungen oder maligne Erkrankungen hinweisen.
(4) Für die Bestimmung der BSG nach Westergren wird heparinisiertes Venenblut verwendet.
(5) Bei der Bestimmung der BSG können Hinweise auf Hämolyse, Ikterus oder Lipämie erhalten werden.

(A) nur 2 und 4 sind richtig
(B) nur 3 und 4 sind richtig
(C) nur 3 und 5 sind richtig
(D) nur 1, 4 und 5 sind richtig
(E) nur 2, 3 und 4 sind richtig

F94

11.4 Die Blutkörperchensenkungsgeschwindigkeit (BSG)

(1) wird durch ausgeprägte Polyglobulie erhöht
(2) wird durch ausgeprägte normozytäre Anämie erhöht
(3) ist im 2. und 3. Trimenon einer Gravidität physiologischerweise vermindert

(A) nur 1 ist richtig
(B) nur 2 ist richtig
(C) nur 3 ist richtig
(D) nur 1 und 3 sind richtig
(E) nur 2 und 3 sind richtig

11.1 (D) 11.2 (D) 11.3 (C) 11.4 (B)

H96

11.5 Die akute Entzündungsreaktion des Körpers (Akutphasereaktion) führt typischerweise zu

(1) erhöhter Blutkörperchensenkungsgeschwindigkeit
(2) verminderter Fibrinogenkonzentration im Plasma
(3) erhöhter Konzentration an C-reaktivem Protein im Serum

(A) nur 1 ist richtig
(B) nur 1 und 2 sind richtig
(C) nur 1 und 3 sind richtig
(D) nur 2 und 3 sind richtig
(E) 1 – 3 = alle sind richtig

12 Malignes Wachstum

12.2 Laboratoriumsuntersuchungen

12.2.1 Tumormarker

H91

12.1 Bei einem Patienten ist ein Kolonkarzinom gesichert.

Welche der aufgeführten tumorassoziierten Kenngrößen eignet sich zur Verlaufskontrolle?

(A) α-Fetoprotein (AFP)
(B) karzinoembryonales Antigen (CEA)
(C) CA 15 – 3
(D) neuronenspezifische Enolase (NSE)
(E) Calzitonin

F99 F97 **!**

12.2 Bei einem Patienten ist ein medulläres Schilddrüsenkarzinom gesichert.

Welche der aufgeführten tumorassoziierten Kenngrößen sollte bei diesem Malignom vor Beginn der Therapie bestimmt werden, um gegebenenfalls zur Unterstützung der Therapieüberwachung verwendet werden zu können?

(A) α-Fetoprotein (AFP)
(B) Thyreoglobulin
(C) CA 15 – 3
(D) Choriongonadotropin (hCG)
(E) Calcitonin

F92

12.3 Das karzinoembryonale Antigen (CEA) ist

(A) ein Zellmembran-ständiges Glykoprotein
(B) ein Wachstumsfaktor
(C) eine Kollagenase
(D) eine Komponente der Basalmembran
(E) ein Protease-Inhibitor

F91

12.4 Welche Aussagen über den Tumormarker CEA (karzinoembryonales Antigen) treffen zu?

(1) Es wird während der Embryonalentwicklung vorwiegend im Gastrointestinaltrakt gebildet.
(2) Die CEA-Synthese ist auch beim Erwachsenen nicht völlig reprimiert.
(3) Erhöhte CEA-Werte (> 10 ng/ml) deuten stets auf einen malignen Tumor hin.
(4) Die CEA-Bestimmung dient in erster Linie der Verlaufskontrolle maligner Erkrankungen.

(A) nur 4 ist richtig
(B) nur 1 und 2 sind richtig
(C) nur 1 und 3 sind richtig
(D) nur 2 und 3 sind richtig
(E) nur 1, 2 und 4 sind richtig

F90

12.5 Überprüfen Sie die folgenden Aussagen zur Tumordiagnostik:

(1) Die saure Phosphatase ist von Bedeutung in der Diagnostik des Prostatakarzinoms.
(2) Die Metastasen-Leber kann die Ursache für eine Erhöhung von Leberenzymen im Blut sein.
(3) Karzinoembryonales Antigen (CEA) kann bei einigen Tumoren nach deren operativen Entfernung zur Verlaufskontrolle herangezogen werden.
(4) Die Erhöhung der Laktatkonzentration im Blut spricht für das Vorliegen eines Tumors.

(A) nur 1 und 3 sind richtig
(B) nur 2 und 4 sind richtig
(C) nur 1, 2 und 3 sind richtig
(D) nur 2, 3 und 4 sind richtig
(E) 1 – 4 = alle sind richtig

11.5 (C) 12.1 (B) 12.2 (E) 12.3 (A) 12.4 (E) 12.5 (C)

H99 **!**

12.6 Bei Verdacht auf welchen der Tumoren bzw. in der Therapie- und Verlaufskontrolle bei welchem der Tumoren wird typischerweise die Serumkonzentration von Alpha-Fetoprotein (AFP) bestimmt?

(A) Nierenzellkarzinom
(B) hepatozelluläres Karzinom
(C) Prostatakarzinom
(D) Osteosarkom
(E) medulläres Schilddrüsenkarzinom

H94

12.7 Welche Gewebe produzieren im Verlauf der Schwangerschaft α-Fetoprotein?

(1) Dottersack
(2) fetale Leber
(3) Trophoblast

(A) nur 1 ist richtig
(B) nur 3 ist richtig
(C) nur 1 und 2 sind richtig
(D) nur 1 und 3 sind richtig
(E) nur 2 und 3 sind richtig

H95

12.8 Eine erhöhte Serumkonzentration von α-Fetoprotein (AFP) im Vergleich zum üblicherweise beim Erwachsenen geltenden Referenzbereich ist **am wenigsten** wahrscheinlich bei

(A) Patienten mit Prostatakarzinom
(B) Neugeborenen
(C) Patienten mit hepatozellulärem Karzinom
(D) Frauen in der 20. Schwangerschaftswoche
(E) Patienten mit Keimzelltumor, der Dottersack-ähnliche Strukturen enthält

H98 **!**

12.9 Bei welchen beiden der genannten Tumoren ist typischerweise eine Erhöhung der Serumkonzentration des α_1-Fetoproteins (AFP) zu beobachten?

(1) Prostatakarzinom
(2) (reiner) Dottersacktumor
(3) hepatozelluläres Karzinom
(4) (reines) Seminom

(A) nur 1 und 2 sind richtig
(B) nur 1 und 3 sind richtig
(C) nur 1 und 4 sind richtig
(D) nur 2 und 3 sind richtig
(E) nur 2 und 4 sind richtig

12.3 Fragen aus Examen Herbst 2000

H00

12.10 Bei einem Patienten mit medullärem Schilddrüsenkarzinom wurde eine totale Thyreoidektomie durchgeführt.

Welche der Laboruntersuchungen ist zur Verlaufskontrolle bei diesem Patienten am besten geeignet?

Die wiederholte Bestimmung von

(A) α-Fetoprotein
(B) CA 125
(C) Calcitonin
(D) Thyreoglobulin
(E) Antikörpern gegen Thyreoglobulin

12.6 (B) 12.7 (C) 12.8 (A) 12.9 (D) 12.10 (C)

13 Gastrointestinaltrakt

13.2 Laboratoriumsuntersuchungen

13.2.3 Pankreas und Pankreasfunktion

F93

13.1 Welche der genannten Erkrankungen liegt einer erhöhten Aktivität der α-Amylase im Serum am wahrscheinlichsten zugrunde?

(A) akute Schilddrüsenerkrankung
(B) akute Osteomyelitis
(C) akute Prostatitis
(D) akute Myokarderkrankung
(E) akute Pankreatitis

H90

13.2 Die sicherste diagnostische Aussage über das Vorliegen einer akuten Pankreatitis erlaubt die Bestimmung der

(A) Lipase-Aktivität im Serum
(B) Lipase-Aktivität im Urin
(C) Alpha-Amylase-Aktivität im Serum
(D) Trypsin-Aktivität im Stuhl
(E) Chymotrypsin-Aktivität im Stuhl

H92

13.3 Bei welchem der nachstehenden Enzyme kommt es bei Vorliegen von Ohrspeichelsteinen (Sialolithiasis) zu einer Erhöhung der Serumaktivität?

(A) Alkalische Phosphatase
(B) Saure Phosphatase
(C) Kreatin-Kinase
(D) Lipase
(E) α-Amylase

H89

13.4 Welche Aussage trifft **nicht** zu?

Eine Erhöhung der Aktivität der α-Amylase im Serum kann bedingt sein durch

(A) ein ins Pankreas penetrierendes Ulkus des Magens
(B) einen akuten Schub einer chronischen Pankreatitis
(C) Verschluss des Pankreas-Ausführungsganges durch Stein oder Tumor
(D) Niereninsuffizienz
(E) Mukoviszidose

F92

13.5 Welche der folgenden Aussagen über Pankreas-Enzyme trifft **nicht** zu?

(A) Ein Spasmus des Sphinkter Oddi kann zu einer Erhöhung der Aktivitäten von Alpha-Amylase und Lipase im Serum führen.
(B) Die Diagnose einer akuten Pankreatitis lässt sich am sichersten durch Nachweis einer vermehrten Ausscheidung von Lipase im Urin stellen.
(C) Bei einer akuten Pankreatitis ist meist die Aktivität der Lipase im Serum erhöht.
(D) Bei Verdacht auf exokrine Pankreasinsuffizienz ist die Bestimmung der Aktivität von Chymotrypsin im Stuhl indiziert.
(E) Bei einer chronischen Pankreatitis können die Aktivitäten von Alpha-Amylase und Lipase im Serum sowie von Chymotrypsin im Stuhl innerhalb der jeweiligen Referenzbereiche liegen.

13.2.4 Blut im Stuhl

F92

13.6 Die Bestimmung von okkultem Blut im Stuhl basiert auf dem Nachweis der

(A) sauren Leukozytenphosphatase
(B) oxidierenden Wirkung des Fe^{2+}
(C) Pseudoperoxidaseaktivität des Hämoglobins
(D) Kupferbindung des Albumins
(E) Farbkomplexbildung des Hämoglobins mit Ehrlichs Reagenz

13.1 (E) 13.2 (A) 13.3 (E) 13.4 (E) 13.5 (B) 13.6 (C)

14 Leber

14.2 Laboratoriumsuntersuchungen

14.2.1 Enzymbestimmungen im Plasma/Serum

F91

14.1 Bei einer 28-jährigen Patientin mit leichten Druckbeschwerden im rechten Oberbauch findet sich bei der Aufnahmeuntersuchung bzw. nach einer Woche stationärem Aufenthalt im Serum folgendes Befundmuster klinisch-chemischer Kenngrößen:

	Aufnahmetag	1 Woche später	Referenzbereich
Kreatinin	0,56 mg/dl	–	0,5 – 1,0 mg/dl
ASAT (GOT)	533 U/l	600 U/l	5 – 15 U/l
ALAT (GPT)	1570 U/l	1980 U/l	5 – 19 U/l
Alk. Phosphatase	267 U/l	253 U/l	40 – 190 U/l
Gamma-GT	95 U/l	–	4 – 18 U/l
Pseudocholinesterase	3950 U/l	4700 U/l	3000 – 8000 U/l
Bilirubin, gesamt	3,73 mg/dl	9,33 mg/dl	< 1,0 mg/dl

Welche Erkrankung liegt wahrscheinlich vor?

(A) chronisch persistierende Hepatitis
(B) akute Hepatitis
(C) kompensierte Leberzirrhose
(D) extrahepatischer Gallengangsverschluss
(E) akute Pankreatitis

F99 **!**

14.2 Bei unkomplizierter akuter Virushepatitis steigt im allgemeinen am ausgeprägtesten an:

Die Serumaktivität der

(A) GPT (Glutamat-Pyruvat-Transaminase, ALAT, ALT)
(B) GLDH (Glutamat-Dehydrogenase)
(C) LDH 1 (Lactat-Dehydrogenase 1)
(D) CHE (Cholinesterase)
(E) AP (Alkalische Phosphatase)

H99 **!!**

14.3 Bei einem 40-jährigen Patienten werden folgende Enzymaktivitäten im Serum gemessen:

		(Referenzbereich)
Aspartat-Amino-transferase (GOT):	1000 U/l	(< 19 U/l)
Alanin-Amino-transferase (GPT):	1300 U/l	(< 23 U/l)

Dies spricht (vom nachfolgend Genannten) am ehesten für

(A) eine akute Hepatitis
(B) eine Fettleber
(C) eine posthepatische Leberzirrhose
(D) ein Leberzelladenom
(E) einen seit ein bis zwei Wochen bestehenden Gallengangsverschluss

F93

14.4 Im dritten Trimenon der Gravidität kann die Aktivität der alkalischen Phosphatase im Plasma der Schwangeren physiologischerweise auf das Doppelte der oberen Grenze des Referenzbereiches für Erwachsene ansteigen,

weil

im letzten Drittel der Schwangerschaft alkalische Phosphatase – und zwar insbesondere die Plazentaform – vermehrt in das Plasma der Mutter übertritt.

H90

14.5 Welche Aussage trifft **nicht** zu?

Bei einem erworbenen hepatozellulären Ikterus

(A) kann es zu Blutgerinnungsstörungen kommen
(B) kommt es zum Anstieg des konjugierten Bilirubins im Serum
(C) kann eine massive Hämolyse die Ursache sein
(D) kann die Aktivität der Transaminasen im Serum erhöht sein
(E) zeigt ein Anstieg der GLDH-Aktivität im Serum eine Zunahme der Leberzellschädigung

14.1 (B) 14.2 (A) 14.3 (A) 14.4 (A) 14.5 (C)

F94

14.6 Wichtige Indikationen zur Bestimmung der Aktivität der γ-Glutamyltransferase (γ-Glutamyltranspeptidase, γ-GT) sind:

(1) Verdacht auf Erkrankungen der Leber oder Gallenwege
(2) Verdacht auf Entzündungen der Prostata
(3) pränatale Diagnostik von Neuralrohrdefekten
(4) Verdacht auf chronischen Abusus von Alkohol

(A) nur 1 und 4 sind richtig
(B) nur 2 und 3 sind richtig
(C) nur 3 und 4 sind richtig
(D) nur 1, 2 und 3 sind richtig
(E) nur 1, 3 und 4 sind richtig

H93

14.7 Die Serumaktivität der alkalischen Phosphatase ist im typischen Fall erhöht bei

(1) Hypothyreose
(2) Cholestase
(3) Morbus Paget (Osteodystrophia deformans)

(A) nur 2 ist richtig
(B) nur 1 und 2 sind richtig
(C) nur 1 und 3 sind richtig
(D) nur 2 und 3 sind richtig
(E) 1 – 3 = alle sind richtig

F95

14.8 Typischerweise mit vermehrter Serumaktivität der alkalischen Phosphatase gehen einher:

(1) primäre biliäre Zirrhose
(2) Prostataadenom (benigne Prostatahyperplasie)
(3) Morbus Paget (Osteodystrophia deformans)

(A) nur 1 ist richtig
(B) nur 2 ist richtig
(C) nur 1 und 2 sind richtig
(D) nur 1 und 3 sind richtig
(E) nur 2 und 3 sind richtig

F00

14.9 Eine deutliche Erhöhung der Aktivität der alkalischen Phosphatase im Serum bzw. Plasma ist **am wenigsten** wahrscheinlich bei

(A) alkoholtoxischer Hepatitis
(B) Icterus juvenilis intermittens Meulengracht (Gilbert-Syndrom)
(C) länger andauerndem Verschluss des Ductus choledochus
(D) primär biliärer Zirrhose
(E) primärem Leberzellkarzinom

F89

14.10 Eine Verminderung der Serumcholinesterase-Aktivität kann auftreten bei

(1) chronischen Lebererkrankungen
(2) nephrotischem Syndrom
(3) Vergiftungen mit Organophosphaten
(4) atypischen Varianten des Enzyms

(A) nur 2 und 3 sind richtig
(B) nur 1, 2 und 3 sind richtig
(C) nur 1, 2 und 4 sind richtig
(D) nur 1, 3 und 4 sind richtig
(E) nur 2, 3 und 4 sind richtig

F95

14.11 Wichtigste Einflussgröße der γ-GT-Aktivität im Serum ist:

(A) Diät
(B) intravasale Hämolyse
(C) Muskelarbeit
(D) Alkoholkonsum
(E) Schwangerschaft

H89

14.12 Welche der folgenden Aussagen zur γ-Glutamyltransferase (γ-GT) treffen zu?

(1) Die Konzentration der γ-GT ist besonders hoch in den Tubulusepithelien der Niere.
(2) Eine alleinige Erhöhung der Aktivität der γ-GT im Serum kann auf Alkoholabusus hinweisen.
(3) Bei der akuten Virushepatitis wird die Aktivität der γ-GT im Serum erhöht gefunden.

(A) Keine der Aussagen 1 – 3 ist richtig.
(B) nur 1 und 2 sind richtig
(C) nur 1 und 3 sind richtig
(D) nur 2 und 3 sind richtig
(E) 1 – 3 = alle sind richtig

14.6 (A) 14.7 (D) 14.8 (D) 14.9 (B) 14.10 (D) 14.11 (D) 14.12 (E)

14.2.2 Gallenfarbstoffe und Gallensäuren

F94

14.13 Für welche der folgenden Ikterusformen ist eine vorwiegend konjugierte Hyperbilirubinämie typisch?

(A) Neugeborenenikterus
(B) Ikterus bei Meulengracht-Krankheit
(C) Ikterus bei ineffektiver Erythropoese
(D) Ikterus bei extrahepatischer Cholestase
(E) Ikterus bei hämolytischer Anämie

F90

14.14 Als Folge der Stoffwechselstörungen bei Cholestase können auftreten:

(1) Malabsorption von Nahrungslipiden
(2) Anstieg der Gallensäuren-Konzentration im Blut
(3) Bildung eines atypischen Lipoproteins (LP-X)
(4) Erhöhung der γ-Glutamyltransferase im Blut

(A) nur 1 ist richtig
(B) nur 1 und 3 sind richtig
(C) nur 2 und 4 sind richtig
(D) nur 1, 2 und 4 sind richtig
(E) 1 – 4 = alle sind richtig

F88

14.15 Im Serum ist vor allem die Konzentration des nicht-konjugierten Bilirubins erhöht bei

(1) verstärktem Hämoglobinabbau
(2) akutem Verschluss der ableitenden Gallenwege
(3) mangelnder Aktivität der UDP-Glukuronyltransferase
(4) fehlender Rückresorption von Bilirubindiglukuronid im enterohepatischen Kreislauf

(A) nur 1 und 3 sind richtig
(B) nur 2 und 4 sind richtig
(C) nur 1, 2 und 3 sind richtig
(D) nur 1, 3 und 4 sind richtig
(E) 1 – 4 = alle sind richtig

H91

14.16 Sie haben Serum eines Patienten untersucht und folgende Analysenergebnisse ermittelt:

		obere Referenzbereichgrenze
Gesamt-Bilirubin	2,8 mg/dl	1,0 mg/dl
Bilirubin, unkonjugiert	2,3 mg/dl	0,8 mg/dl
LDH	2600 U/l	240 U/l
ALAT (GPT)	12 U/l	23 U/l
Alkalische Phosphatase	80 U/l	190 U/l

Geben Sie an, für welche der aufgeführten Erkrankungen diese Befundkonstellation charakteristisch ist!

(A) chronische Hepatitis
(B) Fettleber
(C) Leberzirrhose
(D) akute Hepatitis A
(E) hämolytische Anämie

14.3 Fragen aus Examen Herbst 2000

H00

14.17 Welcher der Parameter ist für die Kurzzeitverlaufsbeobachtung der hepatischen Syntheseleistung bei fulminantem Leberversagen am besten geeignet?

(A) β_2-Mikroglobulin-Konzentration im Serum
(B) Transferrinkonzentration im Serum
(C) Aktivität der Alkalischen Phosphatase im Serum
(D) Thromboplastinzeit (Prothrombinzeit)
(E) Albuminkonzentration im Serum

14.13 (D) 14.14 (E) 14.15 (A) 14.16 (E) 14.17 (D)

15 Herz

15.6 Diagnostik

15.6.2 Laboratoriumsuntersuchungen

F97

15.1 Welche Aussagen zur Kreatininkinase (CK) treffen zu?

(1) Der Anteil der CK-MB-Aktivität an der Serumaktivität der CK beträgt beim Gesunden etwa die Hälfte.
(2) Die Serumaktivität der CK erreicht im allgemeinen 3–4 Stunden nach Eintritt eines Myokardinfarktes ihr Maximum.
(3) Die Halbwertszeit der CK im Plasma beträgt in vivo durchschnittlich 3 Tage.

(A) Keine der Aussagen 1–3 trifft zu.
(B) nur 1 ist richtig
(C) nur 2 ist richtig
(D) nur 2 und 3 sind richtig
(E) 1–3 = alle sind richtig

F88

15.2 Bei Myokardinfarkt steigt in der Regel das Verhältnis CK-MB/Gesamt-CK an,

weil

das Isoenzym der Kreatin-Kinase CK-MB ausschließlich im Herzmuskel lokalisiert ist.

F92

15.3 Mit dem CK-MB-Immuninhibitionstest kann die katalytische Aktivität des Isoenzyms CK-MB bestimmt werden,

weil

durch einen inhibierenden Antikörper gegen die Untereinheit CK-B die Aktivität des Isoenzyms CK-BB gehemmt wird und Isoenzym CK-MM im Serum in der Regel nicht vorkommt.

H93

15.4 Eine erhöhte Aktivität der Kreatinkinase (CK) im Serum kann verursacht sein durch:

(1) intramuskuläre Injektionen
(2) Muskeldystrophie vom Typ Duchenne
(3) Myokardinfarkt

(A) nur 3 ist richtig
(B) nur 1 und 2 sind richtig
(C) nur 1 und 3 sind richtig
(D) nur 2 und 3 sind richtig
(E) 1–3 = alle sind richtig

H99 !

15.5 Im EKG eines Patienten finden sich Zeichen eines nicht mehr ganz frischen Myokardinfarktes. Auf Befragen gibt der Patient an, vor vier Tagen starke Brustschmerzen verspürt zu haben, sodass der Verdacht besteht, dass der Patient vor vier Tagen einen Myokardinfarkt erlitten hat.

Welche der Bestimmungen ist zum Beweis dieser Verdachtsdiagnose am besten geeignet?

Bestimmung (im Serum oder Plasma) der

(A) Konzentration von kardialem Troponin
(B) Konzentration von Myoglobin
(C) Konzentration des Isoenzyms CK-MB
(D) Aktivität der Alanin-Aminotransferase (ALT, GPT)
(E) Aktivität der Aspartat-Aminotransferase (AST, GOT)

15.1 (A) 15.2 (C) 15.3 (C) 15.4 (E) 15.5 (A)

15.7 Fragen aus Examen Herbst 2000

H00

15.6 Bei einer Kontrolluntersuchung zwei Monate nach Einsatz einer mechanischen Herzklappe findet sich bei einem 25-jährigen Mann ein Abfall der Hämoglobinkonzentration im (Voll-)Blut auf 13,4 g/dL (Referenzbereich: 14,0 - 17,5 g/dL) und ein Anstieg der Serumaktivität der Lactatdehydrogenase auf 360 U/L (Referenzbereich: 80 - 240 U/L).

Die Bestimmung welcher der klinisch-chemischen Kenngrößen im Serum ist zur Absicherung der wahrscheinlichsten Diagnose am ehesten sinnvoll?

(A) Kreatinkinase
(B) Isoenzym MB der Kreatinkinase
(C) Myoglobin
(D) Haptoglobin
(E) Troponin T

16 Kreislauf

Dieses Kapitel wird im Fachband GK 2 Pathophysiologie/Pathobiochemie abgehandelt.

17 Niere

17.2 Laboratoriumsuntersuchungen

17.2.1 Kreatinin in Plasma/Serum und Urin, Kreatinin-Clearance

H93

17.1 Welche Aussagen zur (endogenen) Kreatinin-Clearance treffen zu?

(1) Sie nimmt im Alter physiologischerweise ab.
(2) Sie kann trotz im Referenzbereich liegender Serumkreatininkonzentrationen vermindert sein.
(3) Sie dient der Abschätzung der glomerulären Filtrationsrate.
(4) Ihre Bestimmung kann durch ungenügende Blasenentleerung verfälscht werden.

(A) nur 3 ist richtig
(B) nur 1 und 2 sind richtig
(C) nur 2 und 3 sind richtig
(D) nur 1, 3 und 4 sind richtig
(E) 1 - 4 = alle sind richtig

F90

17.2 Bei einem Patienten wurden die folgenden Größen gemessen:

Urinausscheidung: 240 ml/4 Stunden
Kreatininkonzentration im Urin: 100 mg/dl
Kreatininkonzentration im Plasma: 1,0 mg/dl

Geben Sie den Wert der daraus errechenbaren Kreatinin-Clearance an!

(A) 20 ml/min
(B) 50 ml/min
(C) 100 ml/min
(D) 200 ml/min
(E) 500 ml/min

15.6 (D) 17.1 (E) 17.2 (C)

H94

17.3 Bei einer glomerulären Filtrationsrate von 80 ml/min über längere Zeit (Erwachsener mit 1,73 m^2 Körperoberfläche, normaler Ernährung und Flüssigkeitszufuhr) ist im allgemeinen die Plasmakonzentration von

(A) Kreatinin im Referenzbereich
(B) Harnstoff erhöht
(C) Kalzium erniedrigt
(D) Natrium erniedrigt
(E) Harnsäure erniedrigt

H91

17.4 Welche der folgenden Aussagen trifft **nicht** zu?

(A) Im Alter nimmt die endogene Kreatinin-Clearance ab.
(B) Die endogene Kreatinin-Clearance wird nach der Formel

$C_{Krea} = \frac{c_u \cdot V}{c_s \cdot t}$ berechnet,

wobei
c_u = Konzentration Kreatinin im Urin
c_s = Konzentration Kreatinin im Serum
V = Urinvolumen
t = Sammelzeitraum.

(C) Die endogene Kreatinin-Clearance korreliert mit der Körperoberfläche.
(D) Die endogene Kreatinin-Clearance gibt über den gesamten Messbereich die tatsächliche Filtrationsrate wieder.
(E) Die endogene Kreatinin-Clearance ist eine empfindlichere Kenngröße zur Erkennung einer Einschränkung der glomerulären Filtrationsrate als die Kreatinin- und die Harnstoffbestimmung im Serum/Plasma.

F89

17.5 Ein normaler Kreatininspiegel im Blutserum bei verminderter Kreatininclearance besagt:

(1) Die Kreatininsynthese ist eingeschränkt.
(2) Die glomeruläre Filtrationsleistung ist eingeschränkt.
(3) Die Nierenleistung ist völlig normal.

(A) Keine der Aussagen 1 – 3 ist richtig.
(B) nur 1 ist richtig
(C) nur 2 ist richtig
(D) nur 3 ist richtig
(E) nur 1 und 2 sind richtig

17.2.3 Proteine in Serum und Urin

F91

17.6 Welche Aussage trifft **nicht** zu?

Zum Vollbild des nephrotischen Syndroms gehören:

(A) Hypoproteinämie
(B) Albuminurie
(C) Hypocholesterinämie
(D) Ödeme
(E) Verminderung des kolloidosmotischen Drucks des Plasmas

H89

17.7 Welche Aussage trifft **nicht** zu?

Beim nephrotischen Syndrom

(A) ist das Thromboserisiko erhöht
(B) entsteht die Proteinurie primär durch Schädigung der Tubuli und damit verbundener mangelnder Rückresorption filtrierter Proteine
(C) ist im Serumproteinelektropherogramm die α_2-Globulinfraktion relativ erhöht
(D) ist eine Hypalbuminämie (Hypoalbuminämie) typischerweise mit einer Hypercholesterinämie vergesellschaftet
(E) ist verminderter onkotischer Druck im Plasma bedeutsam für die Ödementstehung

17.3 (A) 17.4 (D) 17.5 (C) 17.6 (C) 17.7 (B)

F97

17.8 Welche Aussage trifft **nicht** zu?

Beim ausgeprägten nephrotischen Syndrom bestehen typischerweise:

(A) Hypercholesterinämie
(B) Albuminurie
(C) Ödeme
(D) Thromboseneigung
(E) gesteigerte Natriurese

H94

17.9 Nicht zu einem nephrotischen Syndrom passt:

(A) Hypercholesterinämie
(B) Albuminurie
(C) erhöhter Anteil der α_2-Globulinfraktion am Serumprotein
(D) Hypotriglyzeridämie
(E) Hypoalbuminämie

F00 **!!**

17.10 Das nephrotische Syndrom geht im typischen Fall einher mit:

(A) Hypocholesterinämie
(B) Hypotriglyceridämie
(C) Mikroalbuminurie
(D) verminderter Fibrinogenkonzentration im Plasma
(E) vermindertem kolloidosmotischem (onkotischem) Druck im Plasma

H99 **!!**

17.11 Das nephrotische Syndrom geht im typischen Fall einher mit

(A) Hypergammaglobulinämie
(B) Hypocholesterinämie
(C) Hypoproteinämie
(D) Mikroalbuminurie
(E) verminderter Plasmakonzentration von Fibrinogen

F96

17.12 Richtungsweisender Befund für eine (reine) Störung der renaltubulären Rückresorption ist die erhöhte Ausscheidung im Urin von

(1) α_1-Mikroglobulin
(2) Albumin
(3) IgG

(A) nur 1 ist richtig
(B) nur 2 ist richtig
(C) nur 3 ist richtig
(D) nur 1 und 3 sind richtig
(E) nur 2 und 3 sind richtig

17.2.5 Urinstatus

F93

17.13 Bei der semiquantitativen Hämoglobin-Bestimmung im Urin mit Teststreifen sind falsch negative bzw. zu niedrige Ergebnisse zu erwarten, wenn

(A) das Sammelgefäß durch Spuren oxidierender Desinfektionsmittel verunreinigt ist
(B) im Urin die Askorbinsäurekonzentration stark erhöht ist
(C) gleichzeitig eine ausgeprägte Albuminurie besteht
(D) gleichzeitig eine Bence-Jones-Proteinurie besteht
(E) gleichzeitig eine ausgeprägte Myoglobinurie besteht

H89

17.14 Welche Beziehung zwischen dem Auftreten pathologischer Harnbestandteile und deren Ursache trifft **nicht** zu?

(A)	essentielle Pentosurie	L-Xylulose im Harn
(B)	Alkaptonurie	Homogentisinsäure im Harn
(C)	Gallengangsverschluss	Urobilinogen im Harn vermehrt
(D)	umfangreiche Muskelquetschungen	Myoglobin im Harn
(E)	Behandlung mit hohen Glucocorticoiddosen	Glucose im Harn

17.8 (E) 17.9 (D) 17.10 (E) 17.11 (C) 17.12 (A) 17.13 (B) 17.14 (C)

F00

17.15 Welche der „geformten Bestandteile" des Urinsediments werden bei Gesunden am häufigsten nachgewiesen?

(A) Leukozytenzylinder
(B) feingranuläre Zylinder
(C) grobgranuläre Zylinder
(D) hyaline Zylinder
(E) Erythrozytenzylinder

H95

17.16 In dem Urinsediment unter dem Phasenkontrastmikroskop (s. Abb. 17.1) sind dargestellt:

(1) Leukozyten
(2) Schleim
(3) Epithelzellen
(4) Tripelphosphat-Kristalle

(A) nur 1 und 2 sind richtig
(B) nur 1 und 4 sind richtig
(C) nur 2 und 3 sind richtig
(D) nur 2 und 4 sind richtig
(E) nur 3 und 4 sind richtig

F95

17.17 Im Urinsediment einer 20jährigen Patientin werden mehrere der in Abb. 17.2 gezeigten sargdeckelförmigen Bestandteile gefunden. Daraus lässt sich schließen:

(1) Der pH-Wert dieses Urins ist $< 5{,}5$.
(2) Es besteht eine Zystinurie.
(3) Die Patientin leidet vermutlich an Gicht.

(A) Keine der Aussagen 1 – 3 ist richtig.
(B) nur 2 ist richtig
(C) nur 3 ist richtig
(D) nur 1 und 2 sind richtig
(E) nur 1 und 3 sind richtig

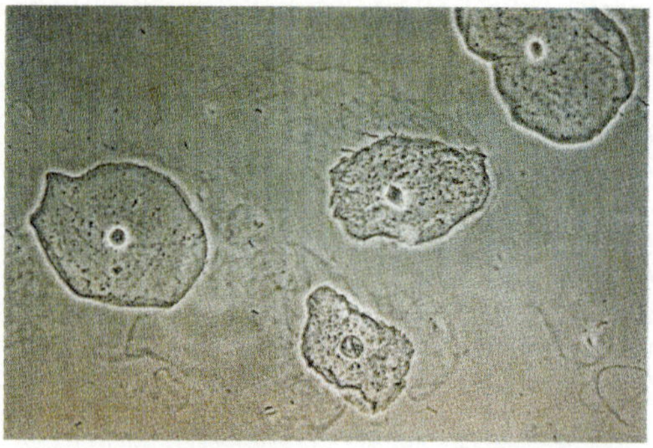

Abb. 17.**1** zu Frage 17.16

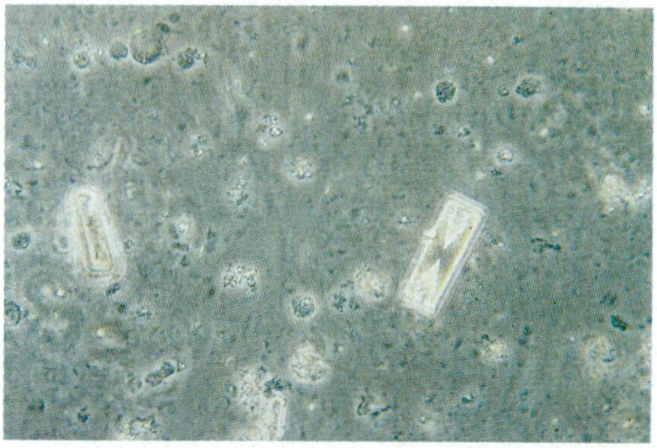

Abb. 17.**2** zu Frage 17.17

F91

17.18 Die halbquantitative Bestimmung von Hämoglobin im Urin mit Teststreifen führt in Gegenwart von reduzierenden Substanzen (z. B. hohe Askorbinsäurekonzentration) zu falsch niedrigen Ergebnissen,

weil

das Reaktionsprinzip der Hämoglobinbestimmung mittels Teststreifen auf einer direkten Diazoreaktion beruht.

H93

17.19 Welcher der Befunde belegt am besten, dass eine tubuläre Schädigung die Ursache einer Proteinurie ist?

(A) Mikroalbuminurie
(B) vermehrt β_2-Mikroglobulin im Urin
(C) vermehrt Transferrin im Urin
(D) Myoglobinurie
(E) vermehrt IgG im Urin

17.15 (D) 17.16 (C) 17.17 (A) 17.18 (C) 17.19 (B)

F88

17.20 Welche der folgenden Aussagen über Teststreifen zur Harnuntersuchung ist/sind richtig?

(1) Das Vorliegen einer ausgeprägten Myoglobinurie bewirkt eine Farbänderung der Hb-Zone.
(2) Eine Albuminurie bewirkt bei den üblicherweise verwendeten Teststreifen keine Farbänderung der Protein-Zone.
(3) Eine negative Nitritprobe mit einem Urinteststreifen schließt das Vorliegen einer klinisch bedeutsamen Bakteriurie aus.

(A) Keine der Aussagen 1 – 3 ist richtig.
(B) nur 1 ist richtig
(C) nur 3 ist richtig
(D) nur 1 und 2 sind richtig
(E) nur 2 und 3 sind richtig

17.2.7 Anhang: Prostata

H89

17.21 Welche Aussage trifft **nicht** zu?

Eine Erhöhung der Aktivität der sauren Phosphatase im Serum kann bedingt sein durch

(A) rektale Untersuchung der Prostata
(B) Katheterisierung der Blase beim Mann
(C) Hämolyse
(D) Thrombozytose
(E) metabolische Azidose

F97

17.22 Die Konzentration des Prostata-spezifischen Antigens (PSA) im Serum

(1) kann beim Prostatakarzinom erhöht sein
(2) kann bei der benignen Prostatahyperplasie erhöht sein
(3) zeigt eine signifikante Tagesrhythmik, weshalb die Blutabnahme zwischen 7 und 9 Uhr zu erfolgen hat

(A) nur 1 ist richtig
(B) nur 2 ist richtig
(C) nur 1 und 2 sind richtig
(D) nur 1 und 3 sind richtig
(E) nur 2 und 3 sind richtig

17.3 Fragen aus Examen Herbst 2000

H00

17.23 Bei einer 24-jährigen Frau finden sich bei der Untersuchung des Urinsedimentes mit dem Phasenkontrastmikroskop viele Erythrozyten und insbesondere Erythrozytenzylinder, wobei etwa 80% der Erythrozyten dysmorph sind, davon etwa 20% mit runden Aus- oder Einstülpungen (s. Zeichnung).

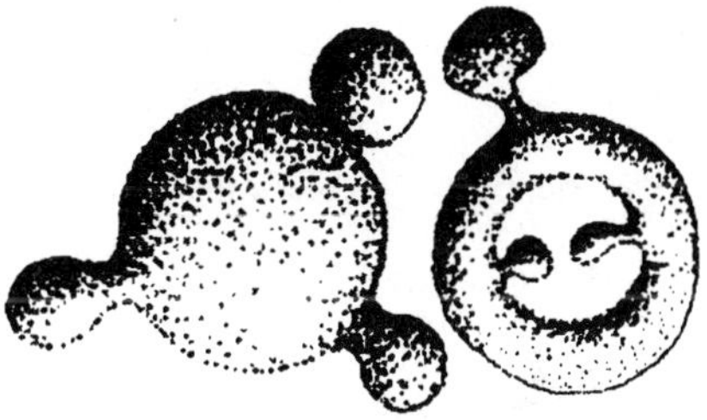

Dies spricht am meisten für:

(A) intravasale Hämolyse
(B) glomeruläre Hämaturie
(C) Vaginalblutung
(D) hämorrhagische Zystitis
(E) Konkrement im Ureter

H00 !!

17.24 Bei einer 35-jährigen Patientin mit deutlichen generalisierten Ödemen besteht im Blutplasma bzw. Serum eine ausgeprägte Erniedrigung der Albumin-Konzentration, eine Erhöhung der (Pseudo-) Cholinesterase-Aktivität und eine Erhöhung der Cholesterin-Konzentration.

Dies spricht am ehesten für:

(A) fortgeschrittene Leberzirrhose
(B) chronische Herzinsuffizienz
(C) nephrotisches Syndrom
(D) Conn-Syndrom
(E) Hyperthyreose

18 Atmung

Dieses Kapitel wird im Fachband GK 2 Pathophysiologie/Pathobiochemie abgehandelt.

17.20 (B) 17.21 (E) 17.22 (C) 17.23 (B) 17.24 (C)

19 Binde- und Stützgewebe

19.2 Laboratoriumsuntersuchungen

19.2.1 Kalzium, Phosphat und Phosphatasen

H90

Ordnen Sie den Stoffwechselstörungen (Liste 1) den jeweils entsprechenden Befund (Liste 2) zu!
(N = Normalwert)

Liste 1

19.1 primärer Hyperparathyreoidismus

19.2 Vitamin-D-Intoxikation

Liste 2

	Serum		Urin	
	Ca^{++}	PO_4^{---}	Ca^{++}	PO_4^{---}
(A)	↑	↓	↑	↑
(B)	N	N	N	N
(C)	↑	↑	↑	↓
(D)	↓	↑	↓	↓
(E)	↓	↓	↓	↓

H95

19.3 Welcher der genannten Parameter gibt am besten die Osteoblastenaktivität wieder?

(A) Aktivität des Knochenisoenzyms der alkalischen Phosphatase im Serum
(B) Aktivität der Tartrat-resistenten sauren Phosphatase im Serum
(C) Aktivität der Tartrat-hemmbaren sauren Phosphatase im Serum
(D) Kalzium-Konzentration im Urin
(E) Aktivität des Isoenzyms CK-BB der Kreatininkinase

H89

19.4 Die Befundkombination

- Kalziumkonzentration im Serum erhöht
- Phosphatkonzentration im Serum erniedrigt

kann sich bei folgenden Erkrankungen finden:

(1) primärer Hyperparathyreoidismus
(2) Skelettmetastasen maligner Tumoren
(3) Vitamin-D-Überdosierung

(A) Keine der Aussagen 1 – 3 ist richtig.
(B) nur 1 ist richtig
(C) nur 2 ist richtig
(D) nur 3 ist richtig
(E) 1 – 3 = alle sind richtig

F96

19.5 Welche Aussage trifft **nicht** zu?

Einer Hyperkalzämie können zugrunde liegen:

(A) primärer Hyperparathyreoidismus
(B) multiples Myelom
(C) Milch-Alkali-Syndrom
(D) Morbus Cushing
(E) Vitamin-D-Überdosierung

F96

19.6 Welche Aussage trifft **nicht** zu?

Zu einer Verminderung der Konzentration an freiem, ionisiertem Ca^{2+} im Blut führen:

(A) Ketoazidose
(B) Mangel an Hautbesonnung und an Vitamin D
(C) chronisches Magensafterbrechen bei Pylorusstenose
(D) Hyperventilation
(E) Hypoparathyreoidismus

19.1 (A) 19.2 (C) 19.3 (A) 19.4 (B) 19.5 (D) 19.6 (A)

F00

19.7 Bei einer 55-jährigen Patientin ist Calcitonin im Plasma stark erhöht.

Welche Erkrankung liegt am wahrscheinlichsten zugrunde?

(A) sekundärer Hyperparathyreoidismus
(B) medulläres Schilddrüsenkarzinom
(C) papilläres Schilddrüsenkarzinom
(D) postmenopausale Osteoporose
(E) Osteomalazie

H89

19.8 Beim Hypoparathyreoidismus

(1) kann es zur Tetanie kommen
(2) ist die renale Phosphat-Ausscheidung vermindert
(3) ist die enterale Kalzium-Resorption vermindert
(4) ist die Mobilisation von Kalzium aus dem Knochen vermindert

(A) nur 1 ist richtig
(B) nur 4 ist richtig
(C) nur 1, 2 und 3 sind richtig
(D) nur 1, 3 und 4 sind richtig
(E) 1 – 4 = alle sind richtig

F00

19.9 Bei primärem Hyperparathyreoidismus ist **am wenigsten** wahrscheinlich:

(A) Hyperkalzurie
(B) Adynamie bzw. erhöhte Ermüdbarkeit
(C) ausgeprägte Verlängerung der ST- und QT-Dauer im EKG
(D) Nephrolithiasis
(E) Knochen-Demineralisierung

F90

19.10 Eine erhöhte Phosphatausscheidung durch die Niere findet man beim

(1) primären Hyperparathyreoidismus
(2) primären Hyperaldosteronismus
(3) Fanconi-Syndrom

(A) nur 1 ist richtig
(B) nur 2 ist richtig
(C) nur 3 ist richtig
(D) nur 1 und 3 sind richtig
(E) 1 – 3 = alle sind richtig

F97

19.11 Ein typischer Befund im Serum beim primären Hyperparathyreoidismus ist eine

(A) erhöhte Phosphat-Konzentration
(B) erhöhte Kalzium-Konzentration
(C) erhöhte Calzitonin-Konzentration
(D) verminderte Calzitonin-Konzentration
(E) verminderte Aktivität der alkalischen Phosphatase

H98 **!**

19.12 Eine Erniedrigung der (aktuellen) Plasmakonzentration des nicht proteingebundenen Kalzium ist **am wenigsten** wahrscheinlich

(A) bei nichtkompensierter respiratorischer Alkalose
(B) nach Entfernung der Glandulae parathyreoideae
(C) bei Mangel an Calciferolen
(D) bei Hypoalbuminämie
(E) bei Pseudohypoparathyreoidismus

19.7 (B) 19.8 (E) 19.9 (C) 19.10 (D) 19.11 (B) 19.12 (D)

20 Skelettmuskel

20.2 Laboratoriumsuntersuchungen

20.2.1 Basisdiagnostik

H90

20.1 Welche Ursache kommt für die Konstellation

- Gesamt-CK-Aktivität 120 U/l
- CK-MB-Anteil 75%

in Betracht?

(A) exogene Intoxikation
(B) Muskeldystrophie Typ Duchenne
(C) Hypothyreose
(D) kardiogener Schock
(E) keine der unter (A)–(D) genannten

H88

20.2 Bei Muskelerkrankungen sind folgende Bestimmungen von Bedeutung:

(1) CK im Serum
(2) Kreatin im Harn
(3) Alkalische Phosphatase im Serum
(4) Harnsäure im Serum
(5) Aldolase im Serum

(A) nur 1, 2 und 3 sind richtig
(B) nur 1, 2 und 5 sind richtig
(C) nur 1, 3 und 4 sind richtig
(D) nur 2, 3 und 5 sind richtig
(E) nur 3, 4 und 5 sind richtig

F90

20.3 Welche Ursachen für die Konstellation

- Gesamt-CK-Aktivität 4500 U/l
- CK-MB-Anteil 2%

kommen in Betracht?

(1) Polytraumatisierung
(2) klonische Muskelkrämpfe
(3) unkomplizierter Myokardinfarkt
(4) Hyperthyreose

(A) nur 1 und 2 sind richtig
(B) nur 1 und 3 sind richtig
(C) nur 1 und 4 sind richtig
(D) nur 2 und 3 sind richtig
(E) nur 2 und 4 sind richtig

H92

20.4 Für welche Diagnose spricht die folgende Konstellation?

Serum Kreatinkinase 6700 U/l (Referenzbereich < 80 U/l)

Urin Farbe: dunkelbraun
Teststreifenuntersuchung:
- Urobilinogen negativ
- Glucose negativ
- Blut stark positiv (homogen verfärbt)

Sediment:
- Erythrozyten negativ
- Leukozyten negativ

(A) intravasale Hämolyse
(B) akute Virushepatitis
(C) Glomerulonephritis
(D) Rhabdomyolyse
(E) Thalassämie

20.1 (E) 20.2 (B) 20.3 (A) 20.4 (D)

F93

20.5 Die Aktivität der Kreatinkinase (CK) im Serum kann erhöht sein infolge

(1) intensiver sportlicher Betätigung
(2) Alkohol-Exzesses
(3) intramuskulärer Injektionen
(4) Hypothyreose

(A) nur 1 und 3 sind richtig
(B) nur 1 und 4 sind richtig
(C) nur 1, 2 und 4 sind richtig
(D) nur 2, 3 und 4 sind richtig
(E) 1 – 4 = alle sind richtig

20.2.2 Weitere Untersuchungen

F93

20.6 Welche der folgenden Kenngrößen ist der aussagekräftigste Parameter zur Diagnostik und Verlaufsbeobachtung der generalisierten Form der Myasthenia gravis?

(A) Kreatinkinase
(B) Antikörper gegen glatte Muskulatur
(C) Myoglobin
(D) Antikörper gegen Acetylcholinrezeptoren
(E) Laktatdehydrogenase

20.3 Fragen aus Examen Herbst 2000

H00 **!**

20.7 Die Serumaktivität welches der Enzyme wird durch schwere Muskelarbeit als Einflussgröße am deutlichsten erhöht?

(A) AP (Alkalische Phosphatase)
(B) CK (Kreatinkinase)
(C) Cholinesterase (CHE)
(D) γ-GT (Gamma-Glutamyl-Transferase)
(E) Lipase

21 Nervensystem und Sinnesorgane

21.2 Laboratoriumsuntersuchungen

21.2.2 Untersuchung von Zellzahl und -verteilung im Liquor

H90

21.1 Bei einem Patienten mit Nackensteifigkeit finden sich im trüben Liquor

– 3600 fast ausschließlich neutrophile Granulozyten pro μl
– erhöhte Laktat-Konzentration
– erniedrigte Glukosekonzentration

Auf welche der folgenden Erkrankungen deutet dieser Liquorbefund hin?

(A) tuberkulöse Meningitis
(B) Multiple Sklerose
(C) Hirntumor
(D) akute eitrige Meningitis
(E) akute virale Meningitis

F97

21.2 Bei akuter bakterieller Meningitis ist im Liquor die

(1) Glukosekonzentration erhöht
(2) Albuminkonzentration erniedrigt
(3) Laktatkonzentration erhöht

(A) nur 2 ist richtig
(B) nur 3 ist richtig
(C) nur 1 und 3 sind richtig
(D) nur 2 und 3 sind richtig
(E) 1 – 3 = alle sind richtig

20.5 (E) 20.6 (D) 20.7 (B) 21.1 (D) 21.2 (B)

F94

21.3 Welche Aussagen zum normalen Liquor cerebrospinalis treffen zu?

(1) Er ist gelb.
(2) Er zeigt keine Trübung.
(3) Die Glukosekonzentration beträgt durchschnittlich 20 – 30% der Blutglukosekonzentration.

(A) nur 2 ist richtig
(B) nur 1 und 2 sind richtig
(C) nur 1 und 3 sind richtig
(D) nur 2 und 3 sind richtig
(E) 1 – 3 = alle sind richtig

F99 **!**

21.4 Welcher der folgenden Befunde ist häufiger bei viralen als bei bakteriellen Meningitiden zu finden?

(A) Glucosekonzentration im Liquor unter 50% der Glucosekonzentration im Serum
(B) lymphozytäre Pleozytose im Liquor
(C) sehr schwere Blut-Liquor-Schrankenstörung
(D) stark getrübter Liquor
(E) erhöhte Lactatkonzentration im Liquor

H99

21.5 Welche der Befundkonstellationen im lumbalen Liquor ist am ehesten typisch für ein Fehlen der Kommunikation des spinalen Liquorraums mit den übrigen Liquorräumen (Stopp- oder Sperrliquor)?

(A) verminderte Proteinkonzentration und verminderte Zellzahl
(B) verminderte Proteinkonzentration und stark erhöhte Zellzahl
(C) normale Proteinkonzentration und stark erhöhte Zellzahl
(D) erhöhte Proteinkonzentration und stark erhöhte Zellzahl
(E) erhöhte Proteinkonzentration und normale bis leicht erhöhte Zellzahl

22 Bestimmung von Pharmakakonzentrationen im Plasma

(Drug Monitoring) und klinisch-toxikologische Analytik

Dieses Kapitel wird im Fachband GK2 Pathophysiologie/Pathobiochemie abgehandelt.

21.3 (A) 21.4 (B) 21.5 (E)

Kommentare

1 Allgemeine Pathobiochemie und Pathophysiologie

Dieses Kapitel wird im Fachband GK2 Pathophysiologie/Pathobiochemie abgehandelt.

2 Allgemeine Klinische Chemie

2.1 Der klinisch-chemische Befund

2.1.1 Allgemeines

F91

Frage 2.1: Lösung C

Das Prinzip der **medizinischen Beurteilung** besteht darin, Analysenergebnisse unter Einbeziehung biologischer Daten sowie unter Berücksichtigung des individuellen Krankheitsbildes zu bewerten. Dazu dienen v.a. die Plausibilitätsprüfung, die Longitudinal- und die Transversalbeurteilung. Die analytische Präzision ist ein Begriff, der in den Bereich der analytischen Beurteilung, d.h. der Überprüfung der Analysenergebnisse auf ihre analytische Zuverlässigkeit, gehört.

2.1.2 Einflussgrößen mit Auswirkungen auf die In-vivo-Konzentrationen klinisch-chemischer Messgrößen

H91

Frage 2.2: Lösung A

Die Verminderung des intravasalen Blutvolumens bei der Änderung der Körperlage vom Liegen zum Stehen bewirkt eine Konzentrationserhöhung (bis zu 10%) aller **korpuskulären** (Erythrozyten mit Hb, Leukozyten, Thrombozyten, Hämatokrit), **hochmolekularen** (Proteine, Enzyme, Lipide) und **proteingebundenen** (Hormone, Kalzium, Eisen, Triglyzeride, Cholesterin, Fettsäuren) Bestandteile.
Die Elektrolyte (Natrium, Kalium), Harnstoff, Laktat u.a. bleiben im wesentlichen unbeeinflusst. Ein zu starker Venenstau führt ebenso wie ein zu starkes Aspirieren oder ein zu starkes Entleeren der Spritze zu einer Hämolyse.

F88

Frage 2.3: Lösung B

Siehe Kommentar zu Frage 2.2.

F92

Frage 2.4: Lösung D

Die Verminderung des intravasalen Blutvolumens bei der Änderung der Körperlage vom Liegen zum Stehen bewirkt eine Konzentrationserhöhung (bis zu 10%) aller *korpuskulären* (Erythrozyten mit Hb, Leukozyten, Thrombozyten, Hämatokrit), *hochmolekularen* (Proteine, Enzyme, Lipide) und *proteingebundenen* (Hormone, Kalzium, Eisen, Triglyzeride, Cholesterin, Fettsäuren) Bestandteile.
Die Elektrolyte (Natrium, Kalium), Harnstoff, Laktat u.a. bleiben im Wesentlichen unbeeinflusst. Die durch den Übergang vom Liegen zum Stehen bedingte Änderung der Kreislaufsituation (Orthostase) führt zu einer **Stimulation der Ausscheidung von Noradrenalin, Aldosteron und Renin** mit zum Teil erheblich erhöhten Blutwerten.
Die Blutabnahme zur Reninbestimmung darf deshalb erst nach mindestens 2-stündiger Bettruhe erfolgen!

H95

Frage 2.5: Lösung E

Von den aufgeführten Kenngrößen unterliegen das Kreatinin und die α-Amylase keiner relevanten Tagesschwankung.
Für die AP, die GOT, die Glukose, den Harnstoff u.a. werden deutliche Biorhythmen beobachtet.
Starke zirkadiane Schwankungen und solche von Tag zu Tag werden beim Eisen und beim Kortison gemessen.

F96

Frage 2.6: Lösung C

Schwere körperliche Belastungen führen zu einem Anstieg der aus der Muskulatur stammenden Serumenzyme (CK, GOT, HBDH) sowie der durch die anaerobe Glykolyse (Gewebshypoxie infolge schwerer Muskelarbeit) vermehrt anfallenden Stoffwechselprodukte Laktat und Pyruvat.

H94

Frage 2.7: Lösung B

Durch die Einnahme von Ovulationshemmern kommt es bei ca. 45% der Frauen zu einer Erhöhung des Thyroxin-bindenden Globulins (TBG = Transportprotein für Gesamt-Thyroxin [T_4], dabei korreliert ein Anstieg des TBG mit einer Erhöhung von T_4) und bei über 70% zu einer Erhöhung des Zäruloplasmins (ein Akute-Phase-Protein).

Harnstoff und Natrium werden nicht nennenswert beeinflusst.

H94

Frage 2.8: Lösung E

Längerer Venenstau und stehende Körperhaltung führen zu **falsch-hohen Kalziumspiegeln,** Anstiege um bis zu 10% sind möglich.
Der Grund für diesen Anstieg liegt in der **Verminderung des intravasalen Blutvolumens** bei einer Änderung der Körperlage vom Liegen zum Stehen, wobei es zu einer Konzentrationserhöhung aller hochmolekularen (Proteine, Enzyme, Lipide) und proteingebundenen (Hormone, Kalzium, Eisen, Cholesterin u. a.) Bestandteile kommt.
(Siehe auch Kommentar zu Frage 2.2.)

2.1.3 Störfaktoren auf die In-vitro-Konzentrationen klinisch-chemischer Messgrößen

H94

Frage 2.9: Lösung C

Durch eine Hämolyse treten eine Reihe von Substanzen, die in den Erythrozyten in höherer Konzentration als im Serum vorhanden sind, in dieses über und verfälschen das Messergebnis. Das Ausmaß der Verfälschung hängt vom *Konzentrationsgradienten zwischen Erythrozyten und Serum* ab, die wichtigsten Parameter sind im folgenden aufgeführt:

	Konzentrationsquotient Erythrozyten/Serum
LDH	**160**
Saure Phosphatase	67
GOT	40
K^+	22
GPT	7
Kreatinin	1,6

Zu **(A):** Der **Glukosegehalt** einer Blutprobe nimmt bei längerer Lagerung durch die weiterlaufende Glykolyse in den Erythrozyten ab, eine Hämolyse setzt keine nennenswerten Glukosemengen frei.
Zu **(B): Chlorid** und Natrium liegen im Plasma in höherer Konzentration als in den Erythrozyten vor, eine Hämolyse führt zu falsch-niedrigen Werten.
Zu **(D)** und **(E): Harnstoff- und Cholesterinwerte** werden durch eine Hämolyse kaum beeinträchtigt, entscheidenderen Einfluss haben hier z. B. die Nahrungszufuhr vor der Blutentnahme oder die Körperlage bei der Entnahme.

H99 **!**

Frage 2.10: Lösung C

Zu **(C):** Die GOT liegt in den Erythrozyten in 40fach höherer Konzentration vor als im Plasma. Eine Hämolyse hat deshalb einen deutlichen Anstieg des Wertes zur Folge. Durch eine Hämolyse ändern sich auch andere klinisch-chemische Messgrößen folgendermaßen (+ Anstieg, ++ starker Anstieg, - Verminderung, – starke Verminderung):
Zu **(A):** GPT (Alanin-Aminotransferase) +
Zu **(B):** AP (Alkalische Phosphatase) -
Zu **(D):** γ-GT –
Zu **(E):** Lipase -

F97

Frage 2.11: Lösung A

Wird eine Vollblutprobe über längere Zeit gelagert, so kommt es zu einer **Abnahme** des Glukosegehalts, da die Glykolyse durch die in den Erythrozyten vorhandenen Enzyme weiterlaufen kann. Eine Blutzuckerbestimmung in einer Vollblutprobe sollte deshalb möglichst sofort durchgeführt werden, oder es müssen Methoden angewendet werden, die den glykolytischen Abbau der Glukose im Vollblut verhindern.
Um den glykolytischen Abbau der Glukose im Vollblut durch Erythrozyten und Leukozyten zu verhindern, werden üblicherweise 3 Methoden angewandt:

1. Entnahme des Kapillarblutes direkt in eine Enteiweißungslösung; die Glukosekonzentration bleibt so mehrere Tage auch bei Zimmertemperatur stabil.
2. Abtrennung des Plasmas oder Serums durch Zentrifugation innerhalb von 30 min nach der Blutentnahme und sterile Aufbewahrung bei 4 °C im Kühlschrank. Die Glukosekonzentration bleibt so mindestens 24 h stabil.
3. Zusatz von Antikoagulans und Glykolysehemmer. Dabei soll zur Glykolysehemmung heute nur noch Natriumfluorid verwendet werden, von Oxalat wird abgeraten. Ammonium-Heparinat hemmt nicht die Glykolyse.

F99 **!!**

Frage 2.12: Lösung D

Zu (D): Die LDH liegt in den Erythrozyten in 160fach höherer Konzentration vor als im Plasma. Eine Hämolyse hat deshalb einen deutlichen Anstieg des Wertes zur Folge.

Durch eine Hämolyse ändern sich auch andere klinisch-chemische Messgrößen folgendermaßen (+ Anstieg, + + starker Anstieg, – Verminderung, – – starke Verminderung):
Zu **(A):** AP (Alkalische Phosphatase) –
Zu **(B):** γ-GT –
Zu **(C):** Die GLDH ist ein Enzym mit hoher Organspezifität für die Leber. Eine Hämolyse hat keine messbare Enzymerhöhung zur Folge.
Zu **(E):** Lipase –
Weitere Parameter: GOT ++, Bilirubin –, CK +, Kalium +, LDH +++, SP (Saure Phosphatase) +, Plasmaproteine –

H92

Frage 2.13: Lösung E

Folgende Stoffe und Substanzen sind in den Erythrozyten in **höherer** Konzentration als im Plasma vorhanden, sodass es zu einem Übertritt dieser Stoffe ins Plasma und zu einer Verfälschung der Werte kommen kann:

- LDH
- Saure Phosphatase
- GOT
- GPT
- Kalium
- Kreatinin

H88

Frage 2.14: Lösung D

Eine Hämolyse führt zu einem Übertritt von Substanzen aus den Erythrozyten ins Plasma und dort zu einer falsch hohen Messung von solchen Stoffen, die in den Erythrozyten in höherer Konzentration als im Plasma vorhanden sind.
Dies trifft für das Isoenzym 1 der LDH, das LDH-1 (α-Hydroxybutyrat-Dehydrogenase), das GOT, das GPT sowie für Kalium und Kreatinin zu, nicht jedoch für die Kreatininkinase, die ein muskelspezifisches Enzym ist.

F96

Frage 2.15: Lösung B

Zur Hemmung der Blutgerinnung in vitro werden der Blutprobe Antikoagulanzien zugesetzt. Gebräuchlich sind:
EDTA (Dinatrium- oder Dikaliumsalz)
Heparin (als Ammonium-, Li-, Na-, K-Salz)
Fluorid (als Natriumsalz)
Zitrat (als Natriumsalz)
Natriumoxalat.
Kumarinderivate haben auf die Blutgerinnung in vitro keinen Einfluss. Sie werden in vivo zur Antikoagulation eingesetzt und sind über eine Beeinflussung der Vitamin K-abhängigen Gerinnungsfaktoren wirksam.

F88

Frage 2.16: Lösung B

Siehe Kommentar zu Frage 2.9
Der **Glukosegehalt** einer Blutprobe nimmt bei längerer Lagerung durch die weiterlaufende Glykolyse ab. Chlorid und Natrium liegen im Plasma in höherer Konzentration als in den Erythrozyten vor, in einer Vollblutprobe können deshalb nach längerem Stehen oder bei Hämolyse **falsch-niedrige** Werte gemessen werden.

H93

Frage 2.17: Lösung E

Wird eine Vollblutprobe über längere Zeit gelagert, so kommt es zu einer **Abnahme des Glukosegehalts,** da die Glykolyse durch die in den Erythrozyten vorhandenen Enzyme weiterlaufen kann. Eine Blutzuckerbestimmung in einer Vollblutprobe sollte deshalb möglichst sofort durchgeführt werden, oder es müssen Methoden angewendet werden, die den glykolytischen Abbau der Glukose im Vollblut verhindern.
Siehe auch Kommentar zu Frage 2.11.

H89

Frage 2.18: Lösung D

Zwischen arteriellem und venösem Blut erhält man für folgende Messgrößen klinisch relevante unterschiedliche Werte:
pO_2
pCO_2
pH-Wert
Glukosekonzentration
Hämoglobinwert
Laktat-, Pyruvatkonzentration
Thrombozyten
Ammoniak.

H93

Frage 2.19: Lösung A

Die Kenntnis der biologischen Halbwertszeit ist v.a. für die Interpretation enzymdiagnostischer Befunde von Bedeutung. Sie erlaubt z.B. die Unterscheidung zwischen akuten Funktions- oder Syntheseausfällen und chronischen Erkrankungen.
Die Halbwertszeit der GOT liegt bei ca. 17 Stunden, die Halbwertszeit der GPT liegt bei ca. 47 Stunden, die des Albumins bei 19 Tagen.
Die Halbwertszeiten der zur Diagnostik verwendeten Enzyme sind zum Teil deutlich kürzer als die des Albumins (z.B. Lipase, Amylase 3–6 Stunden), auf keinen Fall aber besteht eine generelle Regel über das Verhältnis der Halbwertszeiten zueinander.

2.1.5 Beurteilung der gewonnenen Untersuchungsergebnisse und Interpretation der Befunde

F95

Frage 2.20: Lösung B

Zu **(1):** Die **Sensitivität** gibt die Sicherheit eines diagnostischen Tests an, mit der ein Erkrankter durch ein positives Ergebnis richtig erkannt wird. Sie ist demnach definiert als das Verhältnis *testpositive Kranke/getestete (tatsächlich) Kranke* (zu den tatsächlich Kranken gehören auch die falsch negativen, d.h. vom Test fälschlicherweise als gesund erkannten Patienten).
Zu **(2):** Die **Spezifität** gibt die Fähigkeit wieder, Nichtkranke durch ein negatives Ergebnis anzuzeigen. Sie ist demnach definiert als das Verhältnis *testnegative Gesunde/getestete Gesunde* (zu den getesteten Gesunden gehören auch die falsch positiven, d.h. vom Test fälschlicherweise als krank erkannten Patienten).
Zu **(3):** Der **prädiktive Wert eines positiven Testbefundes** gibt die Wahrscheinlichkeit an, mit der Personen mit positivem Laborbefund tatsächlich die entsprechende Erkrankung haben. Er wird aus dem Verhältnis *testpositive Kranke/Gesamtzahl der Personen mit positivem Testergebnis* (zu der Gesamtzahl gehören auch die Personen mit falsch positivem Testergebnis) errechnet.

F88

Frage 2.21: Lösung A

Änderungen der Stoffwechsellage eines Patienten lassen sich durch die **Longitudinalbeurteilung** (= Vergleich eines oder mehrerer Analysenergebnisse mit früher gewonnenen Daten desselben Individuums) erkennen.
Die **Transversalbeurteilung** stellt dagegen den Vergleich von Befunden eines Patienten mit denen einer Referenzpopulation dar.

H93

Frage 2.22: Lösung A

Der prädiktive Wert wird auch als diagnostischer Aussagewert eines Tests bezeichnet. Man unterscheidet **prädiktive Werte von positiven Testergebnissen** und **prädiktive Werte von negativen Testergebnissen.**
Der prädiktive Wert von positiven Befunden gibt die Wahrscheinlichkeit an, mit der Personen mit positivem Laborbefund tatsächlich die entsprechende Erkrankung haben. Es wird aus dem Verhältnis

$$\frac{\text{testpositive Kranke}}{\text{Personen mit positiven Test}}$$
(= Kranke + falsch Positive)

errechnet.

H93

Frage 2.23: Lösung D

Mit Hilfe der **diagnostischen Spezifität** wird angegeben, inwieweit es möglich ist, durch die betreffende Untersuchung, Nichtkranke durch ein negatives Testergebnis auch als solche anzugeben.
Sie ist demnach definiert als das Verhältnis

$$\frac{\text{testnegative Gesunde}}{\text{getestete Gesunde}}.$$
(= Gesunde + falsch Negative)

2.2 Klinisch-chemische Analytik

2.2.2 Prinzipien von Trenn- und Analysenverfahren

H88

Frage 2.24: Lösung D

Zur Leukozytenzählung wird Blut mit 3%iger Essigsäure verdünnt, wobei gleichzeitig die Erythrozyten zerstört werden.

F94

Frage 2.25: Lösung E

Die gebräuchlichen Bestimmungsmethoden für Na^+ und K^+ sind die **Flammenphotometrie** und die Bestimmung mithilfe von Natrium- und Kalium-sensitiven Elektroden.
Nephelometrie und **Turbidimetrie** sind Messverfahren zur Erfassung des Trübungsgrades von Lösungen. Sie kommen in erster Linie bei der Bestimmung von Medikamentenspiegeln, bei der Spurenproteinbestimmung (Immunglobuline, Tumormarker etc.) und bei der Bestimmung von Hormonen (HCG, Östrogene, Cortisol) zum Einsatz, nicht aber bei der Bestimmung von Na^+ und K^+.

F89

Frage 2.26: Lösung C

Das geeignetste Antikoagulans für gerinnungsphysiologische Untersuchungen ist das **Natriumzitrat.** Die Natriumzitratlösung wird dabei als 3,8%ige Lösung (= 38 g/l) verwendet. Das Verhältnis Antikoagulans zu Blut muss bei der Entnahme genau 1:9 betragen.
Zur Bestimmung der **Blutkörperchensenkungsgeschwindigkeit** werden 0,4 ml einer 3,8%igen Natriumzitratlösung und 1,6 ml venöses Blut aufgezogen (= Verhältnis 1:4).
Zu **(B):** Vollblut und Trichloressigsäure werden im Verhältnis 1:20 bei der **Leukozytenzählung mittels Zählkammer** gemischt.

Zu **(E):** Vollblut wird mit dem Antikoagulans EDTA bei **hämatologischen Untersuchungen** (z.B. Hb-Bestimmung, Differenzialblutbild) versetzt.

F89

Frage 2.27: Lösung D

Siehe Kommentar zu Frage 2.26.

F88

Frage 2.28: Lösung E

Antwort (E) ist deshalb falsch, weil bei einer **Präzisionskontrolle** die gleiche Probe an verschiedenen Tagen untersucht und die Streuung der Werte beurteilt wird. Ein systematischer Fehler fällt dabei deshalb nicht ins Gewicht, weil er jedesmal wieder auftritt.
Mit **Richtigkeitskontrollen** wird laborintern die Richtigkeit quantitativer Bestimmungen überprüft. Zu diesem Zweck fügt man Kontrollproben mit bekanntem Substratgehalt in die Probenserien ein, ein systematischer Fehler müsste dadurch entdeckt werden.
Bei der **Plausibilitätskontrolle** werden Ergebnisse untereinander und mit vorangegangenen Untersuchungen sowie mit den klinischen Symptomen und der Verdachtsdiagnose verglichen, grobe Fehler müssten dadurch sichtbar werden.
Dass zufällige Fehler unvermeidbar sind und die Größe der Standardabweichung beeinflussen, ist logisch.

H93

Frage 2.29: Lösung C

Zu **(1):** Die **Zyanhämoglobinmethode** ist das gebräuchliche Verfahren zur Bestimmung des Hb-Wertes aus Kapillarblut oder venösem EDTA-Blut:

Hämoglobin ($Fe2^{+}$) $\xrightarrow{\text{K-Ferrizyanid}}$ Hämiglobin

($Fe3^{+}$) $\xrightarrow{\text{Kaliumzyanid}}$ Zyanhämiglobin

Zu **(2):** Der **Quick-Test** wird durchgeführt, indem man zu Zitratblut optimale Mengen von Thromboplastin (= Gewebefaktor III) und Kalziumionen hinzugibt, sodass das exogene Gerinnungssystem wieder intakt ist und die Gerinnungszeit wieder gemessen werden kann. Der Quick-Test erfasst dabei die Faktoren I, II, V, X, VII.
Zu **(3):** Beschrieben wird die **GOD-POD-Methode,** die neben der Hexokinase-Methode die übliche Methode zur Glukosebestimmung darstellt.

H91

Frage 2.30: Lösung E

Zu **(E):** Die Richtlinien der Bundesärztekammer zur Qualitätssicherung haben nicht nur empfehlenden Charakter, sondern sind zwingend vorgeschrieben.
Zu **(A):** Die Unterlagen über die **Qualitätskontrolle** (meistens in Form von Kontrollkarten) müssen über einen bestimmten Zeitraum aufbewahrt werden.
Zu **(B):** Die **Präzision** ist das wichtigste Maß für die Zuverlässigkeit quantitativer Analysen, ein Maß für zufällige Fehler. Sie charakterisiert die Eigenschaft einer Messmethode hinsichtlich der Größe der Streuung bei mehreren Messungen an verschiedenen Tagen an der gleichen Probe und ist somit Ausdruck der Streuung bei Wiederholungsanalysen.
In jeder Analysenserie muss eine Präzisionskontrollprobe mitgeführt werden, deren Werte die Kontrollgrenzen nicht überschreiten dürfen.
Zu **(C):** Zur Sicherung der **Richtigkeit** müssen in jeder 4. Serie so genannte Richtigkeitskontrollproben (d.h. Proben, deren Werte von einem Referenzlaboratorium bestimmt wurden und bekannt sind) mitlaufen. Die eigenen Analysenergebnisse müssen mit den vorgegebenen Werten verglichen werden, die Abweichungen sollten nicht mehr als 10% betragen.
Zu **(D):** Die **Ringversuche,** an denen ein Labor zweimal im Jahr teilnehmen muss, dienen der externen Qualitätskontrolle. Dabei erhält jedes Labor von einer zentralen Stelle 2 Proben, deren Inhaltsstoffe im Rahmen der täglichen Routine mitbestimmt werden müssen. Die Ergebnisse müssen übermittelt werden, die Abweichung von den Sollwerten darf bestimmte Grenzen nicht überschreiten.

F92

Frage 2.31: Lösung A

Zu **(1):** Das Maß für die Wiederholbarkeit des Analysenergebnisses ist die **Präzision,** sie wird durch das Mitführen von Präzisionskontrollproben mit den Patientenproben überwacht. Liegen die Ergebnisse der Kontrollproben außerhalb bestimmter Grenzen, so ist die Bestimmungsmethode „außer Kontrolle", das Analysenverfahren muss überprüft werden.
Zu **(2):** Das Maß für die Übereinstimmung von Ist- und Sollwert ist die **Richtigkeit,** die in erster Linie durch systematische Fehler beeinflusst werden kann.
Zu **(3):** Die Ringversuche dienen nicht der internen, sondern der externen Qualitätskontrolle. Dabei erhält jedes Labor von einer zentralen Stelle 2 Proben, deren Inhaltsstoffe im Rahmen der täglichen Routine mitbestimmt werden müssen. Die Ergebnisse müssen übermittelt werden, die Abweichung von den Sollwerten darf bestimmte Grenzen nicht überschreiten.

F92

Frage 2.32: Lösung C

Das Prinzip der photometrischen Bestimmung besteht darin, dass monochromatisches Licht mit einer bestimmten Wellenlänge eine Küvette mit der Messlösung durchdringt. Stoffe in der Messlösung mit derselben Wellenlänge absorbieren konzentrationsabhängig mehr oder weniger von diesem Licht. Die Menge des austretenden Lichts wird mit Hilfe einer Photozelle erfasst.
Die Berechnung der Konzentration des gesuchten Stoffes geschieht dann mit Hilfe des **Lambert-Beer-Gesetzes,** wobei dieses Gesetz nur für **stark verdünnte Lösungen** gültig ist. Trübungen infolge zu hoher Stoffkonzentration stören demnach die Messung.
Cholesterinwerte von z.B. 280 mg/dl führen noch nicht zu einer Trübung des Serums (z.B. klares Serum bei der Hyperlipoproteinämie Typ IIa, die mit erhöhten Cholesterin- und normalen Triglyzeridwerten einhergeht).

F90

Frage 2.33: Lösung E

Bei Untersuchungen des Gerinnungssystems sind eine Reihe von Voraussetzungen bei der Probenentnahme und -vorbereitung zu beachten.
- Die Materialgewinnung muss am ruhenden Patienten erfolgen. Längerer Venenstau (> 1 min) ist zu vermeiden, da es einerseits zur lokalen Freisetzung von Gefäßaktivatoren der Fibrinolyse und andererseits zur Thrombozytenaktivierung kommen kann.
- Das Blut muss rasch und luftblasenfrei ohne Schaumbildung aufgezogen werden, das Mischungsverhältnis von 1 ml Antikoagulans (Zitratlösung) zu 9 ml Blut muss exakt eingehalten werden.
- Das durch die anschließende Zentrifugation gewonnene Plasma sollte klar sein, da lipämische und hämolytische Plasmen keine exakte Erfassung des Gerinnungsstatus erlauben.
- Das Zitratplasma muss innerhalb 2 h nach der Blutentnahme untersucht werden, da die Faktoren V, VII und VIII danach einen deutlichen Aktivitätsverlust erleiden.

H98

Frage 2.34: Lösung E

Beim Western-Blotting, das z.B. in der HIV-Diagnostik von großer Bedeutung ist, wird wie folgt vorgegangen:

- Das zu untersuchende Proteingemisch wird mittels Elektrophorese in Einzelproteinfraktionen aufgetrennt.
- Die aufgetrennten Proteine werden mittels der Blotting-Apparatur (durch einfache oder unterstützte Diffusion, Kapillardruck oder Elektrophorese) auf den sekundären Träger übertragen und dort immobilisiert.
- Die einzelnen Proteinfraktionen werden auf dem Träger durch eine Immunreaktion unter Verwendung spezifischer Antikörper sichtbar gemacht.

2.3 Kommentare aus Examen Herbst 2000

H00

Frage 2.35: Lösung C

Unter der Sandwichmethode versteht man das Prinzip einer „Doppelantikörper-Technik", die vor allem im Bereich der Immunfluoreszenz und der Radioimmuno-Analysen zur Anwendung kommt. Dabei reagiert das zu bestimmende Antigen aus der Probe zunächst mit dem spezifischen Antikörper zu einem Antigen-Antikörper-Komplex. Durch Zugabe eines weiteren, fluorochromierten Anti-Immunglobulin-Serums (mit Konjugaten aus Anti-Antikörper und einem Fluorochrom) wird dann der Komplex indirekt sichtbar gemacht, so dass ein Dreier-Komplex zur Auswertung kommt (s. Abb.). Die Vorteile der Sandwichmethode liegen u.a. in einer höheren Spezifität (Erkennen mehrerer Epitope (Epitop = die die Spezifität der Antikörper bestimmenden Bereiche eines Antigens)) und einem Verstärkereffekt (Erkennen verschiedener Antigenstrukturen).

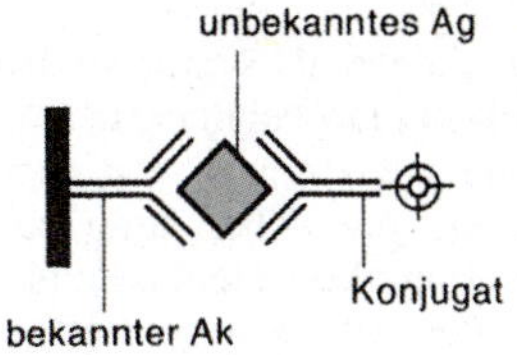

(aus: Keller, Immunologie und Immunpathologie, 4. Auflage, Georg Thieme Verlag, Stuttgart, New York, 1994)

3 Nukleinsäuren, Nukleotide und Metabolite

3.2 Laboratoriumsuntersuchungen

3.2.1 Nucleinsäuren

F99

Frage 3.1: Lösung B

Die Polymerase-Kettenreaktion (PCR) dient der enzymatischen Vermehrung von DNS, um aus wenig Probenmaterial in Stunden genügend Material für die genetische Analyse der Nukleinsäuresequenzen zu gewinnen. Mit Hilfe der PCR ist eine Vermehrung der gesuchten DNS-Sequenz auf das 10^6– 10^9fache möglich!

Anwendung z. B. zur Erkennung bestimmter Gendefekte in Chorionzottenbiopsiematerial, in der Gerichtsmedizin (Vaterschaftsdiagnostik, Identitätsprüfung), in der Virologie (Identifizierung einzelner Stämme, z. B. Hepatitisviren, Frühstadium einer Infektion mit HIV) sowie in der Analyse stammesgeschichtlicher Zusammenhänge.

Prinzip:

1. Die Ziel-DNS (d. h. die nachzuweisende, doppelsträngige, native DNS, gewonnen aus Gewebe oder Blut) wird durch Hitzedenaturierung bei 94 °C in ihre komplementären Einzelstränge gespalten.
2. Die DNS-Einzelstränge werden mit zwei ihnen jeweils komplementären Oligonukleotiden („Primer“) bei einer Temperatur von 37 – 65 °C hybridisiert. Die im Überschuss vorhandenen Primer binden beim Abkühlen schneller an ihre komplementären Sequenzen, als sich der DNS-Strang renaturieren kann.
3. Die gebildeten Hybride dienen als Synthesestart für ein DNS-bildendes Enzym (Taq-Polymerase, gewonnen aus thermophilen Bakterien), das bei einem Temperaturoptimum um 72 °C und bei einem Überschuss an Desoxyribonukleotiden bei jedem Zyklus die Zahl der neu synthetisierten DNS-Stränge verdoppelt.

Zu **(B):** Restriktionsendonukleasen spalten sequenzspezifisch an typischen Stellen die DNS (z. B. in der Gentechnologie genutzt zum Zerschneiden von DNS und zur Bildung von Restriktionsfragmenten, die in andere DNS-Ketten eingebaut werden können); dieses Verfahren spielt bei der PCR keine Rolle.

3.2.2 Harnsäure

F89

Frage 3.2: Lösung E

Die Harnsäure ist das Endprodukt des menschlichen Purinstoffwechsels, der Serumspiegel ist stark von Alter, Geschlecht, Ernährungsgewohnheiten und Nierenfunktion abhängig.

Folgende Erkrankungen können mit einer **Hyperurikämie** einhergehen:

- Niereninsuffizienz (Ausscheidungsstörung der Harnsäure)
- Maligne Tumoren und deren Behandlung mit Chemo- oder Strahlentherapie (gesteigerter Zellabbau bzw. massiver Zellzerfall)
- Leukosen (besonders bei der akuten myeloischen und der akuten lymphatischen Leukämie durch gesteigerten Zellabbau)
- Hungerzustände (vermehrter Abbau von körpereigenem Gewebe)
- Therapie mit Thiaziden, Tuberkulostatika
- Schwangerschaftsgestose

u. a.

F00

Frage 3.3: Lösung C

Die Harnsäure ist das Endprodukt des menschlichen Purinstoffwechsels, der Serumspiegel ist stark von Alter, Geschlecht, Ernährungsgewohnheiten und Nierenfunktion abhängig.

Folgende Erkrankungen/Zustände können mit einer **primären Hyperurikämie** einhergehen:

1. Genetisch determinierte renale Ausscheidungsstörung der Harnsäure:
   Bei etwa 99% der Patienten mit einer primären Hyperurikämie liegt eine Verminderung der tubulären Harnsäuresekretion vor. Dieser Störung kann kein Enzymdefekt o. a. zugeordnet werden.
2. Vermehrte endogene Harnsäurebildung:
   Weniger als 1% der primären Hyperurikämien (das entspricht auch der maximalen klinischen Relevanz dieser IMPP typischen Detailfrage!) sind auf eine vermehrte endogene Harnsäurebildung zurückzuführen.

So etwa führt ein kompletter, erblicher Mangel an Hypoxanthin-Guanin-Phosphoribosyl-Transferase (HPRTase) zu dem **Lesch-Nyhan-Syndrom.**

Durch den kompletten Mangel an HPRTase kommt es beim Lesch-Nyhan-Syndrom zu einer endogenen Mehrpoduktion von Harnsäure und einer ausgeprägten Hyperurikämie bereits im Kindesalter. Der Erbgang ist X-chromosomal rezessiv. Symptome sind frühzeitig Uratnephrolithiasis (schon im Säuglingsalter möglich), später Arthritis urica und chronische tophöse Gicht. Langfristige Folgen sind Niereninsuffizienz, Dialyse, Invalidität durch Zerstö-

rung der Gelenke. Neben der Hyperurikämie besteht beim Lesch-Nyhan-Syndrom eine komplexe neurologische Symptomatik. Pathognomonisch ist bei diesen Patienten eine Selbstverstümmelung durch Beißen. Die neurologischen Symptome sind bislang keiner Therapie zugänglich, die Behandlung der Hyperurikämie erfolgt wie beim partiellen HPRTase-Mangel (= primäre Hyperurikämie und Gicht).
Zu **(A):** Ein Mangel an Glucose-6-phosphat-dehydrogenase gibt es als einen X-chromosomal vererbten Enzymdefekt der Erythrozyten mit verminderter Bildung von reduziertem Glutathion. Durch Infektionen, den Genuss von Saubohnen oder Medikamente (Sulfonamide, Acetylsalicylsäure, Primaquin etc.) können hämolytische Krisen ausgelöst werden. Typisch für den Enzymdefekt ist der Nachweis von Heinz-Innenkörperchen in den Erythrozyten. Ein angeborener Mangel an diesem Enzym bietet offenbar einen Schutz vor Malaria-Erregern.
Zu **(B):** Die Phosphoribosyl-Pyrophosphat-Synthetase spielt im Purinstoffwechsel eine Rolle. Ein Mangel wird zu einer Hypourikämie führen.
Zu **(D):** Die Xanthinoxidase ist ein wichtiges Enzym bei der Entstehung der Harnsäure. Es bewirkt den Abbau des Xanthins zur Harnsäure. Ein Mangel an Xanthinoxidase führt zur Xanthinurie. Eine Hyperaktivität der Leber-Xanthinoxidase kann dagegen die Ursache für eine primäre Hyperurikämie sein.
Zu **(E):** Ein Mangel an Adenosindesaminase führt zu einem schweren Immundefekt.

F97

Frage 3.4: Lösung E

Zu **(E):** Durch einen kompletten Mangel an HPRTase (Hypoxanthin-Guanin-Phosphoribosyl-Transferase) kommt es beim Lesch-Nyhan-Syndrom zu einer endogenen Mehrproduktion von Harnsäure und einer ausgeprägten Hyperurikämie bereits im Kindesalter. Der Erbgang ist X-chromosomal rezessiv. Symptome sind frühzeitig Uratnephrolithiasis (schon im Säuglingsalter möglich), später Arthritis urica und chronische tophöse Gicht. Langfristige Folgen sind Niereninsuffizienz, Dialyse, Invalidität durch Zerstörung der Gelenke. Neben der Hyperurikämie besteht beim Lesch-Nyhan-Syndrom eine komplexe neurologische Symptomatik. Pathognomonisch ist bei diesen Patienten eine Selbstverstümmelung durch Beißen. Die neurologischen Symptome sind bislang keiner Therapie zugänglich, die Behandlung der Hyperurikämie erfolgt wie beim partiellen HPRTase-Mangel (= primäre Hyperurikämie und Gicht).
(Beim Lesch-Nyhan-Syndrom ist nicht die Harnsäureausscheidung beeinträchtigt, sondern die Produktion.)

Zu **(A):** Diuretika (z.B. Thiazide und Furosemid) können die Harnsäureausscheidung verringern.
Zu **(B)** und zu **(C):** Alkohol führt über einen vermehrten Anfall von Laktat zu einer Hemmung der Harnsäureausscheidung. Weiterhin enthalten alkoholhaltige Getränke, vor allem Bier, erhebliche Mengen an Purinen.
Zu **(D):** Ketoazidosen führen ebenso wie Laktatazidosen zu einer verminderten Harnsäureclearance.

H98 **!**

Frage 3.5: Lösung A

Die Harnsäure ist das Endprodukt des menschlichen Purinstoffwechsels, der Serumspiegel ist stark von Alter, Geschlecht, Ernährungsgewohnheiten und Nierenfunktion abhängig.
Folgende Erkrankungen/Zustände können mit einer Hyperurikämie einhergehen:

1. Primäre Hyperurikämien:
- genetisch determinierte renale Ausscheidungsstörung für Harnsäure (95–98% der Fälle)
- vermehrte endogene Harnsäurebildung (1–2% der Fälle).

2. Sekundäre Hyperurikämien:
- Niereninsuffizienz (Ausscheidungsstörung der Harnsäure)
- Maligne Tumoren und deren Behandlung mit Chemo- oder Strahlentherapie (gesteigerter Zellabbau bzw. massiver Zellzerfall)
- Leukosen (besonders bei der akuten myeloischen und der akuten lymphatischen Leukämie durch gesteigerten Zellabbau)
- Polycythaemia vera
- Hungerzustände (vermehrter Abbau von körpereigenem Gewebe)
- Therapie mit Thiaziden, Tuberkulostatika u.a.
- Alkoholzufuhr (hoher Puringehalt der alkoholhaltigen Getränke)
- vermehrte Purinzufuhr (Innereien, Fleisch)
- Schwangerschaftsgestose.

4 Aminosäuren, Proteine und Enzyme

4.2 Laboratoriumsuntersuchungen

4.2.1 Aminosäuren

H93

Frage 4.1: Lösung A

Zu **(1)** und **(2):** Zur Früherkennung der **Phenylketonurie** wird als Screeningmaßnahme bei jedem Neugeborenen am 5. Lebenstag der **Hemmtest nach Guthrie** zur quantitativen Bestimmung von Phenylalanin im Blut durchgeführt.
Eine wesentlich frühere Blutentnahme ist nicht sinnvoll, weil der Säugling erst einmal größere Mengen von Phenylalanin mit der Nahrung zugeführt bekommen muss, damit die Stoffwechselstörung sichtbar wird, eine wesentlich spätere Blutentnahme verhindert eine frühzeitige (phenylalaninarme) Diät und birgt die Gefahr von schon entstandenen Hirnschäden mit sich.
Zu **(3)** und **(4):** Auch wenn die Phenylketonurie eine autosomal rezessiv vererbte Störung ist (Fehlen der Phenylalaninhydroxylase), so sind bis jetzt noch keine gentherapeutischen Maßnahmen verfügbar.
Eine variable Genexpression besteht nicht, die Phenylketonurie führt immer *durch das Fehlen des Enzyms Phenylalaninhydroxylase zu einem Aufstau von Phenylalanin und dadurch* zu einer verzögerten geistigen Entwicklung und zum Schwachsinn. (Der in der Frage geforderte Begriff der Enzymexpression ist im oben genannten Zusammenhang weder gängig noch logisch. Verwechslung durch IMPP?!)

F93

Frage 4.2: Lösung C

Der **Hemmtest nach Guthrie** zur Früherkennung der Phenylketonurie wird als Screeningmaßnahme am **5. Lebenstag** bei jedem Neugeborenen durchgeführt. Eine wesentlich frühere Blutentnahme ist deshalb nicht sinnvoll, weil der Säugling erst einmal größere Mengen von Phenylalanin mit der Nahrung zugeführt bekommen muss, damit die Stoffwechselstörung messbar wird. Eine wesentlich spätere Untersuchung birgt die Gefahr bereits entstandener Schäden (mentale Schäden), denn eine Phenylketonurie muss sofort behandelt werden.
Da der Hemmtest nach Guthrie eine mikrobiologische Testmethode ist (das Blut wird auf einen Nährboden aufgebracht, dessen Keime sich nur in Anwesenheit von Penylalanin vermehren), kann eine Antibiotikatherapie das Ergebnis verfälschen. Die Methode nach Guthrie liefert keine Absolutwerte, sondern kann nur semiquantitativ einen erhöhten oder normalen Wert angeben (Referenzereich < 2 oder < 4 mg/dl – unterschiedlich von Labor zu Labor).

F00

Frage 4.3: Lösung C

Zu **(C):** Bei der Cystinurie kommt es zu einer vermehrten Cystinausscheidung durch die Niere (mit Auftreten hexagonaler Cystinkristalle im Harnsediment) bei normalem Cystin-Blutspiegel. Dem „klassischen" Cystinurie-Syndrom liegt eine autosomal-rezessiv erbliche Krankheit mit angeborener Störung des tubulären Transportsystems für die Aminosäuren (AS) Cystin und Lysin sowie – weniger betroffen – für Arginin und Ornithin zugrunde. Die schwere Löslichkeit von Cystin führt – allgemein v. a. bei Homozygoten – zu Ausfällung und Steinbildung in den ableitenden Harnwegen.
Zu **(A):** Eine Störung des Abbaus von Cystin im Sinne einer Cystinose findet sich als seltene autosomal-rezessiv erbliche, enzymopathische Speicherkrankheit mit intrazellulärer Anreicherung von Cystin in fast allen Geweben.
Zu **(B):** Methionin ist eine essentielle Aminosäure die zu 80 – 90% durch Cystin ersetzbar ist. Als Sulfhydrylgruppen-Lieferant für die **Cystein**-Bildung ist es von Bedeutung (Cystin ist ein Oxidationsprodukt aus Cystein!).
Zu **(D):** Ein Mangel an Glutathion-Reduktasen kann zu einer hämolytischen Anämie führen.
Zu **(E):** Der Diabetes insipidus ist durch eine Störung des Wasserstoffwechsels mit vermehrter Wasserausscheidung (Polyurie) und entsprechend gesteigertem Durstgefühl (Polydipsie) bei mangelnder Konzentrationsfähigkeit der Nieren (spezifisches Gewicht des Harns < 1012) gekennzeichnet.
Der Diabetes insipidus centralis ist durch eine Störung der Synthese oder Sekretion von ADH bedingt, dem Diabetes insipidus renalis (Adiuretin- oder Vasopressin-resistenter Diabetes insipidus) liegt eine rezessiv erbliche (X-chromosomal) angeborene Erkrankung mit fehlender Ansprechbarkeit der Tubuli auf ADH zugrunde.

4.2.2 Proteine

H98 !

Frage 4.4: Lösung A

Zu **(A):** Das α_1-Antitrypsin ist ein Protein und stellt sich als Bestandteil der α-Globuline dar. Seine Funktion besteht in der Hemmung proteolytischer Enzyme wie Trypsin, Chymotrypsin, Plasmin, Elastase u. a..

Ein erniedrigter α_1-Antitrypsin-Spiegel im Blut tritt in erster Linie als Folge eines genetischen Defekts auf.
Etwa 10–20% der Kinder mit einem hereditären α_1-Antitrypsin-Mangel entwickeln ein manifestes Leberleiden, etwa 50–60% der Betroffenen bereits im frühen Erwachsenenalter ein progredientes Lungenemphysem.
Zu **(B):** Antiplasmine sind physiologisch und reaktiv gebildete Hemmfaktoren der Blutgerinnung (Antifaktoren).
Das **α_2-Antiplasmin** ist der wichtigste Sofort-Inhibitor des fibrinolytischen Systems. Es bindet an Plasmin und führt dieses in einen inaktiven Komplex über.
Zu **(C):** Ein Defekt im Komplementsystem infolge einer (autosomal dominant?) erblichen Störung mit mangelnder Aktivität des **C1-Esterase-Inhibitors** (= C1-Inaktivator) ist die Ursache des hereditären angioneurotischen Ödems (eine akut auftretende Symptomatik ähnlich der beim klassischen Quincke-Ödem).
Zu **(D):** Das **Zäruloplasmin,** das normalerweise 95% des Serumkupfers bindet, ist beim **M. Wilson** stark vermindert.

F91

Frage 4.5: Lösung D

Das α_1-Antitrypsin ist ein Protein und stellt sich als Bestandteil der α_1-Globuline dar. Seine Funktion besteht in der Hemmung proteolytischer Enzyme wie Trypsin, Chymotrypsin, Plasmin, Elastase u.a.. Ein erniedrigter α_1-Antitrypsin-Spiegel im Blut tritt in erster Linie als Folge eines genetischen Defekts auf. Vom α_1-Antitrypsin sind 24 molekulare Varianten, die mit bestimmten Buchstabenkombinationen bezeichnet werden, bekannt. Die Klassifizierung dieser α_1-Antitrypsin-Phänotypen erfolgt elektrophoretisch und durch die Methode der isoelektrischen Fokussierung im Polyacrylamidgel.
Etwa 10–20% der Kinder mit einem hereditären α_1-Antitrypsin-Mangel (Merkmalsträger mit den Varianten ZZ, ZO und selten ZS) entwickeln ein manifestes Leberleiden, etwa 50–60% der Betroffenen bereits im frühen Erwachsenenalter ein progredientes Lungenemphysem.
Erhöhte α_1-Antitrypsin-Spiegel finden sich bei:
- allen akut entzündlichen Prozessen (Akute-Phase-Protein),
- akuten Schüben chronisch entzündlicher Erkrankungen,
- malignen Tumoren,
- Schwangerschaft,
- Einnahme hormoneller Antikonzeptiva.

Therapeutische Bedeutung hat die Bestimmung des α_1-Antitrypsin-Spiegels insofern, dass eine Substitution in zunehmendem Maße möglich wird.

Zu **(4):** Die Ausbildung angioneurotischer Ödeme hat nichts mit dem Antitrypsin zu tun, sie wird aber beim hereditären Mangel von bestimmten Bestandteilen des Komplementsystems (C1-INH) beobachtet.

H88

Frage 4.6: Lösung A

Siehe Kommentar zu Frage 4.5.

H89

Frage 4.7: Lösung D

Bei monoklonalen Gammopathien produzieren die Plasmazellen einheitliche (homogene) Immunglobuline mit H-Ketten (heavy chains = Aufbaubestandteile der Immunglobuline, die für die jeweilige Immunglobulinklasse spezifisch sind) einer Klasse und L-Ketten (light chains, zwei Formen möglich) eines Typs.
Der Morbus Waldenström ist eine monoklonale **Gammopathie** (Paraproteinämie) vom **IgM-Typ.**
Zu **(A): Das Auftreten von Bence-Jones-Proteinen** im Urin spricht für die Sonderform der monoklonalen Gammopathie, die **Leichtkettenkrankheit,** bei der isoliert L-Ketten produziert werden.
Zu **(B):** Die **polyklonalen Gammopathien** zeigen eine diffus vermehrte Gammaglobulinfraktion als Folge einer verstärkten Proteinbindung durch verschiedene Zellklone. Gewöhnlich sind dabei alle Ig-Klassen an der Vermehrung beteiligt.
Polyklonale Gammopathien beruhen in der Regel auf einer Entzündungsreaktion.

F99

Frage 4.8: Lösung B

Träger der immunologischen Reaktion beim Menschen sind immunkompetente Zellen der lymphatischen Reihe der Hämatopoese. Neben den T-Lymphozyten, die für die zelluläre Abwehrreaktion verantwortlich sind (zelluläre Immunität), fungieren die von B-Lymphozyten abgeleiteten Plasmazellen als Träger der humoralen Immunität.
Ihre Produkte sind die Antikörper, die nach der Zufuhr eines Antigens entstehen und die als Immunglobuline (Ig) bezeichnet werden. Wegen ihrer geringen Wanderungsgeschwindigkeit in der Eiweißelektrophorese wurden die Ig früher in der scheinbar einheitlichen γ-Globulin-Fraktion zusammengefasst und als Gammaglobuline bezeichnet. Die Immunoelektrophorese unterscheidet aber bereits die wichtigsten Klassen (IgG, IgM, IgA), speziellere Methoden weitere Klassen (IgD, IgE) und Subklassen.
Ig-Mangel (erniedrigte Ig-Konzentrationen meist einzelner Ig-Klassen) können als Agammaglobulin-

ämie oder Hypogammaglobulinämie Zeichen eines Immundefekts sein.
Zu **(A):** Der selektive IgA-Mangel ist der häufigste (ca. 1:600) Immundefekt mit Mangel an IgA bei normaler (oder erhöhter) Konzentration der übrigen Immunglobuline und normaler zellulärer Immunität. Die Betroffenen haben eine erhöhte Neigung zu Erkrankungen des Gastrointestinal- und Respirationstraktes und zu Autoimmunkrankheiten sowie zur Bildung von Anti-IgA-Antikörpern. Der selektive IgA-Mangel tritt familiär gehäuft auf.
Der selektive IgG-Mangel ist ein seltener Immundefekt mit Mangel an IgM bei Normalkonzentration der anderen Immunglobuline. Die Folge ist eine Neigung zu bakteriellen Infektionen (u.a. Meningokokkensepsis).
Zu **(B):** Das IgG des Neugeborenen entstammt noch zum großen Teil der mütterlichen Produktion und wird mit einer Halbwertszeit von etwa 30 Tagen vom Kind katabolisiert, sodass der IgG Spiegel durch die nur sehr langsam parallel dazu in Gang kommende kindliche IgG-Synthese zunächst absinkt, ein Minimum im etwa 3.–4. Lebensmonat erreicht und erst bis zum 16. Lebensjahr auf das Erwachsenenniveau ansteigt.
Zu **(C):** Bei der kongenitalen Agammaglobulinämie vom Typ Bruton handelt es sich um eine X-chromosomal rezessiv erbliche Agammaglobulinämie. Der Immundefekt ist die Folge einer Bildungsstörung aller Immunglobulinklassen mit Fehlen der für die Antikörperbildung wichtigen Plasmazellen; er führt zu Abwehrschwäche (Antikörpermangelsyndrom) mit schwer verlaufenden (meist bakteriellen) Infekten.
Zu **(D):** Beim Nephrotischen Syndrom geht vorwiegend IgG renal verloren, IgM kann erhöht sein.
Zu **(E):** Enteropathien, die mit Proteinverlust einhergehen (z.B. durch die intestinale Lymphangiektasie, durch Morbus Crohn oder Colitis ulcerosa), führen auch zu einem nicht selektiven Verlust von Immunglobulinen, d.h. auch der IgG Spiegel kann erniedrigt sein.

H94

Frage 4.9: Lösung C

Die Bence-Jones-Proteinurie ist ein Merkmal einer bestimmten Art von monoklonaler Gammopathie, nämlich der **Leichtkettenkrankheit.** Dabei produzieren die Plasmazellen krankhaft einheitliche (homogene) Strukturbestandteile von Immunglobulinen, nämlich die Leichtketten (light chains, L-Ketten), die sich sowohl mittels Immunelektrophorese darstellen lassen als auch im Urin als Bence-Jones-Proteine nachgewiesen werden können.

H96

Frage 4.10: Lösung A

Unter dem Begriff Bence-Jones-Protein (BJP) werden monoklonal synthetisierte freie Leichtketten eines Typs verstanden. Eine Bence-Jones-Proteinurie tritt entweder begleitend zu einer monoklonalen Ig-Vermehrung auf (40–60% der Myelompatienten) oder kommt bei ca. 7% aller Myelome isoliert vor. Die Bence-Jones-Proteinurie lässt sich mittels Urineiweiß-Elektrophorese und Immunelektrophorese nachweisen.
Grundsätzlich lassen sich Proteinurien aufgrund bestimmter Markerproteine hinsichtlich des Ortes der vorliegenden Nierenschädigung einteilen:

Form der Proteinurie	Marker-Protein
Selektive glomeruläre Proteinurie	Albumin, Transferrin
Unselektive glomeruläre Proteinurie	IgG, Albumin
Tubuläre Proteinurie	α_1- und β-Mikroglobulin, Retinol-bindendes Protein
Prärenale Proteinurie	Hämoglobin, Myoglobin, *freie Leichtketten*
Postrenale Proteinurie	α_2-Makroglobulin, Mukoprotein

H90

Frage 4.11: Lösung B

Der Referenzbereich für den Gesamtproteingehalt liegt bei 6–8 g/100 ml Serum.
Die Referenzbereiche für die einzelnen Elektrophoresefraktionen sind in unten stehendem Schema dargestellt:

Albumine:
55–70% absolut 3,7–5,2 g/100 ml Serum
α_1-Globuline:
2–5% absolut 0,1–0,4 g/100 ml Serum
α_2-Globuline:
5–10% absolut 0,5–1,0 g/100 ml Serum
β-Globuline:
10–15% absolut 0,6–1,2 g/100 ml Serum
γ-Globuline:
12–20% absolut 0,6–1,6 g/100 ml Serum

Im vorliegenden Beispiel finden sich
- ein normales Gesamteiweiß,
- normale Werte für die α_2-Globuline, die γ-Globuline, das Präalbumin und das Albumin,
- leicht erniedrigte bzw. nach anderen Referenzbereichangaben normale Werte für die β-Globuline,
- erniedrigte Werte für die α_1-Globuline

Zu **(A)**, **(C)**: Bei einer akuten Entzündung (z. B. **Sepsis** oder **akuten Pyelonephritis**) findet sich im Frühstadium eine Vermehrung der α_1- und α_2-Globuline sowie eine relative Verminderung der Albumine.
Zu **(D)**: **Verbrennungen**, die über 10% der Körperoberfläche betreffen, führen im akuten Stadium zu einer Vermehrung der α-Globuline, die Albumine sind aufgrund des Proteinverlustes nach außen absolut und relativ vermindert.
Zu **(E)**: Bei der **Leberzirrhose** findet sich typischerweise eine γ-Globulin-Erhöhung sowie eine Hypalbuminämie.
Zu **(B)**: Das Antitrypsin gehört elektrophoretisch zur α_1-Fraktion. Eine Verminderung der α_1-Globulin-Fraktion auf Werte unter 2% spricht mit einiger Wahrscheinlichkeit für einen angeborenen α_1-Antitrypsin-Mangel. Dieses Mangelsyndrom macht sich klinisch im Kindesalter durch unklare Leberzirrhosen, im Erwachsenenalter durch ein progredientes Lungenemphysem bemerkbar.
Andere relevante Erkrankungen, die zu einer Verminderung der α_1-Globuline führen, sind nicht bekannt.

H96

Frage 4.12: Lösung B

Die Eiweißelektrophorese zeigt bei einer normalen Gesamtproteinkonzentration eine leichte Erniedrigung des Albumins, eine Erhöhung der α-Globuline sowie normale Werte für die β- und die γ-Globuline.
Dieser α-Typ spricht am ehesten für eine akute entzündliche Erkrankung (hier: akute Pneumonie).
Zu **(A)**: Chronische Infektionen (z. B. Tuberkulose, Osteomyelitis, Malaria, Toxoplasmose u. a.) weisen neben einer Hypalbuminämie eine Erhöhung der γ-Globuline auf.
Zu **(C)**: Typisch für die Leberzirrhose ist eine breitbasige γ-Globulinerhöhung, das Albumin ist vermindert.
Zu **(D)**: Längerdauernder hochgradiger Eisenmangel kann zu einer Hypertransferrinämie führen, diese kann sich in der Eiweißelektrophorese in einer Erhöhung der β-Globuline (Transferrin ist ein Bestandteil der β-Globuline) bemerkbar machen.
Zu **(E)**: Beim nephrotischen Syndrom steht die Konzentrationsverminderung aller Proteinfraktionen außer den α_2-Globulinen im Vordergrund. Dadurch kommt es prozentual gesehen zu einer starken α_2-Globulin-Erhöhung (bis zu 65%). Die β-Globuline sind leicht bis mäßig erhöht.

F88

Frage 4.13: Lösung C

Der Referenzbereich für den Gesamtproteingehalt liegt bei 6 – 8 g/100 ml Serum.
Die Referenzbereiche für die einzelnen Elektrophoresefraktionen sind in untenstehendem Schema dargestellt:

Albumine:
55 – 70% absolut 3,7 – 5,2 g/100 ml Serum
α_1-Globuline:
2 – 5% absolut 0,1 – 0,4 g/100 ml Serum
α_2-Globuline:
5 – 10% absolut 0,5 – 1,0 g/100 ml Serum
β-Globuline:
10 – 15% absolut 0,6 – 1,2 g/100 ml Serum
γ-Globuline:
12 – 20% absolut 0,6 – 1,6 g/100 ml Serum

Im vorliegenden Beispiel findet sich neben einer Verminderung des Gesamteiweißes eine **Hypalbuminämie** sowie eine **Erhöhung der α_2- und der β-Globuline.**
Dieser $\alpha_2\beta$-Typ ist für ein nephrotisches Syndrom (C) charakteristisch.
Bei der **Leberzirrhose** (A) findet sich typischerweise eine **γ-Globulin-Erhöhung** sowie eine **Hypalbuminämie.**
Bei **akuten Entzündungen (z. B. Sepsis)** (D) findet sich im Frühstadium eine **Vermehrung der α_1- und α_2-Globuline.** Die **Albumine** sind dadurch relativ **vermindert.** Die Gesamtproteinkonzentration ist bei der akuten Entzündung nicht so ausgeprägt vermindert.
Maligne Tumoren im gastrointestinalen Bereich (B) führen sicherlich zu einer **Hypoproteinämie.** Die Eiweißelektrophorese bei malignen Tumoren ist durch eine **Hypalbuminämie** sowie durch eine **α-Globulin-Erhöhung,** möglicherweise auch durch eine **γ-Globulin-Erhöhung** gekennzeichnet (die β-Globuline bleiben anscheinend unverändert).

H98 **!!**

Frage 4.14: Lösung A

Im vorliegenden Beispiel zeigt sich vor allem eine auffällige, breitbasige Vermehrung der γ-Globuline.
Dieser γ-Typ ist charakteristisch für **subakut-chronisch-entzündliche und proliferative Prozesse** wie z. B.

- chronische Leberleiden (Leberzirrhose)
- chronische Infektionen (z. B. Tuberkulose, Syphilis, Malaria)
- Kollagenkrankheiten (rheumatoide Arthritis, Lupus erythematodes).

Zu **(B)**: **Akute Infektionen,** wie z. B. eine akute Pneumonie, zeigen eine Hypalbuminämie und einen Anstieg der α_1- und α_2-Globuline (α-Typ).

Zu **(C):** VLDL = very low density lipoproteins = Lipoproteine mit sehr geringer Dichte, auch prä-β-Lipoproteine genannt, bestehen vor allem aus Triglyzeriden.
Hyperlipoproteinämien mit Triglyzeridwerten über 2000 mg/dl führen zu einer deutlichen Erhöhung der α_2-Globuline (= prä-β-Fraktion).
Hyperlipoproteinämien mit Gesamtcholesterin-Werten von über 800 mg/dl (= LDL-Erhöhung) verursachen deutliche Erhöhungen der β-Globuline.
Zu **(D):** Bei einer **Agammaglobulinämie** (Antikörpermangel, Immunsuppression) müssten die γ-Globuline stark erniedrigt sein.
Zu **(E):** Beim **nephrotischen Syndrom** wird eine Hypalbuminämie und eine Erhöhung der α_2- und β-Globuline beobachtet **($\alpha_2\beta$-Typ).**

F90

Frage 4.15: Lösung E

Bei monoklonalen Gammopathien produzieren die Plasmazellen einheitliche (homogene) Immunglobuline mit H-Ketten einer (Immunglobulin-) Klasse und L-Ketten (light chains, zwei Formen möglich) eines Typs.
Da diese Immunglobuline beim Plasmozytom im Sinne eines tumorösen Wachstums exzessiv produziert werden, kann es zur Ausbildung des M-Gradienten (einer hohen, spitzen, schmalbasigen Zacke in der Eiweißelektrophorese), meist im Gammabereich, kommen.
Zu **(A):** Eine **breitbasige Vermehrung der Gammaglobulinfraktion** findet sich in der Regel bei Entzündungsreaktionen.
Zu **(B):** Eine **Vermehrung der α_2-Globulin-Fraktion** aufgrund einer Konzentrationserhöhung des α_2-Makroglobulins findet sich z. B. bei Nierenerkrankungen, bei Diabetes und bei der Porphyrie.

F00

Frage 4.16: Lösung D

Die **Akute-Phase-Proteine** sind Plasmaproteine, die als Indikatoren für **akut-entzündliche Erkrankungen** von diagnostischer Bedeutung sind.
Elektrophoretisch sind sie vorwiegend in den α_1- und β_1-Globulinen lokalisiert, ein Anstieg dieser Eiweißfraktionen kann deshalb oft beobachtet werden.
Als klassisches Akute-Phase-Protein und wichtigster Verlaufsparameter einer Akute-Phase-Reaktion gilt das **C-reaktive Protein (CRP),** das nach akuter Gewebeschädigung bereits nach 6 Stunden deutlich erhöht ist.
Weitere Akute-Phase-Proteine sind:
α_1-saures Glykoprotein, α_1-Antitrypsin, Haptoglobuline, Zäruloplasmin und Fibrinogen.

F93

Frage 4.17: Lösung E

Die **Akutphasenproteine** (auch Akute-Phase-Proteine genannt) sind Plasmaproteine, die als Indikatoren für **akut entzündliche Erkrankungen** von diagnostischer Bedeutung sind.
Elektrophoretisch sind sie vorwiegend in den α_1- und α_2-Globulinen lokalisiert, ein Anstieg dieser Eiweißfraktionen kann deshalb oft beobachtet werden.
Als klassisches Akutphasenprotein gilt das **C-reaktive Protein (CRP),** das nach akuter Gewebeschädigung bereits nach 6 h deutlich erhöht ist.
Weitere Akutphasenproteine sind:
α_1-saures Glykoprotein, α_1-Antitrypsin, Haptoglobine, Zäruloplasmin und Fibrinogen.
Präalbumin zählt (ebenso wie Albumin und Transferrin) zu den **Anti-Akutphasenproteinen,** da es bei akut entzündlichen Vorgängen **erniedrigt** ist.

F88

Frage 4.18: Lösung D

Siehe Kommentar zu Frage 4.17.

H95

Frage 4.19: Lösung A

Das CRP gilt als das klassische **Akute-Phase-Protein,** da es aufgrund seiner schnellen Reagibilität und seiner positiven Korrelation mit dem Ausmaß einer Entzündung der wichtigste Verlaufsparameter der Akute-Phase-Reaktion ist.
Besonders ausgeprägt sind die Reaktionen bei bakteriellen Infektionen, virale Infekte verursachen meist nur eine leichte CRP-Erhöhung.
Das CRP wird als Proteingruppe mit Abwehrfunktion vom Organismus synthetisiert, bei entzündlichen Vorgängen kann die Syntheserate von normalerweise 1 – 10 mg/Tag auf mehr als 1 g/Tag gesteigert werden.

F99 **!!**

Frage 4.20: Lösung D

Das CRP gilt als das klassische **Akute-Phase-Protein,** da es aufgrund seiner schnellen Reagibilität (Halbwertszeit des Anstiegs 5 – 7 h, HWZ des Abfalls 2 – 4 h) und seiner positiven Korrelation mit dem Ausmaß einer Entzündung der wichtigste Verlaufsparameter der Akute-Phase-Reaktion ist.
Besonders ausgeprägt sind die Reaktionen bei bakteriellen Infektionen, virale Infekte verursachen meist nur eine leichte CRP-Erhöhung.
Das CRP wird als Proteingruppe mit Abwehrfunktion vom Organismus in der Leber synthetisiert, bei entzündlichen Vorgängen kann die Syntheserate von normalerweise 1 – 10 mg/Tag auf mehr als 1 g/Tag gesteigert werden.

Leicht erhöhte CRP-Werte (10–50 mg/l) sind repräsentativ für

- leichte bis mäßig entzündliche Prozesse oder lokal begrenzte Geschehen (z.B. unkomplizierte Zystitis, Bronchitis, Traumen, Operationen, Herzinfarkt)

CRP Werte über 50 mg/dl sprechen für hohe Entzündungsaktivität z.B. bei

- Pneumonie, Pyelonephritis, größeren Traumen, aktiver rheumatoider Arthritis, M. Crohn u.a.

H99 !

Frage 4.21: Lösung C

Haptoglobin ist ein Akute-Phase-Protein und Transportprotein. Es hat die Aufgabe den Körper vor Eisenverlust infolge physiologischer oder pathologischer intravasaler Hämolyse zu bewahren, indem es freies Hämoglobin bindet und in das retikuloendotheliale System transportiert. Eine intravasale Hämolyse führt demnach zu einem Verbrauch von Haptoglobin. Akute Entzündungen, Tumoren, Cholestase und Nephrosen können zu einer Erhöhung des Haptoglobinspiegels führen.

H92

Frage 4.22: Lösung E

Die Konzentration der Gesamtproteine wird mit der Biuret-Methode ermittelt, die auf folgendem Prinzip beruht:
Die im Biuret-Reagenz (Biuret, K-Na-Tartrat, $CuSO_4$ und NaOH) enthaltenen Kupferionen lagern sich im alkalischen pH-Bereich an die Dipeptidbindungen der Proteine, wodurch ein rotvioletter Farbkomplex entsteht.
Die Intensität der entstehenden rotvioletten Verfärbung ist der Zahl der Proteinbindungen und damit der Proteinkonzentration proportional und wird photometrisch bei 545 nm gemessen. Andere stickstoffhaltige Verbindungen des Serums (freie Aminosäuren, Harnstoff, Harnsäure u.a.) geben mit Kupferionen keine Farbe, die Biuret-Reaktion ist deshalb spezifisch für Proteine.
Falsch-hohe Proteinwerte können durch hämolytische, ikterische oder lipämische Seren hervorgerufen werden.

F88

Frage 4.23: Lösung E

Hypoproteinämien können verursacht werden durch

- **exsudative Enteropathien** (z.B. Colitis ulcerosa, M. Crohn); dabei liegt eine Proteinsekretion in den Darm vor.
- **Malabsorptionssyndrome** (z.B. Sprue, Zöliakie, Pankreasinsuffizienz); dabei führen chronische Durchfälle zu Resorptionsstörungen.
- **Schwangerschaft;** dabei liegt ebenso wie bei **massiven Blutungen,** bei **Infusionstherapie** etc. eine verdünnungsbedingte **Pseudohypoproteinämie** vor.

H95

Frage 4.24: Lösung D

Beim **Morbus Wilson** handelt es sich um eine autosomal rezessiv vererbte Krankheit. Die biliäre Ausscheidung von Kupfer, die normalerweise über das Zäruloplasmin erfolgt, ist gestört, und es kommt zu einer pathologischen Kupferspeicherung in Leber und Stammganglien.
Das Zäruloplasmin, das normalerweise 95% des Serumkupfers bindet, ist beim M. Wilson **stark vermindert.** Als Versuch der Kompensation findet sich eine erhöhte renale Kupferausscheidung.
Erhöhte Zäruloplasminspiegel finden sich z.B. bei akuten und chronischen Entzündungen sowie während der Schwangerschaft.

F91

Frage 4.25: Lösung A

Zu **(1):** Bei der **Leberzirrhose** findet man bei einem Teil der Patienten im kompensierten Stadium eine Erhöhung des Serumeiweißspiegels. Die γ-Globulin-Vermehrung, die durch eine chronische Lebererkrankung hervorgerufen wird, wird in diesen Fällen nicht durch eine entsprechende Albuminverminderung ausgeglichen.
Bei länger dauernden Erkrankungsverläufen fällt der Eiweißspiegel jedoch ab, es kommt zu einer Hypoproteinämie.
Zu **(2):** Ausgeprägte **Hyperproteinämien** können beim Plasmozytom und bei der **Makroglobulinämie Waldenström** durch die Produktion von γ-Globulinen (beim Plasmozytom zumeist monoklonales IgG oder IgA, bei der Makroglobulinämie Waldenström zumeist monoklonales IgM) hervorgerufen werden.
Zu **(3): Hypoproteinämien** können verursacht werden durch

- **exsudative Enteropathien** (z.B. Colitis ulcerosa, M. Crohn); dabei liegt eine Proteinsekretion in den Darm vor.
- **Malabsorptionssyndrome** (z.B. Sprue, Zöliakie, Pankreasinsuffizienz); dabei führen chronische Durchfälle zu Resorptionsstörungen.
- **Schwangerschaft;** dabei liegt ebenso wie bei **massiven Blutungen,** bei **Infusionstherapie** etc. eine verdünnungsbedingte **Pseudohypoproteinämie** vor.

Zu **(4):** Bei der hypertonen Dehydratation ist das Plasmavolumen des Körpers bei gleichbleibender Proteinmenge vermindert, es resultiert eine **Pseudohyperproteinämie.**

H96

Frage 4.26: Lösung B

Kryoglobuline sind Immunglobuline, die sich bei Temperaturen unterhalb der normalen Körpertemperatur **reversibel** aneinander oder an Erythrozyten binden und aggregieren.
Die Kryoglobulinämien werden in 3 Gruppen klassifiziert:

Kryoglobulintyp	Ig-Klasse/ Typ	Assoziierte Erkrankungen
Typ I (1 monoklonales Immunglobulin)	IgM-Kappa IgG (IgA)	Plasmozytom M. Waldenström Chronisch lymphatische Leukämie
Typ II (2 oder mehr monoklonale Immunglobuline)	IgM-Kappa IgG (IgA)	Autoimmunerkrankungen Lymphoproliferative Erkrankungen
Typ III (2 oder mehr monoklonale Immunglobuline)	IgM	idiopathisch System. Lupus erythematodes Sjögren-Syndrom Lymphoproliferative Erkrankungen

F00

Frage 4.27: Lösung C

Siehe Kommentar zu Frage 4.26.

H92

Frage 4.28: Lösung D

Das **Prinzip des** Teststreifenverfahrens ist eine pH-bedingte Farbstoffänderung bestimmter Indikatorstoffe (nicht dissoziierte Moleküle eines bestimmten Stoffes ändern ihre Farbe, wenn sie aufgrund einer pH-Änderung in den Ionenzustand übertreten). Beim Teststreifenverfahren hält man jedoch den pH-Wert konstant bei 3,0; die Farbänderung tritt hier durch Bindung des Indikators an Protein ein. Man spricht vom **„Eiweißfehler"** der Indikatoren. Verwendet man als Indikatorfarbstoff z.B. Tetrabromphenolblau, so bleibt beim Eintauchen des Teststäbchens in eiweißfreien Harn bei einer konstant gehaltenen Pufferzone mit dem pH 3 die gelbe Farbe bestehen, in Anwesenheit von Protein schlägt die Indikatorfarbe hingegen, je nach Proteinkonzentration unterschiedlich stark, in den grünblauen Bereich um.
Die Intensität der Farbe ist ein Maß für die Eiweißmenge im Harn (die Farbstufen auf der Vergleichsskala entsprechen den Werten negativ, 0,25, 0,75 und 5 g/l).

4.2.3 Enzyme im Plasma/Serum

H88

Frage 4.29: Lösung B

Von einer optimierten Methode bei der Enzymaktivitätsbestimmung wird dann gesprochen, wenn alle Faktoren, die den Reaktionsablauf des Bestimmungsverfahrens beeinflussen können, das für das zu bestimmende Enzym optimale Verhalten aufweisen.
Dazu gehören
- ein optimaler pH-Wert (d.h. auch eine optimale Pufferzusammensetzung),
- eine optimale Substratkonzentration,
- eine optimale Koenzym- und Aktivatorkonzentration.

Diese Werte sind für die verschiedenen Enzyme in verschiedenen Bereichen optimal und werden entsprechend variiert.
Die Temperatureinstellung dagegen ist für alle Enzymaktivitätsbestimmungen auf 25 °C festgelegt (obwohl sie nicht bei allen Enzymen das Optimum darstellt).

F89

Frage 4.30: Lösung E

Zu **(A):** Die **GPT** ist ein zytoplasmatisches Enzym, das sich in der Leber in hoher Konzentration und in niedrigerer Konzentration in Niere, Herz- und Skelettmuskel findet. Seine Bestimmung ist deshalb primär bei Verdacht auf Lebererkrankungen indiziert.
Zu **(B):** Die **Saure Phosphatase** kommt in fast allen Geweben vor, die höchste Konzentration findet sich jedoch in der Prostata. Durch den Zusatz von Tartrat bei der Messung kann eine spezifische Aussage über die Höhe der Prostataphosphatase gemacht werden.
Zu **(C):** Die **Lipase** ist ein pankreasspezifisches Enzym.
Zu **(D):** Da die **Kreatinkinase (CK)** muskel- nicht aber herzmuskelspezifisch ist, ist die Bestimmung des herzmuskelspezifischen **Isoenzyms** der CK, nämlich der **CK-MB,** von klinischer Bedeutung. Im Normalserum liegt der Aktivitätsanteil der CK-MB bei etwa 3%.
Zu **(E):** Die **LDH** ist ein zytoplasmatisches Enzym und kommt ubiquitär in allen Zellen vor. Besonders hohe Konzentrationen finden sich im **Skelettmuskel, in der Leber und der Herzmuskulatur,** erhebliche Mengen auch in **Erythrozyten und Thrombozyten.**
Mit Hilfe der Isoenzyme (LDH_1–LDH_5) versucht man den Herkunftsort der LDH näher zu bestimmen, eine Organspezifität ist aber auch dabei nicht exakt gegeben.

F90

Frage 4.31: Lösung A

Die Bestimmung von Enzymaktivitäten muss unter standardisierten Bedingungen erfolgen. Dazu gehören:
- optimaler pH-Wert
- optimale Substratkonzentrationen
- optimale Koenzym- und Aktivatorkonzentration
- exakte Temperatureinstellung (im allgemeinen 25 °C).

Eine Temperaturänderung von nur 1 °C ergibt eine Änderung der Enzymaktivität um ca. 10%!

F88

Frage 4.32: Lösung D

Zu **(1):** Da nur die wenigsten Enzyme **organspezifisch** sind, werden in der klinischen Diagnostik Enzymmuster erstellt, die die Lokalisation der Schädigung erlauben (z.B. CK/GOT-Quotient zur Unterscheidung zwischen Herz- und Skelettmuskelschaden).
Zu **(2):** Zytoplasmatische Enzyme (z.B. LDH, GPT) treten bereits bei geringen Zellschäden ins Plasma über, mitochondriale Enzyme (z.B. GLDH) erst bei schweren Zellschäden.
Zu **(3):** Diese Aussage ist logisch, die Isoenzyme der LDH, der CK, der sauren und der alkalischen Phosphatase sind von relevanter klinischer Bedeutung.
Zu **(4):** Die unterschiedlichen Halbwertszeiten (HWZ) der Enzyme ergeben bei bestimmten Krankheiten typische Enzymmuster (z.B. beim Herzinfarkt: kurze HWZ der CK, lange HWZ der LDH erlaubt auch eine Spätdiagnostik).

H94

Frage 4.33: Lösung C

Die GOT ist ein zytoplasmatisches und mitochondriales Enzym, das im Herzmuskel (am reichlichsten), im Gehirn, in der Leber, im Magen (Mukosa), in der Skelettmuskulatur, in der Niere und im Serum vorkommt.
In Knochen und Prostata ist es nicht von Bedeutung.

F96

Frage 4.34: Lösung D

Die LDH ist ein zytoplasmatisches Enzym und kommt ubiquitär in allen Zellen vor. Besonders hohe Konzentrationen findet man im Skelettmuskel, in der Leber und in der Herzmuskulatur, beträchtliche Mengen finden sich auch in Erythrozyten und Thrombozyten.
Man kann 5 Isoenzyme unterscheiden, deren 4 Untereinheiten (Tetramer = vierteilig) nach ihrer Herkunft (H = Herz; M = Skelettmuskel) bezeichnet werden.

Das Enzymmuster für LDH_1 lautet HHHH, es stammt in erster Linie aus dem Herzmuskel. Das Enzymmuster für LDH_2 lautet HHHM, das Enzymmuster für LDH_3 lautet HHMM, es kann bei Lungenerkrankungen erhöht sein. Das Enzymmuster für LDH_4 ist HMMM. Das Enzymmuster für LDH_5 ist MMMM, es stammt in erster Linie aus Leber und Skelettmuskel.
Die kürzeste Halbwertszeit der LDH-Isoenzyme hat LDH_5, das mit 8–12 Stunden nur etwa 1/10 der HWZ von LDH_1 aufweist.

H95

Frage 4.35: Lösung C

Siehe Kommentar zu Frage 4.34.

F94

Frage 4.36: Lösung A

Zu **(1):** Die **GLDH** ist als mitochondriales Enzym ein Indikator der Parenchymzellnekrose der Leber. Im Muster mit den Transaminasen gestattet sie eine Abschätzung des Zelluntergangs und somit der Schwere des Leberschadens.
Zu **(2):** Die **GOT** ist zu ca. 30% im Zytoplasma gebunden und zu ca. 70% an mitochondriale Strukturen gebunden.
Zu **(3):** Die **γ-GT** wird vorwiegend auf den Zellmembranen von Geweben gefunden, das Organ mit der größten Enzymmenge ist die Leber.
Zu **(4):** Die **LDH** ist ein zytoplasmatisches Enzym und Bestandteil aller Gewebe.

4.3 Kommentare aus Examen Herbst 2000

H00 **!**

Frage 4.37: Lösung C

Bei der **Phenylketonurie** handelt es sich um ein autosomal-rezessiv erbliches Stoffwechselleiden (Störung der Oxidation von Phenylalanin, einer essenziellen Aminosäure, zu Tyrosin durch einen Enzymdefekt der Phenylalanin-4-hydroxylase, dadurch Entwicklung einer **Hyperphenylalaninämie**), das unbehandelt zu geistiger Behinderung, verzögerter körperlicher Entwicklung und neurologischen Symptomen (Krampfanfälle) führt. Nur eine Frühdiagnose und eine dann durchgeführte phenylalaninarme Kost kann die Schäden verhindern.
Der **Hemmtest nach Guthrie** zur Früherkennung der Phenylketonurie wird als Screeningmaßnahme am **5. Lebenstag** bei jedem Neugeborenen durchgeführt. Eine wesentlich frühere Blutentnahme ist deshalb nicht sinnvoll, weil der Säugling erst ein-

mal größere Mengen von Phenylalanin mit der Nahrung zugeführt bekommen muss, damit die Stoffwechselstörung messbar wird. Eine wesentlich spätere Untersuchung birgt die Gefahr bereits entstandener Schäden (mentale Schäden), denn eine Phenylketonurie muss sofort behandelt werden.
Der Hemmtest nach Guthrie ist eine mikrobiologische Testmethode, wobei das Blut auf einen Nährboden aufgebracht wird, dessen Keime sich nur in Anwesenheit von Phenylalanin vermehren. Die Methode nach Guthrie liefert keine Absolutwerte, sondern kann nur semiquantitativ einen erhöhten oder normalen Wert angeben.
Zu **(A)** und **(B)**: Störungen im Bereich des Pyruvatstoffwechsels führen zu biochemischen Defekten der Erythrozyten und zu seltenen Anämieformen.

H00 !!

Frage 4.38: Lösung C

Die Akute-Phase-Proteine sind Plasmaproteine, die als Indikatoren für **akut-entzündliche Erkrankungen** von diagnostischer Bedeutung sind.
Elektrophoretisch sind sie vorwiegend in den α_1- und α_2-Globulinen lokalisiert, ein Anstieg dieser Eiweißfraktionen kann deshalb oft beobachtet werden.
Als klassisches Akutphasenprotein gilt das **C-reaktive Protein (CRP),** das nach akuter Gewebeschädigung bereits nach 6 h deutlich erhöht ist. Weitere Akutphasenproteine sind: **α_1-saures Glykoprotein, α_1-Antichymotrypsin, Haptoglobuline, Coeruloplasmin und Fibrinogen.**
Präalbumin zählt ebenso wie Albumin und Transferrin zu den **Anti-Akute-Phase-Proteinen,** die bei akut-entzündlichen Vorgängen **erniedrigt** sind.

5 Kohlenhydrate

5.2 Laboratoriumsuntersuchungen

5.2.1 Glukose im Blut bzw. Plasma/Serum

F92

Frage 5.1: Lösung C

Um den glykolytischen Abbau der Glukose im Vollblut durch Erythrozyten und Leukozyten zu verhindern, werden üblicherweise die folgenden Methoden angewandt:

1. Entnahme des Kapillarblutes direkt in eine Enteiweißungslösung (diese enthält z.B. **Perchlorsäure** oder **Uranylacetat**); die Glukosekonzentration bleibt so mehrere Tage auch bei Zimmertemperatur stabil.
2. Abtrennung des Plasmas oder Serums durch Zentrifugation innerhalb von 30 min nach der Blutentnahme und sterile Aufbewahrung bei 4 °C im Kühlschrank. Die Glukosekonzentration bleibt so mindestens 24 h stabil.
3. Zusatz von Antikoagulans und Glykolysehemmer. Dabei soll zur Glykolysehemmung heute nur noch Natriumfluorid verwendet werden, von Oxalat wird abgeraten.

EDTA komplexiert zweiwertige Ionen und hemmt dadurch enzymatische Prozesse im Vollblut, zur Glykolysehemmung ist es nicht geeignet.
Natriumzitrat bindet Ca^{2+}-Ionen und wird bei gerinnungsphysiologischen Untersuchungen als Antikoagulans eingesetzt.

H94

Frage 5.2: Lösung A

Zu **(1):** Im Kapillarblut kann der Nüchternglukosewert aufgrund des unterschiedlichen Glukosegehalts im arteriellen und venösen Blut um bis zu 10% höher sein als im venösen Blut. Postprandial sind die Unterschiede oft noch ausgeprägter und können bis zu 60 mg/dl betragen!
Zu **(2):** Die Referenzbereiche für die Glukosebestimmung aus Kapillarblut liegen in Abhängigkeit von der verwendeten Bestimmungsmethode bei ca. 60–100 mg/100 ml.
Zu **(3):** Die Glukosekonzentration im Liquor liegt beim Erwachsenen bei 50–75 mg/dl.

H88

Frage 5.3: Lösung C

Eine **Hypothyreose** führt eher zu einer Hypoglykämie.
Ein **Phäochromozytom** führt durch seine Produktion von Adrenalin zu einer Hyperglykämie, klinisch steht im Allgemeinen jedoch die paroxysmale Hypertonie im Vordergrund, laborchemisch die erhöhte Ausscheidung von Vanillinmandelsäure.
Eine **Nebenniereninsuffizienz** führt z.B. durch einen Mangel an Kortison zu niedrigen Blutzuckerwerten (im Gegensatz dazu kann aber ein Morbus Cushing eine diabetogene Stoffwechsellage hervorrufen).

F91

Frage 5.4: Lösung B

Folgende Erkrankungen können zu einer Hypoglykämie führen:

Erkrankung	Merkmale
Überdosierung von Antidiabetika	Klinische Symptome treten gehäuft bei Werten unter 40 mg/dl auf
Inselzelltumor	Insulinproduzierender Tumor
Extrapankreatische Tumoren	Große intraabdominale oder intrathorakale Tumoren, wie z. B. Sarkome, Lebertumoren, Nebennierenkarzinome
Mangelernährung, körperliche Arbeit, Malabsorption, chron. Alkoholismus	
Glykogenosen	Störungen des Glykogenabbaus
Galaktoseintoleranz Fruktoseintoleranz	

Eine Nebennierenhypertrophie (z. B. Morbus Cushing) führt zu einer **Hyperglykämie.**

5.2.2 Glukose im Urin

F92

Frage 5.5: Lösung E

Der Teststreifen zur Glukosebestimmung im Urin enthält ein Puffergemisch, das den Nachweis von Glukose in dem Bereich von pH 5 – 9 gleichbleibend korrekt ermöglicht.

Störungsmöglichkeiten:
Die Bestimmung muss spätestens 2 h nach der Harngewinnung erfolgen, da die Glukosekonzentration innerhalb von 24 h um ca. 40% abnimmt. Noch höhere Abnahmen werden bei *Bakteriurie, Hämaturie* und *Leukozyturie* beobachtet.
Falsch negative Resultate werden durch Askorbinsäure, Harnsäure, Homogentisinsäure, 5-Hydroxyindol-3-Essigsäure, Salizylate und bei einem pH-Wert kleiner als 5 hervorgerufen.
Falsch positive Ergebnisse können durch Reste von oxidierenden Reinigungsmitteln im Urin verursacht werden.
Proteine (z. B. auch eine Ketonurie) stören die Teststreifenreaktion nicht, ebenso ist der Test für D-Glukose spezifisch, andere Zucker wie Fruktose, Galaktose und Pentosen reagieren nicht.

F94

Frage 5.6: Lösung E

Die glomerulär filtrierte Glukose wird in den proximalen Tubuli der Niere fast vollständig rückresorbiert, wobei die Rückresorption über ein Natrium-abhängiges Carriersystem der Tubuluszellen erfolgt. Physiologisch tritt eine Glukosurie von ca. 15 mg/dl auf, die mit den normalen Teststreifen aber noch gar nicht erfasst wird (untere Nachweisgrenze dieser Methode liegt bei 30 – 50 mg/dl).
Eine echte, nachweisbare Glukosurie tritt normalerweise erst dann auf, wenn der Blutglukosespiegel die **Nierenschwelle von ca. 150 – 180 mg/dl** überschreitet. Der Nachweis einer solchen Glukosurie ist immer verdächtig auf das Vorliegen eines Diabetes mellitus.
Zu **(A):** Ein **Diabetes insipidus** hat mit dem Glukosestoffwechsel nichts zu tun; er wird durch ein Fehlen des antidiuretischen Hormons (ADH) oder ein mangelndes Ansprechen der Nieren auf selbiges hervorgerufen und geht mit einer Polyurie einher.
Zu **(B):** Bei einer *Antidiurese* wird gar kein oder nur ein sehr konzentrierter Harn ausgeschieden, dieser würde dann aber auch eine hohe Glukosekonzentration aufweisen.
Zu **(C):** Ein erhöhter Nierenplasmadurchfluss hat eher eine erhöhte Glukoseausscheidung zur Folge.
Zu **(D):** Die glomerulär filtrierte Glukose wird durch einen aktiven Transport im proximalen Tubulus fast zu 100% rückresorbiert. Dieser Prozess ist jedoch sättigbar; ist dies der Fall oder ist seine Kapazität vermindert, so kommt es zur Glukosurie.
Zu **(E):** Die *glomeruläre Filtrationsrate (GFR)* ist definiert als das Flüssigkeitsvolumen, das von allen Glomeruli pro Zeiteinheit filtriert wird. Ist sie erheblich reduziert, so wird auch bei einer erhöhten Blutglukose nur eine geringe Glukosemenge ausgeschieden, die noch nicht für eine Glukosurie ausreicht.

H95

Frage 5.7: Lösung A

Das Prinzip des Glukosenachweises im Urin mit Teststreifen beruht auf der Glukoseoxidase/Peroxidase-Reaktion (GOD-Methode). Diese Nachweisreaktion ist für Glukose spezifisch.
Falsch positive Ergebnisse können durch Verunreinigungen des Probegefäßes mit Substanzen (z. B. Reinigungsmittel), die wie eine Peroxidase wirken, hervorgerufen werden.
Falsch negative Ergebnisse sind durch Substanzen wie z. B. Ascorbinsäure, die das gebildete Wasserstoffperoxid abbauen, möglich.
Zu **(3):** Der Diabetes insipidus hat nichts mit dem Glukosestoffwechsel zu tun, sondern ist durch ein

Fehlen oder ein fehlendes Ansprechen des antidiuretischen Hormons (ADH) gekennzeichnet.

F91

Frage 5.8: Lösung C

Die glomerulär filtrierte Glukose wird in den proximalen Tubuli der Niere durch ein Natrium-abhängiges Carrier-System fast vollständig rückresorbiert. Die **physiologische Glukosurie** liegt bei ca. 15 mg/dl. Bis zu einem Blutglukosewert von etwa 160 bis 180 mg/dl ändert sich diese Menge nicht wesentlich, um dann bei weiter zunehmenden Blutglukosewerten exponentiell anzusteigen. Dieser Grenzwert der Blutglukose wird als **„Nierenschwelle"** bezeichnet.
Die Bestimmung der Glukose im Urin dient deshalb in erster Linie als Screening-Verfahren zur Aufdekkung eines Diabetes mellitus. Eine **Glukosurie** kann aber auch bei Personen ohne Diabetes mellitus auftreten, z.B. beim renalen Diabetes, bei dem eine Störung der Glukoserückresorption in der Niere vorliegt. Auch eine **toxische Nierenschädigung** kann zu einer Glukosurie führen, wobei nicht die Glomeruli als Organe der Glukoseausscheidung, sondern die Tubuli als Orte der Glukoserückresorption in ihrer Funktion gestört sind. Weiterhin kann es auch im Rahmen einer **Schwangerschaft** zu einer Glukosurie ohne Krankheitswert kommen.

5.2.3 Funktionsprüfungen des Kohlenhydratstoffwechsels

F88

Frage 5.9: Lösung E

Der Glukosetoleranztest führt nur dann zu einem verwertbaren Ergebnis, wenn folgende Voraussetzungen gegeben sind:
- vor dem Test mindestens 3 Tage übliche Essensgewohnheiten
- mindestens 3 Tage vorher Absetzen störender Medikamente (Saluretika, Kortikosteroide, hormonelle Kontrazeptiva, Laxanzien, Phenothiazine, Schilddrüsenhormone u.a.)
- vor dem Test Fortsetzung der normalen körperlichen Tätigkeit
- mindestens 3-tägiger Abstand zur Menstruation.

Weitere Faktoren, die die Glukosetoleranz beeinflussen können, sind: Hyperlipidämie, Leberzirrhose, metabolische Azidose, Schwangerschaft, Kaliummangel, Herzinsuffizienz, Stresseinwirkungen, starkes Übergewicht.

5.2.4 Weiterführende Untersuchungen

H89

Frage 5.10: Lösung B

Die alleinige klinisch relevante Indikation zur Bestimmung des Seruminsulins ist die **Abklärung hypoglykämischer** Zustände, wie z.B. durch die Diagnose eines insulinproduzierenden Tumors (Insulinom).
Zu **(A)** und **(C):** Der subklinische Diabetes mellitus wird am besten durch den Glukosetoleranztest, der manifeste Diabetes mellitus durch die normale Blutzuckerbestimmung erfasst.
Zu **(D):** Die Akromegalie wird durch die Bestimmung des Wachstumshormons (Somatotropin) diagnostiziert.
Zu **(E):** Beim Cushing-Syndrom besteht ein Hyperkortisolismus, der durch verschiedene Bestimmungen (z.B. Bestimmung des Plasmakortisols, verschiedene Provokationstests u.a.) erfasst werden kann.

F90

Frage 5.11: Lösung D

Mittels Elektrophorese kann das normale Hämoglobin in die Bestandteile HbA_1, HbA_2 und HbF aufgespalten werden.
Den größten Bestandteil stellt dabei das **HbA_1** mit mehr als 98% dar.
Säulenchromatographisch können von dem HbA_1 drei glykosylierte Hämoglobinfraktionen (HbA_{1a}, HbA_{1b}, HbA_{1c}) unterschieden werden.
Sie entstehen dadurch, dass sich in Abhängigkeit von der Höhe des Blutzuckers ein kleiner Teil der von den Erythrozyten nicht verwerteten Glukose mit einer Aminogruppe des Globins reversibel verbindet, wobei das HbA_{1c} die stabilste Form darstellt. Der Anteil des HbA_{1c} am Gesamthämoglobin beim Stoffwechselgesunden liegt bei 4–6%. Bei Patienten mit Diabetes mellitus kann es proportional zur Höhe der Blutglukosekonzentration der vorausgegangenen vier bis acht Wochen auf Werte bis über 20% ansteigen.
Als sogenanntes Blutzuckergedächtnis bietet sich die HbA_{1c}-Bestimmung besonders zur Verlaufskontrolle beim Typ-2-Diabetiker an.
Beim Typ-1-Diabetiker wird das HbA_{1c} bei schlechter Stoffwechsellage auch erhöht sein. Bei ihm steht jedoch die regelmäßige aktuelle Blutzuckerbestimmung im Vordergrund.
Die Bestimmung von **glykosylierten Serumproteinen** stellt eine relativ neue Untersuchungsmethode dar, die ihren Vorteil in der Erfassung von kurzfristigen, nicht allzu lang zurückliegenden Stoffwechselstörungen beim Diabetiker hat. Das beurteilbare

Zeitintervall wird mit ca. 2–3 Wochen angegeben. Damit wird der Zeitraum erfasst, der bisher weder durch aktuelle Bestimmungen (z.B. Harnzucker) noch durch die HbA_{1c}-Messung beurteilt werden konnte.
Die Hauptfraktion der glykosylierten Serumproteine stellen das Albumin sowie das IgG dar, diese entstehen aus ihren normalen Formen durch eine Anlagerung von Glukose an eine end- oder seitenständige NH_2-Gruppe. Das Ausmaß der Glykosylierung ist von der Dauer und dem Ausmaß der Hyperglykämie abhängig, aufgrund der mittleren Halbwertszeit der Serumproteine von ca. drei Wochen ergibt sich der o.g. Zeitraum zur retrospektiven Beurteilbarkeit der Glukosestoffwechsellage.

F90

Frage 5.12: Lösung C

Siehe Kommentar zu Frage 5.11.

5.3 Kommentare aus Examen Herbst 2000

H00

Frage 5.13: Lösung B

Hypoglykämien können hervor gerufen werden infolge:
- einer Insulinüberproduktion z.B. durch Insulinome
- des Ausfalls endokriner Insulinantagonisten wie z.B. bei einem Glukokortikoidmangel bei Nebennierenrindeninsuffizienz
- einer Verminderung der Gluconeogenese und Glykogenolyse in der Leber z.B. bei Leberkrankheiten oder bei Alkoholzufuhr bei chronischen Alkoholikern
- von Glykogenspeicherkrankheiten.

Die Ausschüttung von Adrenalin bewirkt dagegen eine Mobilisierung von Glykogen und eine Erhöhung der Gluconeogenese, so dass der Blutzuckerspiegel erhöht wird.

6 Lipide und Lipoproteine

6.2 Laboratoriumsuntersuchungen

6.2.2 Triglyzeride im Serum/Plasma

H91

Frage 6.1: Lösung B

Zu **(A):** Eine Hämolyse führt zu falsch hohen Triglyzeridwerten.
Zu **(B):** Bei dem enzymatischen Verfahren zur Triglyzeridbestimmung ist ATP zwar als Reaktionspartner beteiligt, ein zu hoher Spiegel hat jedoch keinen Einfluss auf das Ergebnis, da dann nicht die Menge des ATP, sondern die Menge des Glyzerins (das durch die Spaltung der Triglyzeride entstanden ist) den limitierenden Faktor für den Reaktionsschritt darstellt.
Zu **(C):** Nahrungsaufnahme beeinflusst den Triglyzeridspiegel erheblich (Bildung von Chylomikronen), die Triglyzeridbestimmung sollte deshalb nur beim nüchternen Patienten durchgeführt werden.
Zu **(D):** Das im Körper vorhandene freie Glyzerin geht in die Triglyzeridmessung ein und erhöht die eigentlichen Triglyzeridwerte um ca. 10 mg/dl.
Zu **(E):** Ein längeres Stehen des Serums auf dem Blutkuchen kann zu falsch hohen Triglyzeridwerten führen.

F90

Frage 6.2: Lösung C

Zu **(1)**, **(2)**, **(3):** Die Bestimmung der Triglyzeride erfolgt mit enzymatischen Verfahren. In einem ersten Schritt werden dabei die Triglyzeride durch Lipase und Esterase zu Glyzerin und Fettsäuren (aus einem Molekül Triglyzerin werden dabei 1 Molekül Glyzerin und drei Moleküle Fettsäuren) aufgespalten (hydrolysiert).
Anschließend werden die enzymatischen UV-Methoden angewendet.
Zu **(4):** Glyzerin liegt im Serum nicht nur in Form der Triglyzeride vor, sondern auch in Mengen von etwa 1 mg/dl als freies Glyzerin. Dieses freie Glyzerin geht in die Triglyzeridbestimmung mit ein und erhöht den Wert um ca. 10 mg/dl.

6.2.3 Cholesterin und Cholesterinfraktionen im Serum

H98

Frage 6.3: Lösung A

Bei einer **Abetalipoproteinämie** fehlen die Apolipoproteine Apo B-100 und Apo B-48. Die Betroffenen sind dadurch nicht in der Lage, Nahrungsfette zu resorbieren und VLDL in der Leber zu synthetisieren. Klinisch kommt es zu einer Retinitis pigmentosa und neurologischen Symptomen sowie zu einem Malabsorptionssyndrom (mit einem **erniedrigten** Cholesterinspiegel!)

Die **primären Hyperlipoproteinämien** werden nach Fredrickson in Typ I bis Typ V unterteilt.

Zu den **sekundären Hyperlipoproteinämien** zählen alle Fettstoffwechselstörungen, die im Gefolge anderer Erkrankungen auftreten und nach Heilung derselben definitionsgemäß nicht mehr nachweisbar sind.

Sekundäre Hyperlipoproteinämien finden sich bei

- Diabetes mellitus (bei ca. 25–50% der Diabetiker)
- Übergewicht (häufig Typ IV-Muster)
- Alkoholismus (Triglyzeriderhöhung)
- Lebererkrankungen (akute und chronisch aktive Hepatitis, **Cholestase,** primär biliäre Zirrhose)
- Nierenerkrankungen (besonders beim **nephrotischen Syndrom**)
- Schilddrüsenerkrankungen **(Hypothyreose)**
- Gicht, Hyperurikämie (häufig Typ IV-Muster)
- Einnahme verschiedener Medikamente als Nebenwirkung (z.B. β-Blocker, Thiazide, orale Kontrazeptiva, **Kortikosteroide**).

6.2.4 Lipoproteine

F88

Frage 6.4: Lösung B

Die Hyperlipoproteinämien werden nach Fredrickson in Typ I bis Typ V unterteilt, wobei primär das Verhalten bei der Lipidelektrophorese berücksichtigt wird.

Typ	Vermehrte Elektrophoresebande	Vermehrte Lipidfraktion
I	Chylomikronen	Triglyzeride
II a	β-LP	Cholesterin
II b	β- und Prä-β-LP	Cholesterin u. Triglyzeride
III	β- und Prä-β-LP, atypisches β-LP	Cholesterin u. Triglyzeride
IV	Prä-β-LP	Triglyzeride
V	Prä-β-LP, Chylomikronen	Triglyzeride Cholesterin

H99 **!!**

Frage 6.5: Lösung B

Die Hyperlipoproteinämien werden nach Fredrickson in Typ I bis Typ V unterteilt, wobei primär das Verhalten bei der Lipidelektrophorese berücksichtigt wird. Typisch für die Typ IIa Form ist das klare Serum (findet sich sonst allenfalls als klartrübe Konstellation beim Typ III) – somit fallen die Lösungsmöglichkeiten (C)–(E) weg. Wenn man dann noch weiß, dass beim Typ IIa nur das Cholesterin (beim Typ III aber Cholesterin und Triglyzeride) erhöht ist, hat man schon die richtige Lösung (B).

F90

Frage 6.6: Lösung B

Ein *klares* Serum spricht für eine Hypercholesterinämie (Typ IIa). Bei allen anderen Hyperlipoproteinämien findet sich eine mehr oder weniger ausgeprägte Trübung des Serums.

Ein „klar bis trübes" Aussehen findet sich bei den Hyperlipoproteinämien:
Typ IIb (Hyper-β-Lipoproteinämie),
Typ III und
Typ IV (Hypertriglyzeridämie und Hypercholesterinämie).

Als „milchig bis rahmig" wird das Serum beim Typ V beschrieben, als „milchig rahmig mit klarer Unterphase" der Typ I (Hypertriglyzeridämie).

F91

Frage 6.7: Lösung C

Die **primären Hyperlipoproteinämien** werden nach Fredrickson in Typ I bis Typ V unterteilt (siehe auch Kommentar zu Frage 6.4).

Zu den **sekundären Hyperlipoproteinämien** zählen alle Fettstoffwechselstörungen, die im Gefolge anderer Erkrankungen auftreten und nach Heilung derselben definitionsgemäß nicht mehr nachweisbar sind.

Sekundäre Hyperlipoproteinämien finden sich bei

- Diabetes mellitus (bei ca. 25–50% der Diabetiker),
- Übergewicht (häufig Typ-IV-Muster),
- Alkoholismus (Triglyzeriderhöhung),
- Lebererkrankungen (akute und chron. aktive Hepatitis, Cholestase, primär biliäre Zirrhose),
- Nierenerkrankungen (besonders beim nephrotischen Syndrom),
- Schilddrüsenerkrankungen (Hypothyreose),
- Gicht, Hyperurikämie (häufig Typ IV-Muster),
- Einnahme verschiedener Medikamente als Nebenwirkung (z.B. β-Blocker, Thiazide, orale Kontrazeptiva, Kortikosteroide).

H96

Frage 6.8: Lösung D

Siehe Kommentar zu Frage 6.7.

F96

Frage 6.9: Lösung E

Siehe Kommentar zu Frage 6.7.

F99 **!!**

Frage 6.10: Lösung C

Die **primären Hyperlipoproteinämien** werden nach Fredrickson in Typ I bis Typ V unterteilt.
Zu den **sekundären Hyperlipoproteinämien** zählen alle Fettstoffwechselstörungen, die im Gefolge anderer Erkrankungen auftreten und nach Heilung derselben definitionsgemäß nicht mehr nachweisbar sind.
Sekundäre Hyperlipoproteinämien finden sich bei

- Diabetes mellitus (bei ca. 25–50% der Diabetiker),
- Übergewicht (häufig Typ IV-Muster),
- Alkoholismus (Triglyzeriderhöhung),
- Lebererkrankungen (akute und chron. aktive Hepatitis, **Cholestase,** primär biliäre Zirrhose),
- Nierenerkrankungen (besonders beim **nephrotischen Syndrom**),
- Schilddrüsenerkrankungen (**Hypothyreose**),
- Gicht, Hyperurikämie (häufig Typ IV-Muster),
- Einnahme verschiedener Medikamente als Nebenwirkung (z.B. β-Blocker, Thiazide, orale Kontrazeptiva, Corticosteroide).

Zu **(C):** Beim **Hypoparathyreoidismus** wird in der Nebenschilddrüse zu wenig Parathormon gebildet. Ein Hypoparathyreoidismus kann z.B. nach Halsoperationen (Strumektomie) und selten idiopathisch (autoimmun?) auftreten.

Die Folgen sind:

- Hypokalzämie (verminderte renale Reabsorption, verminderte enterale Resorption, unzureichende Mobilisierung aus dem Knochen)
- Hyperphosphatämie (erhöhte renale Reabsorption)
- Hypomagnesiämie mit den klinischen Symptomen einer Tetanie
- organische Veränderungen (Haar- und Nagelwuchsstörungen, Kataraktbildung u.a.).

Eine sekundäre Hyperlipoproteinämie wird nicht verursacht!

7 Salz-, Wasser- und Säure-Basen-Haushalt

7.2 Laboratoriumsuntersuchungen

7.2.1 Natrium, Chlorid und Osmolalität

F93

Frage 7.1: Lösung A

Einen Überblick über die charakteristischen Veränderungen der relevanten Parameter bei Volumenveränderungen gibt die nachfolgende Tabelle:

Störung	Natrium-konzentration im Serum	Plasma-osmolalität	Mittleres Zellvolumen der Erythrozyten (MCV)	Protein-konzentration im Serum
Hypotone Dehydratation	↓	↓	↑	↑
Hypertone Dehydratation	mäßig ↑	↑ bis ↑↑	↓	↑
Isotone Dehydratation	n	n	n	↑-n-↓
Isotone Hyperhydratation	n	n	n	↓
Hypotone Hyperhydratation	mäßig ↓	↓ bis ↓↓	↑	↓
Hypertone Hyperhydratation	↓	↑	↓	↓

F96

Frage 7.2: Lösung B

Folgende Erkrankungen können eine **Hyponatriämie** bewirken:
- Syndrom der inappropriaten (inadäquaten) ADH-Sekretion (SIADH) (Schwartz-Bartter-Syndrom: paraneoplastisches Syndrom bei verschiedenen bösartigen Tumoren, die vermutlich Vasopressin-ähnliche Substanzen ausscheiden)
  Bei diesem Syndrom wird vermehrt ADH sezerniert, was dazu führt, dass vermehrt und inadäquat Wasser reteniert wird. Da gleichzeitig ein in Bezug auf die Plasmaosmolarität zu konzentrierter Urin ausgeschieden wird, kommt es zu einer **Wasserintoxikation** mit Hyponatriämie.
- Akute und chronische Niereninsuffizienz
  Die Niere verliert die Fähigkeit, freies Wasser auszuscheiden, Natrium geht verloren.
- Verluste von gastrointestinaler Flüssigkeit (Erbrechen, Durchfall)
- Diuretika
- Herzinsuffizienz
  Bei der Herzinsuffizienz kann es durch die verminderte renale Ausscheidung von Flüssigkeit zu einer Verdünnungshyponatriämie kommen. Weiterhin ist unter einer Diuretikatherapie eine Verlusthyponatriämie möglich.

Zu **(2):** Eine **primäre Nebennierenrindeninsuffizienz (Addison Krankheit)** führt über den Mangel an Mineralokortikoiden zu einer verminderten Natriumrückresorption im distalen Nierentubulus und somit über einen renalen Natriumverlust zur Hyponatriämie.

Zu **(3):** Bei Diabetes insipidus besteht ein Mangel an antidiuretischem Hormon (= Diabetes insipidus centralis) oder eine fehlende Ansprechbarkeit der Nierentubuli auf ADH (= Diabetes insipidus renalis). Die Folge ist eine mangelnde Konzentrationsfähigkeit der Niere mit einer Polyurie und einem Wasserverlust, der zu einer hypertonen Dehydratation führt.

F91

Frage 7.3: Lösung D

Unter der **Osmolalität** versteht man die molaren Konzentrationen aller in einer Lösung befindlichen, osmotisch aktiven Moleküle in Bezug auf die Volumeneinheit (osmol pro Liter Wasser).

Beim Stoffwechselgesunden leistet die Na-Konzentration den Hauptbeitrag zur Gesamtosmolalität (etwa 275 mosmol/kg H_2O von 300 mosmol/kg H_2O im Serum).

Empirisch hat man gefunden, dass die folgende Formel die größte Genauigkeit zur Berechnung der Osmolalität ergibt:

$$\text{Osmolalität}_{\text{mosmol/kg}} = 1{,}86\ (\text{Na})_{\text{mmol/l}} + (\text{Glukose})_{\text{mmol/l}} + (\text{Harnstoff})_{\text{mmol/l}} + 9$$

Es müssen also die Serumkonzentrationen von Natrium, Harnstoff und Glukose bekannt sein.

7.2.2 Kalium

F00

Frage 7.4: Lösung B

Eine **Hypokaliämie** kann verursacht werden durch:
- Alkalose (z.B. akute respiratorische oder metabolische Alkalose)
- gastrointestinale Flüssigkeitsverluste (Erbrechen, Diarrhö, Laxanzienabusus),
- mangelnde Kaliumzufuhr,
- renale Kaliumverluste (Diuretika, **Hyperaldosteronismus** [Bartter-Syndrom, Conn-Syndrom], tubuläre Azidose).

Zu **(B):** Die Therapie einer schweren Hyperkaliämie erfolgt durch die Gabe von z.B. 200 ml Glucose 20% + 20 IE Altinsulin in 20 min i.v. Dadurch wird eine extra-intrazelluläre Umverteilung von Kalium angestrebt, das Kalium wird nach intrazellulär transportiert.

Zu **(A):** Eine Nebennierenrindeninsuffizienz führt über den Mangel an Mineralkortikoiden zu einer verminderten renalen Kaliumelimination und damit zu einer Hyperkaliämie.

Zu **(C):** Triamteren gehört zu der Gruppe der kaliumretinierenden Diuretika, somit ist hier eher ein Anstieg des Kaliumspiegels zu erwarten.

Zu **(D)** und **(E):** 98% des Kaliums befinden sich intrazellulär, damit führt jede Hämolyse oder Gewebszerstörung zu einer Hyperkaliämie.

H96

Frage 7.5: Lösung A

Zu **(A):** Ein primärer Hyperaldosteronismus (Conn-Syndrom) führt immer zu einer Hypokaliämie, sie stellt neben der auftretenden Hypertonie das Leitsymptom des Hyperaldosteronismus dar.

Zu **(B)** und **(E):** 98% des Kaliums befinden sich intrazellulär, damit führt jede Hämolyse oder Gewebszerstörung zu einer Hyperkaliämie.

Zu **(C):** Eine Azidose (metabolisch oder respiratorisch) führt dazu, dass vermehrt H^+-Ionen in die Zellen und im Austausch dazu vermehrt K^+-Ionen aus den Zellen geschleust werden, es resultiert eine Hyperkaliämie.

Zu **(D):** Eine primäre Nebennierenrindeninsuffizienz (Morbus Addison) ist durch einen Glukokortikoid- und einen Mineralokortikoidmangel geprägt. Die Folge ist eine Hyperkaliämie.

F94

Frage 7.6: Lösung C

Eine **Hypokaliämie** kann verursacht werden durch:
- Alkalose (z.B. akute respiratorische oder metabolische Alkalose)
- gastrointestinale Flüssigkeitsverluste (Erbrechen, Diarrhö, Laxanzienabusus)
- renale Kaliumverluste (Diuretika, Hyperaldosteronismus (Bartter-Syndrom, Conn-Syndrom)
- mangelnde Kaliumzufuhr

Eine Azidose führt dazu, dass vermehrt H^+-Ionen in die Zellen und im Austausch dafür vermehrt K^+-Ionen aus den Zellen geschleust werden, es kommt zu einer Hyperkaliämie.

H98

Frage 7.7: Lösung C

Zu **(A):** Der **11-β-Hydroxylase-Mangel** gehört zu den Formen des angeborenen adrenogenitalen Syndroms und ist durch Virilisierung und Ausbildung eines Pseudohermaphroditismus femininus bei weiblichen Personen sowie eine Verminderung von Aldosteron (mit Gefahr der **Hyperkaliämie**!) und Kortisol gekennzeichnet.

Zu **(B)** und **(D):** Eine **Hypokaliämie** kann verursacht werden durch:
- Alkalose (z.B. akute respiratorische oder metabolische Alkalose (Lösung (B))
- gastrointestinale Flüssigkeitsverluste (Erbrechen, Diarrhoe, Laxanzienabusus (Lösung (D))
- mangelnde Kaliumzufuhr
- renale Kaliumverluste (Diuretika, Hyperaldosteronismus [z.B. Bartter-Syndrom, Conn-Syndrom], tubuläre Azidose).

Zu **(C): Aldosteron-Antagonisten** wie Spironolacton und Triamteren (die bei Wasserretention als Diuretika angewendet werden) hemmen die Wirksamkeit des Aldosterons und führen zu einer Steigerung der Na^+- und Cl^-- sowie Wasser-Elimination und einer **Minderung der K^+-,** H^+- und NH_4-**Ausscheidung** (es kommt folglich eher zu einer Hyperkaliämie).

Zu **(E):** Insulin fördert den Kaliumeinstrom in die Zellen. Daher kann eine Insulingabe zu einer Hypokaliämie führen.

H99 **!**

Frage 7.8: Lösung B

Hyperkaliämien können verursacht werden durch
- Azidose (Kalium tritt im Austausch gegen H^+-Ionen aus den Zellen aus).
- Gewebs- oder Zellzerfall (Hämolyse, zytostatische Therapie, Zellzerfall, Rhabdomyolyse, Verbrennungen).
- verminderte renale Kaliumelimination (akutes Nierenversagen, Niereninsuffizienz, Kalium sparende Diuretika (dazu gehört z.B. auch Triamteren), Mineralokortikoidmangel (z.B. beim Morbus Addison = primäre Nebennierenrindeninsuffizienz mit Kortison- und Aldosteronmangel).
- Diabetes mellitus (Ketoazidose mit Kaliumaustritt aus den Zellen).

Zu **(A)** und **(E):** Ein Laxantienabusus kann ebenso wie Erbrechen und andere gastrointestinale Flüssigkeitsverluste zu einer **Hypokaliämie** führen.

Zu **(C):** Leitsymptome des Conn-Syndroms (Überproduktion von Aldosteron z.B. durch NNR-Tumoren) sind die arterielle Hypertonie und die ausgeprägte **Hypokaliämie.**

Zu **(D):** Thiazide führen wie viele andere – nicht Kalium sparende – Diuretika zu einem Kaliumverlust.

F99 **!**

Frage 7.9: Lösung C

Hyperkaliämien können verursacht werden durch
- Azidose (Kalium tritt im Austausch gegen H-Ionen aus den Zellen aus)
- Gewebs- oder Zellzerfall (Hämolyse, zytostatische Therapie, Rhabdomyolyse, Verbrennungen)
- verminderte renale Kaliumelemination (akutes Nierenversagen, Niereninsuffizienz, Kalium sparende Diuretika (dazu gehört z.B. auch Triamteren), Mineralokortikoidmangel (z.B. beim Morbus Addison = primäre Nebennierenrindeninsuffizienz mit Cortison- und Aldosteronmangel))
- Diabetes mellitus (Ketoazidose mit Kaliumaustritt aus den Zellen)

Zu **(C):** Gastrointestinale Flüssigkeitsverluste (Erbrechen, Diarrhö, Laxanzienabusus) können zu einer **Hypokaliämie** führen.

7.2.3 Differenzierung von Störungen des Säure-Basen-Haushalts

F94

Frage 7.10: Lösung B

Die Bestimmung der **Anionenlücke** ist ein Hilfsmittel zur Differenzierung der metabolischen Azidose. Als Anionenlücke bezeichnet man dabei die Differenz zwischen der Konzentration von Na^+ und der Summe der Konzentrationen von Cl^- und HCO_3^- im Plasma.

Anionenlücke = $Na^+ - (Cl^- + HCO_3^-)$

Im vorliegenden Beispiel führt der Verlust von bikarbonatreichen Sekreten zu einer metabolischen Azidose.

Als Kompensationsmechanismus kommt es zu einer verstärkten Retention von Chlorid, sodass die Anionenlücke insgesamt normal bleibt.

F97

Frage 7.11: Lösung D

Die Bestimmung der Anionenlücke ist ein Hilfsmittel zur Differenzierung der **metabolischen Azidose.** Als Anionenlücke bezeichnet man dabei die Differenz zwischen der Konzentration von Na^+ und der Summe der Konzentrationen von Cl^- und HCO_3^- im Plasma.

Anionenlücke = Na^+ (mmol/l) – (Cl^- (mmol/l) + HCO_3^- (mmol/l))

Sie beträgt normalerweise 8–16 mmol/l und gibt die Größe der anderen, nicht gemessenen Anionen (z.B. Phosphat, Sulfat, Zitrat, Laktat) wieder.
Bei der metabolischen Azidose kann die Anionenlücke – je nach Ursache der Störung – normal oder vergrößert sein.
Eine **Zunahme der Anionenlücke** bedeutet, dass die metabolische Azidose durch einen vermehrten Anfall von Säuren (z.B. Laktat, **Ketonkörper**), die Bikarbonat als Puffer verbrauchen, verursacht wird. Eine vergrößerte Anionenlücke kann aber auch durch eine mangelhafte Säureausscheidung (z.B. bei Niereninsuffizienz) oder im Rahmen einer Vergiftung (z.B. Salizylate, Methylalkohol) zustande kommen.
Liegen dagegen vermehrte Verluste von HCO_3^- (z.B. durch Diarrhöen, Darmfisteln, Pankreasfisteln) vor, so bleibt die Anionenlücke durch eine verstärkte Retention von Chlorid normal.
Eine **erniedrigte Anionenlücke** findet man bei ausgeprägter Hyperkalzämie und Hypermagnesiämie (als Kation wirksam), beim Bromismus, beim multiplen Myelom (durch Bildung von kationischen Proteinen) sowie beim Hypoaldosteronismus (Verlust von Natrium).

H89

Frage 7.12: Lösung C

Die **Osmolalität** ist definiert als die molare Konzentration aller osmotisch wirksamen Teilchen in 1 kg Körperflüssigkeit.
Die Bestimmung der Osmolalität erfolgt vor allem im **Serum** und im **Harn.**
Die Osmolalität wird in erster Linie durch die Höhe der **Natriumkonzentration** bestimmt, da dieses nahezu die Hälfte der osmotischen Aktivität ausmacht (ca. 48%). Die Kenntnis des **Serumnatriums** ist deshalb ein differenzialdiagnostisch wichtiges Kriterium zur Beurteilung der gewonnenen Osmolalitätswerte.
Neben dem Natrium haben **Chlorid, Bikarbonat, Glukose und Harnstoff,** insbesondere wenn ihre Werte nicht normal sind, einen Einfluss auf die Höhe der Osmolalität.
Die **Plasmaosmolalität** ist der wichtigste Faktor zur Beurteilung der internen Wasserbilanz.
Die **Messung der Osmolalität** erfolgt mit Hilfe der **Gefrierpunkterniedrigung (Kryoskopie).**
Alternativ lässt sich die Osmolalität nach der folgenden Formel berechnen:

$$\text{Osmolalität}_{\text{mosmol/kg}} = 1{,}86\ (\text{Na})_{\text{mmol/l}} + (\text{Glukose})_{\text{mmol/l}} + (\text{Harnstoff})_{\text{mmol/l}} + 9$$

Wenn die **gemessene Osmolalität** die **berechnete Osmolalität** um mehr als 5 mosmol/kg übersteigt, so spricht man von einer **Anionenlücke** oder **osmotischen Lücke.**
Diese findet sich bei einer Vergiftung mit osmotisch wirksamen Substanzen wie z.B. mit Ethanol, Methanol, Ethylenglykol, Salizylaten, Barbituraten, bei einer **Laktatazidose** (das Laktat stellt einen erhöhten Teil an Anionen) und aus bisher ungeklärten Ursachen beim hämorrhagischen Schock nach schweren Traumen.
Zu **(A):** Eine **Pankreasfistel** kann zu Verlusten von Bikarbonat führen, es resultiert eine metabolische Azidose. Die Osmolalität wäre in diesem Fall eher erniedrigt.
Zu **(B)** und **(E):** Sowohl die Anwendung von Karboanhydrasehemmern, die die Rückresorption von Bikarbonat in der Niere hemmen (und als Diuretika eingesetzt werden) als auch bei der renal-tubulären Azidose, bei der Bikarbonat renal verloren geht, führen zu einer Erniedrigung der gemessenen Osmolalität.

F88

Frage 7.13: Lösung D

Eine **respiratorische Azidose** kann durch alle Zustände, die mit einer Hypoventilation einhergehen, hervorgerufen werden.
Dadurch wird nicht genügend CO_2 abgeatmet, eine H^+-Erhöhung ist die Folge. Als Zeichen dieser Hypoventilation lassen sich ein **erniedrigter pO_2** und ein **erhöhter pCO_2** nachweisen.
Da die Azidose im vorliegenden Fall vollständig kompensiert sein soll, muss der pH-Wert normal sein.
(Referenzbereiche: pH 7,36–7,44, pCO_2 35–45 mmHg, pO_2 65–105 mmHg)

F99 **!!**

Frage 7.14: Lösung B

Zu **(A):** Eine **nicht-respiratorische**, d.h. eine **metabolische** Azidose ist gekennzeichnet durch

- einen erniedrigten pH-Wert,
- einen Abfall des pCO_2 (Versuch der respiratorischen Kompensation durch eine vermehrte Abatmung von CO_2),

- einen Mangel an Basen (sonst läge ja keine Azidose vor), d.h. einen negativen Basenüberschuss und eine Erniedrigung des Standardbikarbonats.

Zu **(B):** Ein Anstieg flüchtiger Säuren (z.B. durch einen erhöhten CO_2-Partialdruck) führt nicht zu einer metabolischen, sondern zu einer respiratorischen Azidose (diese Säuren heißen deshalb flüchtige Säuren, weil sie abgeatmet werden können).
Zu **(C):** Eine metabolische Alkalose (z.B. ausgelöst durch den Verlust von saurem Magensaft) wird in erster Linie durch eine verminderte Atmung (Ziel: Anstieg des pCO_2) kompensiert, es herrscht zunächst auch ein Überschuss an Basen (sonst läge ja keine Alkalose vor).
Zu **(D):** Eine respiratorische Azidose (z.B. ausgelöst durch eine alveoläre Hypoventilation) ist durch einen Anstieg des pCO_2 gekennzeichnet und wird primär metabolisch kompensiert. Dabei kommt es über das Hämoglobin-Puffersystem nach dem Schema

$$H_2CO_3 + Hb^- \rightleftharpoons HCO_3^- + HHb$$

sofort zu einem deutlichen Bikarbonatanstieg im Plasma.
Zu **(E):** Die Antwort für diese Frage ist in (C) und (D) bereits enthalten.

H94

Frage 7.15: Lösung D

Normale Blutwerte:

pH	7,36–7,44
pCO_2	35–45 mmHg
Basenabweichung	– 2 bis + 2 mmol/l

Die in der Frage vorliegende Konstellation zeigt eine **leichte Azidose** (pH = 7,33), einen **erhöhten pCO_2** (55 mmHg) und einen leichten **Überschuss an Basen** (+ 4 mmol/l).
Zu **(D):** Das erhöhte pCO_2 sollte sofort an eine **respiratorische Störung** im Sinne einer alveolären Hypoventilation denken lassen. Dabei wird nicht genügend CO_2 abgeatmet, ein Anstieg von freien H^+-Ionen nach der Reaktionsformel

$$H_2O + CO_2 \rightarrow H_2CO_3 \rightarrow HCO_3^- + H^+$$

ist die Folge. Der Organismus versucht, die entstehende respiratorische Azidose durch eine vermehrte renale Ausscheidung von Säuren und Retention von Basen zu kompensieren, somit kann eine positive Basenabweichung beobachtet werden.
Zu **(A):** Eine metabolische **Ketoazidose** versucht der Körper über die Atmung zu kompensieren, indem möglichst viel CO_2 abgeatmet wird (Kussmaul-Atmung beim diabetischen Koma). Das CO_2 müsste erniedrigt sein.
Zu **(B):** Eine **Urämie** geht mit einer metabolischen Azidose und dem Versuch einer respiratorischen Kompensation (s.o.) einher.
Zu **(C):** Der **Verlust von saurem Magensaft** führt zu einer metabolischen Alkalose.
Zu **(E):** Der **Verlust von alkalischem Darmsekret** führt zu einer metabolischen Azidose, Kompensationsversuch s.o.

F96

Frage 7.16: Lösung D

Normale Blutwerte:

pH	7,36–7,44
pCO_2	35–45 mmHg
Basenabweichung	– 2 bis + 2 mmol/l

Die in der Frage vorliegende Konstellation zeigt eine **leichte Alkalose** (pH = 7,47), einen leicht **erhöhten pCO_2** (50 mmHg) und einen deutlichen **Überschuss an Basen** (+ 13 mmol/l).
Zu **(A):** Eine chronische Hyperventilation führt zu einer vermehrten Abatmung von CO_2 (pCO_2 sinkt) und damit zunächst zu einer respiratorischen Alkalose, Kompensationsversuche erfolgen über die vermehrte renale Ausscheidung von Säuren und einer Retention von Basen.
Zu **(B):** Das erhöhte pCO_2 sollte sofort an eine **respiratorische Störung** im Sinne einer alveolären Hypoventilation denken lassen. Dabei wird nicht genügend CO_2 abgeatmet, ein Anstieg von freien H^+-Ionen nach der Reaktionsformel

$$H_2O + CO_2 \rightarrow H_2CO_3 \rightarrow HCO_3^- + H^+$$

ist die Folge. Der Organismus versucht, die entstehende respiratorische Azidose durch eine vermehrte renale Ausscheidung von Säuren und Retention von Basen zu kompensieren, somit kann eine positive Basenabweichung beobachtet werden.
Zu **(C):** Eine metabolische **Ketoazidose** versucht der Körper über die Atmung zu kompensieren, indem möglichst viel CO_2 abgeatmet wird (Kussmaul-Atmung bei diabetischem Koma). Das CO_2 müsste erniedrigt sein.
Zu **(D):** Der **Verlust von saurem Magensaft** führt zu einer metabolischen Alkalose.
Zu **(E):** Eine **Urämie** geht mit einer metabolischen Azidose und dem Versuch einer respiratorischen Kompensation (s.o.) einher.

H99 !!

Frage 7.17: Lösung E

Normale Blutwerte:

pH	7,36 – 7,44
pCO_2	35 – 45 mmHg
Standardbikarbonat	22 – 26 mval/l
Basenabweichung	–2 bis +2 mval/l
pO_2	65 – 105 mmHg

Die in der Frage genannte Konstellation zeigt eine leichte **Azidose** (pH 7,33), einen erhöhten pCO_2 (66 mmHg) und einen Überschuss an Basen (+ 7 mmol/l). Somit fallen Lösung (A), (B) und (C) weg. Das erhöhte pCO_2 sollte sofort an eine **respiratorische Störung** im Sinne einer alveolären Hypoventilation denken lassen (somit entfällt Lösung (D)). Dabei wird nicht genügend CO_2 abgeatmet, ein Anstieg von freien H^+-Ionen ist die Folge. Der Organismus versucht, die entstehende Azidose durch eine vermehrte renale Ausscheidung von Säuren und Retention von Basen zu kompensieren, somit kann eine positive Basenabweichung beobachtet werden.

F00

Frage 7.18: Lösung E

Normale Blutwerte:

pH	7,36 – 7,44
pCO_2	35 – 45 mmHg
Standardbikarbonat	22 – 26 mval/l

Die in der Frage vorliegende Konstellation spricht von einer **deutlichen Azidose** (pH deutlich vermindert), einem **deutlich erhöhten pCO_2** und einem deutlichen **Mangel an Basen.** Die Azidose in Verbindung mit dem erhöhten pCO_2 sollte zunächst an eine **respiratorische Störung** im Sinne einer alveolären Hypoventilation denken lassen. Dabei wird nicht genügend CO_2 abgeatmet, ein Anstieg von freien H^+-Ionen nach der Reaktionsformel

$$H_2O + CO_2 \rightarrow H_2CO_3 \rightarrow HCO_3^- + H^+$$

ist die Folge. Der Organismus versucht, die entsprechende respiratorische Azidose durch eine vermehrte renale Ausscheidung von Säuren und Retention von Basen zu kompensieren, somit müsste eine positive Basenabweichung beobachtet werden.
Die in dieser Aufgabe geforderte Konstellation spricht aber nicht von einem Basenüberschuss, sondern von einem Basenmangel, d. h. die renalen Kompensationsmechanismen scheinen nicht zu funktionieren. Die Ursache dafür könnte in einer gleichzeitig vorhandenen metabolischen Azidose liegen, die der Organismus normalerweise durch einen respiratorischen Mechanismus (Hyperventilation) und durch eine Retention von Basen bekämpft.
Die Befunde von kombinierten Säure-Basen-Störungen sind in Abhängigkeit vom jeweiligen Kompensierungsgrad unterschiedlich. Das Standardbikarbonat wird im Rahmen der respiratorischen Azidose kompensatorisch erhöht, im Rahmen der metabolischen Azidose eher erniedrigt sein. Insgesamt müsste ein eher normaler bis leicht erniedrigter Wert resultieren.
Der pCO_2 ist infolge der respiratorischen Azidose erhöht, die Kompensation über die Nieren wird in diesem Beispiel angesichts der gleichzeitig vorliegenden metabolischen Azidose nicht gelingen, es resultiert also weiterhin ein erhöhter pCO_2.

F88

Frage 7.19: Lösung A

Bei einer Hyperventilation wird vermehrt CO_2 abgeatmet, dadurch kommt es zu einer **respiratorischen Alkalose.**
Eine Alkalose wiederum führt zu einer **vermehrten Eiweißbindung des Kalziums,** dessen ionisierter und damit physiologisch wirksamer Anteil dadurch verringert wird. Da man aber laborchemisch immer nur das Gesamtkalzium (= ionisierter + eiweißgebundener Anteil) bestimmt, findet man eine Normokalzämie.
Die Verringerung des ionisierten Kalziumanteils erhöht die Bereitschaft zu tetanischen Krämpfen.

H90

Frage 7.20: Lösung A

Normale Blutwerte:

pH	7,36 – 7,44
pCO_2	35 – 45 mmHg
Standardbikarbonat	22 – 26 mval/l
Basenüberschuss	– 2 bis + 2 mval/l
pO_2	65 – 105 mmHg

Vergleiche auch Tabelle 21 a im Kurzlehrbuch zum Säure-Basen-Haushalt.
Eine nicht respiratorische, d. h. metabolische Azidose kann durch die vermehrte Abatmung von CO_2 kompensiert werden.
Dadurch kommt es zu einem Abfall von pCO_2 und von Bikarbonat.
Der pH-Wert liegt nach der vollständigen Kompensation wieder im Normbereich.
Die aufgelisteten Parameter zeigen bei
(B) eine metabolische Alkalose
(C) eine teilweise kompensierte respiratorische Azidose,
(D) eine teilweise kompensierte metabolische Azidose,
(E) eine nicht kompensierte respiratorische Alkalose.

F91

Frage 7.21: Lösung C

Referenzbereiche s. Kommentar zu Frage 7.20.
Die in dieser Aufgabe geforderte Konstellation (z. B. als Folge eines Herz-Kreislauf-Stillstandes mit hypoxisch bedingter Laktatazidose) spricht von einer (nicht kompensierten) Azidose, also muss der pH-Wert im sauren Bereich liegen.
Lösung (E) und (A) entfallen damit.
Die Befunde von kombinierten Säure-Basen-Störungen sind in Abhängigkeit vom jeweiligen Kompensierungsgrad unterschiedlich. Das Standardbikarbonat wird im Rahmen der respiratorischen Azidose kompensatorisch erhöht, im Rahmen der metabolischen Azidose eher erniedrigt sein. Insgesamt müsste ein eher normaler bis leicht erniedrigter Wert resultieren.
Lösung (D) erscheint damit wenig wahrscheinlich.
Der pCO_2 ist infolge der respiratorischen Azidose erhöht, die Kompensation über die Nieren wird in diesem Beispiel angesichts der gleichzeitig vorliegenden metabolischen Azidose nicht gelingen, es resultiert also weiterhin ein erhöhter pCO_2.
Lösung (B) entfällt damit ebenfalls.

H92

Frage 7.22: Lösung E

Referenzbereiche s. Kommentar zu Frage 7.20.
Die hier genannte Konstellation ist wie folgt zu interpretieren: Der pH-Wert ist erniedrigt, es müsste also eine akute (d. h. nicht kompensierte) Azidose vorliegen.
Lösung (B) und Lösung (D) entfallen damit.
Lösung (A) ist ebenfalls nicht möglich, da eine akute respiratorische Azidose (z. B. durch Hypoventilation ausgelöst) mit einem erhöhten pCO_2 einhergeht.
Lösung (C) ist deshalb falsch, weil eine metabolische Azidose mit respiratorischer Kompensation (d. h. der vermehrten Abatmung von CO_2) durch den Abfall von pCO_2 und Bikarbonat gekennzeichnet wäre, der BE wäre negativ.
Als Lösungsmöglichkeit bleibt demnach nur der nicht plausible Befund.

H98

Frage 7.23: Lösung A

Zu **(A)** und **(B):** Die metabolische Azidose bei einer terminalen chronischen Niereninsuffizienz entwickelt sich durch

- renalen Bikarbonatverlust (proximale renale tubuläre Azidose)
- verminderte Ammoniumexkretion (distale renale tubuläre Azidose)
- oder durch gastrointestinale Bikarbonatverluste.

Die verminderte Ammoniumexkretion trägt den größten Beitrag zur Azidose bei.
Zu **(C):** Laktat ist das Endprodukt des anaeroben Glukosemetabolismus und wird vorwiegend über die Leber und nur in geringem Ausmaß über die Niere eliminiert.
Eine Laktatazidose kann zwar infolge einer verminderten H^+-Ionen-Elimination begünstigt werden, dieser Faktor ist jedoch bei der Entwicklung einer metabolischen Azidose im Rahmen einer terminalen chronischen Niereninsuffizienz nicht von Belang.
Zu **(D):** Glutamin ist eine natürliche Aminosäure, die u. a. für den Hirnstoffwechsel sowie für den Ammoniakstoffwechsel wichtig ist.
Zu **(E):** Harnstoff ist das Endprodukt des Eiweißstoffwechsels (und wird nicht in der Niere synthetisiert). Als harnpflichtige Substanz steigt der Harnstoff bei einer Niereninsuffizienz an.

F97

Frage 7.24: Lösung E

Die Frage zielt darauf ab, den Zustand einer vollständig bzw. weitestgehend kompensierten metabolischen Azidose darzustellen.
Die Kompensation einer metabolischen Azidose erfolgt soweit wie möglich immer über den respiratorischen Ausgleich, d. h. in erster Linie durch eine vermehrte Abatmung von CO_2.
Dadurch ist der erniedrigte CO_2-Partialdruck (Lösung (C)) nachvollziehbar.
Da im geforderten Beispiel die metabolische Störung anscheinend länger besteht, bleibt der pH-Wert trotz Kompensationsmechanismen im unteren Normbereich (Lösung (A)) also nahe an der Azidose.
Eine metabolische Azidose ist immer durch ein erniedrigtes Bikarbonat (Lösung (D)) gekennzeichnet, wenn kein Mangel an Basen vorhanden wäre, hätten wir ja keine Azidose.
Zu **(E):** Eine Säurebelastung (also eine Azidose) führt in den Tubuluszellen der Nieren zu einer vermehrten Bildung von NH_3 (Ammoniak) aus Glutamin (Ammoniak – Ammoniumpuffer: $NH_3 \rightleftharpoons NH_4^+$). Dadurch werden Wasserstoffionen vermehrt gebunden.

H90

Frage 7.25: Lösung D

Da der Stoffwechsel der Erythrozyten und Leukozyten nach der Blutentnahme weiterläuft, und durch die Freisetzung saurer Endprodukte ein pH-Abfall und eine Erhöhung des pCO_2 verursacht werden kann, muss die Blutprobe zur Bestimmung des Säure-Basen-Haushaltes bei 4 °C oder auf Eiskissen

aufbewahrt werden, wenn sie nicht sofort verarbeitet werden kann.
Sämtliche Parameter der Blutgasanalyse sind zudem temperaturabhängig, ihre Bestimmung ist deshalb an Standardbedingungen (37 °C) gebunden.

F90

Frage 7.26: Lösung B

Eine normokalzämische Tetanie wird in der Regel durch eine Hyperventilation ausgelöst. Dabei wird vermehrt CO_2 abgeatmet, der pCO_2 sinkt, Wasserstoffionen werden verbraucht ($HCO_3^- + H^+ \leftrightarrow H_2CO_3 \leftrightarrow H_2O + CO_2$). Die Folge ist eine **respiratorische Alkalose.**
Chronisches Erbrechen führt zu einem Verlust an saurem Magensaft, es kommt zu einer metabolischen (nicht respiratorischen) Alkalose.
Die Niere stellt für den Säure-Basen-Haushalt ein wichtiges Puffersystem dar, da sie über die renale Elimination von Wasserstoffionen den pH-Wert verändern kann.
Bei einer Niereninsuffizienz kommt es zu einer Einschränkung dieser Fähigkeit, mit der Gefahr der Ausbildung einer metabolischen (nichtrespiratorischen) Azidose.

F90

Frage 7.27: Lösung D

Siehe Kommentar zu Frage 7.26.

F90

Frage 7.28: Lösung C

Siehe Kommentar zu Frage 7.26.

H88

Frage 7.29: Lösung C

Eine **respiratorische Azidose** kann durch alle Erkrankungen, die mit einer Hypoventilation einhergehen, ausgelöst werden.
Als Kompensationsmechanismus kommt es über die Nieren zu einer **vermehrten Ausscheidung von Säuren und zu einer Retention von Basen.**

H89

Frage 7.30: Lösung B

Die exaktesten Resultate bei Untersuchungen zum Säure-Basen-Haushalt erhält man durch die Entnahme von **arteriellem oder arterialisiertem** Blut. Die Blutentnahme sollte anaerob erfolgen, Luft in der Spritze muss nach der Blutentnahme sofort herausgedrückt werden.
Als Antikoagulans wird einzig **Heparin** verwendet. Die Probe sollte möglichst sofort, spätestens aber nach 30 min verarbeitet werden (Weiterlaufen des Erythrozytenstoffwechsels mit Laktatentstehung) und bis dahin bei 4 °C aufbewahrt werden.

F94

Frage 7.31: Lösung D

Zu **(A):** Schwere akute und chronische Nierenerkrankungen führen zu einer Erniedrigung der Kreatinin-Clearance und zu einem Anstieg der Kreatininkonzentration im Plasma.
Zu **(B): Erythropoetin** dient der Aufrechterhaltung der Erythrozytenmasse im Körper, es wirkt einer Erythrozytopenie entgegen. Da es beim Erwachsenen nahezu ausschließlich in der Niere gebildet wird, führt eine chronische Niereninsuffizienz regelmäßig zu einem Erythropoetinmangel und einer renalen Anämie.
Zu **(C): Calcitriol** (1,25-Dihydroxy-Vitamin-D_3) wird in der Niere aus 25-Hydroxy-Vitamin-D_3 synthetisiert, es allein stellt die stoffwechselbeeinflussende Vitamin D-Form dar. Eine chronische Niereninsuffizienz führt zu einer verminderten Bildung.
Zu **(D):** Eine chronische Niereninsuffizienz führt zu einem Verlust an Bikarbonat und zu einer glomerulären Retention von Säuren. Die Folge ist eine metabolische Azidose.
Zu **(E):** Die über den Vitamin-D-Mangel verursachte verminderte Kalziumresorption verursacht einen Anstieg des Parathormonspiegels, mit dem Ziel, die Kalziumhomöostase wieder herzustellen. Es kommt somit zu einem sekundären Hyperparathyreoidismus.

F93

Frage 7.32: Lösung C

Normale Blutwerte:

pH	7,36 – 7,44
pCO_2	35 – 45 mmHg
Standardbikarbonat	22 – 26 mval/l
Basenüberschuss	– 2 bis + 2 mval/l
pO_2	65 – 105 mmHg

Die in der Frage vorliegende Konstellation zeigt eine leichte Azidose (pH = 7,30), einen erniedrigten pCO_2 (31 mmHg) und einen weiterbestehenden Überschuss an Säuren (–11 mmol/l).
Dieses Bild ist für eine metabolische Azidose charakteristisch: Durch den Anfall von Ketosäuren kommt es zu einem Säureüberschuss. Diese metabolische Störung versucht der Organismus respiratorisch auszugleichen, er atmet vermehrt CO_2 ab, wodurch es zu einem Abfall von pCO_2 und von Bikarbonat kommt. Eine vollständige Kompensation ist in dem vorliegenden Fall nicht erreicht (weiterhin Säureüberschuss).
Eine chronische Hyperventilation (A) wäre durch eine respiratorische Alkalose gekennzeichnet.

Eine alveoläre Hypoventilation (B) wäre durch eine respiratorische Azidose (mit erhöhtem pCO_2) gekennzeichnet. Chronisches Erbrechen (D) führt über den Verlust von Magensäure zu einer metabolischen Alkalose.
Ein Hyperaldosteronismus (E) geht mit einer Hypokaliämie und einer metabolischen Alkalose einher.

7.3 Kommentare aus Examen Herbst 2000

H00

Frage 7.33: Lösung B

Bei einem entgleisten Diabetes mellitus bei einem jungen Mann wird es sich in aller Regel um einen entgleisten Diabetes mellitus vom Typ 1 handeln. Der Typ 1 Diabetes kann unbehandelt zu einem ketoazidotischen Koma führen. Dabei werden durch die in großer Menge gebildeten Ketonkörper die Alkalireserven des Körpers aufgebraucht, der Organismus versucht in der Folge durch eine tiefe, frequente Atmung eine respiratorische Kompensation. Demzufolge werden die Blutgaswerte (normale Blutwerte: pH 7,36 – 7,44; pCO_2 35 – 45 mm Hg; Basenabweichung –2 bis +2 mmol/l) in diesem Fall gekennzeichnet sein durch:
- Trend zur Azidose (je nach Ausmaß der Kompensation) d. h. pH erniedrigt
- erniedrigtem pCO_2
- Mangel an Basen (Verbrauch von Alkalireserven).

H00 !

Frage 7.34: Lösung A

Eine **Hypokaliämie** kann verursacht werden durch:
- Alkalose (z. B. akute respiratorische oder metabolische Alkalose)
- gastrointestinale Flüssigkeitsverluste (Erbrechen, Diarrhoe, Laxanzienabusus)
- renale Kaliumverluste (Diuretika, Hyperaldosteronismus (Bartter-Syndrom, Conn-Syndrom))
- mangelnde Kaliumzufuhr.

Zu **(A)**: Die Glukose-Insulin-Therapie ist die Methode, die angewandt wird, wenn eine rasche Senkung des Kaliumspiegels erzielt werden muss. Dabei werden 200 – 500 ml 40% Glukose mit Zusatz von 1 IE Altinsulin pro 2 g infundierter Glukose parenteral verabreicht. Unter der Insulinwirkung wird dann nicht nur vermehrt Glukose, sondern auch vermehrt Kalium in die Zellen aufgenommen, der Serumkaliumspiegel sinkt rasch.
Zu **(B)–(E)**: Alle genannten Möglichkeiten führen eher zu einer Hyperkaliämie.

8 Innere Sekretion

8.2 Laboratoriumsuntersuchungen

8.2.1 Allgemeines

H88

Frage 8.1: Lösung B

Die Cortisolkonzentration im Serum unterliegt einem zirkadianen Rhythmus, wobei Maximalkonzentrationen zwischen 2 Uhr und 8 Uhr, Minimalkonzentrationen zwischen 16 Uhr und 24 Uhr gemessen werden. Auch beim **Testosteron** wird eine Tagesrhythmik mit einem Maximum in den Morgenstunden und einem Minimum in den frühen Nachtstunden gefunden.
Für das Thyroxin, das Adrenalin und das Kalium bestehen keine relevanten zirkadianen Rhythmen.

8.2.2 Hypophysenhormone und HCG

H92

Frage 8.2: Lösung D

Choriongonadotropin (HCG) wird in der Plazenta gebildet, seine Konzentration steigt in der Schwangerschaft an und erreicht im 2. Monat der Gravidität ein Maximum.
Indikationen:
Frühdiagnose einer Gravidität, Erkennen von Frühaborten, Beurteilung und Verlaufskontrolle des Abortus imminens, Kontrolle von trophoblastischen Tumoren.
Erhöhte Werte finden sich bei
- Hodentumoren (Seminom, Teratom)
- Plazentatumoren (Blasenmole, Chorionepitheliom),
- extragonadalen Tumoren (Pankreas, Mamma etc.),
- Mehrlingsschwangerschaft,
- Spätgestosen.

In der Menopause werden erniedrigte HCG-Werte gemessen.

8.2.3 Schilddrüsenhormone

H94

Frage 8.3: Lösung C

Das **Thyreoidea-stimulierende Hormon** (auch Thyreotropin oder TSH genannt) wird in der Hypophyse unter dem Einfluss von TRH (aus dem Hypothalamus stammend) synthetisiert und ins Blut sezerniert. Es veranlasst die Schilddrüse zur vermehrten Iodaufnahme und zur Ausschüttung von T_3 und T_4. Findet sich im Blut eine ausreichende Menge an Schilddrüsenhormonen, so wird die TSH-Ausschüttung über einen negativen Feedback reduziert.
Sämtliche Formen der primären, d.h. von der Schilddrüse selbst ausgehenden Überfunktionen (z.B. autonomes Adenom, Autoimmunhyperthyreose), oder die exogene Überdosierung von Schilddrüsenhormonen müssten deshalb mit einem erniedrigten TSH-Spiegel einhergehen.
Eine Überdosierung von Jod hat keinen Einfluss auf die TSH-Werte.
Beim Adenom der Hypophyse wird direkt – unter Ausschaltung des Regelkreises – TSH produziert, welches seine Wirkung an der Schilddrüse ungehindert entfalten kann.

H96

Frage 8.4: Lösung B

Von den primären Hypothyreosen, bei denen die Schilddrüse direkt von der Störung betroffen ist, sind die *sekundären, hypothalamisch-hypophysär bedingten Hypothyreosen,* bei denen die Schilddrüse als solche intakt ist, abzugrenzen. Hierbei wird die Schilddrüse durch einen TSH-Mangel nicht ausreichend stimuliert, Ursachen können Affektionen des Hypothalamus (mangelnde TRH-Sekretion) oder Affektionen der Hypophyse (mangelnde TSH-Sekretion) sein.
Zu **(A):** Diese Konstellation spricht für eine primäre Hypothyreose.
Zu **(B):** Diese Konstellation entspricht einer sekundären Hypothyreose.
Zu **(C):** Diese Konstellation könnte ebenfalls einer – noch nicht so stark ausgeprägten – sekundären Hypothyreose entsprechen.
Zu **(E):** Diese Konstellation entspricht einer sekundären Hyperthyreose.

H95

Frage 8.5: Lösung C

Die Schilddrüsenhormone T_3 und T_4 werden am Thyreoglobulin der Schilddrüse synthetisiert und gespeichert. Bei Bedarf werden die Schilddrüsenhormone ins Blut abgegeben, wobei sie zum größten Teil an Transportproteine (z.B. TBG, Präalbumin, Albumin) gebunden sind. Nur der freie Anteil (die Relation frei/gebunden liegt bei ca. 1 : 1000) ist biologisch aktiv. Extrathyreoidal findet eine obligate Konversion von T_3 zu T_4 statt.

H92

Frage 8.6: Lösung C

Zu **(1):** Thyreoglobulin ist ein schilddrüsenspezifisches Protein, an dem die Synthese der Schilddrüsenhormone stattfindet und das gleichzeitig als Hormonspeicher dient.
Es findet sich im Serum eines jeden Menschen, wird aber als Tumormarker zur Verlaufskontrolle des differenzierten Schilddrüsenkarzinoms nach totaler Schilddrüsenablation verwendet.
Zu **(2):** Das relativ seltene medulläre Schilddrüsenkarzinom (C-Zell-Karzinom) geht mit erhöhten Kalzitoninwerten einher.
Zu **(3):** Schilddrüsenkarzinome sind in der Regel nicht auffällig hormonell aktiv, sie können im allgemeinen (bis auf das C-Zell-Karzinom) nicht frühzeitig labordiagnostisch erfasst werden.

F89

Frage 8.7: Lösung D

Eine **Hypothyreose** kann **primär,** d.h. durch Störungen in der Schilddrüse selbst (dadurch hohe TSH-Spiegel im Serum) oder **sekundär,** d.h. durch eine Störung der hypophysären TSH-Produktion (dadurch niedrige TSH-Spiegel) hervorgerufen werden.
Laborchemische Kennzeichen der Hypothyreose sind eine Verminderung von T_4 und T_3.
Bei der angeborenen Hypothyreose werden erniedrigte Spiegel der alkalischen Phosphatase (AP) beschrieben. (Diese Erniedrigung ist kein sicheres Symptom, umgekehrt findet sich aber bei der **Hyperthyreose** in der Regel **eine Erhöhung der AP**).
Das **Serumcholesterin** ist bei der Hypothyreose nicht erniedrigt, sondern erhöht (Werte ca. 250–350 mg%).

H89

Frage 8.8: Lösung D

Die Schilddrüse sezerniert täglich etwa 100 µg L-T_4 (L = linksdrehende Form) und etwa 10 µg L-T_3.
Im zirkulierenden Blut sind die Schilddrüsenhormone zum größten Teil an das Thyroxin bindende Globulin (TBG), in geringen Mengen auch an Thyroxin bindendes Präalbumin (TBPA) und Albumin gebunden.
Nur ca. 0,03% des L-T_4 und 0,3% des L-T_3 liegen als freies Hormon im Blut vor, nur dieser Teil ist biologisch aktiv.
L-T_4 wird extrathyreoidal obligat in T_3 umgewandelt, sodass man das L-T_4 als eine Art Prohormon

und wegen der etwa 10-mal längeren Halbwertszeit auch als Depotform des T_3 ansehen kann.
Der Organismus kann aus dem L-T_4 zum einen das aktive L-T_3, zum anderen auch das biologisch wenig aktive **reverse T_3** herstellen.
Die Unterschiede zwischen L T_3 und reversem T_3 (r-T_3) liegen in der unterschiedlichen Position der Jodidgruppen:
L-T_3 = 3,5,3′-T_3
r-T_3 = 3,3′,5′-T_3

F99

Frage 8.9: Lösung D

Zu **(D):** Das **Thyreoidea-stimulierende Hormon** (auch Thyreotropin oder TSH genannt) wird in der Hypophyse unter dem Einfluss von TRH (aus dem Hypothalamus stammend) synthetisiert und ins Blut sezerniert. Es veranlasst die Schilddrüse zur vermehrten Iodaufnahme und zur Ausschüttung von T_3 und T_4. Findet sich im Blut eine ausreichende Menge an Schilddrüsenhormonen, so wird die TSH-Ausschüttung über einen negativen Feedback reduziert.
Sämtliche Formen der primären, d.h. von der Schilddrüse selbst ausgehenden Überfunktionen (z.B. autonomes Adenom, Autoimmunhyperthyreose (Morbus Basedow)) oder exogener Überdosierung von Schilddrüsenhormonen gehen deshalb mit einem erniedrigten TSH-Spiegel einher.
Zu **(A)**, **(B)**, **(C)** und **(E):** Beim Morbus Basedow handelt es sich um eine immunogene Hyperthyreose, wobei die Hyperthyreose durch Schilddrüsen stimulierende TSH-Rezeptorantikörper (TRAK) verursacht wird. Im Plasma finden sich sowohl erhöhte Spiegel für das Triiodthyronin (T_3) als auch für das Gesamtthyroxin (Gesamt-T_4) und das freie (stoffwechselaktive) Thyroxin (FT_4).

8.2.4 Sexualhormone

H98 **!**

Frage 8.10: Lösung E

Beim kongenitalen adrenogenitalen Syndrom (AGS) handelt es sich um ein Krankheitsbild, bei dem ein Enzymdefekt der Cortisolsynthese in der Nebennierenrinde (in 90% der Fälle durch einen 21-Hydroxylasemangel) zu einem Mangel an Nebennierenrindenhormonen (normalerweise hinter dem Enzymdefekt gebildet) und zu einer Überproduktion von (vor dem Defekt gebildeten) Vorstufen dieser Hormone (= 17-Hydroxyprogesteron) führt. Die Folge ist eine Überproduktion androgener Steroidhormone. Die fehlende Rückkopplung eines normalen Cortisolspiegels führt weiterhin zu einer gesteigerten ACTH- und Reninproduktion sowie einer Nebennierenrinden-Hyperplasie.
Klinisch sind ein Pseudohermaphroditismus femininus bei Mädchen bzw. Makrogenitosomie bei Knaben, Beschleunigung des Körperwachstums und der Knochenreifung, Entwicklungsstillstand der Gonaden (Pseudopubertas praecox) sowie fakultativ (abhängig vom Schweregrad des Enzymdefektes) ein Salzverlustsyndrom die Folgen.
Laborchemisch finden sich demnach:

- ein erniedrigter Cortisolspiegel
- ein erhöhter ACTH-Spiegel
- ein erhöhter 17-Hydroxyprogesteronspiegel im Blut
- ein erhöhter Pregnandiolspiegel im Urin (Pregnandiol ist ein Metabolit des 17-Hydroxyprogesteron)
- ein erhöhter Spiegel an Androgenen (Testosteron).

8.2.5 Nebennierenrindenhormone

F88

Frage 8.11: Lösung C

Die Cortisolbestimmung erfolgt heutzutage fast ausschließlich mit den Methoden **Radioimmunoassay** und **Enzymimmunoassay.**
Weiterhin stehen folgende Bestimmungsmethoden zur Verfügung:

- kompetitive Proteinbindungsmethode
- Fluorophotometrie

Für Steroidhormone stehen auch chromatographische Methoden zur Verfügung, die jedoch bei uns kaum mehr angewendet werden.

Frage 8.12: Lösung D

Bei einer Nebennierenrinden(NNR)-Insuffizienz kommt es zum Ausfall bzw. zur Verminderung folgender Hormone:

- Mineralkortikoide
- Glukokortikoide
- Androgene.

Am besten nachweisbar ist eine NNR-Insuffizienz mit dem ACTH-Stimulationstest, bei dem der Patient ACTH intravenös appliziert bekommt. Normalerweise muss es dadurch zu einem Anstieg des Plasmacortisols kommen und damit auch zu einer erhöhten 17-Hydroxycorticosteroidausscheidung im Urin.
Kein oder ein zu geringer Anstieg von 17-Hydroxycorticoid im Harn sowie des Cortisols im Plasma deutet auf eine NNR-Insuffizienz hin.
Durch den Mineralokortikoidausfall kommt es zwar auch zu einer *Hyponatriämie* und einer Hyperkaliämie, die Bestimmung dieser Parameter lässt je-

doch nicht den unmittelbaren Rückschluss auf eine NNR-Insuffizienz zu, da eine Vielzahl von Erkrankungen zur Veränderung dieser Werte führen kann.

Frage 8.13: Lösung A

Cushing-Syndrom: NNR-Überfunktion
vor allem: Cortisolproduktion ↑ – Cortisolausscheidung ↑
17-Hydroxycorticosteroide ↑ als Ausscheidungsprodukte von Cortisol
Die **Östradiolbestimmung** gibt die Funktion von Plazenta, Ovar bzw. Testes wieder.
Die **Androgenbestimmung** ist ein Maß für die inkretorische Testesfunktion.
3-methoxy-4-hydroxy-Mandelsäure ist ein Abbauprodukt der Katecholamine.

8.2.6 Biogene Amine, Renin-Angiotensin

F93

Frage 8.14: Lösung D

Ein **Karzinoid** ist ein Tumor, der vorwiegend im Magen-Darm-Trakt lokalisiert ist und durch die Produktion von **Serotonin** gekennzeichnet ist. Dieses führt klinisch zu anfallsweisen Hitzewallungen (Flush), zu Asthmaanfällen, zu Teleangiektasien und zu kolikartigen Bauchschmerzen. Charakteristisch ist die vermehrte Ausscheidung des Hauptmetaboliten des Serotonins, der **5-Hydroxyindolessigsäure** im 24-h-Sammelurin.
Eine erhöhte Ausscheidung von Porphobilinogen findet man bei der akuten Porphyrie, eine Erhöhung der Vanillinmandelsäure beim Phäochromozytom.
Indoxylschwefelsäure stammt aus dem Abbau des Tryptophans, Urobilinogen aus dem Abbau des Hämoglobins.

H99 !

Frage 8.15: Lösung A

Die im Fallbeispiel genannte Symptomatik sollte an ein Karzinoid denken lassen. Ein **Karzinoid** ist ein Tumor, der vorwiegend im Magen-Darm-Trakt lokalisiert ist und durch eine Produktion von **Serotonin** gekennzeichnet ist. Dieses führt klinisch zu anfallsweisen Hitzewallungen (Flush), zu Asthmaanfällen, zu Teleangiektasien und zu kolikartigen Bauchschmerzen.

Klinische Manifestationen des Karzinoidsyndroms	
• Diarrhö:	70–90%
• Flush:	60–70%
• Asthma, Bronchialobstruktion:	5–10%
• Rechtsherzbeteiligung*:	5–10%
• Pellagra*:	0–5%
• Symptomlos bei erhöhter 5-HIES**:	10–15%

* Spätsyndrom, ** 5-Hydroxyindolessigsäure

Charakteristisch ist die vermehrte Ausscheidung von 5-Hydroxyindolessigsäure (Abbauprodukt des Serotonins).
Zu **(B):** Adrenalin und Noradrenalin sind Katecholamine, die bei Gesunden zu etwa 1% unverändert mit dem Harn ausgeschieden werden (dagegen 80–85% als Vanillinmandelsäure, 15% als Metanephrine).
Zu **(C)** und **(E):** Metanephrine und Vanillinmandelsäure als Abbauprodukte der Katecholamine (Adrenalin, Noradrenalin) werden vor allem bei einer Überfunktion des Nebennierenmarks (z.B. beim Phäochromozytom) vermehrt ausgeschieden.
Zu **(D):** Beim Tryptophan handelt es sich um eine essentielle Aminosäure, die als Indolderivat bei zahlreichen Stoffwechselvorgängen von Bedeutung ist. Manchmal kann ein Karzinoid auch eine Erhöhung des Tryptophanspiegels bewirken.

H95

Frage 8.16: Lösung B

Natriummangel, Hypovolämie oder Hypotonie führen an der Niere zur Ausschüttung von Renin, welches über das Angiotensin-System letztlich eine vermehrte Aldosteronfreisetzung in der Nebennierenrinde bewirkt.
Aldosteron wiederum fördert die Natrium- und Wasserretention in der Niere.
Zu **(A):** Beim Conn-Syndrom besteht **primärer** Hyperaldosteronismus, das Aldosteron ist folglich erhöht, der Reninspiegel und der Kaliumspiegel sind erniedrigt.
Zu **(B):** Furosemid führt als Schleifendiuretikum zu einer vermehrten Wasserausscheidung und auch zu einem erhöhten Kaliumverlust. Reaktiv versucht der Körper dieser Hypovolämie durch eine Aktivierung des Renin-Angiotensin-Aldosteron-Mechanismus entgegenzutreten.
Zu **(C):** Beim Morbus Addison besteht eine Nebenniereninsuffizienz, die in erster Linie einen Mangel an Glukokortikoiden, in zweiter Linie einen Mangel an Mineralokortikoiden mit Hypovolämie, Hypotonie, Natriumverlust und Hyperkaliämie zur Folge hat.
Zu **(D):** Der 11-β-Hydroxylase-Mangel gehört zu den Formen des angeborenen adrenogenitalen Syndroms und ist durch Virilisierung und Ausbildung eines Pseudohermaphroditismus femininus bei

weiblichen Personen sowie einer Verminderung von Aldosteron und Kortisol gekennzeichnet.
Zu **(E):** Amilorid ist ein kaliumsparendes Diuretikum.

H99

Frage 8.17: Lösung E

Zu **(A)**, **(B)** und **(C):** Natriummangel, Hypovolämie oder Hypotonie führen an der Niere zur Ausschüttung von Renin, welches über das Angiotensin-System letztlich eine vermehrte Aldosteronfreisetzung in der Nebennierenrinde bewirkt. Aldosteron wiederum fördert die Natrium- und Wasserretention in der Niere.
Zu **(D):** Eine Nierenarterienstenose kann über die relative Minderdurchblutung der Niere ebenfalls zu einer vermehrten Reninausschüttung und somit zu einer renovaskulären Hypertonie führen.
Zu **(E):** Beim primären Hyperaldosteronismus (Conn-Syndrom) führt die vermehrte Aldosteronausschüttung über einen negativen Feedback zu einer Verminderung der Reninausschüttung (Renin-Angiotensin-Aldosteron-System).

H89

Frage 8.18: Lösung D

Beim **primären Hyperaldosteronismus (Conn-Syndrom)** kommt es durch Aldosteron-produzierende Adenome (ca. 80%) oder Malignome (ca. 20%) zu:
- Hypokaliämie
- Hypernatriämie (nicht obligat)
- Hypervolämie
- Hypertonie (Leitsymptom)
- Alkalose (als metabolische Alkalose durch die Hypokaliämie hervorgerufen).

Das Renin-Angiotensin-System ist beim primären Aldosteronismus **supprimiert,** erhöhte Werte finden sich dagegen beim sekundären und tertiären Hyperaldosteronismus.

H93

Frage 8.19: Lösung D

Zu **(1)** und **(3):** Die 5-Hydroxyindolessigsäure (5-HIES) ist das Hauptabbauprodukt des Mediatorstoffs Serotonin. Erhöhte Werte im Urin finden sich beim Karzinoid, bei einigen Karzinomen sowie anderen seltenen Erkrankungen.
Ein Phäochromozytom führt ebenso wie das Neuroblastom zu erhöhten Ausscheidungen von Vanillinmandelsäure (= wichtigstes Abbauprodukt der Katecholamine) im Urin.
Zu **(2):** Renin wird im juxtaglomerulären Apparat der Niere gebildet und wandelt Angiotensinogen in Angiotensin I um.

Bei der renovaskulären Hypertonie (Nierenarterienstenose) sind immer deutlich erhöhte Reninwerte zu messen.

H98 **!!**

Frage 8.20: Lösung D

Beim **Phäochromozytom** handelt es sich um ein Neoplasma (meist Adenom, selten Karzinom) des adrenosympathischen Systems (> 90% im Nebennierenmark), dessen chromaffine Zellen Adrenalin und Noradrenalin bilden.
Symptome: Je nach Rhythmus der Katecholaminsekretion Dauerhochdruck oder – seltener – paroxysmale Hypertonie und gesteigerter Stoffwechsel (mit Schweißausbruch, Hyperglykämie, Angina pectoris, Herzrhythmusstörungen, Unruhe, Tremor, Blässe; im Intervall meist unauffällig), Gewichtsabnahme.
Ein Phäochromozytom führt zu erhöhten Ausscheidungen von Katecholaminen und von Vanillinmandelsäure (= wichtigstes Abbauprodukt der Katecholamine) im Urin.
Zu **(1):** Die **5-Hydroxyindolessigsäure** (5-HIES) ist das Hauptabbauprodukt des Mediatorstoffs Serotonin. Erhöhte Werte im Urin finden sich beim Karzinoid, bei einigen Karzinomen sowie anderen seltenen Erkrankungen.
Zu **(3): Hydroxyprolin** ist eine nicht essenzielle Aminosäure und ein Bestandteil des Kollagens. Es wird im Harn ausgeschieden (in Spuren als freies Hydroxyprolin, vor allem aber als peptidartig gebundenes Hydroxyprolin) und ist ein Parameter für den Kollagenstoffwechsel (vermehrte Ausscheidung z. B. bei Osteoporose, Hyperthyreose).

8.3 Kommentare aus Examen Herbst 2000

H00 **!!**

Frage 8.21: Lösung C

Beim Morbus Basedow handelt es sich um eine immunogene Hyperthyreose, wobei die Hyperthyreose durch schilddrüsenstimulierende TSH-Rezeptorantikörper (TRAK) verursacht wird. Im Plasma finden sich sowohl erhöhte Spiegel für das Trijodthyronin (T_3) als auch für das Gesamtthyroxin (Gesamt-T_4) und das freie (stoffwechselaktive) Thyroxin (FT_4).
Das **Thyreoidea-stimulierende Hormon** (auch Thyreotropin oder TSH genannt) wird in der Hypophyse unter Einfluss von TRH (aus dem Hypothalamus stammend) synthetisiert und ins Blut sezerniert. Es veranlasst die Schilddrüse zur vermehrten Iodaufnahme und zur Ausschüttung von T_3 und T_4.

Findet sich im Blut eine ausreichende Menge an Schilddrüsenhormonen, so wird die TSH-Ausschüttung über ein negatives Feedback reduziert.
Sämtliche Formen der primären, d.h. von der Schilddrüse selbst ausgehenden Überfunktionen (z.B. autonomes Adenom, Autoimmunhyperthyreose (Morbus Basedow)) oder exogener Überdosierung von Schilddrüsenhormonen gehen deshalb mit einem erniedrigten TSH-Spiegel einher.

9 Blut und Blut bildende Organe

9.2 Laboratoriumsuntersuchungen

9.2.1 Untersuchungsmaterial

F91

Frage 9.1: Lösung E

Das **mittlere korpuskuläre Erythrozytenvolumen (MCV)** berechnet sich aus Erythrozytenzahl und Hämatokrit. Die Messgröße gibt Auskunft über intrazelluläre Flüssigkeitsveränderungen.

$$MCV = \frac{\text{Hämatokrit (\%)} \times 10}{\text{Ery-Zahl } (10^6/\mu l)} \; (\mu m^3)$$

Referenzbereich:
80 – 94 μm^3

MCH = mittleres korpuskuläres Hämoglobin = Hb_E
= Hämoglobingehalt des Einzelerythrozyten

$$MCH\ (Hb_E) = \frac{\text{Hämoglobin im Vollblut (g/dl)} \times 10}{\text{Ery-Zahl } (10^6/\mu l)} \; (pg)$$

Referenzbereich:
28 – 34 pg
(auch bei normochromer Anämie)

MCHC = mittlere korpuskuläre Hämoglobinkonzentration
Ebenso wie das MCV gibt auch diese Messgröße eine Information über Veränderungen des extrazellulären Flüssigkeitsvolumens.

$$MCHC = \frac{\text{Hämoglobinkonzentration (g/dl)} \times 100}{\text{Hämatokrit (\%)}} \; (g/dl)$$

MCHC zeigt bei Zunahme der extrazellulären Osmolarität (infolge Flüssigkeitsentzug aus den Erythrozyten) einen Anstieg und bei Abnahme (durch Flüssigkeitseinstrom) einen Abfall.
Referenzbereich:
32 – 36 g Hb/dl Ery-Masse

F91

Frage 9.2: Lösung B

Siehe Kommentar zu Frage 9.1.

F91

Frage 9.3: Lösung D

Siehe Kommentar zu Frage 9.1.

F89

Frage 9.4: Lösung A

Siehe auch Kommentar zu Frage 9.1.
Die Messgröße MCV gibt Auskunft über intrazelluläre Flüssigkeitsveränderungen.
Erhöhte Werte finden sich bei makrozytären und hyperchromen Anämien wie z.B. bei:
- Vitamin-B_{12}-Mangel
- Folsäure-Mangel
- Leberkrankheiten
- Präleukämien und Leukämien.

Erniedrigte Werte finden sich bei mikrozytären und hypochromen Anämien wie z.B. bei:
- Eisenmangel
- Thalassämie
- Sphärozytose
- Eisenverwertungsstörungen.

9.2.2 Erythrozyten

H91

Frage 9.5: Lösung C

Siehe auch Kommentar zu Frage 9.1.
Erhöhte MCH-Werte (hyperchrome Anämien) bei
- makrozytären Anämien, z.B. bei chronischen Lebererkrankungen, Malabsorption,
- megaloblastären Anämien,
- Vitamin-B_{12}- und Folsäuremangel.

Erniedrigte MCH-Werte (hypochrome Anämien) bei
- Eisenmangel bei chronischen Blutungen, Infektionen, Tumoren, Resorptionsstörungen,
- Störungen der Hämsynthese, z.B. sideroachrestische Anämie, Pyridoxinmangel,
- Störungen der Globinsynthese, z.B. Thalassämie, Sichelzellenanämien.

Eine **chronische Blutungsanämie** führt durch den entstehenden Eisenmangel zu einer Verringerung des MCH, lediglich bei einem akuten Blutverlust bleiben die Parameter für die Erythrozyten normal.

↑Hb(MCH) – makrozyt. Anäm.
↓Leber, Malabs
– megalobl. ↓VB12, Fols
↓Hb – ↓Fe, Inf., Tum, ↓Resorb.
↓Häm-synth., ↓Globin-Synth

H98 !

Frage 9.6: Lösung D

Bei einer (intravasal-)hämolytischen Anämie kommt es zu einer verstärkten Zerstörung von Blutkörperchen. Laborchemisch zeigt sich eine Verminderung der Erythrozyten-Zahl, von Hb und Hk bei unauffälligem MCV, MCH und MCHC.
Da die folgenden Parameter in den Erythrozyten in höherer Konzentration als im Plasma vorhanden sind, ist bei Hämolyse mit einem Anstieg zu rechnen:
LDH, GOT, GPT, Kalium, Saure Phosphatase.
Weiterhin führt der verstärkte Hämoglobinabbau zu einem vermehrten Anfall von nicht konjugiertem Bilirubin, die Glukuronidierungskapazität der Leber ist bald überfordert, es kommt ggf. zu einem Anstieg des Gesamtbilirubins.
Zu **(A):** Myoglobin ist ein Sauerstoff bindendes Hämoprotein, das in der quergestreiften Muskulatur gebildet wird. Erhöhte Werte im Serum finden sich bei Skelettmuskelschäden und Myokardinfarkt.
Zu **(B):** Das C-reaktive Protein gilt als das klassische Akute-Phase-Protein, da es aufgrund seiner schnellen Reagibilität und seiner positiven Korrelation mit dem Ausmaß einer Entzündung der wichtigste Verlaufsparameter der Akute-Phase-Reaktion ist.
Besonders ausgeprägt sind die Reaktionen bei bakteriellen Infektionen.
Zu **(C):** Thyroxin ist ein Schilddrüsenhormon.
Zu **(D):** Haptoglobin ist ein Glykoprotein und hat die Aufgabe, den Körper vor Eisenverlusten durch physiologische oder pathologische intravasale Hämolyse zu bewahren.
Dies geschieht dadurch, dass Haptoglobin freigesetztes Hämoglobin bindet und aus dem Plasma entfernt. Seine Blutspiegel fallen deshalb bei einem Anfall von Hämoglobin – z.B. durch eine intravasale Hämolyse – rasch ab.
Zu **(E):** Der Komplementfaktor C4 ist zwar mit bestimmten Autoimmunerkrankungen assoziiert, nicht jedoch mit der Hämolyse.

F00

Frage 9.7: Lösung A

Erythropoetin ist ein zu den Zytokinen gehörender hämatopoetischer Wachstumsfaktor der in der Niere gebildet wird.
Er wird aus seiner inaktiven Vorstufe (Pro-Erythropoetin) im Blut durch das Erythrogenin abgespalten und regt dann auf dem Blutweg die Erythropoese an (Zelldifferenzierung, schnellere Vermehrung der Retikulo- und Erythrozytenzahl im peripheren Blut, Steigerung der Purin- und Hämsynthese, des Eisenstoffwechsels und des Sauerstoffverbrauchs).
Die Blutwerte sind erniedrigt bei

- Hungeranämie
- Infektionen
- rheumatischen Erkrankungen
- chronischen Nephropathien (meistens einhergehend mit Niereninsuffizienz) und Neoplasmen.

Die Blutwerte sind erhöht bei

- Blutungs-, hämolytischer, hypo- und aregeneratorischer Anämie
- chronischer Hypoxie (s.a. Höhenanpassung)
- Schwangerschaft
- Nierenerkrankungen wie Nierenzellkarzinom (paraneoplastisches Syndrom), Zystenniere und Nierenarterienstenose.

F99 !

Frage 9.8: Lösung E

Das MCH stellt den Wert für den Hämoglobingehalt des Einzelerythrozyten dar, er berechnet sich nach der Formel

$$\text{MCH}\ (\text{Hb}_E) = \frac{\text{Hämoglobin im Vollblut (g/dl)} \times 10}{\text{Erythrozytenzahl } (10^6/\mu l)}$$

Referenzbereich: 28 – 34 pg
Erhöhte Werte (hyperchrome Anämien) bei

- makrozytären Anämien, z.B. bei chronischen Lebererkrankungen, Malabsorption, megaloblastären Anämien, z.B. bei Vitamin B_{12}- und Folsäuremangel.

Erniedrigte Werte (hypochrome Anämien) bei

- Eisenmangel bei chronischen Blutungen, Infektionen, Tumoren, Resorptionsstörungen,
- Störungen der Hämsynthese, z.B. sideroachrestische Anämie, Pyridoxinmangel,
- Störungen der Globinsynthese, z.B. Thalassämie, Sichelzellenanämien.

Eine **chronische Blutungsanämie** führt durch den entstehenden Eisenmangel zu einer Verringerung des MCH, lediglich bei einem akuten Blutverlust bleiben die Parameter für die Erythrozyten normal.

H99 !

Frage 9.9: Lösung D

Zu **(D):** Als **Fragmentozytose** wird das Auftreten von stark fehlgebildeten Erythrozyten (Schistozyten) vor allem bei intravasaler Hämolyse, ferner bei der Thalassaemia major in Form von Poikilozytose bezeichnet.
Zu **(B)** und **(C):** Eisenmangel führt zu einer **hypochromen, mikrozytären Anämie.** Sämtliche Erythrozytenindizes (MCV, MCH, MCHC) sind dadurch vermindert.
Zu **(A)** und **(E): Ferritin** ist ein Protein, das in Korrelation zur Reserveeisenkonzentration der Zellen mit Eisen beladen wird und damit einen Rückschluss auf die Eisenvorräte im Körper zulässt. **Transferrin**

ist das Transportprotein für Eisen. Eisen wird nahezu ausschließlich über das Transferrin transportiert, der Transferrinwert entspricht deshalb näherungsweise der totalen Eisenbindungskapazität. Bei einem Eisenmangel bleiben Transportkapazitäten für Eisen unbesetzt (= **verminderte Transferrinsättigung**), die freie Eisenbindungskapazität steigt an. Gleichzeitig kommt es zu einer vermehrten Synthese von Transferrin, sodass auch der Transferrinspiegel und die totale Eisenbindungskapazität erhöht sind (der Mechanismus ist noch nicht eindeutig geklärt). Ein Eisenmangel führt dementsprechend zu erhöhten Transferrinspiegeln bei gleichzeitig verminderter Transferrinsättigung und zu erniedrigten Ferritinspiegeln.

H88

Frage 9.10: Lösung B

Akute Blutungen lassen in der Frühphase noch keine Veränderungen im Blutbild erkennen (der Körper verliert sowohl Erythrozyten als auch Plasma). In der Folge lassen sich dann ein Abfall von Hb und Ery-Zahl bei sonst normalen Parametern nachweisen.
Chronische Blutverluste können durch den allmählich entstehenden Eisenmangel zu der Ausbildung einer hypochromen Anämie führen.
Hämolytische Anämien zeigen laborchemisch eine Verminderung der Ery-Zahl, von Hb und Hk bei unauffälligem MCV, MCH und MCHC sowie als Zeichen der Hämolyse eine Hyperbilirubinämie und eine Retikulozytose.
Bei Lebererkrankungen und chronischem Alkoholismus können sich **makrozytäre Anämien** als Zeichen eines Folsäuremangels finden.
Eine **mechanische Hämolyse** (z.B. bei Herzklappenprothesen, in Herz-Lungen-Maschinen) führt zwar zu einer Anämie, Form und Größe der (noch intakten) Blutkörperchen bleiben aber unverändert.

F00

Frage 9.11: Lösung C

Folsäure ist eine dem Vitamin-B-Komplex zugehörige Substanz. Sie ist ein essenzieller Nahrungsbestandteil, enthalten in grünen Pflanzenblättern, Leber, Hefe, Kuh- und Muttermilch und ist wichtig u.a. für die Biosynthese der Nukleinsäuren, die Blutbildung und als Coenzym. Bei ungenügender Zufuhr, v.a. aber bei gestörter Resorption (im Dünndarm), erhöhtem Bedarf (Schwangerschaft, Vitamin-B_{12}-Mangel) sowie bei Störung des Folsäurestoffwechsels durch Folsäureantagonisten treten Mangelerscheinungen auf, und zwar Blutbildungsstörungen **(megaloblastische Anämie bei Granulo- u. Panzytopenie),** Psoriasis u.a.

F93

Frage 9.12: Lösung A

Eisenmangel führt zu einer **hypochromen, mikrozytären Anämie.** Sämtliche Erythrozytenindizes (MCV, MCH, MCHC) sind dadurch vermindert.
Anulozyten (1) sind hypochrome, normal große Erythrozyten, bei denen nur noch ein hämoglobinhaltiger Ring zu sehen ist. Sie finden sich in erster Linie bei einer Eisenmangelanämie.
Megalozyten (3) finden sich z.B. bei einer perniziösen Anämie.
Sphärozyten (2) stellen kleine Erythrozyten mit erhöhter Zelldicke und normalem Hb-Gehalt dar, sie lassen sich bei hämolytischen Anämien finden.

F94

Frage 9.13: Lösung C

Bei Infekten, chronischen Entzündungen und Neoplasien wird der Serumeisenpool in die Makrophagen umverteilt, das rasche **Absinken des Serum-Eisenwertes** und eine sich daraus entwickelnde **hypochrome Anämie** ist die Folge.
Im Gegensatz zu denjenigen hypochromen Anämien, die durch einen echten Eisenmangel verursacht wurden, weisen die Tumor- und Infektanämien stets **normale oder erhöhte Serumferritin-Konzentrationen** auf und können mit Hilfe dieses Parameters gut von der Eisenmangelanämie abgegrenzt werden.

H93

Frage 9.14: Lösung B

Zu **(A):** Bei einer intravasal hämolytischen Anämie kommt es zu einer verstärkten Zerstörung von Blutkörperchen.
Da die folgenden Parameter in den Erythrozyten in höherer Konzentration als im Plasma vorhanden sind, ist bei Hämolyse mit einem Anstieg folgender Parameter zu rechnen:
LDH, GOT, GPT, Kalium, Saure Phosphatase.
Zu **(B): Ferritin** ist ein Protein, das in direkter Korrelation zur Reserveeisenkonzentration der Zellen steht und damit einen Rückschluss auf die Eisenvorräte im Körper zulässt.
Eine Hämolyse führt zu einer Eisenüberladung des Blutes und damit zu erhöhten Ferritinwerten.
Zu **(C):** Der verstärkte Hämoglobinabbau bei der hämolytischen Anämie führt zu einem vermehrten Anfall von **nicht konjugiertem Bilirubin,** die Glukuronidierungskapazität der Leber ist überfordert, es kommt zu einem Anstieg des Gesamtbilirubins.
Zu **(D): Haptoglobin** ist ein Glykoprotein und hat die Aufgabe, den Körper vor Eisenverlusten zu schützen. Dies geschieht dadurch, dass Haptoglobin freigesetztes Hämoglobin bindet und aus dem Plas-

ma entfernt. Seine Blutspiegel fallen deshalb bei einer Hämolyse rasch ab.
Zu **(E):** Eine **Hämoglobinurie** ist bei jeder Hämolyse zu beobachten, sie muss von einer Hämaturie (Ausscheidung von Erythrozyten) abgegrenzt werden.

H92

Frage 9.15: Lösung B

Zu **(1):** Die Eisenmangelanämie ist die häufigste aller Anämieformen und durch hypochrome Erythrozyten, d.h. durch ein erniedrigtes MCH, gekennzeichnet.
Zu **(2):** Transferrin ist das Transportprotein für Eisen. Da es beim Eisenmangel nur unzureichend mit Eisen gesättigt ist, lässt sich ein erhöhter freier Transferrinspiegel messen.
Zu **(3):** Ferritin stellt ein eisenbeladenes Protein dar, das als Eisenspeicher jeder Zelle und des gesamten Organismus angesehen werden kann. Die im Serum bestimmte Ferritinmenge korreliert mit der Eisenreserve der Zellen, eine Eisenmangelanämie führt demnach zu einem erniedrigten Ferritinspiegel.

F89

Frage 9.16: Lösung B

Folgende Stoffe sind in den Erythrozyten in höherer Konzentration als im Plasma vorhanden und führen bei Hämolyse zu falsch-hohen Werten:
- LDH
- Saure Phosphatase
- GOT
- GPT
- Kalium
- Kreatinin.

Zu **(2):** Die **Bestimmung des freien Hämoglobins** darf nicht mit der üblicherweise durchgeführten „normalen" Hämoglobinbestimmung verwechselt werden. Die normale Hämoglobinbestimmung erfordert **Kapillarblut,** die Bestimmung des freien Hämoglobins **Serum.**
Die Werte für das freie Hämoglobin liegen bei bis zu 40 mg/100 ml Serum, leichte körperliche Anstrengungen führen bereits zu einem Anstieg um das 3- bis 5fache.
Extreme körperliche Belastungen können die Werte um das 10- bis 30fache ebenso wie hämolytische Anämien erhöhen.
Zu **(3): Haptoglobin** ist ein Glykoprotein und gehört ebenso wie das **Hämopexin** zu einem System, das den Körper vor dem Eisenverlust, der durch die physiologische oder pathologische Hämolyse entstehen würde, bewahren soll. Dabei hat Haptoglobin die Funktion, das intravasal freigesetzte Hämoglobin aus dem Plasma zu entfernen. Hämopexin ist dazu in der Lage, freigewordenes Häm zu binden und zu dem retikuloendothelialen System zu transportieren.
Hämolytische Anämien führen zu einem **Absinken** beider Serumspiegel, wobei eine Haptoglobinverminderung sowohl durch extra- und intravasale hämolytische Anämien, eine Hämopexinverminderung bei Überwiegen der extravasalen Hämolyse hervorgerufen wird.

H90

Frage 9.17: Lösung B

Zu **(1):** Zu einer Erhöhung des nicht konjugierten (indirekten) Bilirubins kommt es, wenn ein vermehrtes Bilirubinangebot vorliegt, sodass die Glukuronidierungskapazität der Leber überfordert ist. Folgende Erkrankungen können deshalb mit einer **Erhöhung des indirekten Bilirubins** einhergehen:
- hämolytische Anämien (= verstärkter Hämoglobinabbau)
- mangelnde Aktivität der UDP-Glukuronyltransferase (z.B. beim **Icterus neonatorum, beim Crigler-Najjar-Syndrom, beim Meulengracht-Syndrom**)
- Morbus haemolyticus neonatorum (z.B. bei Rhesus-Inkompatibilität).

Zu **(2): Haptoglobin** ist ein Glykoprotein und hat die Aufgabe, den Körper vor Eisenverlusten durch physiologische oder pathologische intravasale Hämolyse zu bewahren.
Dies geschieht dadurch, dass Haptoglobin freigesetztes Hämoglobin bindet und aus dem Plasma entfernt. Seine Blutspiegel fallen deshalb bei einem Anfall von Hämoglobin – hier durch eine intravasale Hämolyse – rasch ab.
Zu **(3): Kalzium** ist zu 98% in den Knochen deponiert, der übrige Teil liegt im Plasma ionisiert oder an Eiweiß gebunden vor.
Die Erythrozyten selbst enthalten keine nennenswerten Mengen an Kalzium, eine Hämolyse ruft deshalb keine Veränderung des Kalziumspiegels hervor. Von viel größerer Bedeutung für den Kalziumstoffwechsel sind der Säure-Basen-Haushalt, der Knochenstoffwechsel und die Nierenfunktion.

H98

Frage 9.18: Lösung E

Die Thalassämie ist eine erbliche Störung der Hämoglobinbildung infolge verminderter Synthese strukturell normaler Polypeptidketten (alpha, beta, gamma oder delta) des Hämoglobins mit resultierender hypochromer, eisenrefraktärer, hämolytischer Anämie.
Bei der häufigeren „klassischen" β-Thalassämie mit Synthesehemmung der β-Ketten treten die normalen Nebenhämoglobine HbA_2 ($\alpha_2\delta_2$) und HbF ($\alpha_2\gamma_2$) hervor. Bei der prognostisch ungünstigeren α-Tha-

lassämie ist die Bildung der α-Ketten vermindert, es kommt zu einem Überschuss an β- und γ-Ketten mit Bildung von Tetrameren einer Kettenart, nämlich HbH (β_4) oder Hb Barts (γ_4).

Thalassaemia major:
Homozygote, schwere β-Thalassämie mit Überproduktion von HbF (während die homozygote α-Form meist zum intrauterinen Tod oder konnatalen Hydrops gravis führt), oft schon im frühen Kindesalter schleichend beginnend und evtl. früh letal; mit Erythroblastose (Megalo- u. Paraerythroblasten, Retikulose, basophile Punktierung), Leukozytose, Minderwuchs, Hepatosplenomegalie, Turm- oder Rundschädel.

Thalassaemia minor:
Heterozygote, leichte β-Thalassämie, meist mit Überproduktion von HbA_2; nur zeitweiliger und geringer Subikterus, mäßige Hepatosplenomegalie, typisches Blutbild (mikrozytäre hypochrome Erythrozyten, evtl. basophil punktiert); meist keine gröberen Skelettveränderungen.

Thalassaemia minima:
Auch als Sichelzellenthalassämie bezeichnete Hämoglobinopathie bei Simultanträgern von HbS, HbF und HbA; klinisch als Sichelzellenanämie mit Symptomen der Thalassaemia major, minor oder minima (je nach %-Anteil des anormalen Hb).

H89

Frage 9.19: Lösung C

Mittels Elektrophorese kann das normale Hämoglobin in die Bestandteile HbA_1, HbA_2 und HbF aufgetrennt werden.
Ebenso erlaubt sie den Nachweis pathologischer Hämoglobine wie z. B. **HbS, HbC und HbD.**
Bei der **Sichelzellenanämie** handelt es sich um eine qualitative Hämoglobinveränderung an der β-Kette (Austausch der Aminosäure 6 durch Valin), wodurch es zu einer Bildung von **HbS** kommt.
Abhängig von der Form der Sichelzellenanämie (homozygot oder heterozygot) ist das HbA, das normalerweise ca. 98 % des Hb ausmacht, mehr oder weniger durch pathologische Hb-Varianten (HbS und geringer durch HbF) ersetzt.
Der Nachweis von Sichelzellen ist beim **Vorliegen von HbS** mikroskopisch möglich, wenn ein Tropfen Blut nach der Gabe von Na_2SO_4 ca. 15 – 20 min unter **Luftabschluss** gehalten wird.
Da Patienten mit HbS relativ malariaresistent sind, ist es zu einer gewissen Selektion in den Malariagebieten gekommen.

F93

Frage 9.20: Lösung C

Thalassämien beruhen auf einem genetischen Defekt, der zu einer verminderten Synthese einzelner oder mehrerer Globinketten und damit zu einer Störung der Hämoglobinsynthese führt. Die klinische Ausprägung des Krankheitsbildes kann sehr unterschiedlich sein (Minor-, Intermedia- und Major-Formen), es kann asymptomatisch verlaufen oder bis hin zu Anämieformen führen, die lebenslang Transfusionen erforderlich machen.
Die **Thalassaemia major** geht normalerweise mit einer hypochromen Anämie sowie mit einer Anisozytose (Auftreten ungleich großer Erys im Blut) und einer Poikilozytose (Auftreten von birnen- und keulenförmigen Erys) einher.

H90

Frage 9.21: Lösung C

Eine Bleivergiftung entfaltet ihre toxische Wirkung auf die Erythrozyten über eine Schädigung der Porphyrinsynthese, die wiederum für die Bildung des Häms von entscheidender Bedeutung ist.
Die Folgen der Schädigung der Porphyrinsynthese sind eine erhöhte Ausscheidung von Delta-Aminolävulinsäure und Koproporphyrin im Urin.
Weiterhin kommt es über die Störung der Hämsynthese zur Ausbildung einer hypochromen Anämie mit Anisozytose, Poikilozytose und basophiler Tüpfelung.
Das Blei selbst wird dabei nicht in die Erythrozyten eingebaut.

H91

Frage 9.22: Lösung B

Zu **(1):** Der Begriff des **oxyphilen Normoblasten** gehört in die Erythropoese und stellt die Entwicklungsstufe vor dem Retikulozyten dar. Der oxyphile Normoblast wird normalerweise beim Übertritt in das periphere Blut kernlos, manchmal bleiben jedoch Kernreste zurück, die als **Howell-Jolly-Körper** in den Erythrozyten auffallen.
Die **Heinz-Innenkörper** sind dagegen rundliche, exzentrisch gelegene, Hb-haltige Körnchen, die oxidativ denaturiertes Hb darstellen (durch Met-Hb-Gifte).
Zu **(2):** Die Retikulozyten werden mit Brillantkresylblaulösung angefärbt.
Zu **(3):** Das Vorkommen von birnen- oder keulenförmigen Erythrozytenformen nennt man **Poikilozytose** (z. B. durch Erythropoesestörungen bei der perniziösen Anämie).

H92

Frage 9.23: Lösung E

Zu **(1)** und **(2):** Die Definitionen der veränderten Erythrozytenmorphologie (**Anisozytose** = verschieden große Erythrozyten, **Poikilozytose** = birnen- und keulenförmige Erythrozyten und Erythrozytenfragmente) sind in den vorgegebenen Lösungen richtig wiedergegeben.
Zu **(3): Polychromatische Erythrozyten** sind jugendliche, basophile Erythrozyten, die noch Reste RNA-haltiger Zellorganellen enthalten und sich z.B. mit Brillantkresylblau oder Methylenblau anfärben lassen.

9.2.4 Hämoglobinsynthese

F96

Frage 9.24: Lösung D

Vitamin B_{12} wird normalerweise im terminalen Ileum unter Anwesenheit des Intrinsic factors resorbiert. Eine fehlende Zufuhr oder eine fehlende Resorption (z.B. bei einer atrophischen Gastritis) führt zu einer megaloblastären Anämie. Es finden sich große Erythrozyten („Megalozyten") mit einem MCV über 95 μm^3, die zudem hyperchrom sind (MCH größer als 34 pg).

H96

Frage 9.25: Lösung D

Eine intravaskuläre Hämolyse kann hereditäre Gründe (z.B. Membrandefekte, Enzymdefekte) haben oder erworben sein (z.B. Autoimmungeschehen, Transfusionszwischenfälle, Infektionen).
Zu **(A):** Das Haptoglobin als Transportprotein für freies Hämoglobin ist bei einer Hämolyse sofort belegt, die Haptoglobinkonzentration im Serum fällt.
Zu **(B):** Die LDH kommt ubiquitär in allen Zellen, also auch in den Erythrozyten vor, eine Hämolyse führt deshalb zu einem Anstieg.
Zu **(C):** Die Retikulozytenzahl steigt innerhalb von Stunden nach einem hämolytischen Ereignis an.
Zu **(D):** Die GLDH ist ein nahezu leberspezifisches Enzym, Aktivitätsanstiege im Plasma entstammen ausschließlich der Leber.
Zu **(E):** Urobilinogen als Abbauprodukt des Hämoglobins fällt nach einer Hämolyse in großem Umfang an und wird über die Niere ausgeschieden.

H91

Frage 9.26: Lösung A

Die **Porphyrine** besitzen im Stoffwechsel als Koenzyme und als Vorstufen der Hämsynthese eine zentrale Funktion.
Die Porphyrine werden hauptsächlich im Knochenmark und in der Leber synthetisiert, die biologisch wichtigsten Porphyrine (Uro-, Kopro- und Protoporphyrine) sind im Urin, Plasma, Erythrozyten und Stuhl in kleinen Mengen enthalten.
Einen Überblick über die Porphyrinsynthese gibt das Schema im Kapitel Hämoglobinsynthese des Kurzlehrbuches.
Bei der **akuten intermittierenden Porphyrie** kommt es zu einer vermehrten Aktivität der δ-ALS-Synthetase, dadurch kommt es zu einer Überproduktion von δ-Aminolävulinsäure (δ-ALS) und Porphobilinogen (PBG).
Das vermehrte PBG kann im Urin mit dem **Watson-Schwartz-Test** nachgewiesen werden, der nach folgendem Prinzip funktioniert:
PBG + Ehrlich-Reagenz → Rotfärbung (photometr. Messung)
Referenzbereiche 100–1700 µg/24 h
Klinisch macht sich die akute intermittierende Porphyrie durch Bauchkoliken, Polyneuropathie u.a. bemerkbar.
Die Gesamtporphyrine, die Uroporphyrine und die Koproporphyrine können nur mit speziellen spektralphotometrischen Methoden, die δ-ALS nur mit Hilfe der Ionenaustauschchromatographie bestimmt werden.

F88

Frage 9.27: Lösung B

Der partielle enzymatische Defekt im Verlauf der Hämsynthesekette ist bei der **akuten intermittierenden Porphyrie** an der **Uroporphyrinogen-Synthetase** lokalisiert.
Durch den Defekt ist die Regulation der Hämsynthese gestört, es kommt **sekundär** zu einer Induktion des Enzyms **Aminolävulinsäure-Synthetase.** Dadurch kann eine Erhöhung der δ-Aminolävulinsäure (ALS) nachgewiesen werden.
Bei den akuten **hepatischen Porphyrien** beruht die Erhöhung der ALS auf einer **direkten** Induktion und infolgedessen höheren Aktivität der ALS-Synthetase in der Leber.
Siehe auch Kommentar zu Frage 9.26.

F92

Frage 9.28: Lösung E

Die **kongenitale erythropoetische Porphyrie** (Morbus Günther) führt zu einer stark erhöhten Ausscheidung von Uroporphyrin I. Ihr liegt ein Defekt der Ferrochelatase (auch als Hämsynthetase bezeichnet) zugrunde (im letzten Schritt der Hämsynthese). Klinisch ist die kongenitale erythropoetische Porphyrie durch kutane und hepatobiliäre Symptome gekennzeichnet.

H94

Frage 9.29: Lösung D

Die vorliegende Konstellation weist die folgenden Merkmale auf:
Es handelt sich um eine **Anämie** (Hb 10 g/dl), wobei die Erythrozyten **hypochrom** sind (das MCH ist mit 21 pg verkleinert). Die naheliegendste Verdachtsdiagnose Eisenmangelanämie, für die solche Werte typisch sind, kann jedoch durch die genannten Eisenparameter nicht bestätigt werden:
Das Serum-Eisen ist erhöht, das Serum-Ferritin als Maß für die Eisenreserve der Zellen ebenso. Das Transferrin als Transportprotein für Eisen ist leicht erniedrigt, d.h. es ist ausreichend mit Eisen gesättigt.
Zu **(A):** Eine **chronische Blutungsanämie** wäre durch einen Eisenmangel gekennzeichnet (und eine akute Blutung würde nicht zu einer Erniedrigung des MCH führen).
Zu **(B):** Alle Eisenparameter sprechen gegen einen Eisenmangel (s.o.).
Zu **(C):** Bei **Infekten, chronischen Entzündungen und Neoplasien** wird der Serumeisenpool in die Makrophagen umverteilt, das rasche Absinken des *Serum-Eisenwertes* und eine sich daraus entwickelnde hypochrome Anämie sind die Folge.
Zu **(D):** **Sideroachrestische Anämien** haben ihre Ursache in Defekten in der Porphyrinsynthese. Es werden hypochrome Erythrozyten gebildet, das Serum-Eisen ist typischerweise hoch.
Zu **(E):** **Hyperchrome Megaloblastenanämien** finden sich typischerweise bei Vitamin B_{12}- und Folsäuremangel. Die Erythrozyten sind dabei aber hyperchrom (MCH > 32 pg).

H90

Frage 9.30: Lösung D

Zu **(D):** **Transferrin** ist das Transportprotein für Eisen.
Eisen wird nahezu ausschließlich über das Transferrin transportiert, der Transferrinwert entspricht deshalb näherungsweise der totalen Eisenbindungskapazität.
Bei einem Eisenmangel bleiben Transportkapazitäten für Eisen unbesetzt, die freie Eisenbindungskapazität steigt an. Gleichzeitig kommt es zu einer vermehrten Synthese von Transferrin, sodass auch der Transferrinspiegel und die totale Eisenbindungskapazität erhöht sind (der Mechanismus ist noch nicht eindeutig geklärt).
Ferritin ist ein Protein, das in Korrelation zur Reserveeisenkonzentration der Zellen mit Eisen beladen wird und damit einen Rückschluss auf die Eisenvorräte im Körper zulässt.
Ein **Eisenmangel** führt dementsprechend zu erhöhten Transferrinspiegeln und zu erniedrigten Ferritinspiegeln.
Zu **(A), (B), (E):** Alle Anämien, die nicht durch Eisenmangel bedingt sind, weisen normale oder erhöhte Eisenreserven und damit erhöhte Ferritinspiegel auf.
Bei einer Infektanämie ist zudem der Transferrinspiegel normal oder erniedrigt, aber nicht erhöht.

H98 !!

Frage 9.31: Lösung E

Das mittlere korpuskuläre Erythrozytenvolumen **(MVC)** berechnet sich aus Erythrozytenzahl und Hämatokrit nach der Formel

$$MCV = \frac{\text{Hämatokrit (\%)} \times 10}{\text{Erytrozytenzahl } 10^{12}/l} \, (\mu m^3)$$

also aus dem Quotienten zwischen Hämatokrit und Erythrozytenzahl.
Erhöhte MCV-Werte sind ein typisches Merkmal bei Vitamin B_{12}- und Folsäuremangel.
Zu **(A):** Der **Kugelzellenanämie** (Sphärozytose) liegt ein autosomal dominant vererbbarer Defekt der Erythrozytenmembran zugrunde, wodurch es zu einem vermehrten Natriumeinstrom in die Erythrozyten kommt. Die Folge ist eine hämolytische Anämie und eine typische Kugelform der Erythrozyten. Der Durchmesser dieser Kugelzellen ist kleiner als der von normalen Erythrozyten, das MCV ist somit auf keinen Fall erhöht.
Zu **(B): Folsäure** ist eine dem Vitamin B-Komplex zugehörige Substanz. Sie ist ein essenzieller Nahrungsbestandteil, enthalten in grünen Pflanzenblättern, Leber, Hefe, Kuh- und Muttermilch, und ist wichtig u.a. für die Biosynthese der Nukleinsäuren, die Blutbildung und als Koenzym. Bei ungenügender Zufuhr, v.a. aber bei gestörter Resorption (im Dünndarm), erhöhtem Bedarf (Schwangerschaft, Vitamin B_{12}-Mangel) sowie bei Störung des Folsäurestoffwechsels durch Folsäureantagonisten treten Mangelerscheinungen auf, und zwar Blutbildungsstörungen (megaloblastische Anämie bei Granulo- und Panzytopenie), Psoriasis u.a. (nicht aber typisch: neurologische Schäden).
Zu **(D): Eisenmangel** führt zu einer **hypochromen, mikrozytären Anämie.** Sämtliche Erythrozytenindizes (MCV, MCH, MCHC) sind dadurch vermindert.
Zu **(E): Cobalamin** (= Vitamin B_{12}) wird normalerweise im terminalen Ileum unter Anwesenheit des Intrinsic factors resorbiert. Eine fehlende Zufuhr oder eine fehlende Resorption (z.B. bei einer atrophischen Gastritis [fehlende Produktion des Intrinsic factors]) führt zu einer megaloblastären Anämie. Es finden sich große Erythrozyten („Megalozyten") mit einem MCV über 95 fl, die zudem hyperchrom sind (MCH größer als 34 pg).
Da das Vitamin B_{12} als Koenzym, z.T. unter Folsäure-Beteiligung, auch am Fett-, Kohlenhydrat- und Nukleinsäure-Stoffwechsel wesentlich beteiligt ist, ist es z.B. auch für eine normale Nervenzellfunktion unentbehrlich. Symptome von Mangelzuständen (v.a. bei Intrinsic-Factor-Mangel, z.B. Magenschleimhautatrophie, Gastrektomie): nach Erschöpfung der Leberreserven perniziöse Anämie und funikuläre Spinalerkrankung, selten sogar symptomatische Psychosen.

F97

Frage 9.32: Lösung D

Bei der **Sichelzellenanämie** handelt es sich um eine qualitative Hämoglobinveränderung an der β-Kette (aufgrund einer Mutation erfolgt der Austausch der Glutaminsäure der β-Kette in Position 6 durch Valin), wodurch es zu einer Bildung von **HbS** kommt.
Sauerstoffmangel verursacht eine Konformationsänderung des HbS mit geringerer Wasserlöslichkeit, es fällt aus, bildet nadelförmige Pseudokristalle und deformiert die Erythrozyten sichelförmig.
Abhängig von der Form der Sichelzellenanämie (homozygot oder heterozygot) ist das HbA, das normalerweise ca. 98% des Hb ausmacht, mehr oder weniger durch pathologische Hb-Varianten (HbS und geringer durch HbF) ersetzt.
Labordiagnostisch kann das HbS elektrophoretisch nachgewiesen werden.
Zu **(1):** Defekte der Glukose-6-Phosphat-Dehydrogenase werden im Rahmen von Störungen der Granulozyten beschrieben.

F96

Frage 9.33: Lösung D

Dem **Eisenmangel** können folgende Ursachen zugrunde liegen:

1. Es wird mit der Nahrung zu wenig zugeführt (z.B. einseitige Ernährung, Alkoholiker, Vegetarier).
2. Die Resorption ist gestört (Magenresektion, Malabsorption, Zöliakie, Morbus Crohn).
3. Der Bedarf ist erhöht (Wachstum, Gravidität, Laktation, chron. Infektionen).
4. Vermehrter Eisenverlust (chronische Blutverluste, intravasale Hämolyse, Blutspender).
5. Mangel an Transferrin (z.B. nephrotisches Syndrom, exsudative Enteropathie).

Die **idiopathische Hämochromatose** ist durch die massiv erhöhte intestinale Eisenresorption gekennzeichnet, eine erhöhte Serumeisenkonzentration ist ein frühzeitiger Hinweis auf die Erkrankung.

H92

Frage 9.34: Lösung D

Zu **(A)** und **(B):** Die Eisenmangelanämie ist gekennzeichnet durch verkleinerte (d.h. MCV unter 80 μm^3), hypochrome Erythrozyten (d.h. MCH unter 28 pg); Erythrozytenzahl, Hämoglobin und Hämatokrit sind vermindert.
Zu **(C):** Ferritin stellt ein eisenbeladenes Protein dar, das als Eisenspeicher jeder Zelle und des gesamten Organismus angesehen werden kann. Die im Serum bestimmte Ferritinmenge korreliert mit der Eisenreserve der Zellen, eine Eisenmangelanämie führt demnach zu einem erniedrigten Ferritinspiegel.

Zu **(D):** Zäruloplasmin hat seine Bedeutung als Transportprotein für Kupfer, es wird deshalb zur Diagnostik des Morbus Wilson bestimmt.
Zu **(E):** Die totale Eisenbindungskapazität gibt das Maß für die noch freie Eisentransportkapazität wieder. Beim Eisenmangel sind die Transportproteine weniger beladen, die totale Eisenbindungskapazität ist erhöht.

H95

Frage 9.35: Lösung C

Zu **(1): Ferritin** ist ein Protein, das in Korrelation zur Reserveeisenkonzentration der Zellen mit Eisen beladen wird und damit einen Rückschluss auf die Eisenvorräte im Körper zulässt.
Zu **(2): Transferrin** ist das Transportprotein (= totale Eisenbindungskapazität) für Eisen. Bei einem Eisenmangel steigt der Transferrinspiegel an.
Zu **(3):** Das **MCV** ist beim Eisenmangel erniedrigt, erhöhte Werte finden sich bei Vitamin B_{12}- und Folsäuremangel. (Typisches Kennzeichen einer Eisenmangelanämie ist aber eher das verminderte MCH.)
Zu **(4):** Unter **Anulozyten** versteht man hypochrome Erythrozyten mit normalem Durchmesser, bei denen nur noch ein hämoglobinhaltiger Ring zu sehen ist. Der Befund ist für eine ausgeprägte Eisenmangelanämie typisch.

F93

Frage 9.36: Lösung B

Mittels Elektrophorese kann das normale Hämoglobin in die Bestandteile HbA_1, HbA_2 und HbF aufgetrennt werden.
Den größten Bestandteil stellt dabei das HbA_1 mit mehr als 98% dar.
Säulenchromatographisch können vor dem HbA_1 **drei glykosylierte Hämoglobinfraktionen** (HbA_{1a}, HbA_{1b}, HbA_{1c}) unterschieden werden.
Sie entstehen dadurch, dass sich in Abhängigkeit von der Höhe des Blutzuckers ein kleiner Teil der von den Erythrozyten nicht verwerteten Glukose mit einer Aminogruppe des Globins reversibel verbindet, wobei das **HbA_{1c}** die stabile Form darstellt.
Der Anteil des HbA_{1c} am Gesamthämoglobin beim Stoffwechselgesunden liegt bei **4–6%**. Bei Patienten mit Diabetes mellitus kann er proportional zur Höhe der Blutglukosekonzentration der vorausgegangenen vier bis sechs Wochen auf Werte bis über 20% ansteigen.
Als sogenanntes **Blutzuckergedächtnis** bietet sich die HbA_{1c}-Bestimmung besonders zur Verlaufskontrolle beim Typ-2-Diabetiker (nicht insulinpflichtiger Diabetes) an.
Beim Typ-1-Diabetiker wird das HbA_{1c} auch erhöht sein, bei ihm steht jedoch die regelmäßige aktuelle Blutzuckerbestimmung im Vordergrund.

9.2.5 Leukozyten; morphologische Beurteilung des Blutausstrichs

H88

Frage 9.37: Lösung E

Eine Vielzahl von Erkrankungen können mit einer **Leukozytose** einhergehen:
- physikalische und emotionelle Stimuli,
- entzündliche Erkrankungen (z.B. rheumatisches Fieber, Pankreatitis, Nephritis, Kolitis, rheumatoide Arthritis),
- Infektionen (z.B. durch Bakterien, Pilze, Spirochäten, bei Malaria, Abszess, Furunkel, Tonsillitis, Cholezystitis, Appendizitis etc.),
- metabolische Erkrankungen (z.B. Coma diabeticum, Coma uraemicum, Coma hepaticum, Eklampsie, Schockzustände, Thyreotoxikose),
- Intoxikationen (durch Hormone, Drogen),
- akuter Blutverlust,
- chronisch myeloische Leukämie,
- Myelofibrose,
- Polycythaemia vera.

F89

Frage 9.38: Lösung D

Eine Vielzahl von Erkrankungen können mit einer **Leukopenie** einhergehen wie z.B.:
- Infektionen (bakteriell: Typhus, Brucellose, Sepsis; viral: Grippe, Masern etc.)
- Knochenmarkschädigungen (Bestrahlung, Zytostatikatherapie, Benzolintoxikationen, Medikamente wie Thyreostatika, Phenothiazine, Sulfonamide, Antikonvulsiva, Chloramphenicol, Tuberkulostatika, Antimalariamittel u.a.)
- hämatologische Erkrankungen (z.B. megaloblastäre Anämie)

Ein **akuter Blutverlust** führt zu einer **Leukozytose** (Werte bis zu 30000/µl Blut sind möglich), gleichzeitig kann oft eine Thrombozytose und eine Anämie beobachtet werden.

F93

Frage 9.39: Lösung C

Eine Vielzahl von Erkrankungen können mit einer **Leukozytose** einhergehen:
- physikalische und emotionelle Stimuli,
- entzündliche Erkrankungen (z.B. rheumatisches Fieber, Pankreatitis, Nephritis, Kolitis, rheumatoide Arthritis),
- Infektionen (z.B. auch Bakterien, Pilze, Spirochäten, bei Malaria, Abszess, Furunkel, Tonsillitis, Cholezystitis, Appendizitis etc.),
- metabolische Erkrankungen (z.B. Coma diabeticum, Coma uraemicum, Coma hepaticum, Eklampsie, Schockzustände, Thyreotoxikose),

- Intoxikationen (durch Hormone, Drogen),
- akuter Blutverlust,
- chronisch myeloische Leukämie,
- Myelofibrose,
- Polycythaemia vera.

Beim **Hypersplenismus** (Splenomegalie, z.B. infolge von portaler Hypertension oder Milzvenenthrombose) kommt es durch die Zerstörung von Blutbestandteilen in der Milz zu einer Panzytopenie, also zu einer Verringerung von Erythrozyten, Thrombozyten und Leukozyten.

F97

Frage 9.40: Lösung A

Eine **eosinophile Leukozytose (Eosinophilie)** kann beobachtet werden bei
- allergischen Erkrankungen (z.B. Asthma bronchiale, Urtikaria, Pollinosis, allergische Vaskulitis),
- Infektionen in der postinfektiösen Heilungsphase,
- bestimmten viralen (z.B. Mumps, Scharlach) und parasitären (z.B. Trichinose, Echinokokkose, Skabies) Erkrankungen,
- manchen Autoimmunerkrankungen,
- manchen Hauterkrankungen (z.B. Pemphigus vulgaris, Psoriasis),
- hämatologischen Erkrankungen (z.B. chron. myeloische Leukämie),
- malignen Erkrankungen (z.B. Morbus Hodgkin, manche metastasierende Karzinome).

Akute Infekte, Stress, vermehrte Hormonbildung der Nebennierenrinde und die Behandlung mit Corticosteroiden führen zu einer **Verminderung der eosinophilen Granulozyten.**

H92

Frage 9.41: Lösung E

Siehe Kommentar zu Frage 9.40.

F95

Frage 9.42: Lösung C

Zu **(1):** Auer-Stäbchen sind ein Beispiel für eine morphologische Veränderung der Granulozyten. Sie treten bei Leukämien der myeloischen Reihe auf und können in Form von Plasmaeinschlüssen leukämischer Blasten in den Granulozyten im Blutausstrich erkannt werden.
Zu **(2):** Gumprecht-Kernschatten stellen eine morphologische Veränderung der Lymphozyten dar und treten bei chronisch lymphatischer Leukämie auf.
Zu **(3):** Pelger-Huët-Kernanomalien stellen wiederum eine morphologische Veränderung der Granulozyten dar, wobei es zu einem harmlosen, genetisch bedingten Versagen der normalen Segmentierung des Granulozytenkerns (nicht Übersegmentierung) kommt.

H95

Frage 9.43: Lösung A

Die chronisch myeloische Leukämie weist typischerweise folgende Blutbildveränderungen auf:
- **Leukozytose** (3) durch Vermehrung der neutrophilen Granulozyten (höchste Leukozytenzahlen unter allen Leukämien)
- **Linksverschiebung** mit Auftreten von Vorstufen der Granulopoese (Promyelozyten, Myelozyten)
- **Basophilie** (1)
- **Anämie** (bei ca. 60%).

Zu **(2):** Die **Gumprecht-Kernschatten** finden sich typischerweise bei der chronisch lymphatischen Leukämie.
Zu **(4):** Der **Hiatus leucaemicus** (Fehlen der mittleren Entwicklungsstufen innerhalb der Granulopoese) ist für eine akute Leukämie typisch.

F92

Frage 9.44: Lösung E

Unter einer Linksverschiebung des Differenzialblutbilds versteht man die Vermehrung der Vorstufen der neutrophilen Granulozyten (Myelozyten, Metamyelozyten, stabkernige Granulozyten), die unter physiologischen Bedingungen im peripheren Blut nicht auftreten. Eine Linksverschiebung zeigt immer eine vermehrte Granulopoese an.
Sie tritt auf als **reaktive Linksverschiebung** (Stabkernige u. Metamyelozyten) nach schwerer körperlicher Arbeit, bei akutem Infekt, Azidose, Koma, Tumoreinschmelzung.
Eine **pathologische Linksverschiebung** wird durch das Auftreten von Promyelozyten und Myeloblasten von der reaktiven Linksverschiebung abgegrenzt, jene findet sich bei Erkrankungen des blutbildenden Systems, wie z.B.
- chronisch myeloische Leukämie,
- Osteomyelofibrose,
- Polycythaemia vera.

9.2.6 Thrombozyten

F88

Frage 9.45: Lösung E

Unter einer **Thrombasthenie** versteht man eine seltene, angeborene, autosomal rezessiv vererbte Erkrankung, die durch eine gestörte Thrombozytenfunktion bei normaler Thrombozytenzahl gekennzeichnet ist.
Mit der **Thromboplastinzeit (Quick-Test)** wird das exogene Gerinnungssystem mit den Faktoren I, II, V, X und VII erfasst, mit der **partiellen Thromboplastinzeit** das gesamte endogene Gerinnungssystem unterhalb des Plättchenfaktors.
Die **Thrombinzeit** erfasst nur die Faktoren der 3. Phase (Fibrinogen).

9.3 Kommentare aus Examen Herbst 2000

H00 !

Frage 9.46: Lösung D

Zu **(A): Ferritin** ist ein Protein, das in Korrelation zur Reserveeisenkonzentration der Zellen mit Eisen beladen wird und damit einen Rückschluss auf die Eisenvorräte im Körper zulässt. Ein **Eisenmangel** führt dementsprechend zu erniedrigten Ferritinspiegeln.
Zu **(B)**: Eisenmangel führt zu einer **hypochromen, mikrozytären Anämie.** Sämtliche Erythrozytenindizes (MCV, MCH, MCHC) sind dabei vermindert.
Zu **(C)**: **Anulozyten** sind hypochrome, normal große Erythrozyten, bei denen nur noch ein hämoglobinhaltiger Ring zu sehen ist. Sie finden sich in erster Linie bei einer Eisenmangelanämie.
Zu **(D)**: Basophil getüpfelte Erythrozyten finden sich besonders bei einer Bleivergiftung.
Zu **(E)**: **Transferrin** ist das Transportprotein für Eisen. Eisen wird nahezu ausschließlich über das Transferrin transportiert, der Transferrinwert entspricht deshalb näherungsweise der totalen Eisenbindungskapazität. Bei einem Eisenmangel bleiben Transportkapazitäten für Eisen unbesetzt, die freie Eisenbindungskapazität steigt an. Gleichzeitig kommt es zu einer vermehrten Synthese von Transferrin, sodass auch der Transferrinspiegel und die totale Eisenbindungskapazität erhöht sind (der Mechanismus ist noch nicht eindeutig geklärt). Ein **Eisenmangel** führt dementsprechend zu erhöhten Transferrinspiegeln bei einer **erniedrigten Transferrinsättigung**.

10 Hämostase

10.2 Laboratoriumsuntersuchungen

H94

Frage 10.1: Lösung D

Der **Quick-Test** erfasst die Gerinnungszeit des exogenen Systems und damit die Faktoren VII, X, V, II, I.
Zu **(A)** und **(B): Die von-Willebrand-Erkrankung** und die **Urämie** sind durch eine Thrombozytenfunktionsstörung gekennzeichnet.
Zu **(C):** Die **Hämophilie A** geht mit einem Mangel an Faktor VIII einher, der Quick-Test müsste normal sein.
Zu **(D):** Durch einen **Vitamin-K-Mangel** (z.B. unter Antikoagulanzientherapie) wird die Synthese der Faktoren II, VII, IX und X vermindert, der Quick-Test verlängert sich.
Zu **(E):** Ein ausgeprägter **Tumorbefall des Knochenmarks** führt zu einer Panzytopenie, d.h. zu einem Abfall aller Blutbestandteile einschließlich der Thrombozyten.

F94

Frage 10.2: Lösung C

Der **Quick-Test** erfasst die Gerinnungszeit des exogenen Systems (Faktoren VII, X, V, II, I).
Die **Blutungszeit** stellt einen einfachen Test dar, sie ist bei Thrombozytenfunktionsstörungen und bei schweren Thrombozytopenien verlängert. Bei ausschließlich plasmatischen Gerinnungsstörungen ist die Blutungszeit normal.
Die **PTT** erfasst die Gerinnungsfaktoren des endogenen Systems (Faktoren XII, XI, IX, VIII (ab hier laufen endogenes und exogenes System zusammen), Faktoren X, V, II, I).
Bei der hier geforderten Konstellation (normaler Quicktest, normale Blutungszeit, verlängerte PTT) muss die Störung im Bereich der Faktoren XII, XI, IX oder VIII liegen.
Zu **(C):** Die **Hämophilie A** geht mit einem Mangel an Faktor VIII einher, die o.g. Werte können vorliegen.
Zu **(A):** Die **schwere Leberzirrhose** führt zu einer Verminderung zahlreicher Faktoren, auch der Quick-Test wäre pathologisch.
Zu **(B)** und **(D):** Die Urämie und die **von-Willebrand-Erkrankung** gehen mit einer Thrombozytenfunktionsstörung einher.
Zu **(E):** Die **Verbrauchskoagulopathie** ist durch einen übergroßen Verbrauch der Faktoren II, V, VIII und X charakterisiert. Weiterhin kann eine Thrombozytopenie und eine Fibrinogenopenie beobachtet werden.

F97

Frage 10.3: Lösung A

Bei der von-Willebrand(-Jürgens)-Erkrankung handelt es sich um einen autosomal vererbbaren Gerinnungsdefekt mit komplexer Störung des von-Willebrand-Faktors (vWF = Cofaktor der Blutplättchenaggregation auch als Faktor VIII A bezeichnet). Die verschiedenen Formen des von-Willebrand-Jürgens-Syndroms unterscheiden sich durch den Grad der Verminderung des vWF-Molekülkomplexes und der Beteiligung des Faktors VIII C am Faktorenkomplex. In Verbindung mit dem verminderten vWF kommt es durch Plättchenadhäsionsstörungen zu einer **Verlängerung der Blutungszeit** (Setzen einer Stichwunde mit einer Lanzette, normale Dauer: 2–5 min). Die Verlängerung der Blutungszeit ist ein Kennzeichen aller Formen der von-Willebrand(-Jürgens)-Erkrankung während sich bei anderen Untersuchungen der Hämostase unterschiedliche Befunde ergeben können.

H99 !!

Frage 10.4: Lösung A

Die PTT erfasst das ganze endogene Gerinnungssystem bis auf den Plättchenfaktor III (dieser wird zur Testdurchführung hinzugegeben) und damit die folgenden Faktoren:
XII, XI, IX, VIII (ab hier laufen endogenes und exogenes Gerinnungssystem zusammen), X, V, II, I.
Faktor VII wird mit dem Quick-Test erfasst.

H94

Frage 10.5: Lösung D

Der **Quick-Test** erfasst die Gerinnungszeit des exogenen Systems und damit die Faktoren I, II, V, VII, X. Die **Hämophilie A** geht mit einem Mangel an Faktor VIII einher, der Quick-Test bleibt dabei normal.

H88

Frage 10.6: Lösung C

Das Prinzip der Blutungszeitbestimmung besteht darin, dass nach einer mehr oder weniger standardisierten Hautverletzung (z.B. Stich mit einer Hämostilette in das Ohrläppchen) die Zeit bis zum Sistieren der Blutung aus dieser Wunde ermittelt wird.
Referenzbereich: 1 bis 4 Minuten.
Bei Störungen der Gerinnung durch einen Mangel an Gerinnungsfaktoren ist die Blutungszeit in der Regel normal oder nur gering verlängert. **Die Blutungszeit ist verlängert** bei **Thrombozytenstörungen** und **Kapillarschäden** (Angiopathien).

F95

Frage 10.7: Lösung C

Die **PTT** erfasst das ganze endogene Gerinnungssystem bis auf den Plättchenfaktor III (dieser wird zur Testdurchführung hinzugegeben) und damit die folgenden Faktoren:
XII, XI, IX, VIII (ab hier laufen endogenes und exogenes Gerinnungssystem zusammen), X, V, II, I.
Faktor VII wird mit dem Quick-Test (dieser ermöglicht die Beurteilung der Faktoren des exogenen Gerinnungssystems) erfasst.

F96

Frage 10.8: Lösung A

Durch einen Vitamin-K-Mangel (z.B. unter einer antikoagulatorischen Therapie mit Kumarinderivaten) wird die Synthese der Faktoren II, VII, IX und X vermindert.

F00 F96

Frage 10.9: Lösung A

Durch einen Vitamin-K-Mangel (z.B. unter einer antikoagulatorischen Therapie mit Kumarinderivaten) wird die Synthese der Faktoren II, VII, IX und X vermindert.

F99 !

Frage 10.10: Lösung E

Kumarinderivate wirken **in vivo** als Vitamin-K-Antagonisten, welche für die Synthese der **Faktoren II, VII, IX und X** erforderlich sind. Diese Faktoren werden in den Hepatozyten synthetisiert.
Erst postribosomal werden sie mit Vitamin K als Koenzym zu den physiologisch aktiven Faktoren carboxyliert. Dadurch entsteht eine **γ-Carboxylgruppe**, die für die Bindung der Faktoren an eine Kalziumphospholipidmembran notwendig ist.
Nichtcarboxylierte Faktoren werden normalerweise nicht an das Blut abgegeben. Erst bei der Gabe von oralen Antikoagulanzien erscheinen nicht carboxylierte Faktoren im Blut.

F89

Frage 10.11: Lösung D

Die **Thrombinzeit** (= **Plasmathrombinzeit)** wird bestimmt, indem man fertiges Thrombin zu einer Blutprobe gibt.
Damit testet man nur die 3. Phase der Gerinnung, also die Menge von Fibrinogen und Antithrombin.

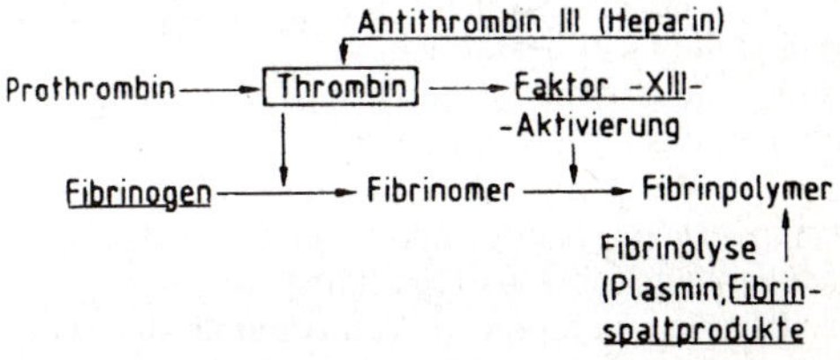

Heparin inaktiviert als Kofaktor von Antithrombin III das Thrombin, die Thrombinzeit ist deshalb unter einer Heparintherapie verlängert.
Weitere Ursachen für eine **verlängerte Thrombinzeit** sind:
- Hypo- oder Afibrinogenämie
- Hyperfibrinolyse bei Vorhandensein von Fibrinogenspaltprodukten oder unter einer fibrinolytischen Therapie
- Verbrauchskoagulopathie

Prothrombin als Vorstufe des Thrombins spielt bei dieser Bestimmung keine Rolle.

F90

Frage 10.12: Lösung A

Der Quick-Test erfasst die Gerinnungsfaktoren des exogenen Systems (Faktoren VII, X, V, II, I).
Die PTT erfasst die Gerinnungsfaktoren des endogenen Systems (Faktoren XII, XI, IX, VIII [ab hier laufen endogenes und exogenes System zusammen], Faktoren X, V, II, I).
Vitamin K beeinflusst die Bildung der Gerinnungsfaktoren II, VII, IX und X.
Quick-Test normal: exogenes System in Ordnung. Damit kann kein Faktor V-Mangel, kein Faktor VII-Mangel und kein Vitamin-K-Mangel vorliegen.
Thrombinzeit verlängert: Störung muss in der Gerinnungskaskade unterhalb des Thrombins liegen. Eine Hämophilie A (= Faktor VIII-Mangel) scheidet somit aus. Heparin führt über eine Hemmung der Aktivierung des Thrombins zu einer Verlängerung der PTT und der Thrombinzeit.

H98 **!!**

Frage 10.13: Lösung B

Die **Hämophilie A** geht mit einem Mangel an Faktor VIII einher, der durch die PTT (partielle Thromboplastinzeit) erfasst wird. Die PTT wird durch die Gerinnungsfaktoren des endogenen Systems (Faktoren XII, XI, IX, VIII) sowie die Faktoren X, V, II, I beeinflusst.
Die Thromboplastinzeit (Quick-Wert) erfasst nur die Gerinnungsfaktoren des exogenen Systems (Faktor VII, X, V, II, I) und damit nicht den verminderten Faktor VIII.
Die Thrombozytenzahl und -funktion sind bei einer Hämophilie nicht beeinträchtigt.
Zu **(A):** Die **Urämie** ist durch eine Thrombozytenfunktionsstörung gekennzeichnet.
Zu **(C):** Eine **schwere Leberzirrhose** führt zu einer Verminderung zahlreicher Gerinnungsfaktoren, auch der Quick-Test wäre pathologisch.
Zu **(D):** Ein ausgeprägter **Tumorbefall des Knochenmarks** führt zu einer Panzytopenie, d.h. zu einem Abfall aller Blutbestandteile einschließlich der Thrombozyten.
Zu **(E):** Kumarinderivate als Vitamin-K-Antagonisten verringern die Synthese der Faktoren II, VII, IX, X. Der **Quick-Wert** (Thromboplastinzeit) müsste folglich verlängert sein.

F92

Frage 10.14: Lösung C

Fast alle Gerinnungsfaktoren werden in der Leber synthetisiert. Bei **Leberparenchymschäden** (z.B. Leberzirrhose) kommt es initial häufig nur zu einer Verminderung von Faktor VII (dieser hat eine besonders kurze Halbwertszeit). Im Verlaufe einer Lebererkrankung nimmt dann auch die Syntheserate der anderen Faktoren allmählich ab.
Faktor VIII (der Mangel an Faktor VIII C ist die Ursache der Hämophilie A) ist als Akute-Phase-Protein initial meist erhöht! Die Thromboplastinzeit (Quick-Test) ist als Maß für die Aktivität der Faktoren VII, X, V, II und I bei o.g. Leberschaden verlängert.

F93

Frage 10.15: Lösung A

Der Quick-Test erfasst die Gerinnungsfaktoren des exogenen Systems (Faktor VII, X, V, II, I).
Verminderung des Quick-Wertes durch
- Antikoagulanzientherapie (Heparin, Kumarinderivate),
- Leberzirrhose,
- Verbrauchskoagulopathie,
- Fibrinogenmangel,
- Hyperfibrinolyse.

F88

Frage 10.16: Lösung D

Kumarinderivate wirken **in vivo** als Vitamin-K-Antagonisten, welche für die Synthese der Faktoren II, VII, IX und X erforderlich sind. Diese Faktoren werden in den Hepatozyten synthetisiert.
Erst postribosomal werden sie mit Vitamin K als Koenzym zu den physiologisch aktiven Faktoren carboxyliert. Dadurch entsteht eine **γ-Carboxylgruppe,** die für die Bindung der Faktoren an eine Kalziumphospholipidmembran notwendig ist.
Nicht carboxylierte Faktoren werden normalerweise nicht an das Blut abgegeben. Erst bei der Gabe von oralen Antikoagulanzien erscheinen nicht carboxylierte Faktoren im Blut.

H90

Frage 10.17: Lösung C

Zu **(1):** Kumarinderivate beeinflussen über einen Vitamin-K-Entzug die Synthese der Faktoren II, VII, IX, X. Da die **PTT** das **endogene** Gerinnungssystem und damit die Faktoren XII, XI, IX, VIII (ab hier laufen endogenes und exogenes System zusammen), X, V, II, I, XIII erfasst, ist sie zur Kontrolle nicht geeignet. Man verwendet deshalb den **Quick-Test** (Thromboplastinzeit). Er erfasst die Faktoren des **exogenen** Gerinnungssystems (VII, X, V, II, I).
Zu **(2):** Fibrinogen (Faktor I) wird mit Thrombin zu Fibrin umgesetzt. Bei einer Hyperfibrinolyse wird es ebenso wie bei einer Verbrauchskoagulopathie vermehrt verbraucht.
Zu **(3):** Die Bestimmung der Blutungszeit ist ebenso wie die Plasmarekalzifizierungszeit eine **Globaltestmethode,** mit der das gesamte Gerinnungssys-

tem, nicht jedoch spezifisch das exogene oder endogene Gerinnungssystem erfasst wird.

H96

Frage 10.18: Lösung E

Zu **(C)** und **(A):** Die Hämophilie A geht mit einem Mangel an Faktor VIII einher. Dieser Faktor wird durch die PTT (partielle Thromboplastinzeit) erfasst.
Zu **(B):** Die Thrombozytenzahl ist bei einer Hämophilie nicht verringert.
Zu **(D):** Die Thromboplastinzeit (Quick-Wert) erfasst die Gerinnungsfaktoren des exogenen Systems (Faktor VII, X, V, II, I) und damit nicht den verminderten Faktor VIII.
Zu **(E):** Die Ristocetin induzierte Thrombozytenaggregation ist ein Thrombozyten-Funktionstest, bei dem mit Hilfe des Antibiotikums Ristocetin eine Plättchenaggregation in einer Blutprobe stimuliert werden kann.
Da es sich bei der Hämophilie um keinen Thrombozytendefekt handelt, ist der Test nicht verändert.

F00

Frage 10.19: Lösung D

Bei der Hämophilie B führt eine Verminderung des Gerinnungsfaktors IX zu einer erhöhten Blutungsneigung.
Der Faktor IX ist für das endogene Gerinnungssystem (Faktoren XII, XI, IX, VIII) von Bedeutung, dieses System wird durch die Bestimmung der PTT (partiellen Thromboplastinzeit) erfasst.
Zu **(A):** Der Mangel an Faktor VIII ist charakteristisch für die Hämophilie A.
Zu **(B)** und **(C):** Die Thrombozytenzahl und -funktion sind bei einer Hämophilie nicht beeinträchtigt.
Zu **(E):** Die Thromboplastinzeit (Quick-Wert) erfasst nur die Gerinnungsfaktoren des exogenen Systems (Faktor VII, X, V, II, I) und damit nicht den verminderten Faktor IX.

F92

Frage 10.20: Lösung D

Das AT III ist der wichtigste Hemmkörper der Blutgerinnung. Die Wirkung besteht in einer Hemmung der aktivierten Gerinnungsfaktoren F IIa, F IXa, F Xa, F XIa und F XIIa. Am stärksten ist die Hemmwirkung auf Thrombin und Faktor Xa. Die Umwandlung von Fibrinogen zu Fibrin wird damit verlangsamt bzw. verhindert.
Das AT III ist für eine Heparintherapie unbedingt erforderlich („Heparin-Kofaktor"), bei einem Mangel an AT III ist Heparin relativ unwirksam.
Andererseits wird die Hemmwirkung von AT III durch die Anwesenheit von Heparin derartig beschleunigt, dass eine sofortige Blockierung der Thrombinwirkung möglich ist.
Erniedrigte AT III-Werte findet man bei
- hereditärem Mangel (prädisponiert zu Thrombosen),
  Leberparenchymschaden,
- Verbrauchskoagulopathie,
- posttraumatischen, postoperativen Zuständen,
- Verlust durch z.B. Blutung, Proteinurie, exsudative Erkrankungen (Verbrennungen, Enteropathie),
- Sepsis,
- Heparintherapie,
- Ovulationshemmern.

H99 **!**

Frage 10.21: Lösung B

Zu **(B): Plasminogenaktivator-Inhibitoren** sind Stoffe, die die Plasminogenaktivatoren (physiologische Aktivatoren sind vor allem Gewebe-Plasminogenaktivator (t-PA) und die aus Prourokinase entstehende Urokinase) und damit die Fibrinolyse hemmen, die Folge ist eine erhöhte Thromboseneigung. Ein **Mangel** an Inhibitoren führt demnach nicht zu einer Erhöhung der Thromboseneigung.
Zu **(A):** Das **AT III** ist der wichtigste Hemmkörper der Blutgerinnung. Die Wirkung besteht in einer Hemmung der aktivierten Gerinnungsfaktoren F IIa, F IXa, F Xa, F XIa und F XIIa. Am stärksten ist die Hemmwirkung auf Thrombin und Faktor Xa. Die Umwandlung von Fibrinogen zu Fibrin wird damit verlangsamt bzw. verhindert.
Erniedrigte AT-III-Werte findet man bei
- hereditärem Mangel
  (prädisponiert zu Thrombosen!),
- Leberparenchymschaden,
- Verbrauchskoagulopathie,
- posttraumatischen, postoperativen Zuständen,
- Verlust durch z.B. Blutung, Proteinurie, exsudative Erkrankungen (Verbrennungen, Enteropathie),
- Sepsis,
- Heparintherapie,
- Ovulationshemmer.

Zu **(C):** Beim **Protein S** handelt es sich um ein Plasmaprotein, das als Cofaktor bei der Protein-C-vermittelten Hemmung der Blutgerinnung erforderlich ist; ein autosomal-dominant erblicher Mangel führt zu einer erheblichen Thromboseneigung.
Zu **(D)** und **(E):** Das **Protein C** ist ein Vitamin-K-abhängiges Plasmaprotein, das die aktiven Formen der Faktoren V u. VIII der Blutgerinnung hemmt; ein autosomal-dominanter Protein-C-Mangel führt bei Heterozygoten zu ausgeprägter Thromboseneigung (mit frühen, rezividierenden Thrombembolien, bei Homozygoten bereits im Neugeborenenalter). Als andere Variation führt eine Punktmutation zu

einem veränderten Faktor V, dieser ist dadurch nun gegenüber aktiviertem Protein C resistent (= aktivierte Protein-C (aPC)-Resistenz mit erhöhter Thromboseneigung).

F99

Frage 10.22: Lösung E

Zu **(A):** Das **Protein C** ist ein Vitamin-K-abhängiges Plasmaprotein, das die aktiven Formen der Faktoren V und VIII der Blutgerinnung hemmt; ein autosomal-dominanter Protein-C-Mangel führt bei Heterozygoten zu ausgeprägter Thromboseneigung (mit frühen, rezidivierenden Thrombembolien, bei Homozygoten bereits im Neugeborenenalter).
Als andere Variation führt eine Punktmutation zu einem veränderten Faktor V, dieser ist dadurch nun gegenüber aktiviertem Protein C resistent (= aktivierte-Protein-C(aPC)-Resistenz mit erhöhter Thromboseneigung).
Zu **(B):** Beim **Protein S** handelt es sich um ein Plasmaprotein, das als Cofaktor bei der Protein-C-vermittelten Hemmung der Blutgerinnung erforderlich ist; ein autosomal-dominant erblicher Mangel führt zu einer erheblichen Thromboseneigung
Zu **(C):** Das **AT III** ist der wichtigste Hemmkörper der Blutgerinnung. Die Wirkung besteht in einer Hemmung der aktivierten Gerinnungsfaktoren F IIa, F IXa, F Xa, F XIa und F XIIa. Am stärksten ist die Hemmwirkung auf Thrombin und Faktor Xa. Die Umwandlung von Fibrinogen zu Fibrin wird damit verlangsamt bzw. verhindert.
Erniedrigte AT-III-Werte findet man bei

- hereditärem Mangel (prädisponiert zu Thrombosen!),
- Leberparenchymschaden,
- Verbrauchskoagulopathie,
- posttraumatischen, postoperativen Zuständen,
- Verlust durch z. B. Blutung, Proteinurie, exsudative Erkrankungen (Verbrennungen, Enteropathie),
- Sepsis,
- Heparintherapie,
- Ovulationshemmer.

Zu **(D): Plasminogenaktivator-Inhibitoren** sind Stoffe, die die Plasminogenaktivatoren (physiologische Aktivatoren sind vor allem Gewebe-Plasminogenaktivator (t-PA) und die aus Prourokinase entstehende Urokinase) und damit die Fibrinolyse hemmen, die Folge ist eine erhöhte Thromboseneigung.
Zu **(E):** Bei der **Makroamylasämie** handelt es sich um das Auftreten von Enyzmvarianten der Amylase. Diese Makroformen, die auch für eine Reihe anderer Enyzme (z. B. häufiger für die CK, seltener für die AP oder die LDH) beschrieben werden, können zu erhöhten Enzymaktivitäten ohne Krankheitswert (eventuell aber als Zeichen einer autoimmunen Antigen-Antikörper-Reaktion) oder in anderen Varianten mit erhöhten Enzymaktivitäten krankheitsbegleitend beobachtet werden. Auf das Gerinnungssystem hat die Makroamylase keinen Einfluss. Klinisch relevant sind die Makro-Enzyme eigentlich nur bei Abklärung unklarer erhöhter Enzymaktivitäten (z. B. der CK oder der Amylase).

10.3 Kommentare aus Examen Herbst 2000

H00 !

Frage 10.23: Lösung C

Das Prinzip der Blutungszeitbestimmung besteht darin, dass nach einer mehr oder weniger standardisierten Hautverletzung (z. B. Stich mit einer Hämostilette in das Ohrläppchen) die Zeit bis zum Sistieren der Blutung aus dieser Wunde ermittelt wird. Bei Störungen der Gerinnung durch einen Mangel an Gerinnungsfaktoren ist die Blutungszeit in der Regel normal oder nur gering verlängert. **Die Blutungszeit ist verlängert** bei **Thrombozytenstörungen** und **Kapillarschäden** (Angiopathien).
Der **Quick-Test** erfasst die Gerinnungsfaktoren des exogenen Systems (Faktor VII, X, V, II, I). Da er in der vorgegebenen Befundkombination normal ist, kann ein Fehler im exogenen System ausgeschlossen werden.
Zu **(A)** und **(B)**: Die Hämophilie A geht mit einem Mangel an Faktor VIII einher, die Hämophilie B mit einer Faktor-IX-Verminderung. Diese Faktoren werden durch die PTT (Partielle Thromboplastinzeit) erfasst. Die Blutungszeit ist bei einer Hämophilie nicht typischerweise verlängert, auch die Klinik macht sich nicht in Form von Schleimhautblutungen oder Menorrhagien bemerkbar, sondern eher in Form von Einblutungen in Weichteile und Gelenke.
Zu **(C)**: Typischerweise ist die Blutungszeit bei der von **Willebrand-Erkrankung**, einer autosomal vererbten Störung, durch eine Adhäsionsstörung der Thrombozyten infolge einer komplexen Störung des von-Willebrand-Faktors bei sonstigen normalen Gerinnungsparametern verlängert.
Zu **(D)**: Durch einen **Vitamin-K-Mangel** (z. B. unter einer antikoagulatorischen Therapie mit Kumarinderivaten) wird die Synthese der Faktoren II, VII, IX und X vermindert, der Quick-Test wäre verändert.

K

11 Entzündung

11.2 Laboratoriumsuntersuchungen

H88

Frage 11.1: Lösung D

Rheumafaktoren sind Antikörper, die sich gegen autologe, heterologe sowie intakte und denaturierte IgG-Moleküle richten.
Die Rheumafaktoren selbst können allen Immunglobulinklassen angehören (IgG, IgA, IgM), mit den üblichen serologischen Methoden werden jedoch nur Rheumafaktoren der Klasse IgM erfasst. Die meisten **Nachweisverfahren** basieren auf der Agglutination von mit menschlichem IgG beladenen Partikeln (Latex, Erythrozyten) mit Rheumafaktoren (Anti-IgG) des Patientenserums.
Diese Agglutinationsreaktionen können im Wesentlichen Rheumafaktoren der Klasse IgM, nicht aber der Klasse IgG oder IgA erkennen, da das IgM aufgrund seiner Struktur zur Agglutination der IgG-beladenen Partikel befähigt ist.

H91

Frage 11.2: Lösung D

Das C-reaktive Protein (CRP) gilt als das klassische Akute-Phase-Protein, da es aufgrund seiner schnellen Reagibilität (Halbwertszeit des Anstiegs 5 – 7 h, HWZ des Abfalls 2 – 4 h), seines starken Konzentrationsanstiegs und seiner positiven Korrelation mit dem Ausmaß einer Entzündung der wichtigste Verlaufsparameter der Akute-Phase-Reaktion ist.
Zu **(A):** Der klassische Rheumafaktor ist ein Autoantikörper der Klasse IgM, der durch den Waaler-Rose-Test und Latex-Test bestimmt wird.
Zu **(B):** Als Reagine werden IgE-Antikörper bezeichnet. Diese vermitteln die Typ I-Hypersensitivitätsreaktion vom Soforttyp, spielen also bei Allergiepatienten eine Rolle.
Zu **(C):** Zur Diagnostik und Verlaufsbeobachtung von Streptokokkeninfekten wird in erster Linie die Antistreptolysinreaktion durchgeführt.
Zu **(E):** Als Indikatoren für Fettstoffwechselstörungen dienen die Bestimmung von Cholesterin, Triglyzeriden und die Bestimmung der Lipoproteinfraktionen.

F89

Frage 11.3: Lösung C

Die Bestimmung der **BSG** ist ein **Suchtest,** die BSG ist bei allen akuten und chronischen Erkrankungen erhöht.
Folgende Erkrankungen gehen ebenfalls mit einer BSG-Erhöhung einher:
- Leukämien
- fortgeschrittene solide Tumoren
- Morbus Hodgkin und Non-Hodgkin-Lymphome
- nephrotisches Syndrom
- Anämie
- Gravidität

Zu **(1):** Die BSG zeigt unspezifisch jegliche entzündliche Prozesse (also auch rheumatische Erkrankungen) an.
Zu **(2)** und **(4):** Die Blutprobe zur BSG-Bestimmung wird mit Zitrat oder EDTA (und nicht mit Heparin) ungerinnbar gemacht, damit spielen die Gerinnungsfaktoren auch keine Rolle mehr.
Zu **(5):** Da sich bei der Durchführung der BSG die Erythrozyten als Sediment absetzen, lassen sich im überstehenden **Plasma** insbesondere Farbveränderungen und Trübungen, z. B. als Hinweis auf einen Ikterus oder eine Lipämie, erkennen. Eine Hämolyse kann über eine Bindung des freien Hämoglobins an Albumin zu einer Braunfärbung des Plasmas führen.

F94

Frage 11.4: Lösung B

Zu **(1):** Eine Polyglobulie, eine Polycythaemia vera und eine Sichelzellanämie führen zu einer erniedrigten BSG.
Zu **(2):** Normozytäre Anämien lassen die BSG ansteigen. Weitere Ursachen für eine Erhöhung der BSG können sein:
- akute und chronische Erkrankungen
- Leukämien
- maligne Tumoren
- nephrotisches Syndrom u. a.

Zu **(3):** In der Schwangerschaft kommt es ab der 4. SSW zu einem kontinuierlichen Anstieg der BSG, ein Maximum von bis zu 45 mm/h findet sich in der 1. postpartalen Woche.

H96

Frage 11.5: Lösung C

Die **Akutphasenproteine** (auch Akute-Phase-Proteine genannt) sind Plasmaproteine, die als Indikatoren für akut entzündliche Erkrankungen von diagnostischer Bedeutung sind. Als klassisches Akutphasenprotein gilt das **C-reaktive Protein** (CRP), das nach akuter Gewebeschädigung bereits nach 6 h deutlich erhöht ist. Weitere Akutphasenproteine sind:
α_1-saures Glykoprotein,
α_1-Antitrypsin,
Haptoglobuline,
Zäruloplasmin und
Fibrinogen.

Die **Blutkörperchensenkungsgeschwindigkeit** macht die Summation der Veränderung bei einer Akute-Phase-Reaktion sichtbar.

12 Malignes Wachstum

12.2 Laboratoriumsuntersuchungen

12.2.1 Tumormarker

H91

Frage 12.1: Lösung B

Zu **(A):** Das α-Fetoprotein (AFP) dient zur Aufdeckung von primären Leberzellkarzinomen und Keimzelltumoren.
Zu **(B):** Siehe Kommentar zu Frage 12.3.
Zu **(C):** Das CA 15–3 wird als Tumormarker beim metastasierenden Mammakarzinom verwendet.
Zu **(D):** Die neuronenspezifische Enolase (NSE) wird als Tumormarker beim kleinzelligen Bronchialkarzinom eingesetzt.
Zu **(E):** Erhöhte Calcitoninwerte lassen sich beim medullären Schilddrüsenkarzinom (C-Zell-Karzinom) finden.

F99 F97 **!**

Frage 12.2: Lösung E

Zu **(E):** Calcitonin wird in den C-Zellen der Schilddrüse (und Nebenschilddrüse) gebildet, es ist ein Gegenspieler zum Parathormon und hat das Ziel, den durch das Parathormon erhöhten Calciumspiegel durch eine Hemmung der Calciumfreisetzung aus dem Knochen zu senken. Calcitonin wird in erster Linie in der Diagnostik und Verlaufskontrolle des medullären Schilddrüsenkarzinoms eingesetzt, da sich bei Patienten mit einem derartigen klinisch manifesten Tumor eindeutig erhöhte Werte finden.
Zu **(A):** Das α-Fetoprotein (AFP) dient zur Aufdeckung von **primären Leberzellkarzinomen** und **Keimzelltumoren.**
Zu **(B):** Thyreoglobulin ist ein schilddrüsenspezifisches Protein, an dem die Synthese der Schilddrüsenhormone stattfindet und das gleichzeitig als Hormonspeicher dient. Es findet sich im Serum eines jeden Menschen, wird aber als Tumormarker zur **Verlaufskontrolle des differenzierten Schilddrüsenkarzinoms** nach totaler Schilddrüsenablation verwendet.
Zu **(C):** Das CA 15–3 wird als Tumormarker beim **metastasierenden Mammakarzinom** verwendet.
Zu **(D):** Choriongonadotropin (HCG) wird in der Plazenta gebildet, seine Konzentration steigt in der Schwangerschaft an und erreicht im 2. Monat der Gravidität ein Maximum.
Indikationen:
Frühdiagnose einer Gravidität, Erkennen von Frühaborten, Beurteilung und Verlaufskontrolle des Abortus imminens, Kontrolle von trophoblastischen Tumoren.
Erhöhte Werte finden sich bei
- Hodentumoren (Seminom, Teratom),
- Plazentatumoren (Blasenmole, Chorionepitheliom),
- extragonadalen Tumoren (Pankreas, Mamma etc.),
- Mehrlingsschwangerschaft,
- Spätgestosen.

F92

Frage 12.3: Lösung A

Das CEA ist ein biochemisch heterogenes Glykoprotein, dessen biologische Funktion unbekannt ist. Es wird in geringsten Mengen in der Kolonschleimhaut produziert, höhere Werte finden sich dort physiologischerweise während der Embryonalentwicklung in der 8.–16. Schwangerschaftswoche.
Erhöhte Werte lassen sich finden bei
- alkoholischer Leberzirrhose,
- Lungenemphysem,
- Kolon-, Rektumkarzinomen,
- Mammakarzinom,
- Magen-, Pankreas-, Bronchial-, Ovarial-, Zervixkarzinomen.

Die CEA-Bestimmung kann aufgrund der fehlenden Spezifität nur als ungezielter Such- oder Verlaufsparameter eingesetzt werden.

F91

Frage 12.4: Lösung E

Siehe Kommentar zu Frage 12.3.

F90

Frage 12.5: Lösung C

Zu **(1):** Die saure Phosphatase kommt in nahezu allen Geweben vor, die höchste Konzentration findet sich jedoch in der Prostata.
Das Isoenzym 2 der sauren Phosphatase wird auch prostataspezifische Phosphatase genannt (PAP), sie findet sich nur bei Prostataveränderungen (Adenom, Karzinom) im Serum.
Insgesamt gesehen spielt die saure Phosphatase deshalb eine große Bedeutung in der Diagnostik des Prostatakarzinoms.
Zu **(2):** Lebermetastasen zerstören Lebergewebe, es kommt zu der Freisetzung von Leberenzymen (z.B. GOT, GPT, γ-GT).
Zu **(3):** Das CEA dient zum einen zur ergänzenden Diagnostik bei der Suche nach Kolon-, Rektum-,

Pankreas- und Schilddrüsentumoren, zum anderen dient es der Verlaufsbeobachtung dieser Karzinome und des Mammakarzinoms, insbesondere zur Erkennung von Tumorrezidiven nach Therapie.
Zu **(4):** Laktat ist kein Tumormarker und gibt keine Hinweise für das Vorliegen irgendwelcher Tumoren. Vielmehr ist sein Spiegel von der Kreislaufregulation abhängig, erhöhte Werte finden sich z. B. nach körperlicher Aktivität, in Schocksituationen und bei bestimmten Intoxikationen.

H99 **!**

Frage 12.6: Lösung B

Alphafetoprotein (AFP) ist ein Glykoprotein, das sich elektrophoretisch in der α_1-Fraktion bewegt. Es wird beim Fetus im Gastrointestinaltrakt, in der Leber und im Dottersack gebildet und gelangt sowohl in das Serum und andere Körperflüssigkeiten des Feten als auch diaplazentar in das mütterliche Serum. In der Tumordiagnostik wird das Alphafetoprotein u. a. bei der Suche nach hepatozellulären Karzinomen und bei Verdacht auf Keimzelltumoren bestimmt.
Zu **(A):** Das Nierenzellkarzinom (Hypernephrom) ist der häufigste bösartige Tumor des Nierenparenchyms. Einen typischen Tumormarker gibt es nicht.
Zu **(C):** Der Tumormarker für das Prostatakarzinom ist das PSA (prostataspezifische Antigen).
Zu **(D):** Das Osteosarkom ist der häufigste bösartige Knochentumor und tritt vorwiegend bei Jugendlichen auf. Auch hier fehlt ein spezifischer Tumormarker.
Zu **(E):** Als Tumormarker für das medulläre Schilddrüsenkarzinom zählt das Calcitonin.

Zur Primärdiagnose einsetzbare Tumormarker

Tumor	Marker
Hodenkarzinome, Chorionkarzinome	β-Untereinheit des Human-Choriongonadotropins (β-HCG) und Alpha-1-Fetoprotein (AFP)
multiples Myelom	Immunglobuline, Bence-Jones-Protein
Neuroblastom, Phäochromozytom	Katecholamine, Vanillinmandelsäure, Metanephrine u. a.
Karzinoid	5-Hydroxyindolessigsäure
primäres Leberzellkarzinom	Alpha-1-Fetoprotein
medulläres Schilddrüsenkarzinom	Calcitonin
maligne Lymphome, Leukämien	Oberflächenantigene

H94

Frage 12.7: Lösung C

Alphafetoprotein ist ein Glykoprotein, das sich elektrophoretisch in der α_1-Fraktion bewegt.
Es wird beim Fetus *im Gastrointestinaltrakt, in der Leber* (1) *und im Dottersack* (2) gebildet und gelangt sowohl in das Serum und andere Körperflüssigkeiten des Feten als auch diaplazentar in das mütterliche Serum.
In der Tumordiagnostik wird das Alphafetoprotein u. a. bei der Suche nach hepatozellulären Karzinomen und bei Verdacht auf Keimzelltumoren bestimmt.
Zu **(3):** Der Trophoblast hat als Produktionsort des HCG eine Bedeutung.

H95

Frage 12.8: Lösung A

Das AFP ist ein Glykoprotein, das beim Fetus im Gastrointestinaltrakt, in der Leber und im Dottersack gebildet wird. Diaplazentar wird es auch in das mütterliche Serum abgegeben und ist dementsprechend dort in höchsten Spiegeln in der 13.–15. Schwangerschaftswoche zu finden.
Die Referenzbereiche für den Erwachsenen bzw. für Kinder ab der 10. Lebenswoche liegen mit ca. 15 mg/l im Vergleich zu Werten bei Schwangeren (3000 – 4000 mg) sehr niedrig, erhöhte Werte müssen an ein hepatozelluläres Karzinom oder einen Keimzelltumor denken lassen.

H98 **!**

Frage 12.9: Lösung D

Alphafetoprotein (AFP) ist ein Glykoprotein, das sich elektrophoretisch in der α_1-Fraktion bewegt.
Es wird beim Feten im Gastrointestinaltrakt, in der Leber und im Dottersack gebildet und gelangt sowohl in das Serum und andere Körperflüssigkeiten des Feten als auch diaplazentar in das mütterliche Serum.
In der Tumordiagnostik wird das Alphafetoprotein u. a. bei der Suche nach hepatozellulären Karzinomen und bei Verdacht auf Keimzelltumoren bestimmt.
Zu **(4):** Ein **Seminom** ist die häufigste Form der bösartigen, vom Samenbildungsgewebe ausgehenden Hodentumoren. Das reine („klassische") Seminom hat eine relativ gute Prognose, (90 % Fünfjahresheilungen) und hat laborchemisch keinen Bezug zum AFP.
Das gemischte Seminom (gemischter Keimzelltumor) mit anderen Gewebsbestandteilen (wie embryonales Karzinom, Teratokarzinom, Chorionkarzinom) und Dottersackelementen dagegen hat eine wesentlich schlechtere Prognose und weist gewisse Korrelationen zum AFP auf.

12.3 Kommentare aus Examen Herbst 2000

H00 !

Frage 12.10: Lösung C

Zu **(C)**: Calcitonin wird in den C-Zellen der Schilddrüse (und Nebenschilddrüse) gebildet, es ist ein Gegenspieler zum Parathormon und hat das Ziel, den durch das Parathormon erhöhten Kalziumspiegel durch eine Hemmung der Kalziumfreisetzung aus dem Knochen zu senken. Calcitonin wird in erster Linie in der Diagnostik und Verlaufskontrolle des medullären Schilddrüsenkarzinoms eingesetzt, da sich bei Patienten mit einem derartigen klinisch manifesten Tumor eindeutig erhöhte Werte finden.
Zu **(A)**: Das α-Fetoprotein (AFP) dient zur Aufdeckung von **primären Leberzellkarzinomen** und **Keimzelltumoren.**
Zu **(B)**: Das CA 125 wird als Tumormarker beim **Ovarialkarzinom** verwendet.
Zu **(D)**: Thyreoglobulin ist ein schilddrüsenspezifisches Protein, an dem die Synthese der Schilddrüsenhormone stattfindet und das gleichzeitig als Hormonspeicher dient. Es findet sich im Serum eines jeden Menschen, wird aber als Tumormarker zur **Verlaufskontrolle des differenzierten Schilddrüsenkarzinoms** nach totaler Schilddrüsenablation verwendet.
Zu **(E)**: Antikörper gegen das Thyreoglobulin sind in der Differenzialdiagnostik von Immunthyreopathien von Bedeutung.

13 Gastrointestinaltrakt

13.2 Laboratoriumsuntersuchungen

13.2.3 Pankreas und Pankreasfunktion

F93

Frage 13.1: Lösung E

Die **α-Amylase** wird von Pankreas und Speicheldrüsen synthetisiert, der Großteil wird exogen sezerniert, nur ein Bruchteil gelangt ins Blut und wird über den Urin wieder ausgeschieden.
Erhöhte Werte finden sich bei
- akuter Pankreatitis
- akuten Schüben einer chronischen Pankreatitis (kann sich im Spätstadium der chronischen Pankreatitis verlieren)
- Parotitis
- Niereninsuffizienz
- Tumoren der Pankreasregion
- Entzündungen der Pankreasregion
- nach ERCP.

H90

Frage 13.2: Lösung A

Zu **(A)**: Die **Lipase** ist ein pankreasspezifisches Enzym und ist bei akuten oder chronischen Pankreatitiden erhöht.
Die Lipasewerte steigen bei einer Pankreatitis im Serum innerhalb von 3–6 h an.
Zu **(B)**: Die Lipase wird praktisch nicht renal ausgeschieden, die Lipase-Aktivität im Urin ist deshalb diagnostisch nicht verwertbar.
Zu **(C)**: Die **Alpha-Amylase** ist nicht ausschließlich pankreasspezifisch (z.B. auch bei Parotitis erhöht).
Zu **(D)**: Das **Trypsin** ist ein vom Pankreas sezerniertes Enzym, wobei aber nur die Trypsinbestimmung im Serum für eine Pankreasabklärung sinnvoll ist (die Werte steigen bei akuter Pankreatitis an).
Zu **(E)**: Die **Chymotrypsin-Aktivität** wird im Stuhl bestimmt, sie gibt eine Auskunft über die exokrine Leistungsfähigkeit des Pankreas, nicht jedoch über akute Entzündungen.

H92

Frage 13.3: Lösung E

Bei Erkrankungen der Parotis (z.B. Parotitis oder Sialolithiasis) kommt es in der Regel zu einem Anstieg der α-Amylase auf das 2–3fache der Norm. Die ebenfalls mit einem α-Amylase-Anstieg einhergehenden Erkrankungen des Pankreas können durch die Bestimmung von Isoenzymen oder durch die zusätzliche Bestimmung der pankreasspezifischen Lipase abgegrenzt werden.

H89

Frage 13.4: Lösung E

Die **α-Amylase** wird von Pankreas und Speicheldrüsen synthetisiert, der Großteil wird exogen sezerniert, nur ein Bruchteil gelangt ins Blut und wird über den Urin wieder ausgeschieden.
Erhöhte Werte finden sich bei
- akuter Pankreatitis
- akuten Schüben einer chronischen Pankreatitis (kann sich im Spätstadium der chronischen Pankreatitis verlieren)
- Parotitis
- Niereninsuffizienz
- Tumoren der Pankreasregion
- Entzündungen der Pankreasregion
- nach ERCP.

Zu **(E)**: Eine Mukoviszidose führt aufgrund der Funktionsstörungen der exokrinen Drüsen (Pankreas, Schweißdrüsen) zu einer **Verminderung** der α-Amylase.

F92

Frage 13.5: Lösung B

Bei der **akuten Pankreatitis** kommt es durch Ödem und Zelluntergang zu einem vermehrten Austritt von Amylase in das Serum und zur Amylaseausscheidung im Harn. Eine Bestimmung der α-Amylase im Serum und im Harn ist deswegen sinnvoll. Referenzbereiche im Serum: 35–160 U/l, im Harn: 200–3000 U/l
3–6 h nach dem Auftreten der Symptome kann man mit einem Anstieg der α-Amylase im Serum rechnen, noch einmal 6–12 h später mit dem Anstieg der α-Amylase im Harn.
Die Harnamylase bleibt gewöhnlich lange erhöht (etwa 8 Tage), die Normalisierung der Serumamylase dauert in der Regel 3–5 Tage. Bei der **chronischen Pankreatitis** treten bei einem akuten Entzündungsschub nur dann keine Amylaseerhöhungen auf, wenn durch den fibrotischen Umbau praktisch kein Pankreasparenchymgewebe mehr vorhanden ist. In einem früheren Stadium ist dagegen eine Amylaseerhöhung möglich (Antwort (1) ist somit bedingt richtig).
Die **Pankreaslipase** steigt innerhalb von 3 bis 6 h nach Beginn einer akuten Pankreatitis deutlich an, die Höhe des Lipasespiegels hat keine direkte Beziehung zur Schwere des Krankheitsbildes.
Die Pankreaslipase wird nur in geringsten Mengen renal ausgeschieden, die Urinbestimmung der Lipase kann deshalb nicht als Indikator für Pankreaserkrankungen herangezogen werden.

13.2.4 Blut im Stuhl

F92

Frage 13.6: Lösung C

Der Nachweis von okkultem Blut im Stuhl kann mit dem **Guajaktest** (Hämoccult) erfolgen.
Dabei wird der Farbindikator (Guajakharz) in Gegenwart von H_2O_2 durch die **Peroxidasewirkung des Hämoglobins** oxidiert, man erkennt dies an einer Blaufärbung.
Das Hämoglobin wird bei dieser Reaktion durch die Abgabe von Sauerstoff enzymatisch gespalten.

H_2O_2 + Indikator $\xrightarrow{Hb}$ oxidierter Indikator (blau) + H_2O

Die Bestimmung der Leukozytenphosphatase (A) ist bei der Differenzialdiagnose der Leukämien von Bedeutung.
Die Kupferbindungen des Albumins (D) bzw. der Proteine spielen bei der Bestimmung der Gesamtproteinkonzentration mit der Biuret-Reaktion eine Rolle.
Mit Hilfe von Ehrlichs Reagenz (E) kann Urobilinogen bzw. Sterkobilinogen im Urin nachgewiesen werden.

14 Leber

14.2 Laboratoriumsuntersuchungen

14.2.1 Enzymbestimmungen im Plasma/Serum

F91

Frage 14.1: Lösung B

Zu **(A):** Eine chronisch persistierende Hepatitis geht nicht mit derart hohen Werten für GOT und GPT einher, möglicherweise ist auch die CHE als Folge der Leberschädigung erniedrigt.
Zu **(B):** Die stark erhöhten Werte für GOT und GPT sprechen für eine akute Hepatitis.
Zu **(C):** Die kompensierte Leberzirrhose ist normalerweise laborchemisch relativ unauffällig.
Zu **(D):** Ein extrahepatischer Gallengangsverschluss müsste mit einer starken Erhöhung der alkalischen Phosphatase einhergehen.
Zu **(E):** Eine akute Pankreatitis kann zwar die Zeichen eines Verschlussikterus hervorrufen (Anstieg von AP und Bilirubin) und eine Begleithepatitis induzieren, letztere wird aber allenfalls mit diskret erhöhten Leberparametern einhergehen.

F99 !

Frage 14.2: Lösung A

Während der Inkubationszeit einer akuten Hepatitis liegen noch normale Transaminasen vor, die dann aber im Prodromalstadium bei noch fehlendem Ikterus steil ansteigen. Maximalwerte der **GPT** vom **20- bis 100fachen** und der **GOT** vom **10- bis 100fachen** der oberen Referenzbereichsgrenzen werden beim Auftreten des Ikterus und im Verlauf der ersten Krankheitswoche erreicht. Die unkomplizierte Hepatitis A zeigt einen raschen Transaminasenabfall mit Normalisierung innerhalb von 3 bis 5 Wochen, bei der unkomplizierten Hepatitis B ist die Abnahme meist langsamer, die Normalisierung erfolgt nach 6 bis 12 Wochen.
Zu **(B):** Die **GLDH-Aktivität** zeigt innerhalb der ersten 4 Krankheitswochen einer akuten Virushepati-

tis mäßige Anstiege, die allgemein das **10fache** der oberen Referenzbereichsgrenze nicht überschreiten.
Zu **(C):** Die LDH 1 ist dasjenige der fünf Isoenzyme der Laktatdehydrogenase, das am ehesten auf einen Herzmuskelschaden hinweist. Aussagekräftiger wäre das leberrelevantere LDH 5.
Zu **(D):** Die **Cholinesterase** (CHE) ist bei unkomplizierten Virushepatitiden **nicht verändert,** bei nekrotisierenden Verlaufsformen treten je nach Schweregrad erniedrigte Werte auf.
Zu **(E):** Die **Alkalische Phosphatase** (AP) steigt bei cholestatischen Verlaufsformen der Hepatitiden zwar an, aber niemals in dem Ausmaß, wie es für die Transaminasen zutrifft.

H99 **!!**

Frage 14.3: Lösung A

Die Enzymaktivitäten für GOT und GPT sind in dem beschriebenen Fallbeispiel massiv erhöht. Dies spricht für eine akute Lebererkrankung und – da der GOT/GPT-Quotient < 1 ist – eher für eine entzündliche Schädigung wie z.B. eine akute Hepatitis.
Eine Fettleber (B) oder eine posthepatische Leberzirrhose (C) geht niemals mit derart erhöhten Werten einher, ein Leberzelladenom (D) (seltener benigner Tumor) macht allenfalls geringe Veränderungen. Ein Gallengangsverschluss (E) wird sich eher über einen massiven Anstieg des Bilirubins und der alkalischen Phosphatase bemerkbar machen.

F93

Frage 14.4: Lösung A

Die alkalische Phosphatase (AP) entstammt hauptsächlich den Knochen (Osteoblasten), dem Lebergewebe und den Gallenwegsepithelien.
Geringere Mengen finden sich auch in Niere, Darm und Plazenta.
Erhöhte Werte findet man demnach bei
- Knochentumoren bzw. Knochenmetastasen,
- Osteoporose, z.B. im Rahmen eines Hyperparathyreoidismus oder einer Rachitis,
- Steigerung des Knochenstoffwechsels, z.B. Wachstum, letztes Trimenon der Schwangerschaft,
- Verschlussikterus,
- primärem Leberkarzinom,
- biliärer Zirrhose.

Im letzten Drittel der Schwangerschaft kann es, vornehmlich durch das Auftreten der Plazenta-AP, zu einem Anstieg der Gesamt-AP bis 400 U/l kommen (Nachweis der Plazenta-AP ab der 16.–20. SSW), die Werte fallen innerhalb einer Woche nach der Geburt wieder auf das Normalniveau ab.

H90

Frage 14.5: Lösung C

Ein erworbener hepatozellulärer Ikterus ist die Folge einer Schädigung der Leberzellen mit einer daraus resultierenden Bilirubinverwertungsstörung. Ursachen für eine derartige Störung können z.B. die verschiedenen Formen der Hepatitis oder toxische Leberschäden sein.
Laborchemisch kann beim hepatozellulären Ikterus ein Anstieg von direktem und indirektem Bilirubin sowie bei entsprechender Grunderkrankung auch eine Erhöhung der Transaminasen (GOT und GPT) und der GLDH beobachtet werden.
Eine massive Schädigung der Leberzellen kann die Synthese der Blutgerinnungsfaktoren beeinträchtigen.
Zu **(C):** Eine massive Hämolyse führt zu einem prähepatischen Ikterus mit einem vermehrten Anfall von indirektem Bilirubin, die Leberzellen selbst werden durch die Hämolyse nicht geschädigt.

F94

Frage 14.6: Lösung A

Die γ-GT ist ein membrangebundenes Enzym und findet sich vor allem in der Leber, in den Epithelien der intrahepatischen Gallenwege sowie in Nieren, Pankreas, Milz und Dünndarm.
Die wichtigsten Indikationen sind deshalb Leber- und Gallenwegserkrankungen.
Entzündungen der Prostata lassen sich spezifischer mit der sauren Phosphatase erfassen, die pränatale Diagnostik von Neuralrohrdefekten erfolgt mit Hilfe des Alpha-Fetoproteins.

H93

Frage 14.7: Lösung D

Die **alkalische Phosphatase** (AP) entstammt hauptsächlich den Knochen (Osteoblasten), dem Lebergewebe und den Gallenwegsepithelien.
Erhöhte Werte findet man demnach bei
- Knochentumoren bzw. -metastasen,
- Osteoporose, z.B. im Rahmen eines Hyperparathyreoidismus oder einer Rachitis,
- Steigerung des Knochenstoffwechsels, z.B. Wachstum, Schwangerschaft,
- Verschlussikterus (Cholestase),
- primärem Leberkarzinom,
- biliärer Zirrhose.

Erniedrigte Werte finden sich bei
- Hypothyreose,
- Vit.-D-Intoxikation,
- Milch-Alkali-Syndrom,
- perniziöser Anämie (vereinzelt).

F95

Frage 14.8: Lösung D

Die **alkalische Phosphatase** (AP) entstammt hauptsächlich den Knochen (Osteoblasten), dem Lebergewebe und den Gallenwegsepithelien.
Erhöhte Werte findet man demnach bei
- Knochentumoren/Knochenmetastasen
- Osteoporose (z.B. im Rahmen eines Hyperparathyreoidismus oder einer Rachitits)
- Morbus Paget (lokalisierte Osteopathie unklarer Genese mit anfänglich unkontrollierter Stimulation der Osteoklasten und später überschießendem, ungeordnetem Knochenanbau)
- Steigerung des Knochenstoffwechsels (z.B. Wachstum, letztes Trimenon der Schwangerschaft)
- Verschlussikterus
- Leberentzündungen
- primärem Leberkarzinom
- primärer biliärer Zirrhose (chronisch entzündliche Erkrankung der kleinen und mittleren Gallengänge).

Erkrankungen der Prostata haben keinen Einfluss auf die AP, hier können aber Veränderungen bei der sauren Phosphatase beobachtet werden.

F00

Frage 14.9: Lösung B

Die **alkalische Phosphatase** (AP) entstammt hauptsächlich den Knochen (Osteoblasten), dem Lebergewebe und den Gallenwegsepithelien.
Erhöhte Werte findet man demnach bei
- Knochentumoren/Knochenmetastasen
- Osteoporose (z.B. im Rahmen eines Hyperparathyreoidismus oder einer Rachitis)
- Morbus Paget (lokalisierte Osteopathie unklarer Genese mit anfänglich unkontrollierter Stimulation der Osteoklasten und später überschießendem, ungeordnetem Knochenanbau)
- Steigerung des Knochenstoffwechsels (z.B. Wachstum, letztes Trimenon der Schwangerschaft)
- Verschlussikterus
- Leberentzündungen
- primärem Leberkarzinom
- primärer biliärer Zirrhose (chronisch entzündliche Erkrankung der kleinen und mittleren Gallengänge)

Beim Meulengracht-(Gilbert)-Syndrom handelt es sich um die häufigste familiäre (autosomal-dominant erbliche), nicht-hämolytische Hyperbilirubinämie infolge einer angeborenen Störung des intrazellulären Bilirubintransportes (und vermutlich auch der Bilirubinkonjugation an Glucuronsäure).
Die Symptome sind ein Subikterus mit Vermehrung nur des indirekten Bilirubins; alle anderen Laborparameter sind normal.

F89

Frage 14.10: Lösung D

Die **Cholinesterase (CHE)** wird in der Leber synthetisiert, ins Blut sezerniert und kommt in fast allen Organen vor.
Erniedrigte Werte finden sich bei:
- hereditärem CHE-Mangel (teilweise Bildung eines atypischen CHE),
- chronischen Lebererkrankungen (chron. aktive Hepatitis, Leberzirrhose),
- Lebertumoren,
- akut toxischen Zellschäden (z.B. Knollenblätterpilzvergiftung),
- Vergiftung mit Insektiziden (Organophosphaten)
- ulzerativer Kolitis,
- Therapie mit Endoxan.

F95

Frage 14.11: Lösung D

Die γ-GT ist zwar in allen Organen lokalisiert (in höherer Konzentration vor allem in Leber, Niere, Pankreas, Milz und Dünndarm), zu einer Erhöhung im Serum kommt es aber fast ausschließlich durch Erkrankungen der Leber und der Gallenwege. Die γ-GT ist als Indikator des alkoholischen Leberschadens gut geeignet, da sie etwa 6- bis 7-mal empfindlicher als die Transaminasen auf Alkoholschädigung reagiert (D).
Zu **(A):** Eine Diät beeinflusst sicherlich – sofern sie in einer Alkoholabstinenz entsteht – mittelfristig die γ-GT-Werte, ist aber nicht die wichtigste Einflussgröße.
Zu **(B):** Eine intravasale Hämolyse führt u.a. zu einem Anstieg der LDH.
Zu **(C):** Muskelarbeit kann eine CK-Erhöhung verursachen.
Zu **(E):** Schwangerschaft beeinflusst die γ-GT-Werte nicht relevant.

H89

Frage 14.12: Lösung E

Die γ-GT hat ihre höchste Aktivität in der Membran der proximalen Nierentubuli. Physiologischerweise spielen diese Aktivitäten bei der Serumbestimmung keine Rolle, hierbei stammt das Enzym vorwiegend aus der Leber und den Gallenwegen.
Die γ-GT ist als Indikator des alkoholischen Leberschadens gut geeignet, da sie etwa 6- bis 7-mal empfindlicher als die Transaminasen auf Alkoholschädigung reagiert.

Bei der akuten Virushepatitis kommt es zu einem mäßigen Anstieg der γ-GT, der Abfall erfolgt etwas langsamer als bei den Transaminasen.

14.2.2 Gallenfarbstoffe und Gallensäuren

F94

Frage 14.13: Lösung D

Zu **(D):** Das beim Abbau des Hämoglobins entstandene **freie** oder **indirekte Bilirubin** wird in der Leber glukuronidiert und als direktes oder konjugiertes Bilirubin über die Galle in den Darm ausgeschieden. Zu einer Erhöhung der Serumkonzentration des konjugierten Bilirubins kommt es deshalb bei einer intra- oder posthepatischen Cholestase.
Die **intrahepatische Cholestase** kann z.B. durch eine Virushepatitis, durch eine Cholelithiasis oder einen Gallenwegstumor verursacht sein.
Zu **(A)** und **(B):** Sowohl beim Ikterus bei **Meulengracht-Krankheit** als auch beim **Icterus neonatorum** liegt die Ursache für die Erhöhung des indirekten, unkonjugierten Bilirubins in der mangelnden Aktivität der UDP-Glukuronyltransferase.
Zu **(C)** und **(E): Hämolyse** und ineffektive Erythropoese führen zu einem erhöhten Anfall von nichtkonjugiertem, freien Bilirubin.

F90

Frage 14.14: Lösung E

Zu **(1), (2), (4):** Die Cholestase ist die Folge eines gestörten Gallenflusses, wobei die Ursache an jeder Stelle – von der Leber bis zur Papilla Vateri – lokalisiert sein kann. Durch den gestörten Gallenfluss können die zur Aufspaltung der Nahrungslipide benötigten Gallensäuren nicht in normalem Maße zur Verfügung gestellt werden, eine Malabsorption kann die Folge sein. Sämtliche gallenpflichtigen Stoffe und Enzyme können bei einer Cholestase ansteigen und schließlich im Blut zu erhöhten Werten führen (Bilirubin, Gallensäuren, Gallenenzyme, Leberenzyme).
Zu **(3):** Das Lipoprotein-X (LP-X) ist eine abnorme Lipoproteinfraktion, die bei Kontakt von Galle mit Serum entsteht. Seine Bestimmung kann demnach zum Nachweis einer Cholestase verwendet werden.

F88

Frage 14.15: Lösung A

Zu einer Erhöhung des nicht-konjugierten (indirekten) Bilirubins kommt es, wenn ein vermehrtes Bilirubinangebot vorliegt, sodass die Glukuronidierungskapazität der Leber überfordert ist.

Folgende Erkrankungen können deshalb mit einer **Erhöhung des indirekten Bilirubins** einhergehen:
- hämolytische Anämien (= verstärkter Hämoglobinabbau)
- mangelnde Aktivität der UDP-Glukuronyltransferase (z.B. beim **Icterus neonatorum, beim Crigler-Najjar-Syndrom, beim Meulengracht-Syndrom)**
- Morbus haemolyticus neonatorum (z.B. bei Rhesus-Inkompatibilität)

Ein akuter Verschluss der ableitenden Gallenwege führt zu einem Anstieg des direkten (konjugierten) Bilirubins.
Bilirubindiglukuronid wird im Darm normalerweise zu **Urobilinogen** umgewandelt, dieses wird zu ca. 75% reabsorbiert (enterohepatischer Kreislauf). Eine fehlende Reabsorption würde sich in einer fehlenden Urobilinogenausscheidung im Harn bemerkbar machen.

H91

Frage 14.16: Lösung E

In dem genannten Beispiel ist der Parameter für eine Leberzellschädigung (hier die **GPT**) normal, eine akute oder chronisch aktive Hepatitis scheiden deshalb aus.
Die Erhöhung des **indirekten (unkonjugierten) Bilirubins** ist ein Ausdruck eines vermehrten Bilirubinanfalls, der z.B. beim Icterus neonatorum und bei den hämolytischen Anämien auftritt. Eine Leberzirrhose, eine Fettleber oder cholestatische Erkrankungen führen zu einer Erhöhung des direkten (konjugierten) Bilirubins.
Die **LDH** ist sowohl bei schweren Lebererkrankungen (z.B. nekrotisierender Hepatitis) als auch bei hämolytischen Anämien erhöht. Die in der Frage vorgegebene, stark erhöhte LDH kann aber bei normaler GPT ihre Ursache nicht in einem Leberschaden haben.

14.3 Kommentare aus Examen Herbst 2000

H00

Frage 14.17: Lösung D

Zu **(D)**: Fast alle Gerinnungsfaktoren werden in der Leber synthetisiert. Bei akuten **Leberparenchymschäden** kommt es initial rasch zu einer Verminderung von Faktor VII (dieser hat eine besonders kurze Halbwertszeit von 4–6 h!). Erst im Verlaufe einer längeren Lebererkrankung nimmt dann auch die Syntheserate der anderen Gerinnungsfaktoren sowie anderer in der Leber synthetisierter Eiweiße

(und dabei als quantitativ größtes Eiweiß, das Albumin) allmählich ab.
Die Thromboplastinzeit (Quick-Test) ist als Maß für die Aktivität der Faktoren **VII**, X, V, II und I bei o.g. Leberschaden verlängert.
Zu **(A)**: Das β_2-Mikroglobulin ist ein Protein, das auf der Zellmembran aller kernhaltigen Zellen gelegen ist. Die Indikation zu seiner Bestimmung liegt nicht im Bereich von Lebererkrankungen, sondern in der Verlaufs- und Therapiebeurteilung lymphoider Neoplasien und von bestimmten Nierenerkrankungen.
Zu **(B)**: **Transferrin** ist das Transportprotein für Eisen und wird in der Leber gebildet. Seine Bedeutung liegt in der Möglichkeit der Diagnostik von Eisenmangel etc., sicherlich nicht aber in der Erstdiagnostik von fulminantem Leberversagen.
Zu **(C)**: Die **alkalische Phosphatase** (AP) entstammt hauptsächlich den Knochen (Osteoblasten), dem Lebergewebe und den Gallenwegsepithelien.
Auch die AP wird im Falle eines Leberversagens erhöht sein, aber auch sie stellt bei einer Halbwertszeit von ca. 3–7 Tagen nicht den geeigneten Parameter für die Kurzzeitverlaufsbeobachtung dar.

15 Herz

15.6 Diagnostik

15.6.2 Laboratoriumsuntersuchungen

F97

Frage 15.1: Lösung A

Zu **(1):** Die im Serum messbare Gesamtaktivität der CK setzt sich aus den Aktivitäten der dimeren Isoenzyme **CK-MM, CK-MB und CK-BB** zusammen.
Beim Gesunden findet sich praktisch nur die **CK-MM** im Serum, die anderen Isoenzyme sind nur in Spuren oder überhaupt nicht nachweisbar.
Von klinischer Bedeutung ist die Bestimmung des Isoenzyms **CK-MB,** da man seine Herkunft hauptsächlich dem Herzmuskel zuschreibt, und es damit bei der Diagnose des Herzinfarkts eine wichtige Rolle spielt. Liegt die Gesamt-CK über 100 U/l und liegt der CK-MB-Anteil bei mehr als 6%, so kann von einem Myokardinfarkt ausgegangen werden.
Zu **(2):** Die CK beginnt mit ihrem Anstieg ca. 4–8 h nach einem Infarktereignis, das Maximum wird nach 16–36 h erreicht, der Abfall in den Normalbereich sollte nach 3–6 Tagen erreicht sein.
Zu **(3):** Die Halbwertszeit der CK liegt bei ca. 15 h.

F88

Frage 15.2: Lösung C

Drei **Isoenzyme** der CK können im Organismus gefunden werden:
CK-MM (Skelettmuskel)
CK-BB (Zentralnervensystem und glatte Muskulatur)
CK-MB (vorwiegend Herzmuskel).
Die CK-MB ist das Leitsystem zur Diagnostik des akuten Herzinfarktes. Ihre Bestimmung ist erst dann sinnvoll, wenn die Gesamt-CK 100 U/l und höher ist (aus messtechnischen Gründen).
Der Anteil der CK-MB an der Gesamt-CK beträgt beim Myokardinfarkt 6 bis 22%.
Da sich die CK-MB auch in geringen Konzentrationen im **Skelettmuskel und im Magen-Darm-Trakt** findet, können in seltenen Fällen, z.B. bei destruierenden abdominellen Prozessen, gewissen Karzinomen und Myositiden der Skelettmuskulatur, auch ohne das Vorliegen eines Myokardinfarktes erhöhte CK-MB-Werte gemessen werden.

F92

Frage 15.3: Lösung C

Die Kreatinkinase (CK) kann durch 3 verschiedene Gene synthetisiert werden, deren Genprodukte CK-M, CK-B und CK-Mi genannt werden. Die im Serum messbare Gesamtaktivität der CK setzt sich aus den Aktivitäten der dimeren Isoenzyme **CK-MM, CK-MB und CK-BB** zusammen.
Beim Gesunden findet sich praktisch nur die **CK-MM** im Serum, die anderen Isoenzyme sind nur in Spuren oder überhaupt nicht nachweisbar.
Von klinischer Bedeutung ist die Bestimmung des Isoenzyms **CK-MB,** da man seine Herkunft hauptsächlich dem Herzmuskel zuschreibt, und es damit bei der Diagnose des Herzinfarkts eine wichtige Rolle spielt.
Die am meisten verwendete Methode zur Bestimmung der CK-Isoenzyme ist der **Immuninhibitionstest.**
Dabei werden durch die Zugabe von Anti-CK-M-Antikörpern zum Serum zunächst alle CK-M-Einheiten vollständig inhibiert, anschließend wird die verbleibende Non-CK-M-Aktivität kinetisch gemessen. Sie entspricht dann der verbleibenden CK-B-Aktivität der CK-MB (CK-BB kommt praktisch nicht vor). Durch Multiplikation dieser Restaktivität mit dem Faktor 2 erhält man dann rechnerisch die CK-MB-Aktivität der Probe.

H93

Frage 15.4: Lösung E

Die CK ist ein muskelspezifisches Enzym, das sich in abnehmender Konzentration in Skelettmuskulatur, Herzmuskel und glatter Muskulatur finden lässt. Die Referenzbereiche liegen bei 10–80 U/l.
Jede **Zerstörung** (z.B. Myokardinfarkt) oder **Verletzung** (z.B. i.m. Injektion) **von Muskelgewebe** führt zu einer Erhöhung der CK-Aktivität im Serum. Auch Erkrankungen der Skelettmuskulatur, insbesondere die **progressive Muskeldystrophie,** sind durch erhöhte CK-Werte gekennzeichnet, beim Typ Duchenne findet man oft schon Jahre vor dem Beginn der klinischen Symptomatik erhöhte Werte, die im Verlauf der Erkrankung auf einige tausend U/l ansteigen können.

H99 **!**

Frage 15.5: Lösung A

Zu **(A):** Das im Serum nachweisbare **kardiale Troponin** stammt immer aus dem Herzmuskel und wird aus dem Myokard sofort nach einer Schädigung freigesetzt. Das kardiale Troponin besitzt aufgrund seines schnellen Erscheinens im Blut eine hohe diagnostische Spezifität und Sensitivität:
Bei ca. 50% der Patienten ist es bereits 3–4 h nach einem Infarkt nachweisbar, lässt es sich nach 8 h nicht nachweisen, so kann ein akutes Infarktgeschehen nahezu ausgeschlossen werden. In dem Zeitraum zwischen 10 h und 5 Tagen nach dem Infarkt lässt es sich in 100% der Infarkte nachweisen.
Zu **(B): Myoglobin** ist – da es sowohl aus dem Skelettmuskel als auch aus dem Herzmuskel stammen kann – nicht herzspezifisch. Dennoch ist es aufgrund seines raschen Auftretens (2–4 h nach Schmerzbeginn bei Myokardinfarkt) ein guter Marker in der Frühphase des Infarktes. Die Normalisierung des Wertes erfolgt ebenfalls sehr rasch innerhalb von 10–24 h.
Zu **(C):** Bei einem Herzinfarkt kommt es zu einem deutlichen Anstieg der **CK** und ihres Isoenzyms **CK-MB** sowie der LDH. Bereits 4–6 h nach dem Infarkt steigt die CK an, sie erreicht ihr Maximum nach 24–36 h. Bei frischem Herzinfarkt liegt dabei der *CK-MB-Anteil* über 6% der Gesamt-CK. Die LDH steigt nach 6–12 h an, sie erreicht ihr Maximum nach 24–60 h.
Zu **(D)** und **(E):** GOT und GPT reagieren bei einem Myokardinfarkt nur in geringerem Ausmaß mit. Die GPT als primär leberspezifisches Enzym steigt beim Infarkt nur sehr wenig oder gar nicht an, sie ist in jedem Fall niedriger als die GOT.

15.7 Kommentare aus Examen Herbst 2000

H00

Frage 15.6: Lösung D

Bei einer (intravasal-) hämolytischen Anämie – wie sie im Fallbeispiel angenommen werden muss – kommt es zu einer verstärkten Zerstörung von Blutkörperchen. Laborchemisch zeigt sich eine Verminderung der Erythrozyten-Zahl, von Hb und Hk bei unauffälligem MCV, MCH und MCHC.
Da die folgenden Parameter in den Erythrozyten in höherer Konzentration als im Plasma vorhanden sind, ist bei Hämolyse mit einem Anstieg zu rechnen von: LDH, GOT, GPT, Kalium, Saure Phosphatase.
Zu **(D)**: Haptoglobin ist ein Glykoprotein und hat die Aufgabe, den Körper vor Eisenverlusten durch physiologische oder pathologische intravasale Hämolyse zu bewahren. Dies geschieht dadurch, dass Haptoglobin freigesetztes Hämoglobin bindet und aus dem Plasma entfernt. Seine Blutspiegel fallen deshalb bei einem Anfall von Hämoglobin – z.B. durch eine intravasale Hämolyse – rasch ab.
Zu **(C)**: Myoglobin ist ein sauerstoffbindendes Hämoprotein, das in der quergestreiften Muskulatur gebildet wird. Erhöhte Werte im Serum finden sich bei Skelettmuskelschäden und Myokardinfarkt.
Zu **(A)**, **(B)** und **(E)**: Die Bestimmung der genannten Parameter wäre dann sinnvoll, wenn man einen Myokardinfarkt vermutet.

16 Kreislauf

Dieses Kapitel wird im Fachband GK2 Pathophysiologie/Pathobiochemie abgehandelt.

17 Niere

17.2 Laboratoriumsuntersuchungen

17.2.1 Kreatinin in Plasma/Serum und Urin, Kreatinin-Clearance

H93

Frage 17.1: Lösung E

Kreatinin wird in bestimmter Relation zur Muskelmasse im Körper gebildet und in nahezu konstanten Mengen pro kg Körpergewicht ausgeschieden.
Da Kreatinin beim Gesunden normalerweise ausschließlich glomerulär filtriert und von den Tubuluszellen weder rückresorbiert noch sezerniert wird, eignet es sich als Clearance-Substanz zur Bestimmung des Glomerulumfiltrats.
Die Berechnung der Kreatinin-Clearance erfolgt nach der Formel:

$$C_X = \frac{U_X \times V}{P_X} \text{ ml/min}$$

C_x = Clearance der Substanz (mol/min),
U_x = Konzentration der Substanz im Urin (mg/ml),
V = Harnvolumen (ml/min),
P_x = Konzentration der Substanz im Plasma (mg/ml)

Referenzbereich: 95 – 160 ml Plasma/min
Zu **(4):** Hauptfehlerquelle bei der Bestimmung der Kreatinin-Clearance ist die unvollständige Urinsammlung.
Zu **(2):** Ein Anstieg des Plasmakreatinins ist in aller Regel erst bei einer Reduktion der Kreatinin-Clearance auf unter 60 ml/min zu erwarten!
Zu **(1):** Physiologischerweise nimmt die Nierenfunktion und damit auch die Kreatinin-Clearance im Alter ab.

F90

Frage 17.2: Lösung C

Die **Clearance** berechnet sich nach folgender Formel:

$$C_X = \frac{U_X \times V}{P_X} \text{ (ml/min)}$$

C_x = Clearance
P_x = Konzentration der Clearance-Substanz im Plasma (mg/ml) hier: 1 mg/100 ml = 0,01 mg/ml
U_x = Konzentration der Clearance-Substanz im Urin (mg/ml) hier: 100 mg/100 ml = 1 mg/ml
V = Harnvolumen in ml, bezogen auf 1 min hier: 240 ml/4 h = 1 ml/min

Eingesetzt in die obige Formel ergibt sich für die

$$C = \frac{1 \times 1}{0{,}01} \text{ ml/min} = 100 \text{ ml/min.}$$

H94

Frage 17.3: Lösung A

Kreatinin entsteht im Muskel aus Kreatin und Kreatinphosphat, normalerweise werden von einem Normalgewichtigen 15 20 mg/kg pro 24 h gebildet. Da das Kreatinin fast vollständig durch glomeruläre Filtration ausgeschieden wird, kann der Serumkreatininwert zur Abschätzung der glomerulären Filtrationsrate (GFR) herangezogen werden (bzw. umgekehrt auch der Serumkreatininwert über die GFR abgeschätzt werden).
Beachtet werden muss aber, dass das Serumkreatinin bis zu einer Einschränkung der GFR um 50% innerhalb des Normbereiches bleiben kann. Die in der Frage genannte glomeruläre Filtrationsrate (GFR) von 80 ml/min entspricht einem Normalwert. Die GFR liegt ungefähr in der Größenordnung der Kreatinin-Clearance, die sich für einen „normalen" Menschen (Körperoberfläche 1,73 m² und 75 kg Gewicht) nach der Formel

$$C = \frac{U \cdot V \cdot 1{,}73}{P \cdot KO \cdot t} \text{ (ml/min)}$$ berechnet, wobei

C = Clearance (hier Kreatinin-Clearance entsprechend der GFR)
U = Konzentration der Clearance-Substanz im Urin (normalerweise ca. 100 mg/100 ml = 1 mg/ml)
P = Konzentration der Clearance-Substanz (hier: Kreatinin) im Serum
V = Harnvolumen in ml (normalerweise ca. 1 ml/min)
KO = Körperoberfläche (hier: 1,73 m²)
t = Sammelzeit in Minuten

Eingesetzt in die o.g. Formel bleibt als einzige Unbekannte die Kreatininkonzentration offen, die angesichts aller vorhandenen normalen Werte dann ebenfalls normal sein muss.

H91

Frage 17.4: Lösung D

Siehe Kommentar zu Frage 17.1.

F89

Frage 17.5: Lösung C

Die Bestimmung des **Kreatininspiegels im Blutserum** ist erst dann ein brauchbarer Parameter zur Beurteilung der Nierenfunktion, wenn die glomeruläre Filtrationsrate (GFR) auf etwa 50% ihrer normalen Werte abgefallen ist.
Leichtere Nierenfunktionsstörungen werden dagegen schon mit Hilfe der **Kreatininclearance** sichtbar und können in ihrem Ausmaß genauer bestimmt werden.
Eine **verminderte Kreatininclearance** findet sich demnach auch bei solchen Nierenfunktionsstörun-

gen, bei denen der Kreatininspiegel im Serum noch normal ist.
Zu **(1):** Eine verminderte Kreatinsynthese würde mit erniedrigten Serumkreatininwerten einhergehen.

17.2.3 Proteine in Serum und Urin

F91

Frage 17.6: Lösung C

Das nephrotische Syndrom ist gekennzeichnet durch die 4 Leitsymptome:
- starke Proteinurie (vorwiegend Albuminurie),
- Hypoproteinämie (Verminderung von Albuminen und Gammaglobulinen),
- Ödeme (bedingt durch die Verminderung des kolloidosmotischen Drucks des Plasmas),
- Hypercholesterinämie.

H89

Frage 17.7: Lösung B

Der Ort der Schädigung, die zum nephrotischen Syndrom führt, ist das **Glomerulum.** Als Ursachen werden neben primär glomerulären Erkrankungen (ca. 75% der Fälle) allgemeine Stoffwechselstörungen (Diabetes mellitus), Systemkrankheiten (Kollagenosen), Zirkulationsstörungen, Infektionen und Pharmaka genannt.
Das nephrotische Syndrom ist gekennzeichnet durch
- starke Proteinurie,
- Hypoproteinämie,
- elektrophoretisch $\alpha_2\beta$-Typ (gekennzeichnet durch Hypalbuminämie bei stark erhöhter α_2-Globulinfraktion und leicht bis mäßig erhöhter β-Globulinfraktion),
- Ödeme (dadurch Verminderung des zirkulierenden Plasmavolumens mit erhöhter Thrombosegefahr),
- Hypercholesterinämie.

F97

Frage 17.8: Lösung E

Zu **(A)**, **(B)** und **(C):** Das nephrotische Syndrom ist gekennzeichnet durch die vier Leitsymptome:
- starke Proteinurie (Albuminurie),
- Hypoproteinämie,
- Ödeme,
- Hypercholesterinämie.

Die Serumelektrophorese zeigt eine Verminderung der Albumine und der γ-Globuline sowie eine Vermehrung der α_2- und der β-Globuline.

Zu **(D):** Eine erhöhte Thromboseneigung besteht bei nephrotischem Syndrom nicht generell (Lösungsvorschlag des IMPP somit mit Vorsicht zu genießen!). Häufigere Thrombosen in den unteren Extremitäten, Beckenvenen, der Vena portae, Nierenvenen, den oberen Extremitäten oder Lungengefäßen sind jedoch beschrieben worden, insbesondere in Phasen zunehmender Proteinurie oder bei diuretikabedingter Verminderung des Plasmavolumens. Vermittelt wird die Hyperkoagulabilität durch erhöhte Aktivität der Faktoren I, V, VII, VIII und X, einen Mangel an Antithrombin III und durch vermehrte Aggregationsneigung der Thrombozyten. Eine Antikoagulanzien-Behandlung ist bei nephrotischem Syndrom nicht generell, sondern während der genannten Risikosituationen oder bei nachgewiesener Störung der Aktivität der angeführten Gerinnungsfaktoren erforderlich.
Zu **(E):** Die beim nephrotischen Syndrom zu beobachtende Hyponatriämie ist nicht die Folge einer verstärkten Natriurese sondern meistens eine Verdünnungshyponatriämie durch die Wasserretention.

H94

Frage 17.9: Lösung D

Das **nephrotische Syndrom** ist gekennzeichnet durch die 4 Leitsymptome:
- *starke Proteinurie* (vorwiegend Albuminurie)
- *Hypoproteinämie* (Verminderung von Albuminen und Gammaglobulinen)
- *Ödeme* (bedingt durch die Verminderung des kolloidosmotischen Drucks im Plasma)
- *Hypercholesterinämie.*

Die Eiweißelektrophorese zeigt beim nephrotischen Syndrom typischerweise einen **$\alpha_2\beta$-Typ (absolute Verminderung des Albumins bei einer relativen Erhöhung von α_2- und β-Globulinen).**
Die Hyperlipidämie beim nephrotischen Syndrom wird durch eine Stimulation der hepatischen Lipoproteinsynthese hervorgerufen, wobei in erster Linie die LDL-Proteine und das Cholesterin betroffen sind. Die Triglyzeride werden nicht beeinflusst.

F00 **!!**

Frage 17.10: Lösung E

Das nephrotische Syndrom ist gekennzeichnet durch
- starke Proteinurie,
- Hypoproteinämie,
- elektrophoretisch $\alpha_2\beta$-Typ (gekennzeichnet durch Hypalbuminämie bei stark erhöhter α_2-Globulinfraktion und leicht bis mäßig erhöhter β-Globulinfraktion),

- Ödeme (dadurch Verminderung des zirkulierenden Plasmavolumens mit erhöhter Thrombosegefahr),
- Hypercholesterinämie.

Die starke Proteinurie und die daraus resultierende Hypoproteinämie erzeugen einen verminderten kolloidosmotischen Druck im Plasma.

H99 !!

Frage 17.11: Lösung C

Der Ort der Schädigung, die zum nephrotischen Syndrom führt, ist das **Glomerulum.** Als Ursachen werden neben primär glomerulären Erkrankungen (ca. 75% der Fälle) allgemeine Stoffwechselstörungen (Diabetes mellitus), Systemkrankheiten (Kollagenosen), Zirkulationsstörungen, Infektionen und Pharmaka genannt.

Das nephrotische Syndrom ist gekennzeichnet durch

- starke Proteinurie,
- Hypoproteinämie,
- elektrophoretisch $\alpha_2\beta$-Typ (gekennzeichnet durch Hypalbuminämie bei stark erhöhter α_2-Globulinfraktion und leicht bis mäßig erhöhter β-Globulinfraktion),
- Ödeme (dadurch Verminderung des zirkulierenden Plasmavolumens mit erhöhter Thrombosegefahr),
- Hypercholesterinämie.

F96

Frage 17.12: Lösung A

Proteinurien lassen sich aufgrund bestimmter Markerproteine hinsichtlich des Ortes der vorliegenden Nierenschädigung einteilen:

Proteinurie-Form	Marker-Proteine
Selektive glomeruläre Proteinurie	Albumin, Transferrin
Nicht selektive glomeruläre Proteinurie	IgG, Albumin
Tubuläre Proteinurie	α_1- und β_2-Mikroglobulin, Retinol-bindendes Protein
Prärenale Proteinurie	Hämoglobin, Myoglobin, freie Leichtketten
Postrenale Proteinurie	α_2-Makroglobin, Mukoproteine

17.2.5 Urinstatus

F93

Frage 17.13: Lösung B

Die Teststreifenmethode zum qualitativen Nachweis von Blut im Urin beruht auf folgendem Prinzip: Der Testbezirk enthält ein organisches Hydroperoxid, einen Farbindikator und ein Puffergemisch. Durch die **Peroxidasewirkung von Hämoglobin** und **Myoglobin** wird der Farbindikator in Gegenwart eines Peroxids zu einem blaugrünen Farbstoff oxidiert, der auf dem gelben Testpapier einen Farbumschlag nach grün bewirkt.

Der Test reagiert auf Hämoglobin und Myoglobin spezifisch, andere zelluläre Harnbestandteile haben keine Wirkung.

Die praktische Empfindlichkeit (positiver Befund in mehr als 90% aller Fälle) liegt bei 0,03 mg/dl Hb und bei 0,05 mg/dl Myoglobin.

Durch eine hohe Askorbinsäurekonzentration im Harn sind falsch-negative Ergebnisse möglich.

H89

Frage 17.14: Lösung C

Ein **Gallengangsverschluss** führt zu einem Anstieg des **direkten (konjugierten) Bilirubins.**

Bei entsprechend hohen Werten kommt es zu einer **Bilirubinurie.**

Urobilinogen entsteht erst durch die bakterielle Umwandlung des Bilirubins im Darmtrakt. Etwa 75% des so gebildeten Urobilinogens werden im Sinne eines enterohepatischen Kreislaufs rückresorbiert, über die Pfortader der Leber zugeführt und wieder in die Gallenwege ausgeschieden. Die tägliche Urobilinogenausscheidung im Harn beträgt 2–4 mg, ihre Werte sind bei hämolytischen Anämien und bei Leberparenchymschäden erhöht.

Bei einem **Verschluss der Gallenwege** wird der enterohepatische Kreislauf unterbrochen, **der Urobilinogennachweis im Harn ist bei Vorhandensein einer Bilirubinurie negativ.**

Zu **(A):** Die **essenzielle Pentosurie** ist eine selten auftretende erbliche Enzymopathie mit Störungen im Glukuronsäureabbau.

Im Harn lassen sich bei dieser harmlosen Erkrankung ständig größere Mengen von L-Xylose nachweisen.

Zu **(B):** Die **Alkaptonurie** ist eine erbliche Enzymopathie mit Störungen im Phenylalanin-Tyrosin-Stoffwechsel.

Die Folge ist eine Alkaptonausscheidung im Harn sowie eine Alkaptonablagerung in verschiedenen Geweben (Gelenken, Wirbelsäule, Sehnen, Bändern, Knorpel) mit entsprechenden Krankheitsbildern (z.B. Arthritis).

Zu **(D):** Eine **Myoglobinurie** ist meist auf Muskelverletzungen oder/und Muskelnekrosen zurückzuführen.
Beispiele dafür sind:
- schwere Verbrennungen, Muskelverletzungen
- progressive Muskelerkrankungen
- Herzinfarkt
- intensive körperliche Anstrengung.

Zu **(E):** Glukokortikoide haben eine **diabetogene** Wirkung, sodass es unter ihrer Therapie zu einer Glukoseausscheidung im Harn kommen kann.

F00

Frage 17.15: Lösung D

Im Urinsediment findet man normalerweise pro Gesichtsfeld:

Erythrozyten:	0 bis 1
Leukozyten:	1 bis 4
Plattenepithelien:	bis 15
hyaline Zylinder:	vereinzelt

Kalziumoxalate, Urate, Tripelphosphate (Erdalkaliphosphate, Di-Kalziumphosphate, Di-Magnesiumphosphate): in geringen Mengen
Zu **(A): Leukozytenzylinder** finden sich selten, z. B. bei Pyelonephritis und anderen Nierenerkrankungen.
Zu **(B)** und **(C): Granulierte Zylinder** finden sich am ehesten bei degenerativen Nierenerkrankungen.
Zu **(E): Erythrozytenzylinder** dürfen beim Gesunden nicht vorkommen. Ihr Auftreten weist auf Glomerulitiden, diabetische Glomerulopathie oder extensive körperliche Anstrengungen, Traumen, Antikoagulantienüberdosierung hin.

H95

Frage 17.16: Lösung C

Die Abb. 17.1 zeigt Plattenepithelzellen sowie uncharakteristische morphologische Strukturen, die als Schleim zu interpretieren sind.

F95

Frage 17.17: Lösung A

Bei dem in Abb. 17.2 dargestellten Befund handelt es sich um **Tripelphosphate.** Diese stellen sich typischerweise als farblose, stark brechende, zum Teil sargdeckelförmige Prismen dar.
In erster Linie lassen sich die Tripelphosphate beim Vorliegen bzw. Abgehen von Harnsteinen mit entsprechender Zusammensetzung in alkalischem oder schwach saurem Harn finden.
Zu **(1):** Das Auftreten von kristalloiden Strukturen im Harnsediment in stark saurem Harn spricht für das Vorhandensein von Uraten (häufigste Art von Harnsteinen, die aber immer gefärbt sind).
Zu **(2):** Zystinsteine sind blassgelb und vieleckig.
Zu **(3):** Im Rahmen einer Gicht ist mit dem Auftreten von Harnsäurekristallen zu rechnen.

F91

Frage 17.18: Lösung C

Die Teststreifenmethode zum qualitativen Nachweis von Blut im Urin beruht auf folgendem Prinzip: Der Testbezirk enthält ein organisches Hydroperoxyd, einen Farbindikator und ein Puffergemisch. Durch die **Peroxidasewirkung von Hämoglobin und Myoglobin** wird der Farbindikator in Gegenwart eines Peroxids zu einem blaugrünen Farbstoff oxidiert, der auf dem gelben Testpapier einen Farbumschlag nach grün bewirkt.
Der Test reagiert auf Hämoglobin und Myoglobin spezifisch, andere zelluläre Harnbestandteile haben keine Wirkung.
Die praktische Empfindlichkeit (positiver Befund in mehr als 90% aller Fälle) liegt bei 0,03 mg/dl Hb und bei 0,05 mg/dl Myoglobin.
Durch eine hohe Askorbinsäurekonzentration im Harn sind falsch negative Ergebnisse möglich.

H93

Frage 17.19: Lösung B

Siehe Kommentar zu Frage 17.12.

F88

Frage 17.20: Lösung B

Die Reaktionszone des Teststreifens zur Proteinbestimmung im Urin enthält ein Puffergemisch (zur Konstanthaltung des pH-Werts auf 3) und einen Indikator. Die Farbänderung erfolgt durch die Bindung des **Indikators** an Proteine.
Der Indikator reagiert besonders empfindlich auf Albumin, während andere Proteine (Bence-Jones-Protein, Globuline, Albuminosen, Peptone) weniger gut angezeigt werden.
Die Teststreifenmethode zum qualitativen Nachweis von Blut im Urin beruht auf folgendem Prinzip: Der Testbezirk enthält ein organisches Hydroperoxid, einen Farbindikator und ein Puffergemisch. Durch die Peroxidasewirkung von **Hämoglobin** und **Myoglobin** wird der Farbindikator in Gegenwart eines Peroxids zu einem blaugrünen Farbstoff oxidiert, der auf dem gelben Testpapier einen Farbumschlag nach grün bewirkt.
Der Test reagiert auf Hämoglobin und Myoglobin spezifisch, andere zelluläre Harnbestandteile haben keine Wirkung.
Die praktische Empfindlichkeit (positiver Befund in mehr als 90% aller der Fälle) liegt bei 0,03 mg/dl Hb und bei 0,05 mg/dl Myoglobin.

Durch eine hohe Askorbinsäurekonzentration im Harn sind falsch negative Ergebnisse möglich. Bei der Nitritprobe mit einem Teststreifen zeigen nur **nitritbildende** Bakterien ein positives Testergebnis, eine Bakteriurie ist bei einem negativen Nitrittest deshalb nicht ausgeschlossen.

17.2.7 Anhang: Prostata

H89

Frage 17.21: Lösung E

Die **saure Phosphatase (SP)** kommt in fast allen Geweben vor.
Die gemessene SP ist ein Gemisch von 5 Isoenzymen, die in unterschiedlichen Konzentrationen aus
- Thrombozyten,
- Erythrozyten,
- Knochen,
- Zellen des retikuloendothelialen Systems,
- Prostata (höchste Konzentration),
- Niere, Pankreas (geringe Konzentrationen)

stammen.
Von klinischer Bedeutung ist das Isoenzym 2, die **Prostata-SP,** die zur Differenzierung von den übrigen Isoenzymen mit Hilfe der **Tartrat-Hemmung** (tartratlabile SP) bestimmt werden kann. (Das Isoenzym 2 ist jedoch nicht identisch mit der Tartratlabilen SP, da auch die anderen Isoenzyme der SP zum Teil und in geringerem Umfang Tartrat-hemmbar sind, eine exakte Bestimmung der Prostata-Phosphatase ist deshalb nur immunchemisch möglich).
Folgende Erkrankungen können zu einer **Erhöhung der sauren Phosphatase** führen:
- Prostatakarzinom, Prostatitis
  Zustände nach Manipulation an der Prostata wie Palpation, Massage der Prostata, Blasenkatheterisierung, Zystoskopie u.a.
- Erkrankungen des Skelettsystems
  Morbus Paget, Hyperparathyreoidismus, Knochentumoren, Metastasen des Prostatakarzinoms sowie anderer maligner Tumoren
- Thrombosen, Embolien, Thrombozythämien, megaloblastäre Anämien (durch Freisetzung der SP aus Blutzellen, insbesondere aus Thrombozyten)
- In-vitro-Hämolyse (die SP aus den Erythrozyten wird mitgemessen)

Zu **(E):** Der Säure-Basen-Haushalt hat auf die in vivo gemessene Höhe der SP keinen Einfluss.

F97

Frage 17.22: Lösung C

Das Prostata-spezifische Antigen (PSA) ist in den Ausführungsgängen der Prostata lokalisiert und stellt ein physiologisches Sekretionsprodukt dar. PSA ist zwar organspezifisch, es ist jedoch nicht zugleich auch tumorspezifisch. Erhöhte Werte lassen sich finden
- bei benignen Prostataveränderungen (z.B. benigne Prostatahyperplasie (BPH), Prostatitis)
- nach Manipulationen wie z.B. digitaler rektaler Untersuchung, Katheterisierung der Blase etc.
- beim Prostatakarzinom.

Das PSA stellt zur Verlaufsbeurteilung des Prostatakarzinoms ein gutes Kriterium dar, da eine Tumorprogression durch einen PSA-Anstieg mit relativ hoher diagnostischer Sensitivität angezeigt wird.
Zu **(3):** Eine signifikante Tagesrhythmik besteht für das PSA nicht.

17.3 Kommentare aus Examen Herbst 2000

H00

Frage 17.23: Lösung B

Im Urinsediment findet man normalerweise pro Gesichtsfeld:
- **Erythrozyten**: 0 – 1
- **Leukozyten**: 1 bis 4
- **Plattenepithelien**: bis 15
- **hyaline Zylinder**: vereinzelt
- Kalziumoxalate, Urate, Tripelphosphate (Erdalkaliphosphate, Di-Kalziumphosphate, Di-Magnesiumphosphate).

Im Falle einer Erythrozyturie bzw. einer Hämaturie ist es möglich, über eine morphologische Beurteilung der gefundenen Erythrozyten und ihre Differenzierung in normale (eumorphe) und glomerulär dysmorphe Formen eine Abgrenzung zwischen glomerulären und nicht-glomerulären Blutungsquellen vorzunehmen.
Die wichtigste auf eine Glomerulopathie hinweisende dysmorphe Erythrozytenvariante ist der Akanthozyt, eine sog. Exoform mit zapfenartigen Ausstülpungen (s. Abb. in der Prüfungsfrage).

Liegt der Anteil der dysmorphen Erythrozytenformen quantitativ unter 20%, so liegt sicher keine Glomerulopathie vor, liegt sie dagegen über 80%, so ist die Glomerulopathie sicher.
Erythrozytenzylinder dürfen beim Gesunden nicht vorkommen. Ihr Auftreten weist auf Glomerulitiden, diabetische Glomerulopathie oder seltener auf extensive körperliche Anstrengungen, Traumen, Antikoagulanzienüberdosierung hin.

H00 !!

Frage 17.24: Lösung C

Zu **(C)**: Das nephrotische Syndrom ist gekennzeichnet durch die 4 Leitsymptome:
- starke Proteinurie (vorwiegend Albuminurie)
- Hypoproteinämie (Verminderung von Albumin und Gammaglobulinen)
- Ödeme (bedingt durch die Verminderung des kolloidosmotischen Drucks des Plasmas)
- Hypercholesterinämie.

Die Eiweißelektrophorese zeigt beim nephrotischen Syndrom typischerweise einen **$\alpha_2\beta$-Typ** (absolute Verminderung des Albumins bei einer relativen Erhöhung von α_2- und β-Globulinen).
Die Erhöhung der Cholinesterase (CHE), die beim nephrotischen Syndrom beobachtet werden kann, hat ihre Ursache darin, dass die Synthese von CHE und Albumin in der Leber gekoppelt verlaufen. Durch den renalen Verlust von Albumin wird beim nephrotischen Syndrom die Albuminsynthese und damit automatisch auch die CHE-Synthese kompensatorisch gesteigert. Die Hyperlipidämie beim nephrotischen Syndrom wird durch eine Stimulation der hepatischen Lipoproteinsynthese hervorgerufen, wobei in erster Linie die LDL-Proteine und das Cholesterin betroffen sind. Die Triglyzeride werden nicht beeinflusst.
Zu **(A)**: Eine fortgeschrittene Leberzirrhose wird zu einer Verminderung der CHE führen.
Zu **(B)**: Bei einer chronischen Herzinsuffizienz werden sich zwar die genannten Ödeme, nicht aber typischerweise die anderen genannten Symptome finden.
Zu **(D)**: Beim Conn-Syndrom liegt ein primärer Hyperaldosteronismus mit laborchemischen Veränderungen wie Hypernatriämie und Hypokaliämie vor.
Zu **(E)**: Eine Hyperthyreose wird zu einer Verminderung des Cholesterinspiegels führen.

18 Atmung

Dieses Kapitel wird im Fachband GK2 Pathophysiologie/Pathobiochemie abgehandelt.

19 Binde- und Stützgewebe

19.2 Laboratoriumsuntersuchungen

19.2.1 Kalzium, Phosphat und Phosphatasen

H90

Frage 19.1: Lösung A

Zu **(A)**: Bei dem **primären Hyperparathyreoidismus** wird in der Nebenschilddrüse vermehrt Parathormon gebildet. Dieses steigert in den Nieren die tubuläre Reabsorption von Kalzium und vermindert die Reabsorption von Phosphat. Ein erhöhter Spiegel an Serumkalzium und ein erniedrigter Spiegel an Serumphosphat sind die Folgen.
Durch die gleichzeitig erhöhte enterale Kalziumabsorption und die vermehrte parathormoninduzierte Aktivierung der Osteoklasten kommt es nicht nur zu einem erhöhten Serumkalziumspiegel, sondern auch zu einer deutlich erhöhten renalen Kalziumausscheidung mit den klinischen Folgen der Nephrolithiasis (häufigstes Symptom des primären Hyperparathyreoidismus).
Zu **(C)**: **Vitamin D** erhöht über eine Förderung der renalen Kalzium- und Phosphatreabsorption ebenfalls die Serumspiegel dieser beiden Parameter. Die Kalziumausscheidung ist in diesem Fall normal bis erhöht, die Phosphatausscheidung normal bis erniedrigt.
Zu **(D)**: Diese Konstellation der Parameter kann bei der chronischen Niereninsuffizienz (Vitamin-D-Metabolisierungsstörung – verminderte Kalziumreabsorption, verminderte Phosphatausscheidung durch die renale Insuffizienz) gefunden werden.
Zu **(E)**: Diese Konstellation kann man z.B. bei Tumoren mit osteoblastischen Knochenmetastasen finden. Die Metastasen absorbieren große Mengen an Kalzium und Phosphat. Dadurch sinken der Serumkalzium- und der Serumphosphatspiegel sowie die Urinausscheidung von Kalzium und Phosphat. Diese Veränderungen können auch über eine reaktive Parathormonausschüttung nicht ausgeglichen werden.

H90

Frage 19.2: Lösung C

Siehe Kommentar zu Frage 19.1.

H95

Frage 19.3: Lösung A

Zu **(A):** Siehe Kommentar zu Frage 14.7.
Eine genauere Zuordnung einer Erhöhung der AP ist mit Hilfe der Bestimmung von gewebespezifischen Isoenzymen (Leber-, Knochen-, Dünndarm-, Plazenta-AP) möglich.
Zu **(B)** und **(C):** Die **saure Phosphatase** kommt zwar in fast allen Geweben vor, hat ihre Bedeutung jedoch in erster Linie durch ihre hohen Konzentrationen in der Prostata. Von klinischer Bedeutung ist das Isoenzym 2, die Prostata-SP, die mit Hilfe der Tartrathemmung von den anderen Isoenzymen abgegrenzt werden kann.
Zu **(D):** Bei einem vermehrten Knochenabbau, also einer vermehrten **Osteoklastenaktivität,** kann eine Hyperkalzurie beobachtet werden.
Zu **(E):** Die CK-BB ist eines der drei Isoenzyme der CK. Sie stammt in erster Linie aus dem Zentralnervensystem und der glatten Muskulatur.

H89

Frage 19.4: Lösung B

Parathormon wird in der Nebenschilddrüse gebildet und bewirkt über eine Stimulation der Adenylzyklase in Nieren und Knochen zum einen eine **höhere tubuläre Reabsorption** von Kalzium (dafür wird **vermehrt Phosphat ausgeschieden**) und zum anderen bei pathologisch erhöhten Parathormonwerten eine **Aktivierung der Osteoklasten** mit einer dadurch bedingten Mobilisierung des Kalziums. Weiterhin wird über eine Stimulierung des Vitamin-D-Stoffwechsels die enterale Kalziumresorption gefördert.
Insgesamt führt ein primärer Hyperparathyreoidismus also zu erhöhten Kalzium- und erniedrigten Phosphatkonzentrationen im Serum (beim sekundären Hyperparathyreoidismus sind die Verhältnisse umgekehrt).
Eine **Vitamin-D-Überdosierung** führt über die gesteigerte enterale Kalzium- und Phosphatresorption zu einer Erhöhung beider Parameter.
Skelettmetastasen maligner Tumoren führen – sofern sie **osteolytisch** sind – über die vermehrte Mobilisierung des Knochenabbaus zu einem Anstieg von Phosphat und Kalzium. (Osteoblastische Metastasen dagegen können einen Abfall dieser Parameter bewirken.)

F96

Frage 19.5: Lösung D

Zu **(A):** Bei dem **primären Hyperparathyreoidismus** wird in der Nebenschilddrüse vermehrt Parathormon gebildet. Dieses steigert in den Nieren die tubuläre Reabsorption von Kalzium und vermindert die Reabsorption von Phosphat. Ein erhöhter Spiegel an Serumkalzium und ein erniedrigter Spiegel an Serumphosphat sind die Folgen.
Zu **(B):** Beim **Plasmozytom** (multiples Myelom) finden sich sowohl normale als auch erniedrigte oder erhöhte Kalziumspiegel.
Zu **(C):** Beim **Milch-Alkali-Syndrom** (Synonym: Burnett Syndrom) handelt es sich um eine Kalkstoffwechselstörung infolge eines Überangebotes an leicht resorbierbaren Alkalien (Calcium-Carbonat (z.B. in Antazida enthalten), Milch), in dessen Folge es zu Übelkeit u. Erbrechen mit Verlust an sauren Valenzen kommt. Symptome: Alkalose, Hyperkalziämie; meistens ohne Hyperkalziurie und ohne Hypophosphatämie und Kalzinose in Form von Kalksalzablagerungen in die Bindehaut, evtl. auch in die Hornhaut sowie in die Epithelien der Nierentubuli.
Zu **(D):** Beim **Morbus Cushing** (Krankheitsbild durch ein Überangebot von Glukokortikoiden) kommt es durch die kortisolbedingte Hemmung der intestinalen Kalziumabsorption und der erhöhten Kalziumelimination zu einer Hypokalzämie (Osteoporosegefahr).
Zu **(E): Vitamin D** erhöht über eine Förderung der renalen Kalzium- und Phosphatreabsorption die Serumspiegel dieser beiden Parameter.

F96

Frage 19.6: Lösung A

Zur Beurteilung des Kalziumstoffwechsels kann die Bestimmung von Gesamtkalzium und die Bestimmung von ionisiertem Kalzium herangezogen werden. Die Methoden sind unter den Bedingungen, dass keine wesentlichen Veränderungen des Gesamteiweißes und keine Dysproteinämien vorliegen, gleichwertig.
Das ionisierte Kalzium ist jedoch nur dann eine diagnostisch wertvolle Größe, wenn die Verteilung der Kalziumfraktionen im Plasma nicht durch pH-Wert-Änderungen beeinflusst wird.
Eine Azidose führt zu einem Anstieg des ionisierten Kalziums, eine Alkalose zu einem Abfall.
Zu **(A):** Eine Azidose führt zu einem Anstieg und nicht zu einer Verminderung des ionisierten Kalziums.
Zu **(B):** Ein Vitamin-D-Mangel führt zu einer Verminderung der intestinalen Kalziumresorption.
Zu **(C):** Ein chronisches Erbrechen führt durch den Verlust an saurem Magensaft zu einer metaboli-

schen Alkalose mit einem Abfall des ionisierten Kalziums.
Zu **(D):** Eine Hyperventilation führt zu einer respiratorischen Alkalose mit einem Abfall des ionisierten Kalziums.
Zu **(E):** Bei **Hypoparathyreoidismus** wird in der Nebenschilddrüse zu wenig Parathormon gebildet. Dieses führt u.a. in den Nieren zu einer verminderten tubulären Reabsorption von Kalzium und zu einer Hypokalzämie.

F00

Frage 19.7: Lösung B

Calcitonin wird in den C-Zellen der Schilddrüse (und Nebenschilddrüse) gebildet, es ist ein Gegenspieler zum Parathormon und hat das Ziel, den durch das Parathormon erhöhten Kalziumspiegel durch eine Hemmung der Kalziumfreisetzung aus dem Knochen zu senken. Die Calcitoninspiegel steigen bei einer akuten Erhöhung des Blutkalziumspiegels an, eine chronische Erhöhung führt dagegen nicht auch zu einer Erhöhung.
Die Bestimmung des Calcitonins wird in erster Linie im Sinne eines Tumormarkers in der Diagnostik und Verlaufskontrolle des medullären Schilddrüsenkarzinoms eingesetzt, da sich bei Patienten mit einem derartigen klinisch manifesten Tumor eindeutig erhöhte Werte finden.

H89

Frage 19.8: Lösung E

Die Wirkungen des Parathormons sind in Frage 19.4 beschrieben.
Ein **Hypoparathyreoidismus** kann z.B. nach Halsoperationen (Strumektomie) und selten idiopathisch (autoimmun?) auftreten.
Die Folgen sind:
- Hypokalzämie (verminderte renale Reabsorption, verminderte enterale Resorption, unzureichende Mobilisierung aus dem Knochen)
- Hyperphosphatämie (erhöhte renale Reabsorption)
- Hypomagnesiämie mit den klinischen Symptomen einer Tetanie
- organische Veränderungen (Haar- und Nagelwuchsstörungen, Kataraktbildung u.a.).

F00

Frage 19.9: Lösung C

Parathormon wird in der Nebenschilddrüse gebildet und bewirkt über eine Stimulation der Adenylatzyklase in Nieren und Knochen zum einen eine **höhere tubuläre Reabsorption** von Kalzium (dafür wird **vermehrt Phosphat ausgeschieden**) und zum anderen bei pathologisch erhöhten Parathormonwerten eine **Aktivierung der Osteoklasten** mit einer dadurch bedingten Mobilisierung des Kalziums.
Weiterhin wird über eine Stimulierung des Vitamin-D-Stoffwechsels die enterale Kalziumresorption gefördert.
Bei einem **primären Hyperparathyreoidismus** wird in der Nebenschilddrüse vermehrt Parathormon gebildet. Dieses steigert in den Nieren die tubuläre Reabsorption von Kalzium und vermindert die Reabsorption von Phosphat. Ein erhöhter Spiegel an Serumkalzium und ein erniedrigter Spiegel an Serumphosphat sind die Folgen.
Hyperkalziurie, Nephrolithiasis und Knochen-Demineralisierung sind ebenso naheliegende Folgen wie neuromuskuläre Symptome (Verwirrtheit, Psychosen, Muskelschwäche).
Kardiovaskuläre Symptome zeigen sich am ehesten in Form von QT-Verkürzungen (nicht QT-Verlängerungen) und Hypertonie.

F90

Frage 19.10: Lösung D

Zu **(1):** Beim primären Hyperparathyreoidismus wird vermehrt Parathormon in der Nebenschilddrüse gebildet. Dieses bewirkt eine erhöhte tubuläre Reabsorption von Kalzium und eine vermehrte Ausscheidung von Phosphat. Dementsprechend kommt es zu einer verminderten Kalzium- und zu einer vermehrten Phosphatausscheidung, die Serumspiegel verhalten sich gegensinnig, d.h. der Kalziumspiegel steigt, der Phosphatspiegel sinkt.
Zu **(2):** Beim primären Hyperaldosteronismus (Conn-Syndrom) wird vermehrt Aldosteron (meist durch Nebennierentumoren) sezerniert, eine Natrium- und Wasserretention ist die Folge. Gleichzeitig wird vermehrt Kalium ausgeschieden, eine Hypokaliämie und eine metabolische Alkalose können die Folgen sein.
Zu **(3):** Das Fanconi-Syndrom ist eine Störung, die mit Anomalien der proximalen Nierentubulusfunktion mit Glukosurie, Phosphaturie, Aminoazidurie und Bikarbonatverlust einhergeht.

F97

Frage 19.11: Lösung B

Bei dem **primären Hyperparathyreoidismus** wird in der Nebenschilddrüse vermehrt Parathormon gebildet. Dieses steigert in den Nieren die tubuläre Reabsorption von Kalzium und vermindert die Reabsorption von Phosphat. Ein erhöhter Spiegel an Serumkalzium (Hyperkalziämie) mit Hyperkalziurie (Gefahr der Nephrolithiasis) und ein erniedrigter Spiegel an Serumphosphat (Hypophosphatämie) sind die Folgen.

Zu **(C)** und **(D)**: Calcitonin wird in den C-Zellen der Schilddrüse (u. Nebenschilddrüse) gebildet, es ist ein Gegenspieler zum Parathormon und hat das Ziel, den durch das Parathormon erhöhten Kalziumspiegel durch eine Hemmung der Kalziumfreisetzung aus dem Knochen zu senken. Die Calcitoninspiegel steigen bei einer akuten Erhöhung des Blutkalziumspiegels an. Dies ist jedoch nur ein Kurzzeiteffekt, eine chronische Erhöhung des Blutkalziumspiegels führt nicht mehr zu einem Calcitoninanstieg.
Calcitonin wird in erster Linie in der Diagnostik des medullären Schilddrüsenkarzinoms eingesetzt.
Zu **(E)**: Erhöhte Werte der Gesamt-AP werden erst beim fortgeschrittenen primären Hyperparathyreoidismus (z.B. mit vorliegenden röntgenologischen Knochenveränderungen) gemessen.

H98 !

Frage 19.12: Lösung D

Zur Beurteilung des Kalziumstoffwechsels kann die Bestimmung von Gesamtkalzium und die Bestimmung von ionisiertem, nicht-proteingebundenem Kalzium herangezogen werden. Die Methoden sind unter den Bedingungen, dass keine wesentlichen Veränderungen des Gesamteiweißes und keine Dysproteinämien vorliegen, gleichwertig.
Zu **(A)**: Eine **respiratorische Alkalose** (z.B. ausgelöst durch eine Hyperventilation) führt zu einem Abfall des ionisierten Kalziums.
Zu **(B)**: Beim **Hypoparathyreoidismus** (hier nach Entfernung der Nebenschilddrüsen) wird in der Nebenschilddrüse zu wenig Parathormon gebildet. Dieses führt u.a. in den Nieren zu einer verminderten tubulären Reabsorption von Kalzium und zu einer Hypokalzämie.
Zu **(C)**: Ein **Calciferol-(= Vitamin D-)Mangel** führt zu einer Verminderung der intestinalen Kalziumresorption.
Zu **(D)**: Proteinverminderungen (hier: **Hypoalbuminämie**) führen zu einem erhöhten nicht gebundenen Kalzium, Proteinvermehrungen zu einer Verminderung des nicht gebundenen Kalziums.
Zu **(E)**: Beim **Pseudohypoparathyreoidismus** liegt eine Parathormonresistenz mit Störung der Phosphatausscheidung und mit den Skelettveränderungen des Hypoparathyreoidismus (familiär als Martin-Albright-Syndrom) vor.

20 Skelettmuskel

20.2 Laboratoriumsuntersuchungen

20.2.1 Basisdiagnostik

H90

Frage 20.1: Lösung E

Die CK ist ein muskelspezifisches Enzym, das sich in abnehmender Konzentration in Skelettmuskulatur, Herzmuskel, glatter Muskulatur finden lässt. In anderen Organen (Magen-Darm-Trakt, Gehirn, Uterus) sind zwar auch CK-Aktivitäten vorhanden, diese sind jedoch ausschließlich dem Isoenzym CK-BB zuzuordnen, dessen Aktivität im Blut nicht nachweisbar ist.
Neben der **CK-BB** weist die CK noch zwei weitere Isoenzyme auf, nämlich die **CK-MM,** die aus der Skelettmuskulatur stammt und die **CK-MB,** die dem Herzmuskel zuzuordnen ist.
Der Anteil der CK-MB an der Gesamt-CK liegt normalerweise unter 6%, darüber liegende Werte bei einer gleichzeitigen Erhöhung der Gesamt-CK (Normalwerte 10–80 U/l) sprechen mit hoher Wahrscheinlichkeit für einen Herzinfarkt.
Extrem hohe CK-MB-Anteile von 75%, wie in der Frage beschrieben, sind jedoch weder für den Herzinfarkt noch für die anderen Erkrankungsbilder bekannt.
Der durchschnittliche CK-MB-Anteil beim Infarkt wird mit 13%, bei der exogenen Intoxikation mit 10% und bei der Muskeldystrophie Duchenne mit 5–16% angegeben. Der kardiogene Schock führt zu ähnlichen Verlaufsbildern der Enzyme wie der Infarkt.

H88

Frage 20.2: Lösung B

Die **CK** (1) ist ein muskelspezifisches Enzym, sie ist bei Muskelerkrankungen erhöht.
Kreatin (2) wird in Leber, Pankreas und Nieren gebildet und über den Blutweg an die Muskulatur abgegeben. Dort erfolgt durch die Kreatinkinase die Umwandlung zum energiereichen Kreatinphosphat. Bei dessen Zerfall entsteht **Kreatinin,** das sich in den Körperflüssigkeiten verteilt. Die **Kreatininmenge** ist deshalb von der Muskelmasse abhängig und individualspezifisch. Das Kreatinin wird bei normaler Nierenfunktion fast vollständig durch glomeruläre Filtration ausgeschieden.
Kommt es infolge z.B. fehlender Muskelmasse zu einer **Hyperkreatinämie,** so kann es zu einer erhöhten Kreatinausscheidung im Urin kommen (das Kreatin wird nicht mehr in ausreichender Menge in

Kreatinin umgewandelt). Die Kreatinbestimmung im Harn gehört sicherlich nicht zur Routinediagnostik.
Ebenso im klinischen Alltag ungebräuchlich ist die Bestimmung der **Aldolase** (5). Sie ist in großer Menge im Skelettmuskel vorhanden.
Erhöhte ALD-Aktivitäten finden sich bei
- progressiver Muskeldystrophie (Typ Duchenne) zu Beginn der Erkrankung,
- akuter intermittierender Myoglobinurie (ein anlagebedingtes Krankheitsbild),
- Herzinfarkt.

Die **Harnsäure** (4) als Endprodukt des Purinstoffwechsels ist bei Muskelerkrankungen nicht verändert.
Die **alkalische Phosphatase** (3) entstammt hauptsächlich dem Knochen- und Gallenwegsgewebe.

F90

Frage 20.3: Lösung A

Die CK ist ein muskelspezifisches Enzym, das sich in abnehmender Konzentration in Skelettmuskulatur, Herzmuskel und glatter Muskulatur finden lässt. Die Referenzbereiche liegen bei 10–80 U/l.
Zur differenzialdiagnostischen Abklärung einer CK-Erhöhung können drei Isoenzyme der CK (CK-MM, CK-BB, CK-MB) bestimmt werden, wobei die CK-MB aufgrund ihrer Herkunft vorwiegend aus dem Herzmuskel von besonderer klinischer Bedeutung ist.
Im vorliegenden Beispiel findet sich eine extreme CK-Erhöhung mit einem normalen CK-MB-Anteil (< 3%).
Diese Konstellation schließt einen unkomplizierten Myokardinfarkt aus. Eine Hyperthyreose führt nicht zu einer Erhöhung der CK-Werte, wohl aber eine **Hypothyreose.** Letztere kann zu CK-Werten bis zu 800 U/l führen.
Polytraumen und Muskelkrämpfe (z.B. im Rahmen eines epileptischen Anfalls oder einer Hyperventilationstetanie) können erhebliche CK-Erhöhungen hervorrufen.

H92

Frage 20.4: Lösung D

Die CK ist ein muskelspezifisches Enzym (sie kommt also z.B. nicht in den Erythrozyten, der Niere oder der Leber vor), die hier vorliegenden extrem erhöhten Werte sprechen für die Zerstörung größerer Muskelmassen.
Bei der Rhabdomyolyse handelt es sich um eine derartige Zerstörung von Skelettmuskulatur, z.B. durch den toxischen Einfluss von Medikamenten, Alkohol, Drogen.
Die Verdachtsdiagnose wird durch die Urinuntersuchungen bestätigt, es findet sich im Teststreifen ein positiver Blutnachweis, der hier nicht durch Hämoglobin, sondern durch Myoglobin verursacht wird, im Sediment sind nämlich keine Erythrozyten sichtbar.
Bei einer Glomerulonephritis wäre eine Leukozyturie zu erwarten, bei den übrigen Erkrankungen müsste das Urobilinogen erhöht sein.

F93

Frage 20.5: Lösung E

Die **Kreatinkinase** (CK) ist ein muskelspezifisches Enzym, das sich in abnehmender Konzentration in Skelettmuskulatur, Herzmuskel und glatter Muskulatur finden lässt. Die Referenzbereiche liegen bei 10–80 U/l.
Sämtliche Erkrankungen bzw. Beeinflussungen, die zu einer Zerstörung von Muskelgewebe führen, gehen mit einer Erhöhung der CK einher, z.B. i.m. Injektionen, intensive sportliche Betätigung, Rhabdomyolysen infolge toxischer Wirkung von Medikamenten, Drogen oder Alkohol, Herzinfarkt, Skelettmuskelerkrankungen. Auch eine Hypothyreose führt zu einer Erhöhung der CK-Werte, es werden Werte von bis zu 800 U/l gemessen.

20.2.2 Weitere Untersuchungen

F93

Frage 20.6: Lösung D

Zu **(A):** Die **Kreatinkinase** (CK) ist ein muskelspezifisches Enzym, sie wird beim Verdacht auf Herzinfarkt bzw. beim Verdacht auf Vorliegen einer Skelettmuskelerkrankung bestimmt.
Zu **(B): Antikörper gegen die glatte Muskulatur** (Anti-Aktin, Anti-Vimentin, Anti-Desmin) werden u.U. bei den folgenden **Indikationen** bestimmt:
- autoimmune chronisch aktive Hepatitis,
- Postkardiotomiesyndrom,
- Postmyokardinfarktsyndrom (Dressler),
- rheumatoide Arthritis.

Zu **(C):** Myoglobin fällt beim Zerfall von Muskelfasern in pathologisch erhöhten Werten an.
Zu **(D):** Die **Myasthenia gravis** ist eine Erkrankung, bei der es durch das Vorhandensein von **Autoantikörpern gegen die Acetylcholinrezeptoren** der postsynaptischen Membran zu einer Störung der muskulären Erregungsübertragung kommt.
Die Folgen sind schnelle Ermüdbarkeit und Schwäche der Skelettmuskulatur.
Laborchemisch lassen sich bei der Myasthenia gravis in einem Teil der Fälle auch **Antikörper gegen die quergestreifte Muskulatur und antinukleäre Antikörper (ANA)** nachweisen.
Zu **(E):** Die **LDH,** die in relativ hoher Konzentration im Muskel vorkommt, wäre bei einer Skelettmusku-

laturerkrankung erhöht, nicht aber bei der Myasthenia gravis.

20.3 Kommentare aus Examen Herbst 2000

H00 !

Frage 20.7: Lösung B

Die **Kreatinkinase** (CK) ist ein muskelspezifisches Enzym, das sich in abnehmender Konzentration in Skelettmuskulatur, Herzmuskel und glatter Muskulatur finden lässt. Die Referenzbereiche liegen bei 10–80 U/l.
Sämtliche Erkrankungen bzw. Beeinflussungen, die zu einer Zerstörung von Muskelgewebe führen, gehen mit einer Erhöhung der CK einher, z.B. i.m.-Injektionen, intensive sportliche Betätigung, schwere Muskelarbeit, Rhabdomyolysen infolge toxischer Wirkung von Medikamenten, Drogen oder Alkohol, Herzinfarkt, Skelettmuskelerkrankungen. Auch eine Hypothyreose führt zu einer Erhöhung der CK-Werte.

21 Nervensystem und Sinnesorgane

21.2 Laboratoriumsuntersuchungen

21.2.2 Untersuchung von Zellzahl und -verteilung im Liquor

H90

Frage 21.1: Lösung D

Ein trüber Liquor ist in erster Linie durch eine Leukozytenvermehrung verursacht. Dabei spricht das Auftreten von **Granulozyten** für eine bakterielle Meningitis, das Auftreten von **Lymphozyten** für eine abakterielle oder tuberkulöse Meningitis.
Erhöhte Laktatwerte werden bei Störungen der zerebralen Blutversorgung und bei akuten bakteriellen Meningitiden zum einen durch einen vermehrten Anfall (verstärkter Glukoseabbau), zum anderen durch eine verminderte Laktat-Clearance verursacht.
Der **Glukosewert** verhält sich in der Regel gegenläufig zum Laktatwert.
Zu **(A):** Eine tuberkulöse Meningitis weist erhöhte Lymphozytenzahlen auf.
Zu **(B):** Eine multiple Sklerose kann im akuten Schub zu einem mäßigen Lymphozytenanstieg im Liquor führen.
Zu **(C):** Ein Hirntumor kann zu erhöhten Laktatspiegeln und erniedrigten Glukosespiegeln führen, es findet sich jedoch kein Granulozyten, sondern eher ein Lymphozytenanstieg.
Zu **(E):** Die akute virale Meningitis zeigt einen Lymphozytenanstieg und einen normalen Glukose- und Laktatspiegel.

F97

Frage 21.2: Lösung B

Zu **(1)** und **(3):** Die **Glukosekonzentration** im Liquor ist von der im Blut abhängig. Erhöhte Werte finden sich demnach bei einer Hyperglykämie, aber auch bei Glukoseverwertungsstörungen der Hirnzellen (z.B. Enzephalitis).
Eine bakterielle Entzündung der ZNS führt zu einem vermehrten Glukoseverbrauch und damit zu einem erniedrigten Glukosewert.
Da ein Teil der Glukose zu **Laktat** abgebaut wird und dieses nur teilweise durch die Blut-Hirn-Schranke abgegeben werden kann, erscheinen geringe Mengen des Laktats im Liquor.
Durch eine Verminderung der Laktat-Clearance und durch einen verstärkten Glukoseabbau kommt es bei Störungen der zerebralen Blutversorgung und bei der bakteriellen Meningitis zu einem Laktatanstieg.
Zu **(2):** Die **Albuminkonzentration** ist bei der bakteriellen Meningitis erhöht.

F94

Frage 21.3: Lösung A

Der normale Liquor ist *klar, durchsichtig und farblos,* die normale *Glukosekonzentration* liegt bei 30–80 mg%.
Eine Trübung des Liquors ist meistens durch eine Leukozytenvermehrung verursacht.
Eine Verfärbung des Liquors kann für Blutungen, Infektionen u.a. sprechen.

F99 !

Frage 21.4: Lösung B

Zu **(B):** Die charakteristischen Liquorbefunde bei viralen und bei bakteriellen Meningitiden sind in der folgenden Tabelle dargestellt:

Erkrankung	Liquorbefund				
	Aussehen	Zellzahl/Zellart	Glukose	Laktat	Blut/Liquorschranke
Virale Meningitis	klar	10 – mehrere 100/ μl, überwiegend Lymphozyten	normal	normal	meist intakt
Bakterielle Meninigitis	trüb, oft gelblich	3000 – 20000/ l, überwiegend Granulozyten	stark vermindert, meist < 20 mg/dl	erhöht	meist erhebliche Schrankenfunktionsstörung mit erhöhter Durchlässigkeit z. B. für Albumin
zu Lösung	(D)	(B)	(A)	(E)	(C)

H99

Frage 21.5: Lösung E

Als **Sperrliquor** wird der Liquor cerebrospinalis distal einer Liquorblockade bezeichnet; typisch ist die zytoalbuminäre Dissoziation evtl. mit Spontangerinnung und gelblicher Verfärbung. Die Zellzahl ist in der Regel normal. Die spontane, massive Gerinnung des bei Lumbalpunktion gewonnenen Liquors als Zeichen eines den Spinalkanal oberhalb der Punktionsstelle einengenden Prozesses („Sperrliquor" mit erheblicher Eiweißvermehrung) wird auch als Leitsymptom des meist tumorbedingten **Nonne-Froin Syndroms** gesehen (Kompressions-, Lokulations-, spinales Blocksyndrom) (IMPP lässt grüßen!): charakteristische Liquorveränderungen (s. o. vor allem Albuminvermehrung, Xanthochromie) unterhalb eines Liquorblockade-Bereichs (meist Tumor) im Rückenmark.

22 Bestimmung von Pharmakakonzentrationen im Plasma

(Drug Monitoring) und klinisch-toxikologische Analytik

Dieses Kapitel wird im Fachband GK2 Pathophysiologie/Pathobiochemie abgehandelt.

Sachverzeichnis

Sachverzeichnis

D

E

F

G

H

S

T

U

V

W

X

Z

MEDI-LEARN
Medizinische Repetitorien

1. Staatsexamen

2. Staatsexamen

3. Staatsexamen

Physikum

Workshops

IM INTERNET DER ONLINE-DIENST FÜR MEDIZINSTUDENTEN

Vorläufige Prüfungsergebnisse
Interaktive Datenbanken
mündliche Prüfungsprotokolle
Studienplatztausch
Tips rund ums Medizinstudium

http://www.medi-learn.de

MEDI-LEARN-REPETITORIEN
Bahnhofstr. 26b · 35037 Marburg
Tel.: 06421/681668 · Fax: 06421/961910
e-mail: info@medi-learn.de

77

Ihre Meinung ist gefragt!

Sehr geehrte Leserin, sehr geehrter Leser,

ein gutes Buch sollte auch über mehrere Auflagen in Inhalt und Gestaltung den Bedürfnissen seiner Leser gerecht werden. Um dies zu erreichen, sind wir auf Ihre Hilfe angewiesen. Deshalb: Schreiben Sie uns, was Ihnen an diesem Buch gefällt, vor allem aber, was wir daran ändern sollen.
Für Ihre Mühe möchten wir uns mit einer **Verlosung** bedanken, an der jeder Fragebogen teilnimmt. Die Verlosung findet 1 × jährlich statt. Zu gewinnen sind 10 Büchergutscheine à DM 100,– (€50,–). Der Rechtsweg ist ausgeschlossen. Wir freuen uns auf Ihre Antwort, die wir selbstverständlich vertraulich behandeln.

Bitte schicken Sie diesen Fragebogen an:

Georg Thieme Verlag
Programmplanung Medizin
Dr. med. P. Fode
Postfach 30 11 20
70451 Stuttgart

Wie beurteilen Sie diesen Band:

Anzahl der Schemata ausreichend	ja ❑	nein ❑
Anzahl der Tabellen ausreichend	ja ❑	nein ❑
Anzahl der Lerntexte ausreichend	ja ❑	nein ❑

Wie beurteilen Sie die inhaltliche Qualität der Kommentare? Welche Kommentare sind besonders gut, welche Kommentare sind nicht ausreichend?

Wie beurteilen Sie die Lerntexte bzw. das Kurzlehrbuch?

Zu folgenden Themen wünsche ich mir einen Lerntext/ausführlichere Erklärungen:

Wie beurteilen Sie den Schreibstil und die Lesbarkeit des Bandes?

Ist die Schwarze Reihe für dieses Prüfungsfach als Vorbereitung ausreichend? Haben Sie noch andere Lehrbücher benutzt? Welche?

Besonders gefallen hat mir an diesem Band:

Weitere Vorschläge und Verbesserungsmöglichkeiten?

Absender (bitte unbedingt ausfüllen)